117 Anaesthesiologie und Intensivmedizin
Anaesthesiology and Intensive Care Medicine

Klaus-Jürgen Fischer

Der Einfluß von Anaesthetica auf die Kontraktionsdynamik des Herzens

Tierexperimentelle Untersuchungen

Mit 181 Abbildungen

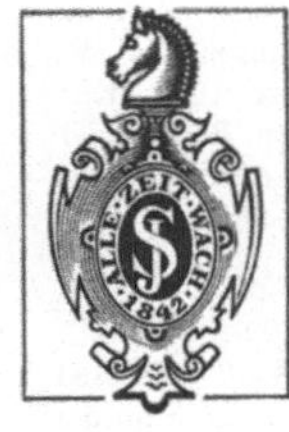

Springer-Verlag
Berlin Heidelberg New York 1979

Dr. med. Dr. habil. Klaus-Jürgen Fischer
Evangelische Diakonissenanstalt
Anaesthesiologieabteilung, 2800 Bremen 21

ISBN-13: 978-3-540-09143-1   e-ISBN-13: 978-3-642-67145-6
DOI: 10.1007/978-3-642-67145-6

CIP-Kurztitelaufnahme der Deutschen Bibliothek:
Fischer, Klaus-Jürgen: Der Einfluß von Anaesthetica auf die Kontraktionsdynamik
des Herzens: tierexperimentelle Unters./K.-J. Fischer. – Berlin, Heidelberg, New York,
Springer, 1979.
(Anaesthesiologie und Intensivmedizin; 117)

Druck und Bindearbeiten: Offsetdruckerei Julius Beltz KG, Hemsbach
2127/3140-543210

Vorwort

Die vorliegende Monographie ist das Ergebnis ausgedehnter tierexperimenteller Untersuchungen über den Einfluß verschiedener Anaesthetika auf die Kontraktionsdynamik des
Herzens sowie einer langjährigen klinischen Erfahrung mit der Durchführung von Narkosen
bei Patienten mit einer manifesten oder latenten Herzinsuffizienz.

Das Buch umfaßt zwei mehr oder weniger gleichgewichtige Komplexe:
Der erste Teil wird dem Problem gewidmet, inwieweit sich das Herz-Lungen-Präparat als
tierexperimentelles Modell zur Untersuchung der Kontraktionskraft des Herzens überhaupt,
insbesondere aber bei pharmakologisch induzierten Änderungen des inotropen Status eignet.
Der zweite Teil vermittelt sodann Befunde über direkte chronotrope und inotrope Wirkungen von Narkosemitteln am Herzen, wobei es offenbar darauf ankommen sollte, für intravenöse Anaesthetika und Inhalationsnarkotika einen Vergleichsmaßstab zu finden und
narkotische Dosisäquivalente festzulegen. Besonders originell ist die Formulierung eines
sogenannten kardiotherapeutischen Index, mit dem der Abstand zwischen minimal narkotischer Konzentration eines Narkotikums und schädlicher Beeinträchtigung der Ventrikelfunktion quantitativ definierbar ist.

Die hier vorgelegte Monographie beeindruckt durch die Sorgfalt im methodischen Ansatz,
den Umfang der angestellten Untersuchungen und die kritische Beurteilung der Ergebnisse.
Soweit ersichtlich hat es eine mit ähnlicher Konsequenz realisierte vergleichende Beobach-
tungsreihe zahlreicher Narkotika, insbesondere auch unter Einbeziehung von Inhalationsnarkotika, bislang nicht gegeben. Dabei ist gerade auch die Synopsis der Befunde von un-
mittelbarem klinischem Interesse, denn bestimmte Einwirkungen einzelner Narkotika waren
zwar bislang im Prinzip längst bekannt, müssen aber nunmehr im unmittelbaren Vergleich
mit anderen Narkotika anders beurteilt oder gewichtet werden.

Nicht minder bemerkenswert ist auch der methodische Teil der vorgelegten Arbeit. Die
außerordentlich gründliche Untersuchung der Versuchsbedingungen und Versuchseinflüsse
füllt sicherlich eine Lücke.

Wertvolle Ergänzung findet die Beschreibung der eigentlichen experimentellen und klinischen
Untersuchungsergebnisse durch eine weitgespannte Sichtung des Schrifttums mit dem Er-
gebnis einer Synopsis und kritischen Würdigung der zahlreichen Inotropieparameter und
Kontraktionsindizes.

Natürlich konnte aus einem so breit angelegten klinisch-experimentellen Thema keine
Monographie im Sinne eines Lehrbuches entstehen. Vielmehr handelt es sich um eine fun-
dierte wissenschaftliche Abhandlung über die Physiologie und Pathophysiologie der Herzfunktion mit dem Ziel, bestimmte anaesthesiologische Fragen der Klärung näherzubringen.

Hierbei wird aber eine Fülle von Fundamentalwissen vermittelt und es werden ebenso neue wie originelle Untersuchungsansätze aufgedeckt, so daß die Monographie mit größtem Gewinn gleichermaßen unter praktisch-klinischen wie theoretischen Aspekten zu Rate gezogen werden dürfte. Man möchte dem Buch eine möglichst große Verbreitung wünschen in der Gewissheit, daß es freundliche Aufnahme finden wird.

Kiel, im Januar 1979　　　　　　　　　　　　　　　　　　　　　　J. Wawersik

Inhaltsverzeichnis

Abkürzungen

A.	Arterie
AMP	Adenosinmonophosphat
ADP	Adenosindiphosphat
ATP	Adenosintriphosphat
AoP	Aortendruck
ASV	Aortenstromvolumen
CE	Contractiles Element
CI	Competence-Index
Ch	Charrière
dP/dt_{max}	maximale Druckanstiegsgeschwindigkeit
dp/dl	(Maß für die) Dehnungscharakteristik
dl/dt	Verkürzungsgeschwindigkeit
dT/dt	Spannungsanstiegsgeschwindigkeit
ED_{25}; ED_{50}	Narkoticakonzentrationen, die die Kontraktionskraft um 25% bzw. um 50% reduzieren
ED_N	mittlere minimal-narkotische Konzentration der intravenösen Anaesthetica
FG	Feuchtgewicht
F Kr	Freies Kreatin
G Kr	Gesamt-Kreatin
H	Höhe
HF	Herzfrequenz
HI	Herzindex
HZV	Herzzeitvolumen
HLP	Herz-Lungen-Präparat
Hkt	Hämatokrit
IP	instantaner Druck
IIT	integrierte isometrische Spannung
K	Kraft, (Druck-) Last
KG	Körpergewicht
KI	Kontraktilitäts-Index
LA	linker Vorhof
LV	linker Ventrikel
LVP	linksventriculärer (systolischer) Druck
LVIP	linksventriculärer instantaner Druck
LVEDP	linksventriculär-enddiastolischer Druck
LVSW	linksventriculäre Schlagarbeit
LVMW	linksventriculäre Minutenarbeit
M.	Muskel
ML	Muskellänge
ML/s	Muskellänge/Sekunde

MAP	mittlerer Aortendruck (arithmetisch)
MADP	mittlerer diastolischer Aortendruck
M.C.I.	Myokardialer Competence-Index
P	Druck
PA	Pulmunalarterie
PV	Pulmonalvene
PE	Parallel-elastisches Element
P Kr	Phosphokreatin
RAP	rechtsatrialer (Mittel-) Druck
RVP	rechtsventriculärer (systolischer) Druck
RVEDP	rechtsventriculär-enddiastolischer Druck
RC	Hochpass-Filter
SAN	Summe der Adeninnucleotide
SE	Serien-elastisches Element
SR	Starling-Widerstand (Starling-Ventil)
SRP	Druck im Starling-Ventil
SV	Schlagvolumen
SVI	Schlagvolumenindex
T	Spannung
TF	Trägerfrequenz
TTI	Tension-Time-Index
TPR	Totaler peripherer Gefäßwiderstand
Tr. c.	Truncus communis
V_{CE}	Verkürzungsgeschwindigkeit der contractilen Elemente
V_{SE}	Verkürzungsgeschwindigkeit der serienelastischen Elemente
V_{max}	theoretisch maximal mögliche Verkürzungsgeschwindigkeit der contractilen Elemente bei (fiktiver) lastfreier Muskelverkürzung
VCS	Vena cava superior
WK	(aortaler) Windkessel
ZVD	zentralvenöser (Mittel-) Druck

1 Einleitung

Trotz aller Fortschritte der Narkosetechnik spielen intraoperative, teilweise sicher auch durch
Narkotica ausgelöste Komplikationen nach wie vor eine große Rolle. Diese Komplikationen
sind jedoch zu wesentlichen Teilen darauf zurückzuführen, daß wir in einem viel größerem
Umfang, als dies früher möglich war, Patienten mit erheblichen Risikofaktoren narkotisieren
und operieren. Inzwischen ist der Anteil *risikobelasteter Patienten,* die generell zur Operation
kommen, beträchtlich angestiegen (Abb. 1). In unserem eigenen, gemischt-operativen Krankengut der letzten Jahre lagen bei der Hälfte der Patienten, die sich einem geplanten Eingriff
unterzogen, ein oder mehrere Risikofaktoren vor.

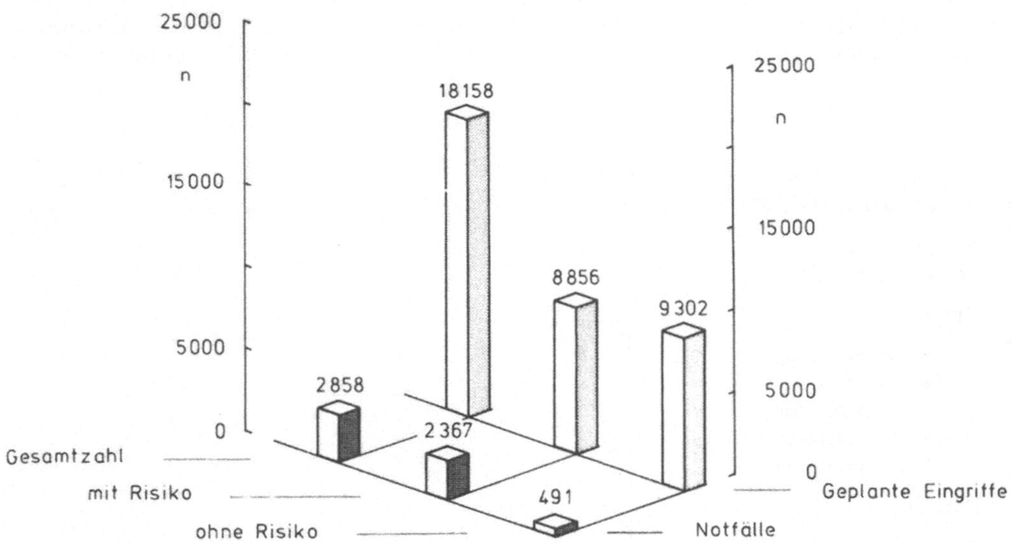

Abb. 1. Narkosefrequenz und Verteilung der Risikobelastung bei 18.158 Allgemeinanaesthesien für geplante und 2.858 Allgemeinnarkosen für notfallmäßige Eingriffe (Zentrale Abteilung für Anaesthesie der
Universitätskliniken Kiel. Beobachtungszeitraum 1.1.1972-31.12.1973)

Bei den notfallmäßigen Operationen betrug die Risikobelastung sogar 83% (Abb. 2).
Mit Hilfe der endotrachealen Intubation und der Möglichkeit einer künstlichen Beatmung mit
Erhöhung des inspiratorischen Sauerstoffanteils hat der Anaesthesist die akuten, *primär respiratorisch bedingten Komplikationen* zu beherrschen gelernt. Dagegen haben die kardialen Vorerkrankungen (Abb. 3) einschließlich der durch sie ausgelösten und hier wieder in erster Linie
kardiozirkulatorischen Komplikationen unverändert ihre Bedeutung.
Es gehört daher zu den wesentlichen anaesthesiologischen Aufgaben, das *präoperative kardiale Narkoserisiko* zu diagnostizieren, abzuwägen und bezüglich der Komplikationsträchtigkeit

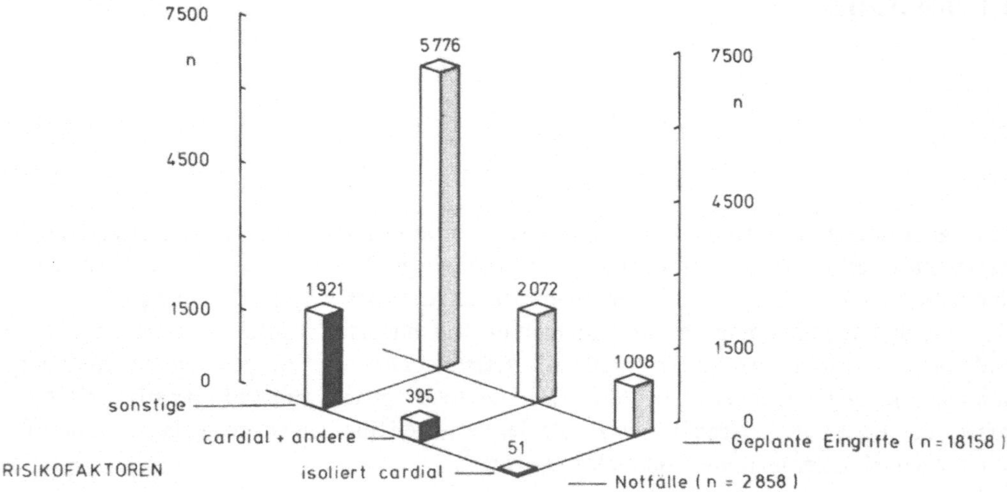

Abb. 2. Kardiale Risikobelastung des von der Zentralen Abteilung für Anaesthesie der Universitätskliniken Kiel betreuten, gemischt-operativen Patientengutes (Beobachtungszeitraum: 1.1.1972-31.12.1973). Aufschlüsselung der Risikobelastung in isoliert-kardiale, kardiale + andere sowie sonstige, nicht-kardiale Risikofaktoren bei 18.158 Narkosen für geplante Eingriffe und 2.858 Allgemeinnarkosen bei notfallmäßigen Operationen

---

Myokardinfarkt ($<$ 3 Monate)

Myokardinsuffizienz
Coronarinsuffizienz

Vitien

Herzrhythmusstörungen
    Tachykardien
    Tachyarrhythmien
    Ventriculäre Dysrhythmien
    AV-Blockierungen

Hypertonus

Pharmakotherapie
    Digitalis (Hypokaliämie)
    β-Sympatholytica
    Antihypertensiva

Abb. 3. Die für die Anaesthesieführung wesentlichen, die „kardiale Anamnese" prägenden, präexistenten Risikofaktoren

einzustufen, sowie gegebenenfalls durch eine geeignete präoperative Therapie die Ausgangssituation zu bessern. Darüber hinaus müssen Narkosetechnik, Wahl des Narkoticums und Narkoseführung mit der *kardialen Leistungsreserve* abgestimmt werden.

Die Einleitung der Routinenarkose geschieht in der Klinik mittels eines intravenösen Kurznarkoticums. Fortgesetzt wird die Narkose mit einem Lachgas/Sauerstoffgemisch bei zusätzlicher Applikation von Inhalationsanaesthetica bzw. durch intermittierende intravenöse Gaben von Analgetica und Sedativa. Dieses Routineverfahren gestattet zwar einerseits die gezielte und differenzierte Anwendung einzelner Anaesthetica, beinhaltet andererseits aber auch im Einzelfall die Gefahr nicht vorhersehbarer additiver Narkoticaeffekte. Bei jungen, kreislaufgesunden Patienten ist die Wahl der zur Narkose verwendeten Anaesthetica von untergeordneter Bedeutung, da *narkoticainduzierte Kreislaufveränderungen* durch die *autoregulative Kompensationsbreite des intakten Organismus* in der Regel ohne Schwierigkeiten aufgefangen werden können. Die Ausdehnung der Indikation zu einer Allgemeinanaesthesie auch auf alte und risikobehaftete Patienten sowie auf das Gebiet der Chirurgie angeborener oder erworbener Herzfehler konzentriert die Betrachtungsweise zwangsläufig auf die kardialen Nebenwirkungen der Anaesthetica *(161)*. Dies gilt umso mehr, als gerade ein solches Patientengut sehr häufig auf eine bereits präoperative medikamentöse Dauertherapie eingestellt ist, die die autoregulative Kompensationstherapie des Organismus per se und als therapeutisches Konzept einschränkt.

Die für den Patienten psychisch angenehmste Einleitung der Narkose durch intravenöse Applikation eines Einleitungsanaestheticums bringt auf Grund der innerhalb eines kurzen Zeitraums applizierten relativ großen Menge einzelner Narkotica auch bei vorsichtiger Dosierung in ihrem Ausmaß schlecht vorhersehbare, narkosebedingte hämodynamische Veränderungen, die im Extremfall zu einem Zusammenbruch der Herzkreislauffunktion führen können. Ursache für Störungen des Herzkreislaufverhaltens nach intravenöser Narkoseeinleitung sind vor allem die negativ-inotropen Eigenwirkungen der Anaesthetica sowie deren Effekt auf den peripheren Gefäßwiderstand und darüber hinaus deren *gleichzeitige Beeinflussung der nervalen bzw. humoralen Reflexmechanismen.* Hieraus kann eine beträchtliche Mangelperfusion der Organe resultieren. Sehr häufig kann dann dieser hämodynamische Zusammenbruch nicht mehr durch eine akute *Anpassung der Herzkreislauffunktion* ausgeglichen werden, wie dies von Patienten mit eingeschränkter kardialer Leistungsbreite sowie bei verschiedensten Schockzuständen bekannt ist. So nimmt es nicht wunder, daß ein großer Anteil der Anaesthesie-Todesfälle während der Einleitungsphase der Narkose auftreten *(161, 194)*.

Die narkoticainduzierte Beeinträchtigung der Kardiohämodynamik ist jedoch stets das Ergebnis sich überlagernder Einflüsse, sowohl durch die *direkten kardiotoxischen Narkoticaeffekte* als auch durch die gleichzeitige Anaestheticawirkung auf zentralnervös bzw. humoral vermittelte, *reflektorische Gegenregulationsmechanismen.* Diese extrakardialen Kompensationsmechanismen können − je nach Anaestheticum − die Myokardfunktion dämpfen oder stimulieren.

Ziel der vorliegenden Arbeit war zunächst, die direkten *Myokardeffekte neuerer intravenöser bzw. Inhalationsnarkotica* am *isolierten Herz* zu quantifizieren und mit den Effekten bekannter Anaesthetica zu vergleichen. Dudziak *(117)* hatte 1967 die Wirkung von Halothan, Fentanyl, Dehydrobenzperidol und Propanidid am Langendorff-Herz *(298)* untersucht, einem experimentellen Modell, das bereits 1926 von Gruber und Roberts *(205)* zur vergleichenden Beurteilung verschiedener Barbiturate benutzt wurde. Dieses experimentelle Vorgehen gestattet in erster Linie die Beurteilung pharmakologisch induzierter Änderungen der Coronardurchblutung, nicht jedoch so sehr der myokardialen Kontraktilität. Aus diesem Grund wurde in Fortsetzung früherer eigener Untersuchungen *(144, 146, 148, 151, 152, 154-156, 159, 160, 162)* das *nach Starling modifizierte Herz-Lungen-Präparat* benutzt *(281, 290, 389, 566)*. Hierbei handelt es sich um ein denerviertes, isoliertes, intaktes und in situ schlagendes Herz mit erhaltenem pulmonalen, aber künstlichem extrakorporalen Systemkreislauf. Die entscheidenden *Vorteile dieses experimentellen Vorgehens* werden darin gesehen, daß die direkten Myokardeffekte der Narkotica ohne Verfälschungen durch nerval, humoral oder hormonal vermittelte Einflüsse differenziert werden können. Auf Grund des Fehlens einer renalen Elimination sowie des hepatischen Metabolismus können auch die intravenösen Narkotica unter konstanten Konzentrationen untersucht werden.

Für die Beurteilung der narkotischen *Toleranzbreite* in hämodynamischer und kontraktiler Hinsicht ist jedoch nicht allein die *Quantifizierung der direkten Anaestheticaeffekte* auf den Herzmuskel interessant, sondern insbesondere die Druck-, Volumen- und Frequenz*belastbarkeit* des durch definierte Narkoticakonzentrationen geschädigten Herzens. Auf diesem Gebiet liegen überhaupt keine vergleichenden Untersuchungen vor. Die große Bedeutung, die den myokardialen Adaptationsmechanismen an unterschiedliche hämodynamische Belastungen in der Narkose zukommt, steht in auffallendem Gegensatz zu der geringen Aufmerksamkeit, die diesem Problem bisher gewidmet worden ist. Diese *myokardiale Anpassungsbreite* an unterschiedliche Belastungen wird durch die verschiedenen Anaesthetica qualitativ und quantitativ unterschiedlich eingeschränkt *(152, 156)*.

Geprüft wurden aus der Reihe der intravenösen Narkotica das klassische Barbiturat Hexobarbital, das auf Grund seiner herzkreislaufstimulierenden Effekte interessante Phencyclidinderivat Ketamin sowie das neue Hypnoticum Etomidate, das sich auffallend herzkreislaufindifferent verhält. Aus der Reihe der Inhalationsnarkotica wurde die Kardioaktivität des klassischen Diäthyläthers, der bekannten und noch weithin gebräuchlichen Anaesthetica Halothan und Methoxyfluran sowie des neueren und klinisch interessanten Enfluran untersucht.

Parallel zur Entwicklung experimenteller und klinischer Verfahren zur Erfassung und Behandlung kardialer Funktionsstörungen ist die Quantifizierung der Myokardfunktion zunehmend in den Vordergrund getreten. Die klassische Betrachtungsweise der Herzdynamik stellt die Pumpfunktion in den Vordergrund.

Die Mechanik des isolierten Herzens wird zum einen durch die Anpassung über den *Frank-Starling-Mechanismus* und andererseits durch die *primär myokardiale Inotropie* bestimmt bzw. verändert *(48, 492, 500)*. Besonders dieser Inotropiemechanismus läßt sich pharmakologisch, also auch durch Narkotica, ändern. Darüber hinaus können die Anaesthetica aber auch gleichzeitig die *Herzfrequenz*, den mittleren diastolischen Aortendruck *(Afterload)* oder den Füllungsdruck *(Preload)* beeinflussen. Gerade diese drei Meßgrößen sind jedoch die wichtigsten Determinanten für die Kontraktionskraftbestimmung, z.B. mit Hilfe des Inotropie-Parameters dP/dt_{max} *(183, 324, 515, 516)*.

Es sollte daher zunächst untersucht werden, inwieweit sich beim methodischen Vorgehen am Herz-Lungen-Präparat diese 3 Determinanten Vorbelastung, Nachbelastung und Kontraktionsfrequenz über den gesamten Versuchsablauf konstant halten oder kontrollieren lassen und welche Methoden zur Quantifizierung der myokardialen Kontraktilität von diesen 3 Variablen unbeeinflußt bleiben und somit isolierte Änderungen des kontraktilen Status repräsentativ wiedergeben.

Die Klärung dieser Frage ist schwierig, weil gar nicht feststeht, welche Methoden und Meßgrößen hierfür am besten geeignet sind. Es ist daher zunächst erforderlich, die *herzphysiologischen Grundlagen* ausführlich zu diskutieren, vor allem aber bisher *gebräuchliche Kontraktionskraft-Meßgrößen* zu erklären und gegeneinander abzuwägen.

2 Herzmuskelphysiologische Grundlagen

2.1 Myokardiale Kontraktionsdynamik

Die wesentliche Aufgabe des Herzens besteht darin, die gesamte Körperperipherie in Ruhe und während Belastung mit Blut und Sauerstoff zu versorgen, und zwar proportional zu den jeweiligen, lokal durchaus auch unterschiedlichen, metabolischen Bedürfnissen. Hieraus erklärt sich die bei einer adäquaten Pumpfunktion des Herzens lineare Beziehung zwischen Herzzeitvolumen und Sauerstoffaufnahme des Gesamtorganismus *(446)*. Eine Herzinsuffizienz liegt vor, wenn sich das Herzzeitvolumen gegenüber den Erfordernissen der Peripherie reduziert. Änderungen der Herzauswurfleistung sind jedoch nicht allein auf primäre Änderungen der Myokardfunktion, nämlich Kraft oder Druck zu entwickeln, zurückzuführen, sondern sind darüber hinaus abhängig von dem dem Blutfluß entgegengesetzten Widerstand im peripheren Strombett und korrelieren mit dem Kreislaufvolumen *(50, 208, 210)*. Es ist daher allgemein akzeptiert, die Funktion des Herzen von zwei verschiedenen Standpunkten aus zu beurteilen, nämlich an Hand der *Pumpfunktion* und der eigentlichen *Herzmuskelmechanik.*

2.1.1 Kardiale Pumpfunktion

Mit Hilfe intrakardialer sowie extrakardialer Mechanismen kann das gesunde Herz seine Förderleistung kurzfristig an unterschiedliche Arbeitsbedingungen anpassen, sich aber auch akut an pathologische hämodynamische Belastungen adaptieren. Die Kraft, mit der das Blutvolumen pro Schlag ausgeworfen wird, ist durch das Ausmaß der Muskelfaserverkürzung bestimmt. Diese *Kontraktionskraft* wird jedoch durch folgende Einflußgrößen wesentlich determiniert (Abb. 4):
Innerhalb der Gesamtfunktion des Herzens kommt der *Vorbelastung (Preload)* als determinierender Variabler besondere Bedeutung zu *(491, 492)*. Eine Zunahme der Ventrikelfüllvolumina bewirkt eine stärkere Faservordehnung mit erhöhtem diastolischen Spannungszustand, der eine Steigerung der Auswurfmenge ermöglicht. Dieser intrakardiale Mechanismus der Steuerung des Herzauswurfvolumens über die diastolische Ventrikelfüllung ist als sogenannter *Frank-Starling-Mechanismus* bekannt: bereits 1895 beschrieb Frank *(172)* die wesentlichen Prinzipien der Herzmechanik, nachdem er erkannt hatte, daß sich die mechanische Aktivität des Kaltblüterherzens mit Hilfe eines Druck-Volumen-Diagramms beschreiben läßt. Dieses klassische Arbeitsdiagramm des Herzens stellt ein fundamentales Schema für die Grenzbedingungen der Herztätigkeit dar.
Anfang dieses Jahrhunderts hat Starling am Herz-Lungen-Präparat des Warmblüters diese Untersuchungen systematisch fortgeführt und die mechanische Tätigkeit des Herzens mit dem Energiestoffwechsel in Beziehung gesetzt *(281, 389, 509-511)*. Die Steigerungsfähigkeit des Auswurfvolumens ist jedoch begrenzt; bei extremer Zunahme der diastolischen Ventrikelfüllung läßt sich das Schlagvolumen nicht weiter erhöhen. Die sogenannte Starling-Kurve erreicht ein Plateau und fällt wieder ab. Der absteigende Ast der *kardialen Funktionskurve* wird in seiner Bedeutung für das in situ-Herz unterschiedlich beurteilt. Bauereisen *(23, 25)*

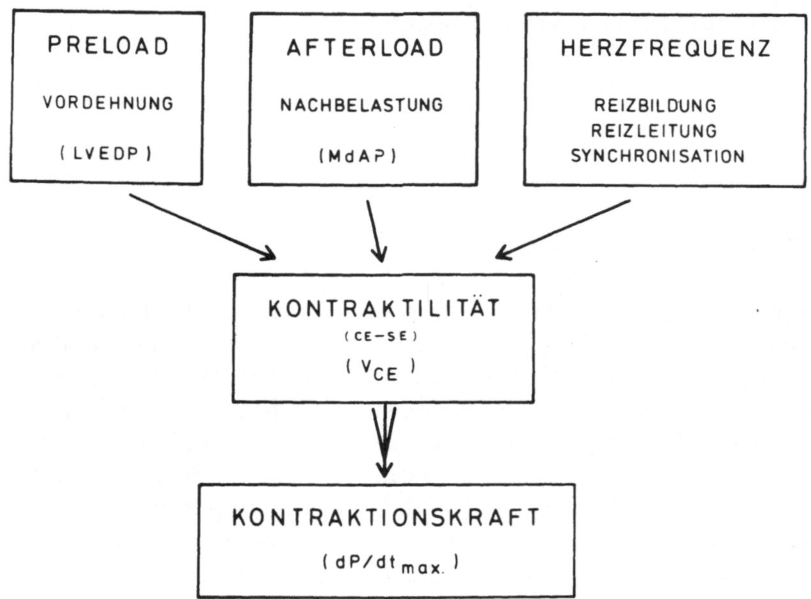

Abb. 4. Schematische Darstellung der wichtigsten Parameter, die bei Aussagen über die Kontraktionsdynamik des Herzmuskels berücksichtigt werden müssen

sowie Monroe et al. *(354)* lehnen ein Überschreiten dieses Kurvenmaximums als alleiniges Kriterium einer myokardialen Insuffizienz ab.

Sonnenblick und Gertz *(503)* halten den Frank-Starling-Mechanismus für eine initiale intrakardiale Kompensation. Im intakten Organismus wird eine zunehmende Herzinsuffizienz gleichzeitig durch andere Regulationsmechanismen, wie eine erhöhte sympatho-adrenale Aktivität, reguliert, so daß der Frank-Starling-Mechanismus überspielt werden kann *(5, 46, 48)*. Interessanterweise hat auch Starling *(510)* bereits den Einfluß der neuro-humoralen Kompensationsmöglichkeiten der Herzfunktion erkannt.

Die vornehmliche Bedeutung des Frank-Starling-Mechanismus liegt offenbar in der *Schlag-zu-Schlag-Anpassung der Auswurfvolumina* des rechten und linken Ventrikels *(24, 25, 218, 451)*. Hiermit wird die Strömungskontinuität im Lungen- und Körperkreislauf aufrechterhalten.

Die Schlagvolumina beider Ventrikel bleiben nicht nur unter Ruhebedingungen konstant, sondern die infolge akuter hämodynamischer Belastungen zeitweilig auftretenden Unterschiede werden stets korrigiert.

Als Maß der Veränderungen der *enddiastolischen Faserlänge* ist in Akutversuchen der *enddiastolische Ventrikeldruck* im allgemeinen ein zuverlässiger Parameter *(45)*. Die Untersuchungen von Spotnitz et al. *(507)* haben gezeigt, daß zwischen der Spannungsentwicklung und der *enddiastolischen Sarkomerenlänge* (Z-Z-Abstand) eine positive Korrelation besteht, die bis zu einer Sarkomerenlänge von etwa 2,2 μ gilt. Sowohl für die einzelne Muskelfaser *(196)* als auch für den intakten Skelettmuskel *(70, 222)* ist die Sarkomerenlänge der Muskellänge direkt proportional. Auch für den Herzmuskel beträgt die maximale Sarkomerenlänge 2,2 μ *(222, 494)*.

Am linken Ventrikel des intakten Herzens konnten Spotnitz et al. *(507)* zeigen, daß sich die Sarkomere bei einem Anstieg des Füllungsdruckes verlängern. Unter physiologischen Bedingungen ist bei einer Sarkomerenlänge von 2,2 μ die obere Grenze des linksventriculären Füllungsdruckes erreicht. Am Warmblüterherz verschiedener Spezies konnten Holt et al. *(239)* nachweisen, daß trotz erheblicher Größenunterschiede der Herzkammern der diastolische Druck die Sarkomerenlänge determiniert.

Die *Nachbelastung (Afterload)* kennzeichnet die Last, bis zu der ein Muskel Kraft entwickelt, ohne seine Länge zu ändern und gegen die er sich während der nachfolgenden isotonischen Phase verkürzt. Für das schlagende Herz entspricht die Nachbelastung dem der Ventrikelentleerung nach Aortenklappenöffnung entgegengesetzten Widerstand. Schon Frank *(172)* beobachtete 1895, daß sich die ventriculäre Auswurfcharakteristik nachlastabhängig ändern kann. Die Bedeutung des Afterload für die Kontraktionsdynamik unterstrichen insbesondere Monroe und French *(352)* für das isolierte Herz und Wilcken et al. *(561)* für das in situ-Herz. Als approximatives Maß für die Nachbelastung gilt der mittlere diastolische Aortendruck *(304, 443, 463, 493)*.

Durch zahlreiche Untersuchungen konnte belegt werden, daß die maximale linksventriculäre Druckanstiegsgeschwindigkeit *(48, 183, 329, 358, 463, 479)* und die maximale Verkürzungsgeschwindigkeit der contractilen Elemente, V_{max} *(46, 48, 114, 443)* nachlastabhängig sind. Afterloaderhöhungen führen zu einer gleichsinnigen Kontraktionskraft-Zunahme. Arnold et al. *(7, 8)* konnten jedoch nachweisen, daß die nachlastabhängigen Kontraktionskraftänderungen nicht allein durch *Aortenimpedanz* beeinflußt werden. Bei konstant gehaltenem diastolischen Aortendruck führen isolierte Steigerungen des *coronaren Perfusionsdruckes* ebenfalls zu einer Kontraktionskraft-Steigerung. Braunwald et al. *(46)* konnten aufzeigen, daß das Kontraktionsverhalten von der während der Austreibungsphase *entwickelten Wandspannung* abhängig ist. Nach der Laplace-Beziehung verhält sich die Wandspannung proportional zum Innendruck und zum Radius der Kammer und umgekehrt proportional zur Wanddicke *(69)*. So muß ein großer Ventrikel bei gleichem mittleren Aortendruck und bei gleicher Wanddicke mehr Spannung entwickeln als ein kleines Herz.

Das gesunde Herz kann eine Nachlaststeigerung mit einem konstanten Schlagvolumen beantworten *(114)*. Bei dieser füllungsunabhängigen Kontraktilitätssteigerung wird die Adaptation des Herzens durch isolierte Änderungen des Auswurfdruckes ausgelöst. Man spricht von einer *homöometrischen Anpassung (460)*. Im Gegensatz hierzu besteht der Frank-Starling-Mechanismus in einer *heterometrischen Anpassung,* da die Ventrikelvolumina sich ändern.

Die homöometrische Autoregulation dient nicht nur der Anpassung an akute Druckänderungen (sog. *Anrep-Effekt)*, sondern auch der Adaptation an akute Herzfrequenzänderungen *(Bowditch-Effekt) (355)*.

Die positive Korrelation zwischen *Kontraktionsfrequenz* und *Kontraktionskraft* wurde bereits 1871 durch Bowditch *(41)* beschrieben. Koch-Weser und Blinks *(282)* bestätigten die Befunde von Bowditch bei zahlreichen Species sowie unter dem Einfluß verschiedener cardioaktiver Pharmaka. Der Einfluß der Kontraktionsfrequenz auf die Kontraktionsdynamik ist sowohl am isolierten *(282, 352)* als auch am intakten in situ-Herz nachweisbar *(89, 183, 231, 289, 325, 349, 358, 448, 480, 496, 499, 515, 516, 550)*.

Unter Ruhebedingungen spielt die *Kontraktionsfrequenz* nur eine untergeordnete Rolle für das *Herzzeitvolumen.* Kontraktionsfrequenzzunahmen durch rechtsatriale Stimulation beeinflussen das Herzzeitvolumen nicht oder nur unwesentlich, führen aber zu einer Kontraktilitätserhöhung (sog. Treppenphänomen oder Bowditch-Effekt) *(451)*. In den Untersuchungen von Siegel et al. *(480)* löste eine Frequenzzunahme beträchtliche Steigerungen der linksventriculären Druckanstiegsgeschwindigkeit aus *(„Frequenzinotropie")*. Die gleichen Beobachtungen machten Braunwald et al. *(46, 47)*. Ross et al. *(442)* fanden bei einer Frequenzerhöhung von

80 auf 121 Impulse/min keinen signifikanten Anstieg des Herzindex; bei einer weiteren Frequenzzunahme bis auf 148 Impulse/min sank das Herzzeitvolumen ab.

Beobachtungen am isolierten Papillarmuskel des Menschen *(497)*, am intakten menschlichen Herz unter Operationsbedingungen *(499)* sowie am nicht-anästhesierten Patienten *(184)* zeigen, daß eine Kontraktionsfrequenzzunahme den inotropen Status des menschlichen Herzmuskels verbessert. Diese Frequenzinotropie ist nicht adrenerg ausgelöst *(279)*, wie sich an Hand von Herzfrequenzänderungen bei Schrittmacherstimulation nachweisen läßt: an Hand sog. Testintervallkurven, die die Abhängigkeit des linksventriculären Spitzendruckes vom sog. Testintervall (Dauer der Reizpause) zeigen, konnten Schaefer et al. *(461)* für das suffiziente Herz eine typische *Frequenzpotenzierung* feststellen. Beim insuffizienten Herz dagegen steigt die Kurve der reinen Frequenzpotenzierung mit zunehmender Herzfrequenz nicht an, sie kann sogar abnehmen.

In Abhängigkeit von einer Reizfrequenzsteigerung von 94 auf 120/min beobachteten Higgins et al. *(231)* am wachen Hund eine Zunahme des dP/dt_{max} bzw. des $(dP/dt_{max})/IP$ um insgesamt 14 bzw. 10%. In einer Na-Pentobarbitalanaesthesie lag dagegen der Kontraktionskraftzugewinn mit 30 bis 36% deutlich höher. Am wachen Tier konnte nach Vorbehandlung mit dem β-Sympatholyticum Propranolol eine Kontraktionskraftzunahme um 23% beobachtet werden. Schönbeck et al. *(468)* untersuchten die frequenzbedingten Kontraktionskraftänderungen bei Vorhofstimulation sowie nach Gabe chronotrop wirksamer Pharmaka. Bei 10 Patienten mit normalem oder geringgradig volumen- oder druckbelastetem linken Ventrikel wurde die Kontraktionskraft während Vorhofstimulation sowie unter Gabe von 0,8 bzw. 1,5 μg/min Isoproterenol untersucht. Durch die Vorhofstimulation erhöhte sich die maximal meßbare Verkürzungsgeschwindigkeit der contractilen Elemente von 1,34 auf 1,71 Zirkumferenzen/s und während der Isoproterenol-Infusion auf 2,11 Zirkumferenzen/s. Das maximale linksventriculäre dP/dt erhöhte sich von 1.550 auf 1.790 Torr/s bzw. auf 2.960 Torr/s. Bei einem gleichgroßen Frequenzanstieg erbrachte also die Isoproterenol-Applikation einen stärkeren Inotropiezuwachs. Diese Ergebnisse müssen so interpretiert werden, daß der durch Isoproterenol bedingte Kontraktilitätszuwachs sich aus der *Frequenzinotropie* und einer β*-adrenergen Stimulation des Myokards* zusammensetzt.

Ross et al. *(442)* beobachteten eine Zunahme des Herzindex unter Isoproterenol, wobei auch das Schlagvolumen zunahm. Diese Untersuchungen unterstreichen die Bedeutung der Herzzeitvolumenregulation durch den metabolischen Bedarf. Denn bei Patienten mit fixierter Herzfrequenz kann unter Umständen die *frequenzadaptive Regulation des Herzzeitvolumens* nicht genutzt und somit ein Herzkreislaufversagen ausgelöst werden.

Neben der absoluten Kontraktionsfrequenz spielt der *Kontraktionssynergismus* eine entscheidende Rolle für die kardiale Pumpfunktion, wie sich bei zahlreichen Herzrhythmusstörungen zeigt. Sowohl pathologische Reizbildungs- als auch Reizleitungsstörungen können auf Grund unkoordinierter Erregungsabläufe die Herzauswurfleistung beeinträchtigen. Eine gestörte Synergie der Ventrikelkontraktion kann andererseits trotz normalem Erregungsablauf bei lokalisiertem Kontraktionsverlust *(229)* auftreten, so z.B. bei Coronarsklerose, Myokardinfarkt, Myokardnarbe oder bei dyskinetischem Kontraktionsablauf.

Neben der Adaptation der kardialen Pumpfunktion an Preload, Afterload und Kontraktionsfrequenz ist die Kontraktionsanpassung durch Änderungen der *basalen Kontraktilität* entscheidend. Im Gegensatz zum Skelettmuskel kann die Herzmuskelfaser von gleichen Ausgangslängen unterschiedlich hohe Spannungen mit unterschiedlichen Geschwindigkeiten entwickeln.

Somit wird die *kardiale Leistungsbreite durch zwei Mechanismen geprägt:*
1. durch die *Kontraktionskraft,* die weitgehend durch den Frank-Starling-Mechanismus bestimmt wird,
2. durch Änderungen der *Kontraktilität.*

Als *biochemisches Korrelat der Kontraktilität* gilt die *Myosin-ATPase-Aktivität (18, 267).* Die durch Kontraktilitätsänderung bewirkte Kontraktionsanpassung – auch *Inotropie* genannt – stellt einen primär myokardialen Regulationsmechanismus dar *(1, 22, 25, 48, 267, 458, 460, 491, 492, 514, 534).* Bei Konstanz der Kontraktionskraftparameter läßt sich die Kontraktilität pharmakologisch beeinflussen. So wirken Herzglykoside, Calcium, Isoproterenol, Adrenalin und andere Sympathomimetica *positiv-inotrop* (Abb. 5).

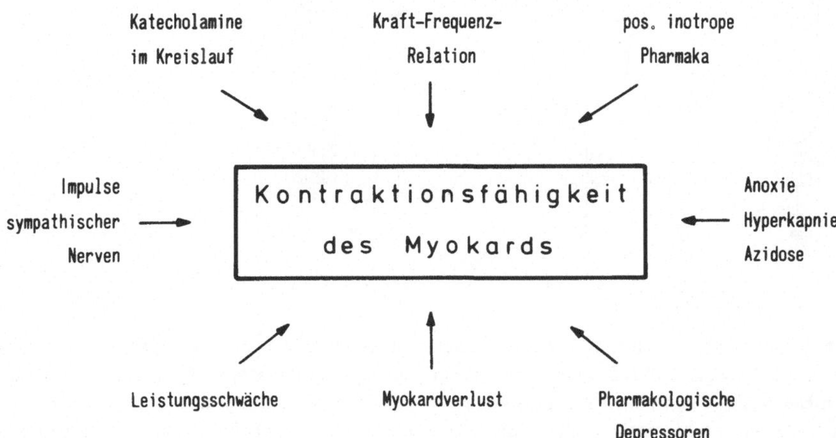

Abb. 5. Schematische Darstellung jener Faktoren, die die Kontraktilität des Herzens steigern (positiv-inotrop) oder reduzieren können (negativ-inotrop). [In Anlehnung an Braunwald et al. *(46)* bzw. Ganong *(178)*]

β-Sympatholytica, Calciumentzug, Narkotica, Chinidin und andere Substanzen wirken *negativ-inotrop.*
Der kontraktile Status wird gleichfalls durch die Aktivität des sympathischen Nervensystems, durch endogene Katecholamine, durch Verschiebungen im Säurebasen-Haushalt, durch eine myokardiale Hypoxie sowie durch myokardmorphologische Änderungen variiert. Das Spektrum dieser Einflußgrößen stellt einen komplexen Regelmechanismus für den jeweils aktuellen inotropen Status des Herzmuskels dar.

2.1.2 Herzmuskelmechanik

Seit etwa 15 Jahren treten bei der Kontraktionsbewertung herzmuskelmechanische Betrachtungen in den Vordergrund. Für den quergestreiften Muskel wurde erstmals von Hill *(232-236)* am Frosch eine Beziehung zwischen der Muskellast und der isotonischen Verkürzungsgeschwindigkeit des M. Sartorius beschrieben. Diese inverse Beziehung zwischen Muskellast und isotonischer Verkürzungsgeschwindigkeit wurde durch eine Gleichung definiert, die ursprünglich aus thermischen Meßgrößen abgeleitet wurde und streng genommen einer Beziehung zwischen energetischem und mechanischem Verhalten des sich kontrahierenden Skelettmuskels ent-

sprach. Analog zu der von Hill am Skelettmuskel entwickelten Konzeption wurden entsprechende Vorstellungen auch zur Interpretation der *Myokardmechanik* entwickelt *(1, 491)*.
Den *Kontraktionsablauf* des Skelettmuskels bestimmen 2 Funktionselemente, das contractile
und das in Serie geschaltete elastische Element *(234, 236, 424)* (Abb. 6). Wenn das contractile Element (CE) sich gegen das serien-elastische Element (SE) zu verkürzen beginnt, wird
Kraft entwickelt. Demzufolge korreliert die *Dehnungsgeschwindigkeit des serien-elastischen
Elementes* (V_{SE}) mit der *Verkürzungsgeschwindigkeit des contractilen Elementes* (V_{CE}).

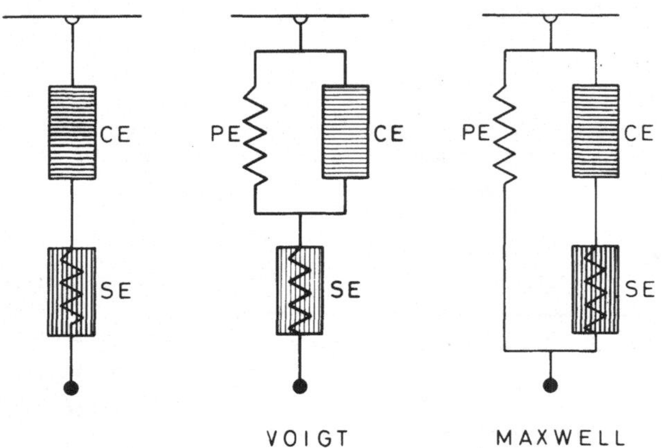

Abb. 6. Schematische Darstellung verschiedener Muskelmodelle [in Anlehnung an Mirsky und Parmley
(347); Mirsky et al. *(348)*]. Beim sogenannten 2-Komponenten-Modell (ganz links) sind die aktiv-contrac-
tilen Elemente (CE) in Serie mit passiven elastischen Elementen (SE) angeordnet. Diese sogenannten
serien-elastischen Elemente besitzen die Eigenschaften einer ungedämpften, nicht-linearen Feder. Bei den
beiden 3-Komponenten-Modellen tritt ein sogenanntes parallel-elastisches Element (PE) hinzu, das beim
Voigt-Modell mit dem SE in Serie und mit dem CE parallel geschaltet ist. Beim Maxwell-Modell ist das
PE-Element zum SE und zum CE parallel angeordnet. Im Voigt-Modell sind also sowohl das parallel-ela-
stische Element wie auch das serien-elastische Element an der Ruhespannung und der Charakteristik der
Ruhe-Dehnungs-Kurve beteiligt, während im Maxwell-Modell die Ruhespannung, insbesondere bei hohen
Ausgangsfaserlängen, vornehmlich durch das parallel-elastische Element getragen wird *(515)*

Während der isotonischen Kontraktionsphase treten keine Längenänderungen des serien-
elastischen Elementes auf, da die Spannung des elastischen Elementes mit der Muskellast
identisch ist.
Im Unterschied zum Skelettmuskel wird diese Modellvorstellung am Herzmuskel durch die
Notwendigkeit, ein parallel-elastisches Element (PE) einzubeziehen, kompliziert. Man geht
davon aus, daß das contractile Element (CE) für die Muskelverkürzung bzw. für die Entwicklung von Spannung und Druck verantwortlich ist. Das dem contractilen Element in Serie zugeordnete serien-elastische Element (SE) weist die unlineare Dehnungscharakteristik einer
Feder auf. Das parallel-elastische Element (PE) ist dem contractilen (Voigt-Modell) bzw. dem
contractilen und dem serien-elastischen Element (Maxwell-Modell) parallel geschaltet *(232,
347, 348, 443, 491, 492)*. Dieses parallel-elastische Element trägt im wesentlichen die Ruhespannung des Muskels.
Die klassische Theorie besagt, daß das contractile Element (CE) in Ruhe frei dehnbar und im
Aktivitätszustand stark gedämpft ist. Die elastischen Eigenschaften des aktiven Muskels wer-

den beim Maxwell-Modell durch das parallel-elastische Element (PE) und beim Voigt-Modell durch die Kombination des PE und des serien-elastischen Elementes (SE) determiniert.

Die Abb. 7 zeigt schematisch die Übertragung dieser Vorstellungen auf das intakte Herz *(174)*: die circulär angeordneten contractilen Elemente sind durch eine Serie relativ steifer Federn (serien-elastisches Element) verbunden. Die in der äußeren Zirkumferenz parallel zum contractilen Element angeordnete, circuläre Feder repräsentiert die parallel-elastische Komponente des Herzens.

Während der Systole wirken beide elastischen Elemente parallel. Da die Steifheit des Herzens während der Systole um ein Vielfaches größer als während der Diastole ist *(312)*, ist das serien-elastische Element viel starrer als das parallel-elastische Element. Zur Vereinfachung der herzmechanischen Analyse wird daher die Existenz einer parallel-elastischen Komponente häufig vernachlässigt.

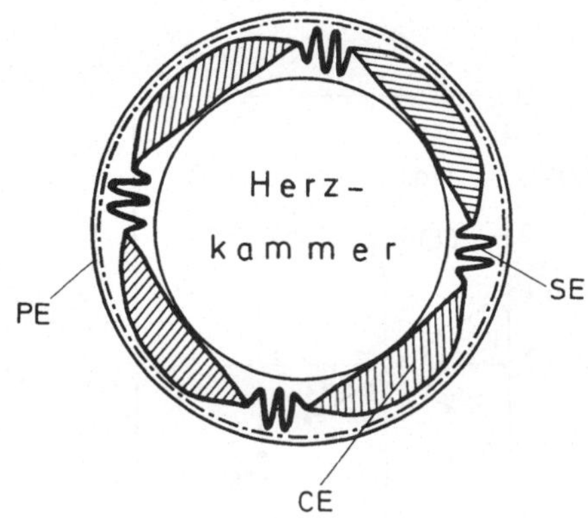

Abb. 7. Schematische Darstellung eines 3-Komponenten-Muskel-Modells [in Anlehnung an Fry et al. *(174)*]. Bei dieser hypothetischen Anordnung sind die contractilen Elemente (CE) jeweils durch relativ schlecht-dehnbare Federn verbunden, die die serien-elastischen Komponente (SE) des Herzens repräsentieren. Das parallel-elastische Element (PE) ist bei diesem hypothetischen Modell circulär um die contractilen Elemente angeordnet. Während der Systole werden die beiden elastischen Systeme parallel gedehnt. Da die Dehnbarkeit des Herzens während der Systole um ein Vielfaches geringer als während der Diastole ist, ist die Dehnbarkeit des parallel-elastischen Elementes größer als jene der serien-elastischen Komponente

Die im contractilen System erzeugte Spannung wird nicht starr, sondern elastisch auf die Muskelfaseransätze übertragen. So hängt diese Spannung nicht nur vom Ausmaß der Aktivierung der contractilen Elemente *(active state)* ab, sondern auch von der Dehnbarkeit der serien-elastischen Komponente.

Bei der Verkürzung des contractilen Elementes während der isovolumetrischen Anspannungsphase wird eine Spannung (T) mit einer Geschwindigkeit (dT/dt) entwickelt, die von seiner Verkürzungsgeschwindigkeit (dl/dt) und der Dehnungscharakteristik des serien-elastischen Elementes (dp/dl) abhängig ist:

$$dT/dt = (dl/dt) \cdot (dp/dl)$$

Die isovolumische Kontraktion des intakten Herzens ist der isometrischen Kontraktion des isolierten Herzmuskels vergleichbar. Die Übertragbarkeit dieser Modellvorstellung auf den intakten, schlagenden Ventrikel setzt jedoch einige Vereinfachungen voraus (Sonnenblick et al. [501]). Eine wesentliche Voraussetzung ist die Annahme weitgehend konstanter Ventrikeldimensionen während der isovolumetrischen Phase der Systole: der Ventrikel wird hier als dünnwandige Kugel angesehen, wobei die Kraft gleichmäßig über die gesamte Ventrikelwand verteilt ist und sich der Ventrikel-Radius während der isovolumetrischen Kontraktionsphase nicht ändert *(15)*. Unter dieser Voraussetzung wäre der intraventriculäre Druck (P) der myokardialen Wandspannung (T) direkt proportional.

Die *Verkürzungsgeschwindigkeit der contractilen Elemente* während der isovolumetrischen Kontraktionsphase (V_{CE}) entspricht also der Verlängerungsgeschwindigkeit der elastischen Elemente (V_{SE}). Deshalb läßt sich die V_{CE} aus der Gleichung für V_{SE} bestimmen, bei der die Geschwindigkeit des Wandspannungsanstieges (dT/dt) zur Dehnbarkeit der serien-elastischen Elemente (K) und zur entwickelten Spannung (T) in Beziehung gesetzt wird:

$$V_{CE} \;=\; V_{SE} \;=\; dl/dt$$
$$(dl/dt \;=\; (dT/dt) \;/\; (K{\cdot}T)$$

Hieraus ergibt sich für das intakte Herz

$$V_{CE} \;=\; V_{SE} \;=\; (dP/dt) \;/\; (K \;\cdot\; P)$$

Die Serienelastizitätskonstante K ist weder von der Wahl der Muskelmodelle noch vom Suffizienzgrad der Herzen abhängig *(382)*. Nach den Experimenten von Sonnenblick *(491, 495)* am Katzenpapillarmuskel ändert sich diese Konstante von Individuum zu Individuum nicht und wird auch durch Pharmaka nicht beeinflußt. Bezogen auf die Muskellänge von 1 cm wurde die Konstante mit 32/Muskellänge angegeben *(327)*.

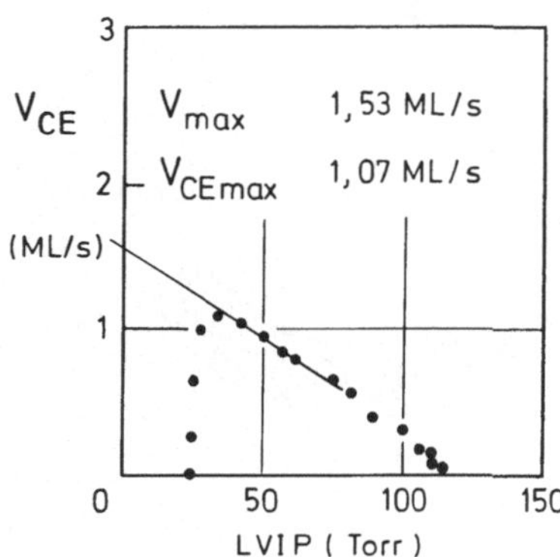

Abb. 8. Konstruktion der Kraft-Geschwindigkeits-Diagramme aus der Verkürzungsgeschwindigkeit der contractilen Elemente (V_{CE}) und dem instantan entwickelten linksventriculären Druck (LVIP). Abszisse: LVIP in Torr; Ordinate: V_{CE} in Muskellängen/s (ML/s). Die experimentell meßbare maximale Verkürzungsgeschwindigkeit (V_{CEmax}) entspricht dem Kurvengipfel. Die bei der hypothetischen Drucklast Null theoretisch mögliche maximale Verkürzungsgeschwindigkeit (V_{max}) wird durch Extrapolation des linear abfallenden Kurvensegmentes auf die Ordinate approximativ erfaßt

Auch die Verkürzungsgeschwindigkeit der contractilen Elemente (V_{CE}) wird in Muskellängen/s (ML/s) ausgedrückt. Wird die Verkürzungsgeschwindigkeit der contractilen Elemente während der isovolumetrischen Phase gegen den instantan entwickelten Druck aufgetragen, so ergeben sich sog. Kraft-Geschwindigkeits-Diagramme (Abb. 8). Dem Gipfelpunkt dieser V_{CE}-IP-Kurve entspricht die experimentell meßbare, maximale Verkürzungsgeschwindigkeit der contractilen Elemente (V_{CEmax}). Die theoretisch mögliche, maximale Verkürzungsgeschwindigkeit der contractilen Elemente bei einer lastfreien Verkürzung (V_{max}) kann durch Extrapolation des linear abfallenden Kurvenschenkels auf die Ordinate (Drucklast „Null") approximativ erfaßt werden.

2.2 Inotropieparameter und Kontraktilitätsindices

2.2.1 Herzindex, Schlagvolumenindex und Schlagarbeit

Die für die Beurteilung der Herztätigkeit letztlich entscheidende Größe ist seine *Transportleistung*. Sie kann als Herzzeitvolumen, dem Produkt aus Schlagvolumen und Herzfrequenz, gemessen werden. In der Klinik läßt sich das *Herzminutenvolumen* nach dem Fick'schen Prinzip bzw. mittels Farbstoff- oder Kälteverdünnungstechnik hinreichend genau bestimmen.

Diese Verfahren zur Ermittlung der *kardialen Pumpfunktion* des Herzens haben bei der Diagnose und Behandlung kardialer Dysfunktionen zunehmende Bedeutung erlangt. Interindividuelle Vergleiche sind jedoch nur erlaubt, wenn Herzzeitvolumen, Schlagvolumen und Herzarbeit (Produkt aus systolischem Mitteldruck und Schlagvolumen) auf Körperoberfläche bzw. Körpergewicht normiert werden.

Diese konventionellen hämodynamischen Größen lassen jedoch eine wesentliche Beurteilung der Myokard-Kontraktilität nicht zu. Zwar gibt das *Schlagvolumen* indirekt Aufschluß über das Ausmaß der Ventrikelfaserverkürzung; diese hängt jedoch wiederum von der Vor- und Nachbelastung, der basalen myokardialen Kontraktilität und auch von der Synergie der Ventrikelkontraktion ab. Es hat den Anschein, daß das *Herzzeitvolumen* bei normalem contractilen Zustand in erster Linie durch extrakardiale Faktoren determiniert wird *(50, 208, 209)*. Andererseits gehen pathologische kardiale Funktionszustände nicht zwangsläufig mit einer Abnahme des Herz- oder Schlagvolumens einher *(48, 50, 51, 210, 460, 502, 515)*. Durch kompensatorische Mechanismen, wie Erhöhung des enddiastolischen Füllungsdruckes, gesteigerte Aktivität des sympathischen Nervensystems oder Änderungen des systemischen arteriellen Gesamtgefäßwiderstandes kann das basale Minutenvolumen trotz beeinträchtigter Kontraktilität auf einem normalen Niveau gehalten werden. Auch pharmakologische Beeinflussungen der Inotropie können durchaus ohne Änderungen der Herzauswurfleistung einhergehen. So konnte gezeigt werden, daß Herzglykoside und „gepaarte Elektrostimulation" trotz deutlich kontraktilitätssteigernder Effekte das Auswurfvolumen nicht erhöhen. Dagegen kann der Herzindex bei Vorliegen einer Herzinsuffizienz zunehmen *(50, 173)*. Auch negativ-inotrope Einflüsse müssen nicht zwangsläufig den Herzindex vermindern. So konnten Epstein et al. *(136)* sowie Donald et al. *(111)* zeigen, daß das Herzzeitvolumen — im Gegensatz zur Myokardkontraktilität — nach β-adrenerger Blockade bzw. nach operativer Denervierung des Herzens in Abhängigkeit von einer Arbeitsbelastung fast normal anstieg.

Das Hauptregulans des Herzzeitvolumens ist das periphere Kreislaufsystem und hier insbesondere die auf den jeweiligen metabolischen Bedarf adaptierte regionale Durchblutungsgröße der einzelnen Organe *(209, 210)*.

2.2.2 Ventrikelfunktionskurven

Die Analyse der kardialen Pumpfunktion basiert auf dem klassischen Frank-Starling-Mechanismus. Patterson und Starling *(389)* konnten am Herz-Lungen-Präparat nachweisen, daß *Schlagvolumenänderungen* eine Funktion der *diastolischen Faserlänge* darstellen und daß das insuffiziente Herz geringere Schlagvolumina bei normalem oder erhöhtem enddiastolischen Volumen fördert. In systematischen Experimenten am thorakotomierten Hund konnten Sarnoff und Berglund *(457)* sowie Sarnoff und Mitchell *(460)* zeigen, daß ansteigende Vorhof-Füllungsdrucke die *Schlagarbeit* beider Ventrikel erhöhen, wobei unterstellt wurde, daß das diastolische Ventrikelvolumen direkt mit dem Füllungsdruck korreliert. Die graphische Darstellung der Abhängigkeit von Füllungsdruck und Schlagarbeit erbrachte sogenannte „Starling-Kurven". Bei extremer Erhöhung der diastolischen Ventrikelfüllung ist jedoch eine weitere Steigerung des Schlagvolumens nicht möglich: die Ventrikelfunktionskurven erreichen ein Plateau. Schon Sarnoff und Berglund *(457)* beobachteten unter Adrenalin eine Versteilerung und Linksverschiebung der Ventrikelfunktionskurve, während eine coronare Obstruktion den Kurvenverlauf abflachte. Mason et al. *(330)* beobachteten bei ventriculärer Hypertrophie und bei Linksherzinsuffizienz eine Abflachung und Rechtsverlagerung der Ventrikelfunktionskurven. Nach Gabe von Digitalis arbeitete das Herz wieder auf einer höheren Ventrikelfunktionskurve.

Die Abhängigkeit des Herzzeitvolumens vom mittleren Füllungsdruck des rechten Vorhofs erlaubt eine Funktionsbewertung des gesamten Herzens an Hand linksventriculärer Funktionskurven *(155-157, 209, 210)*. Derartige Ventrikelfunktionskurven gestatten insbesondere eine qualitative und quantitative Analyse narkoticainduzierter Beeinträchtigungen der kardialen Pumpfunktion *(155-157)*. Das ohne extrakardiale Kompensationsmöglichkeiten, aber unter konstanter Reizfrequenz schlagende, isolierte Herz muß unter dem Einfluß von Narkotica den *Frank-Starling-Mechanismus* in Anspruch nehmen. Dies geht jedoch nur bis zu einer *kardialen Grenzbelastung*, erkennbar am Plateau und dem absteigenden Schenkel der kardialen Funktionskurven. Am intakten Organismus erfolgt die *kardiale Anpassungsbreite* an eine narkoticainduzierte Myokardinsuffizienz nicht allein mit Hilfe intrakardialer, sondern gleichzeitig auch extrakardialer Mechanismen: eine zentralnervöse oder humoral vermittelte Stimulation der Herztätigkeit kann das Herzzeitvolumen über eine Frequenzzunahme (chronotrope Wirkung) oder/und eine Veränderung der myokardialen Kontraktilität (inotrope Wirkung) steigern. Es wird daher angezweifelt, ob das insuffiziente Herz im intakten Organismus überhaupt auf dem *absteigenden Schenkel der Frank-Starling-Kurve* arbeiten kann oder ob hier nicht andere autoregulative Mechanismen dominieren *(46, 266, 441)*.

2.2.3 Verschiedene Meßparameter zur Bewertung der Kontraktionskraft

Die Kontraktilität des in situ schlagenden Herzens kann nicht direkt bestimmt werden, da sich die Herzkraft nicht als separater Teilfaktor aus der übergeordneten Gesamtpumpfunktion des intakten Herzens herauslösen läßt *(230)*. Es hat daher nicht an Versuchen gefehlt, den inotropen Status des Herzmuskels durch indirekte Meßgrößen zu erfassen.
Die am isolierten Papillarmuskel unter kontrollierten Bedingungen gewonnenen Erkenntnisse, daß die maximale Spannungs-Anstiegsgeschwindigkeit während der isometrischen Phase ein Maß für die Kontraktilität darstellt, wurden auf das in situ-Herz übertragen: die maximale Druckanstiegsgeschwindigkeit im linken Ventrikel, der maximale systolische Anteil des ersten Differentialquotienten des Druckes nach der Zeit (dP/dt_{max}), ist ein indirektes Maß für die Verkürzungsgeschwindigkeit der contractilen Elemente während der isovolumetrischen Phase. Als Meßvoraussetzung ist für die Aufzeichnung des Ventrikeldruckes ein Meßsystem zu fordern, dessen Eigenfrequenz größer als 100 Hz ist *(358)*. Der Differenzierkreis für dP/dt muß linear sein und ein niedriges zeitliches Auflösungsvermögen besitzen. Ferner muß ein Registriersystem mit hoher zeitlicher Auflösung und amplitudengerechter Aufzeichnung gewährleistet sein. Das methodische Problem der Druckmessung ist durch die Entwicklung sogenannter Kathetertipmanometer mit intraventriculärem Meßkopf gelöst.
Auf die Bedeutung des Druckablaufes im Ventrikel haben bereits Frank *(172)*, Patterson et al. *(390)* sowie Wiggers *(558, 559)* aufmerksam gemacht. Hamacher *(219)* verwendete bereits elektronische Differenzierkreise.
Die *maximale linksventriculäre Druckanstiegsgeschwindigkeit (dP/dt_{max})* ist zwar direkt mit der Kontraktilität des Ventrikels korreliert, doch können allein aus Änderungen des dP/dt_{max} keine absoluten Schlüsse auf den jeweiligen Kontraktionszustand des Herzmuskels gezogen werden, da Zu- oder Abnahmen von Kontraktionsfrequenz, enddiastolischem Ventrikelvolumen (Preload), mittlerem diastolischem Aortendruck und coronarem Perfusionsdruck (Afterload) eine gleichgerichtete Änderung des dP/dt_{max} bewirken, ohne daß sich der inotrope Status des Herzmuskels ändert *(7, 183, 320, 324, 463, 480, 493, 550)*. Isoliert betrachtet, läßt sich also mit dem Wert des maximalen dP/dt keine bindende Aussage über den Myokardzustand machen. Die maximale linksventriculäre Druckanstiegsgeschwindigkeit ist als direktes Maß der Verkürzungsgeschwindigkeit der contractilen Elemente während der iso-

volumetrischen Phase der Ventrikelaktion zu verwerten, wenn die *Variablen Preload, Afterload und Kontraktionsfrequenz* konstant gehalten bzw. kontrolliert werden können. Zudem wird die Ermittlung der Inotropie, beispielsweise im Gefolge mechanischer oder pharmakologischer Eingriffe am Herzen in situ — im Unterschied zum isolierten Herzmuskelpräparat — dadurch erschwert, daß Änderungen einer Variablen mit simultanen Veränderungen wesentlicher anderer hämodynamischer Grundgrößen einhergehen *(460, 516).* Unter Berücksichtigung dieser Einschränkungen lassen die Geschwindigkeitsgrößen der isovolumetrischen Phase, wie dP/dt_{max}, dennoch *approximative Beurteilungen der Kontraktionskraft* zu. Auf Grund der komplexen Geometrie sowie der Formänderungen des Herzens bereits während der isovolumetrischen Phase unterliegt die Interpretation vergleichender Kontraktilitätsmessungen bei unterschiedlich großen Herzen bereits deutlichen Einschränkungen. In Einsicht dieser Gegebenheiten wurden — im Bemühen, auch am Herzen in situ praktikable Kontraktilitätsmeßmethoden zu entwickeln — auf der Grundlage der maximalen Druckanstiegsgeschwindigkeit zahlreiche empirisch gewonnene *„Kontraktilitätsindices"* empfohlen. Ein solcher Kontraktilitäts-Index, der sich nicht zuletzt auf Grund seiner einfachen Bestimmung weiter Anwendung erfreut, ist der Quotient aus maximaler Druckanstiegsgeschwindigkeit (dP/dt_{max}) und dem zu diesem Zeitpunkt erreichten intraventriculären Druck (IP): *$(dP/dt_{max})/IP$ (289, 322, 324, 480, 544).* Diese Meßgröße wird von vielen Autoren schlechthin als der *Kontraktilitäts-Index (KI)* bezeichnet.

Mason et al. *(322)* untersuchten die Validität dieses Index unter den Bedingungen kontrollierter Vor- bzw. Nachlaständerungen am isolierten Papillarmuskel der Katze. Die Relation zwischen dP/dt und der entwickelten Spannung wurde durch Afterload-Änderungen nicht beeinflußt, stieg jedoch bei einer Erhöhung des Preload leicht an. Andererseits fand sich eine direkte Korrelation zwischen positiv-inotropen Einflüssen auf den Herzmuskel und diesem Quotienten, so z.B. nach Noradrenalin oder gepaarter elektrischer Stimulation. Die Relevanz dieses Kontraktilitäts-Index wurde von den Autoren auch am intakten linken Ventrikel des Hundes überprüft: in einer Rechtsherz-Bypass-Präparation, in der linksventriculär-enddiastolischer Druck, Aortendruck, Herzfrequenz und contractiler Status unabhängig voneinander variiert werden konnten, wurde wiederum aufgezeigt, daß dieser Index über einen weiten Bereich nachlastunabhängig, jedoch geringfügig vorlastabhängig ist. Bei Konstanz von enddiastolischem Ventrikeldruck, Aortendruck und Herzfrequenz führten Acetylstrophanthin, Noradrenalin und Calcium zu einem deutlichen Anstieg der Relation zwischen instantanem dP/dt und simultan gemessenem isovolumischen Druck.

Veragut und Krayenbühl *(544)* untersuchten am nicht-thorakotomierten Hund die Kontraktionsdynamik in Abhängigkeit von Änderungen des enddiastolischen Ventrikelvolumens und positiv- bzw. negativ-inotrop wirksamer Pharmaka. Hierbei bewirkten ausgedehnte Änderungen des enddiastolischen Ventrikelvolumens durch Variation des Blutvolumens (Infusion, Aderlaß) keine Veränderungen von $(dP/dt_{max})/IP$. Die pharmakologisch induzierten Änderungen des inotropen Status führten dagegen zu einer gleichgerichteten Änderung dieses Index. Patterson et al. *(388)* konnten beim wachen wie auch beim anaesthesierten Hund für den Index $(dP/dt_{max})/IP$ die beste Korrelation zu primären Kontraktilitätsänderungen nachweisen. Raff et al. *(417)* untersuchten am Hund die Aussagekraft des Kontraktilitäts-Index in Abhängigkeit von Änderungen des enddiastolischen Druckes bzw. von intravenösen Gaben von Hexobarbital oder Strophanthin. Nach intravenöser Gabe von Hexobarbital (5 mg/kg KG) verminderte sich das maximale dP/dt von 1.962 ± 24 auf 1.587 ± 37 Torr/s. Der Inotropie-Parameter $(dP/dt_{max})/IP$ nahm von 45,38 ± 4,48 auf 39,60 ± 6,0 ab. Strophanthin (0,375 mg) führte zu einem dP/dt_{max}-Anstieg auf 3.233 ± 35 Torr/s, der Kontraktilitäts-Index sank dagegen auf 41,81 ± 5,81 s^{-1} ab! Dieser Befund bestätigt Experimente derselben Arbeitsgruppe am Papillarmuskel *(249, 250, 251, 272)*: so war insbesondere bedeutsam, daß der Quotient aus maximaler Geschwindigkeit der isometrischen Phase zur instantan entwickelten Kraft unter Hexobarbital weitgehend konstant blieb, obgleich die Minderung der Arbeitskapazität im Längen-Spannungs-Diagramm eindeutig war.

Dieser Befund ist nicht zuletzt deshalb bedeutsam, weil gerade die Barbiturat-Insuffizienz häufig als Modell für eine akute Herzinsuffizienz herangezogen wird.

Auch unter den kontrollierbaren methodischen Voraussetzungen der Kontraktilitätsanalyse am Herz-Lungen-Präparat eignet sich dieser Kontraktilitäts-Index nicht zur Quantifizierung negativ-inotroper Einflüsse (Fischer, unveröffentlicht): unter steigenden Konzentrationen von Hexobarbital, Ketanest, Etomidate, Halothan, Diäthyläther, Enfluran oder Methoxyfluran zeigt dieser Hilfsparameter selbst im Bereich supramaximaler Narcoticakonzentrationen keine signifikante und gerichtete Änderung. In Übereinstimmung mit Raff et al. *(416, 417)* und Jacob et al. *(250)* ist eine Bewertung der myokardialen Leistungsfähigkeit an Hand dieses Quotienten nicht möglich. Auch Morgenstern et al. *(358)* kommen zu der Feststellung, daß mit dieser Methode eine saubere Trennung zwischen Kontraktilität und Frank-Straub-Starling-Mechanismus nicht möglich ist. Umso erstaunlicher, daß gerade dieser Kontraktilitätsindex vornehmlich in klinischen Untersuchungsreihen nach wie vor zur quantitativen Kontraktionsbewertung herangezogen wird.

Nach Köhler *(283)* sowie Köhler und Mescher *(284)* lassen sich Änderungen der Herzfunktion mit dem Kontraktilitäts-Index $(dP/dt_{max})/DP$ erfassen. Hierbei steht im Nenner des Quotienten nicht der instantane linksventriculäre Druck (LVIP) zum Zeitpunkt des Auftretens des maximalen dP/dt, sondern der vom enddiastolischen Niveau aus entwickelte Druck (DP = developed pressure). Dieser Index scheint von Änderungen der Vor- und Nachbelastung weitgehend unabhängig zu sein.

Siegel und Sonnenblick *(478, 479)* beobachteten zunächst am isolierten Papillarmuskel, daß Änderungen des maximalen dP/dt mit einer Flächenzunahme unter der isovolumetrischen Kontraktionskurve, gemessen vom Kontraktionsbeginn bis zum Erreichen des Spitzendruckes, einhergehen. Diese Kurvenfläche wurde als „integrated isometric tension" (IIT) bezeichnet. Dieser Kurvenanteil läßt sich planimetrisch integrieren und zum dP/dt_{max} in Relation setzen: *$(dP/dt_{max})/IIT$*. Dieser rein empirisch gefundene Kontraktilitäts-Index ist in der Tat von Änderungen der Faser-Ausgangslänge (Frank-Starling-Mechanismus) unabhängig. Der Quotient bleibt konstant, da maximale Druckanstiegsgeschwindigkeit und IIT sich gleichstark ändern. Unter Einwirkung kontraktilitätssteigernder Pharmaka (Noradrenalin, Calcium, Acetylstrophanthin) nahm dieser Quotient deutlich zu, da dP/dt_{max} stärker als IIT anstieg. Mit Hilfe dieses Index wurde die Kontraktilität auch beim normalen, isovolumetrisch-auxotonisch kontrahierenden linken Ventrikel untersucht *(480)*. Jetzt wurde jedoch nur eine IIT-Fraktion in die Berechnung des Quotienten einbezogen: die zeitliche Abgrenzung des IIT-Segmentes erfolgte von der R-Zacke des EKG's bis zum Zeitpunkt des maximalen dP/dt, multipliziert mit 1,5. Somit werden praktisch 90% des isometrisch verlaufenden Druckanstieges im linken Ventrikel erfaßt. Dieser Siegel-Index ist von Änderungen des diastolischen Aortendruckes sowie des enddiastolischen Ventrikeldruckes unabhängig. Unter dem Einfluß kontraktilitätssteigernder Pharmaka nimmt dP/dt_{max} stärker als die IIT-Fraktion zu, der Quotient wird größer. Auch negative Einflüsse auf den inotropen Status lassen sich mit Hilfe dieses Siegel-Index quantifizieren *(146, 148, 150)*. Am Herz-Lungen-Präparat bewirkten äquinarkotische Konzentrationen von Dehydrobenzperidol, Fentanyl, Thalamonal, Ketamin, Somsanit, Evipan, Halothan bzw. Äther eine deutlich geringere Abnahme dieses Kontraktilitätsindex als des maximalen linksventriculären dP/dt *(148)*. Narkoticainduzierte Einflüsse auf Kontraktionsfrequenz, Vor- bzw. Nachbelastung werden durch diesen Kontraktilitäts-Index weitgehend eliminiert. Zugegebenermaßen ist jedoch das Planimetrieren des IIT-Segmentes mühsam, und insbesondere bei hohen Schlagfrequenzen mit einer nicht unbeträchtlichen Fehlerbreite behaftet. Aus diesen Gründen hat sich der Kontraktilitäts-Index (dP/dt_{max})/IIT zur Quantifizierung kontraktilitätsändernder Einflüsse nicht durchsetzen können.

Eine weitere Modifikation, Einflüsse von Vorbelastung, Nachbelastung und Kontraktionsfrequenz zu eliminieren, sahen Mason et al. *(320, 324)* in der Beziehung zwischen maximaler Druckanstiegsgeschwindigkeit und der Zeitspanne zwischen Beginn des Ventrikeldruckanstiegs und dem zeitlichen Auftreten von dP/dt_{max}, *(t- dP/dt$_{max}$)*. Bereits Hamacher *(219, 220)* hat der zeitlichen Einordnung des Maximums der Druckanstiegsrate innerhalb des ansteigenden Ventrikeldruckes Bedeutung zugemessen. Eine Verbesserung der Kontraktilität führt zu einer Verkürzung, eine Verschlechterung zu einer Verlängerung von t-dP/dt$_{max}$ *(320, 321)*. Änderungen der Vor- oder Nachbelastung beeinflußten diese Zeitspanne nicht *(320, 480, 562)*. So lassen sich Änderungen der Inotropie relativ exakt erfassen *(225, 289, 320, 357, 388, 422)*. Morgenstern et al. *(357, 358)* fanden eine Korrelation zwischen Höhe des coronaren Perfusionsdruckes und maximalem dP/dt. t-dP/dt änderte sich dagegen nicht. Erhöht man die Kontraktilität, so steigt dP/dt_{max} an, t-dP/dt$_{max}$ verkürzt sich oder bleibt konstant. Senkt man die Kontraktilität durch Propranolol *(357)* bzw. durch Anästhetica *(146, 147, 148, 150, 467)*, so kommt es bei einer Abnahme des maximalen dP/dt zu einer unterschiedlich stark ausgeprägten Verlängerung des t-dP/dt$_{max}$. Da die Änderung dieses Zeitintervalls im Bereich weniger Millisekunden liegt, ist das Verfahren mit einem relativ grossen meßmethodischen Fehler behaftet.

Es lag nahe, hämodynamische Meßgrößen mit dem Sauerstoffverbrauch des Herzens zu korrelieren. Am isolierten Herzen beschrieb Rohde *(439)* bereits 1912 die Abhängigkeit des myokardialen Sauerstoffverbrauchs von Herzfrequenz und Aortendruck. Sarnoff et al. *(458a)* haben 1958 den *„Tension-Time-Index"* als Maß für den myokardialen Sauerstoffverbrauch eingeführt. Dieser *TTI* entspricht einem Spannungs-Zeit-Integral, definiert als das Produkt aus Herzfrequenz und der Fläche unter dem systolischen Anteil der Druckkurve. Innerhalb weiter Bereiche findet sich eine Korrelation dieses Meßparameters mit dem myokardialen *O_2-Verbrauch* auch unter verschiedensten kardialen Belastungen, wie Monroe *(353)* aufzeigen konnte. Von Bretschneider *(53)* wurde 1967 eine *Modifikation des Tension-Time-Index* in Form einer leichter anwendbaren, dimensionslosen Näherungsformel „mittlerer systolischer Aortendruck · Herzfrequenz" angegeben.

Der Bestimmung des myokardialen Sauerstoffverbrauchs mit Hilfe des TTI kommt jedoch nur approximative Bedeutung zu, da lediglich ein bestimmter Arbeitsbereich des Herzens erfaßt und nur ein Teil der energieverbrauchenden Prozesse berücksichtigt wird *(274)*. Allein die Vielzahl, in erster Linie auf der Basis des dP/dt$_{max}$ empfohlener Kontraktilitäts-Indices [nähere Einzelheiten siehe *(20, 25, 230, 283, 284, 357, 358, 383, 388, 416, 417, 467, 515, 516, 523, 525)*] zeigt, daß die Abschätzung der myokardialen Leistungsfähigkeit am in situ schlagenden Herzen zwar Änderungen des inotropen Status richtungsmäßig beschreiben läßt, eine quantitative Differenzierung zwischen Änderungen der Kontraktilität oder Einflüssen insbesondere auf Grund des Frank-Starling-Mechanismus nicht erlaubt. Wegen meßmethodischer Schwierigkeiten ebenso wie infolge falscher konzeptioneller Voraussetzungen ist heute mehrheitlich akzeptiert, daß die verschiedenen empfohlenen Kontraktilitäts-Indices gegenüber der grob quantitativen Erfassung des myokardialen Funktionsstatus unter alleiniger Verwendung des dP/dt$_{max}$ keine entscheidenden Vorteile bieten.

2.2.4 Competence-Index

Knowlton und Starling *(281)* konnten bereits 1912 in ihren heute als klassisch geltenden Experimenten am Herz-Lungen-Präparat des Warmblüters nachweisen, daß eine Steigerung der venösen Zuflußrate infolge Anhebens des Reservoirblutspiegels eine Zunahme des rechtsatrialen Füllungsdruckes und des Herzzeitvolumens auslöst. Krayer *(290)* bestimmte den Suffizienzgrad des isolierten Herzens aus dem *Zuflußgefälle,* nämlich der Differenz aus der Höhe der Reservoirblutspiegel-Steigerung (ΔH) in cm und dem Ausmaß des Venendruckanstiegs (ΔRAP) in cm H_2O. In Abhängigkeit von einer schlagartigen Erhöhung des Reservoirblutspiegels um 5 cm ließ sich die Leistungsfähigkeit der isolierten Herzen auf Grund von Veränderungen des rechten Vorhoffüllungsdruckes sowie der Volumenleistung der Herzen quantitativ beurteilen. Wollenberger *(566)* inaugurierte den *„Competence-Index"* (C.I.): (ΔH-ΔRAP)/H. Hierbei entspricht ΔRAP der Zunahme des mittleren rechtsatrialen Füllungsdruckes in Abhängigkeit von einer Höhenänderung des Reservoirblutspiegels (ΔH). Woods et al. *(569)* sahen hierin eine Möglichkeit, die *kardiale Leistungsreserve* quantitativ zu bestimmen und sprachen deshalb von dem „Index of Cardiac Reserve". Price und Helrich *(399)* beschränkten sich bei ihrem Competence-Index M.C.I. auf das bereits von Krayer *(290)* angegebene Zuflußgefälle (ΔH-ΔRAP). Dieser *Einflußgradient* („inflow gradient") bewegte sich zwischen Null beim völlig insuffizienten Herzen und – je nach Ausmaß der Reservoirblutspiegelerhöhung – sehr hohen Werten beim suffizienten Herzen. In den Untersuchungen von Price und Helrich *(399)* bestand zwischen diesem Einflußgradienten und dem aus der Zuflußsteigerung resultierenden aortalen Stromvolumen in der Kontrollgruppe eine nicht-lineare Korrelation. Interessanterweise wurde der Kurvenverlauf durch negativ-inotrope Einflüsse (Thiopental, Diäthyläther, Cyclopropan) nicht geändert!
Die numerischen Werte für den von Wollenberger *(566)* angegebenen *Competence-Index C.I.* bewegen sich zwischen 0 (vollständig insuffizientes Herz) und 1 (suffizientes Herz). Da der rechtsatriale Füllungsdruck mit zunehmender Volumenbelastung über weite Bereiche linear ansteigt, ist der Wert für die verschiedenen Belastungsstufen gleich groß. Fischer *(157)* untersuchte am Herz-Lungen-Präparat die Abhängigkeit des von Price und Helrich *(399)* angegebenen *Competence-Index M.C.I.* (ΔH – ΔRAP) von einer durch schrittweise Anhebung des Reservoirblutspiegels bedingten Zunahme der venösen Zuflußrate. Mit Hilfe dieser Art der Darstellung lassen sich Korrelationsgrad und Signifikanzniveau über eine einfache, lineare Regression berechnen. Es handelt sich hierbei um eine Modifikation des Wollenberger-Index. Für eine Kontrollgruppe errechnete sich ein Competence-Index von 0,88.

2.2.5 Kraft-Geschwindigkeits-Beziehungen

Nach den grundlegenden Untersuchungen zur Muskelmechanik *(232)* konnte der Nachweis erbracht werden, daß die inverse Kraft-Geschwindigkeits-Beziehung auch für den Herzmuskel gilt *(1, 491, 492).* Für den in situ-Herzmuskel wurde zur Berechnung der *Verkürzungsgeschwindigkeit der contractilen Elemente* eine vereinfachte Formel

$$V_{CE} = (dP/dt) \; / \; (K \cdot P)$$

eingeführt *(88, 141, 240, 327-329, 346).* Zu den wesentlichen Voraussetzungen auch dieser Kontraktilitätsgrößen gehören frequenz- und phasengetreue Wiedergabe durch Registriersysteme mit hoher zeitlicher Auflösung.

Die Kontraktilitätsbestimmung mit Hilfe der Kraft-Geschwindigkeits-Beziehungen bleibt in ihrer Aussagefähigkeit jedoch auch nur approximativ, da eine Reihe vereinfachender Annahmen hinsichtlich Ventrikelgeometrie, Wandspannungsverteilung, Elastizität und Kontraktionsform erforderlich sind. Hier setzt auch die Kritik ein *(374, 375)*. Dennoch wurde von zahlreichen Autoren eine gute Korrelation zwischen den maximalen Verkürzungsgeschwindigkeiten der contractilen Elemente und Änderungen des Kontraktilitätszustandes des Herzens beschrieben *(46, 49, 50, 88, 89, 141, 156, 165, 179, 203, 240, 283, 284, 327-329, 347, 440, 444, 473, 516)*.

2.3 Kontrollierte hämodynamische Belastbarkeit des isolierten Herzens

2.3.1 Druckbelastung

Die Last, bis zu der ein Muskel ohne Längenänderung Kraft entwickelt und gegen die er sich während der nachfolgenden isotonischen Phase verkürzt, heißt *Nachbelastung*. Das Auswurfvolumen ist eine Funktion des Ausmaßes der ventriculären Faserverkürzung während der Systole. Untersuchungen am isolierten Papillarmuskel wie auch am intakten Hundeherzen (Downing und Sonnenblick [114] konnten zeigen, daß das Ausmaß der Verkürzung — bei gegebener diastolischer Faserlänge und unveränderter myokardialer Kontraktilität — vom *Afterload* abhängig ist. Diese durch den mittleren diastolischen Aortendruck gegebene *ventriculäre Nachbelastung* regelt die Größe des für eine Ventrikelentleerung nach Aortenklappenöffnung zu überwindenden Widerstandes *(183, 304, 443, 463, 493)*.

Bei gegebener Inotropie, unverändertem Preload und konstanter Kontraktionsfrequenz ist die Kontraktionsdynamik nicht allein eine Funktion der *Aortenimpedanz*, sondern wird auch durch den *coronaren Perfusionsdruck* determiniert *(308)*. So konnten Arnold et al. *(7)* am leerschlagenden Meerschweinchenherzen den Einfluß einer Perfusionsdruckerhöhung auf die Kontraktionskraft des Herzens nachweisen [s.a. *(357)*]. Diese Befunde wurden so interpretiert, daß der Druck in den Coronargefäßen — unabhängig von der Durchflußmenge — die Faserspannung durch Streckung der Coronargefäße erhöht (sogenannter „Gartenschlaucheffekt").

Die Beziehung zwischen Aortenimpedanz und Herzauswurfvolumen bewegt sich zwischen zwei Extremen: bei extrem hoher Aortenimpedanz kann kein Schlagvolumen mehr ausgeworfen werden: der Ventrikel kontrahiert sich isovolumetrisch. Auf der anderen Seite würde eine auf Null reduzierte Aortenimpedanz zu einer vollständigen Ventrikelentleerung führen.

Zwischen Nachlast- und dP/dt_{max}-Änderungen konnte von Fischer *(155-157)* für die verschiedensten myokardialen Funktionszustände eine lineare Beziehung aufgezeigt werden. Akute Erhöhungen des aortalen Windkesseldruckes als Ausdruck einer Nachlaststeigerung führen zu gleichgerichteten dP/dt_{max}-Änderungen. Das neue Kontraktionsniveau stellt sich nach einer kurzen Adaptationsphase ein. Anrep *(4)* konnte bereits 1912 am Herz-Lungen-Präparat nachweisen, daß ein Anstieg des Aortendruckes eine flüchtige Erhöhung, dann aber eine zunehmende Abnahme des Schlagvolumens auf ein erniedrigtes Plateau bewirkt (sogenannter *„Anrep-Effekt")*. Diese Beobachtungen wurden auch von Knowlton und Starling *(281)* bestätigt. Sarnoff et al. *(459)* deuteten diesen Anpassungsmechanismus als *„homöometrische Autoregulation"*, da der Anstieg der myokardialen Wandspannung nicht mit einer Änderung der diastolischen Faserlänge einherging. Bei der *heterometrischen Autoregulation* liegt einem Anstieg der Kontraktionskraft dagegen eine Erhöhung der enddiastolischen Faserlänge zugrunde. Ähnlich wie der *Bowditch-Effekt* ist der Anrep-Effekt auch beim intakten, nicht-anaesthesierten Tier nachweisbar *(355)*. Im Gegensatz zum Bowditch-Effekt kann der Anrep-Effekt an isolierten Herzmuskelstreifen-Präparaten nicht nachgewiesen werden *(33)*. Inwieweit der Anrep-Effekt tatsächlich ein echter myokardialer Adaptationseffekt ist, bleibt nach wie vor unklar. Neuere Untersuchungen lassen vermuten, daß er Ausdruck der Erholungsphase des durch abrupte Druckanstiege kurzfristig ischämischen Subendokards ist. Hiernach würden abrupte Nachlaststeigerungen zu einer vorübergehenden Dekompensation infolge subendokardialer Ischämie führen, so daß eine sofortige Umverteilung des coronaren Blutes in die ischämischen Bezirke ausgelöst würde *(355)*.

Der Einfluß der Nachlast auf die Kontraktionskraft läßt sich auch für das Herz im intakten Organismus nachweisen, wobei diese Beziehung sowohl für das Tier *(20, 314, 337, 357, 443, 445, 543, 550)* als auch für den Menschen *(311)* gilt.

2.3.2 Volumenbelastung

Das gesunde Herz kann seine Förderleistung in weiten Grenzen variieren. Es besteht ein *dynamisches Gleichgewicht zwischen dem Auswurf- und dem Zuflußvolumen* wie auch zwischen dem Auswurf beider Ventrikel.

Das Regulativ dieses Anpassungsmechanismus ist in erster Linie das enddiastolische Volumen, das die Vordehnung der Fasern auslöst. Diese jeweilige diastolische Spannung stellt die *Vorbelastung (Preload)* dar. Auf Grund meßtechnischer Schwierigkeiten bei der Bestimmung der enddiastolischen Ventrikelvolumina wird sehr häufig der enddiastolische Ventrikeldruck als Ausdruck der Vorbelastung benutzt. Zwischen enddiastolischem Volumen und enddiastolischem Druck besteht eine kurvilineare Beziehung *(268)*: geringe Zunahmen des enddiastolischen Volumens führen zu einer linearen Erhöhung des enddiastolischen Ventrikeldruckes, hohe Volumina bewirken dagegen einen relativ geringen Druckzuwachs.

Die Abhängigkeit der Herzmuskelfaserverkürzung von der Vordehnung ist die Grundlage des *Frank-Starling-Mechanismus*: das Herz kann eine steigende Füllung mit steigendem Schlagvolumen beantworten. Für jeden gegebenen Funktionsgrad des Ventrikels ist die *Kontraktionskraft eine Funktion des enddiastolischen Volumens oder der enddiastolischen Spannung,* wie Frank *(172)* sowie Patterson et al. *(390)* schon aufzeigen konnten. Andererseits beobachteten bereits Starling *(509)* sowie Straub *(514)*, daß das enddiastolische Volumen des insuffizienten isolierten Herzens ansteigt. Auch Wiggers *(560)* wies in akuten Experimenten am thorakotomierten Hund einen Anstieg des ventriculär-enddiastolischen Druckes beim ventriculären Herzversagen nach.

Tritt eine akute Herzmuskelschädigung ein, so kann die gesamte Pumpfunktion des Herzens zunächst mit Hilfe adaptativer Mechanismen kompensiert werden. Die ventriculäre Auswurfleistung bleibt zunächst trotz verminderter muskulärer Funktion aufrechterhalten. Neben einer vermehrten sympathischen Aktivität gelingt dies in erster Linie durch einen Anstieg der myokardialen Faserlänge mit Zunahme der Kraft- und Verkürzungsentwicklung, so daß das Schlagvolumen — wenn auch von einem höheren enddiastolischen Volumenniveau aus — nicht abnimmt. Dieser Frank-Starling-Mechanismus besteht in einer positiven Korrelation zwischen enddiastolischer Sarkomerenlänge und Spannungsentwicklung *(354, 507, 564)*. Bei diesem Frank-Starling-Mechanismus handelt es sich um eine elementare Kontraktionsanpassung des Herzens an Änderungen der Vorlast.

Basierend auf Befunden von Dreser *(115)* hat Frank *(172)* über kontrollierte Volumenbelastungen des isolierten Herzens berichtet: ein erhöhtes Volumenangebot an das Herz führte zu einer Volumenvermehrung am Beginn der Kontraktion, so daß das Schlagvolumen zunahm.

Krayer *(290)* benutzte diese Volumenbelastbarkeit des isolierten Herzens geradezu als Test für den Suffizienzgrad des isolierten Herzens. Fischer *(152, 155-157)* konnte in experimentellen Untersuchungen am Herz-Lungen-Präparat für das suffiziente Herz bei definierten narkoticainduzierten Insuffizienzgraden wie auch unter Hämodilutionsbedingungen eine lineare Abhängigkeit der Kontraktionskraft vom venösen Angebot nachweisen (HLP der Katze). Schmidt et al. *(467)* fanden am Herz-Lungen-Präparat des Hundes die gleiche Korrelation zwischen Vorbelastung und Kontraktionskraft. In einer Rechtsherz-Bypass-Präparation am Hund konnten Wallace et al. *(550)* eine steigenden enddiastolischen Ventrikeldrücken proportionale dP/dt_{max}-Zunahme beobachten (r = 0,776). Diese Beziehungen konnten auch für das Hundeherz im intakten Organismus bestätigt werden *(90, 421, 463)*.

Interessanterweise kann die volumenadaptative Kompensationsbreite des Herzens durch prophylaktische Digoxin-Gaben verbessert werden *(315)*.

2.3.3 Frequenzbelastung

Im Gegensatz zum isolierten Herzmuskel-Präparat kann das Herz in situ seine *Schlagfrequenz* ändern. Die Bedeutung dieses adaptativen Mechanismus wird bei Patienten mit fixierten Kontraktionsfrequenzraten (Schrittmacher) deutlich: sie können ihr Herzzeitvolumen bei Bedarf nicht adäquat vergrößern.

Die Höhe der Herzfrequenz wird weitgehend durch das *sympatho-parasympathische Gleichgewicht* bestimmt, das bei Ruhefrequenzen leicht auf die Parasympathicusseite verschoben ist *(52)*.

Am isolierten Papillarmuskel bewirkt ein Anstieg der Reizfrequenz eine Verschiebung der Kraft-Geschwindigkeits-Kurve nach oben und nach rechts *(478)*. Der Anstieg der maximalen Verkürzungsgeschwindigkeit (V_{max}) deutet einen positiv-inotropen Mechanismus an. Am intakten Ventrikel ist eine derartige *Frequenz-Inotropie* schwerer nachweisbar *(270, 499)*.

Schon 1871 beobachtete Bowditch *(41)* am Streifenpräparat des Froschventrikels, daß eine normfrequente Reizung im Anschluß an eine Ruheperiode zunächst Kontraktionen mit niedriger Amplitude auslöste, die sich dann bis zu einer Plateaubildung vergrößerte *(sog. Treppenphänomen bzw. Bowditch-Effekt)*. Auch am Warmblüter-Herzmuskel konnte diese Abhängigkeit der Kontraktionskraft von erhöhten Stimulationsfrequenzen aufgezeigt werden *(570)*. Diese Beziehung gilt offenbar auch für alle Species. Sie wurde für das Kaninchenherz *(269)*, für den Meerschweinchenvorhof *(32)*, für den isolierten Katzen-Papillarmuskel *(57)* und für den linken Ventrikel des Hundes *(35, 349)* bestätigt. Eine Kontraktionsverbesserung durch Reizfrequenzerhöhung konnte anläßlich von Herzkatheter-Untersuchungen oder während herzchirurgischer Operationen auch für das menschliche Myokard nachgewiesen werden *(197, 438, 468, 499)*. Schaefer et al. konnten am isolierten Meerschweinchenvorhof Kraft-Frequenz-Beziehungen für abrupte Reizfrequenzänderungen aufstellen *(279, 461, 462)*. Hexobarbital-Na verzögerte die Gleichgewichtseinstellung, Noradrenalin beschleunigte sie. Die Latenz zwischen abrupter Frequenzänderung und Gleichgewichtseinstellung auf das neue Kontraktionsplateau wird von den Autoren auf die enddiastolische Ca^{++}-Konzentration in der Zelle zurückgeführt. Die Änderungen der Halbwertszeiten für die Gleichgewichtseinstellung durch Hexobarbital und Noradrenalin könnten auch über deren Einfluß auf den Calcium-Stoffwechsel erklärt werden.

Im intakten Organismus führt eine isolierte Frequenzsteigerung mittels elektrischer Vorhofstimulation zu einer geringen Zunahme von Kontraktionskraft und Herzauswurfvolumen *(20, 231, 262, 442, 468, 499, 544)*. Bei gleicher Pulsfrequenz bewirken sympathische Stimulation bzw. die Applikation β-adrenerger Substanzen eine stärkere Leistungssteigerung *(20, 442, 478)*.

Vatner und Braunwald *(543)* sowie Higgins et al. *(23)* fanden bei einer isolierten Reizfrequenzsteigerung jeweils nur einen geringen Kontraktilitätszuwachs. Wird jedoch die basale myokardiale Inotropie durch Anästhetica oder andere myokarddepressive Substanzen herabgesetzt, so resultiert ein stärkerer frequenzinotroper Effekt. Am Rechtsherz-Bypass-Präparat des Hundes konnten Mitchell et al. *(349)* sowie Wallace et al. *(550)* eine deutliche Korrelation zwischen rechtsatrialer Stimulationserhöhung und dP/dt_{max} nachweisen. Am Herz-Lungen-Präparat der Katze *(162)* läßt sich für die Kontrollgruppen ein derartiger Effekt nicht sichern.

2.4 Pharmakologische Beeinflussung der herabgesetzten Myokardfunktion

Relative und absolute Überdosierungen eines Narkoticums führen in aller Regel zu einer gefährlichen Depression der Kontraktionskraft. Läßt sich eine zu tiefe Inhalationsnarkose gegebenenfalls durch rasches Abfluten des Anästheticums evtl. noch steuern, so kann die Wirkung intravenös applizierter Narkotica nicht beeinflußt werden, zumal die Abklingquote infolge von Umverteilungsphänomenen im Organismus unter den Bedingungen einer Herzkreislaufdepression noch verzögert ist. So stellt sich im Einzelfall die Indikation, eine anaestheticainduzierte Myokarddepression mit *positiv-inotrop wirksamen Substanzen* pharmakologisch zu beeinflussen. Wegen des sofort erforderlichen Wirkeintritts wird in der Regel den *β-Sympathomimetika* der Vorzug vor *Calcium* oder *Herzglykosiden* gegeben.

Carrier et al. *(71)* konnten nachweisen, daß sich die durch Na-Pentobarbital am isoliert schlagenden Meerschweinchen-Vorhof ausgelöste Myokardinsuffizienz durch *Strophanthin* wieder aufheben ließ. Die barbituratbedingte Abnahme der Kontraktionskraft ist vermutlich auf eine Beeinträchtigung der *elektromechanischen Kopplung* zurückzuführen: während einer Erregung werden weniger Ca^{++}*-Ionen* von der *Plasmamembran* freigesetzt, da Calcium in Anwesenheit von Barbituraten und auch anderen Narkotica verstärkt gebunden bleibt. Döring *(109)* untersuchte am Herz-Lungen-Präparat des Meerschweinchens die Beeinflußbarkeit einer durch Narkotica-Überdosierung erzeugten Herzinsuffizienz. Interessant war hierbei, daß sich die durch Überdosierung von Barbiturat-Verbindungen entstandene Insuffizienz nach Verabreichung von Calcium, Isoproterenol bzw. Strophanthin voll restituieren ließ. Die durch Überdosierung von Inhalationsnarkotica erzeugte Herzinsuffizienz war dagegen durch diese Substanzen nicht zu beeinflussen. Bei der Barbiturat-Insuffizienz normalisierten sich die überhöhten Quotienten ATP/ADP gleichzeitig mit der wieder ansteigenden Kontraktilität, blieben dagegen aber bei den Insuffizienzen durch Inhalationsnarkotica trotz Verabreichung von positiv-inotrop wirksamen Substanzen unverändert hoch.

Die Kontroverse über den Wert einer *prophylaktischen Digitalisierung* hat noch immer zu keinem einheitlichen Standpunkt geführt. Die *Wirksamkeit von Herzglykosiden am nicht-insuffizienten Herz* konnte zwar nachgewiesen werden *(44, 318)*, doch wird immer wieder vor der Gefahr glykosidinduzierter, komplikationsträchtiger *Arrhythmien* gewarnt *(260)*. Goldberg et al. *(187)* wiesen nach, daß Digoxin den negativ-inotropen Effekt höherer Thiopental- und Halothandosen aufhebt. Nach Shimosato und Etsten *(470)* mindert Strophanthin die durch Halothan bedingte Myokarddepression beim Hund.

Mit zahlreichen Autoren *(98, 319, 484)* sind wir der Meinung, daß im Zweifelsfall der prophylaktischen Digitalisierung mit submaximalen Dosen der Vorzug zu geben ist, um insbesondere die hämodynamischen Auswirkungen der direkt negativ-inotropen Anaestheticaeffekte abzufangen *(153)*.

2.5 Stoffwechsel des isolierten Herzens

Eine normale Sauerstoffversorgung vorausgesetzt, deckt das schlagende Herz seinen Energiebedarf zu etwa $^2/_3$ durch Nichtkohlenhydrate und nur zu einem geringen Anteil durch Kohlenhydrate. In der Herzmuskelzelle wird die Energie durch das *Adenylsäure-Phosphokreatin-
System* übertragen. In diesem energieübertragenden System beteiligt sich das *Adenosintriphos-
phat (ATP)* als energiereichstes Adenosinphosphat nicht nur an der Energieübertragung, sondern nimmt auch beim Kontraktionsvorgang im Muskel eine zentrale Stellung ein *(339)*. Im
Gegensatz zu den Ausgangsmetaboliten der Glykolyse, Glykogen und Glukose, stellen die
energiereichen Phosphate im Myokard keine physiologische Energiereserve im strengen Sinne
dar. Sie sind zur Aufrechterhaltung von Struktur und Funktion der Zelle notwendig *(506)*.
Dem ATP-System ist das *Phosphokreatin-Kreatin-System* über die Kreatin-Kinase-Reaktion
im Nebenschluß zugeordnet *(506)*. Hiermit steht eine *schnell verfügbare Energiereserve* zur
Verfügung, um kurzfristige Schwankungen des cellulären ATP-Besatzes abzupuffern. So kann
das ATP durch Übertragung der energiereichen Phosphatgruppe des Pkr auf das ADP resynthetisiert werden.
Mit dem Stoffwechsel der energiereichen Phosphate ist die mechanische Aktivität contractiler Gewebe aufs engste verknüpft *(175)*, und zwar in erster Linie mit dem Adenosintriphosphat (ATP) und dem Kreatinphosphat (Pkr) *(109, 167, 506)*. Da die verschiedenen Anaesthetica den myokardialen O_2-Verbrauch beeinflussen *(125, 274, 504)*, kann angenommen werden, daß der myokardiale Gewebegehalt an energiereichen Phosphaten in Abhängigkeit von
der Narkoticadosierung bzw. der hämodynamischen Belastung unterschiedlich ist. Diesbezügliche Untersuchungen sind bislang entweder unter klinisch nicht-relevanten Narkoticakonzentrationen *(109, 167)* durchgeführt worden, oder das experimentelle Vorgehen ließ eine Korrelation zwischen einer kontrollierten kardialen Belastung unter definierten Narkoticakonzentrationen und dem myokardialen Gehalt an energiereichen Phosphaten nicht zu *(506)*.
Häufig fehlte der Vergleich mit anderen Anaesthetica *(566)*, oder die äquianaesthetische Dosierung war für die entsprechenden Species nicht gegeben.

3 Anaesthetica

3.1 Intravenöse Anaesthetica[1]

3.1.1 Hexobarbital

Hexobarbital (Evipan, Fa. Bayer-Leverkusen) wurde 1932 von Weese und Scharpff *(551)* (Weese [*552*]) als erstes klinisch brauchbares, intravenöses Anaestheticum eingeführt und hat sich jahrzehntelang als Mononarkoticum, insbesondere aber als Einleitungsanaestheticum im Rahmen der Kombinationsnarkose bewährt.

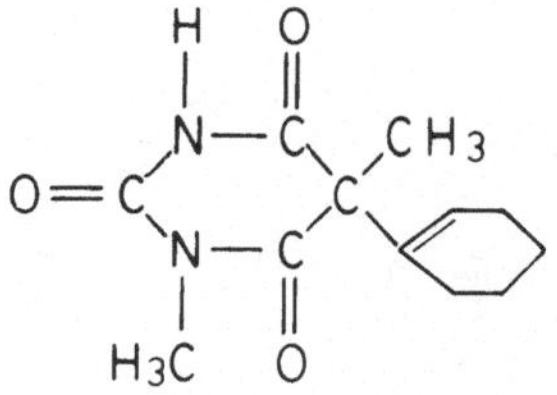

Abb. 9. Strukturformel von Hexobarbital: N-Methyl-5-Cyclohexenyl-5-Methyl-Barbiturat

Chemisch handelt es sich um ein N-Methyl-5-Cyclohexenyl-5-Methyl-Barbiturat (Abb. 9). Das Molekulargewicht beträgt 258,25. Hexobarbital wird zu 69,5% an Plasmaproteine, zu 40,2% an Hämoglobin und zu 50,9% an Muskelproteine gebunden *(296)*. 30 sec nach intravenöser Injektion einer mittleren hypnotischen Dosis hat ein großer Teil der injizierten Hexobarbital-Menge bereits die Blutbahn verlassen. Etwa $^{1}/_{10}$ der applizierten Dosis erreicht innerhalb der ersten 40 sec nach intravenöser Gabe das Gehirn *(405, 409)*. Auch in anderen gut durchbluteten Organen wie Herz, Niere und Splanchnicusgebiet findet sich bereits 1 min nach der Injektion eine hohe Gewebskonzentration. Die kurze Wirkdauer der Barbituratnarkose ist nicht so sehr durch den hepatischen Metabolismus, sondern durch die Umverteilung in weniger gut durchblutete Gewebe wie Muskulatur, Binde- und Fettgewebe bedingt.
Wie alle Barbitursäurederivate wirkt Hexobarbital atemdepressiv und kardiotoxisch. In klinischen Dosierungen beträgt der Abfall des systolischen Blutdruckes 10-20% des Ausgangswertes; die Herzfrequenz steigt um etwa 20% an. Im Vergleich zu anderen Barbituraten dauern diese hexobarbitalbedingten hämodynamischen Veränderungen relativ lange an *(571)*. Der Blutdruckabfall unter Hexobarbital ist Ausdruck der kardiodepressiven Eigenwirkung dieses Anaestheticums *(95, 109, 148, 151, 449, 456, 566, 575)*. Diese direkt negativ-inotrope Eigen-

---

[1] Es sei vermerkt, daß die an dieser Stelle beschriebenen intravenösen Narkotica wie Etomidate oder Hexobarbital der strengen pharmakologischen Systematik folgend keine „Anaesthetica", sondern „Hypnotica" sind. Es ist aber im anaesthesiologischen Schrifttum eine Konvention, auch diese Substanzen unter dem Sammelbegriff „Narkotica" bzw. „Anaesthetica" zu führen. Diese beiden Begriffe werden daher in diesem Buch mit identischer Bedeutung verwendet.

wirkung der Barbiturate wird auf eine Beeinträchtigung der elektromechanischen Kopplung zurückgeführt *(297)*. Calcium wird in Anwesenheit von Barbituraten fester gebunden, so daß von der Plasmamembran während einer Erregung weniger Calciumionen freigesetzt werden. Durch eine gleichzeitige Vasoconstriction wird der durch die Myokarddepression ausgelöste Blutdruckabfall teilweise aufgefangen, wofür hauptsächlich eine Vagusdämpfung oder eine Erhöhung zirkulierender Katecholamine verantwortlich gemacht wurde *(407)*.

3.1.2 Ketamin

1959 entwickelten Chen et al. *(77)* das Phencyclidinderivat Ketamin (CI-581), ein mit Barbituraten nicht verwandtes, intravenöses Anaestheticum. Chemisch handet es sich um 2-(o-Chlorophenyl-2-Methylaminocyclohexanon-HCl) (Abb. 10). Ketamin (Ketanest, Fa. Parke-Davis, München) hat ein Molekulargewicht von 274,21. Eine Eiweißbindung an Serumproteine konnte nicht nachgewiesen werden. Der Abbau erfolgt über 3 bis 4 Metabolite in der Leber *(79)*.

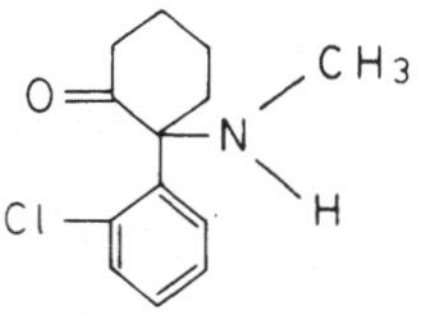

Abb. 10. Strukturformel von Ketanest: 2-(o-Chlorphenyl)-2-Methylaminocyclohexanon-HCl

McCarthy et al. *(333)* berichteten als erste, daß anästhetische Ketamin-Gaben beim Hund zu einer Blutdrucksteigerung führen. Auch bei der ersten klinischen Anwendung *(84, 85)* imponierten die kreislaufstimulierenden Effekte des Ketamins. Diese Herzfrequenz- und Blutdruckanstiege wurden in der Folgezeit durch zahlreiche Untersucher bestätigt. Kreuscher und Gauch *(292)* sowie Virtue et al. *(547)* konnten aufzeigen, daß dem Blutdruckanstieg eine Erhöhung des Herzzeitvolumens voraufgeht. Doch wiesen bereits 1968 Traber et al. *(528)* darauf hin, daß die herzkreislaufstimulierenden Ketamineffekte nur bei geringer Dosierung zu beobachten waren und daß höhere Dosen eine Dämpfung des kardiovasculären Systems bewirken.
In Deutschland haben sich insbesondere Langrehr sowie Kreuscher um die Einführung und Verbreitung dieses Anästheticums verdient gemacht *(291, 292, 293, 299, 300, 301)*.
Der tierexperimentell *(227, 228, 274, 313)* sowie beim Menschen *(85, 110, 292, 293, 301, 504)* zu beobachtende, ketamininduzierte Anstieg von Herzfrequenz, arteriell-systolischem und diastolischem Blutdruck sowie peripherem Gesamtgefäßwiderstand und myokardialem Sauerstoffverbrauch legte zunächst den Verdacht nahe, die Ketamineffekte seien auf direkte oder indirekte sympathomimetische Eigenschaften zurückzuführen *(75, 522, 530, 531, 547)*. Am isolierten Kaninchenherz *(113)* sowie am Herz-Lungen-Präparat der Katze *(144, 146, 151)* konnte aufgezeigt werden, daß diese kardiocirkulatorisch-stimulierenden Ketamineffekte nicht auf einer direkten kardialen Eigenwirkung dieser Substanz beruhen.
Auf Grund elektroenzephalographischer Untersuchungen an der Katze konnten Corssen et al. *(86)* einen depressorischen Effekt auf gewisse Hirnanteile, wie z.B. das cortico-thalamische System nachweisen, während andere Hirnzentren, wie Teile des limbischen Systems, zu gleicher Zeit durch Ketamin aktiviert werden. Diese auch im Bereich der Hirnrinde dissoziative Wirkung war für die bis dahin herkömmlichen Anaesthetica nicht bekannt. Die hiernach *„dissoziative Anaesthesie"* benannte Ketamin-Narkose ist gekennzeichnet durch komplette Anal-

gesie, verbunden mit nur oberflächlichem Schlaf, wobei die Schutzreflexe in aller Regel erhalten, oft sogar gesteigert sind und eine atemdepressive Wirkung nur selten auftritt.

3.1.3 Etomidate

1971 synthetisierten Janssen et al. *(253)* das Imidazolcarboxylat-Derivat Etomidate (R 26490-Sulfat, Fa. Janssen, Düsseldorf), das sich als rasch wirkendes und schnell abklingendes Hypnoticum mit einer großen Toleranzbreite erwies *(65, 253, 427, 541)*. Etomidate ($C_{14}H_{16}N_2O_2$) (Abb. 11) hat ein Molekulargewicht von 244,28 und liegt in 2 Isomeren vor, von denen lediglich das rechtsdrehende pharmakologisch wirksam ist *(253)*.

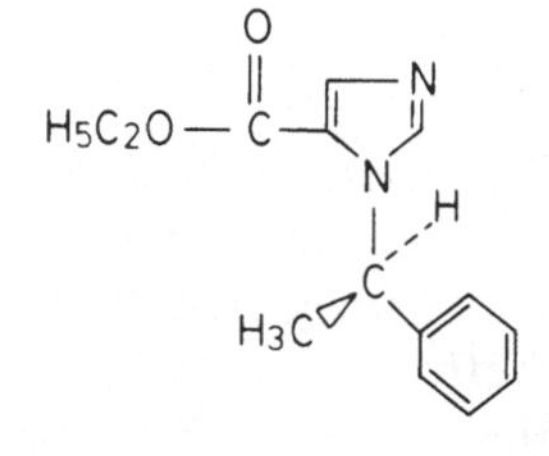

Abb. 11. Strukturformel von Etomidate: Äthyl-1-(α-Methyl-Benzyl)-Imidazol-5-Carboxylat

Bei einem pH von 7,4 wird Etomidate zu 65% an Humanalbumin gebunden *(316)*. Eine ähnlich hohe Bindungsrate ist für Thiopental bekannt, so daß angenommen werden kann, daß auch die Plasmaeiweißbindung jener von Thiopental mit ca. 88% entspricht. In ersten tierexperimentellen Untersuchungen an der Ratte *(253)* wurde eine sehr große therapeutische Breite festgestellt: die intravenöse LD_{50} betrug mehr als das Dreißigfache der hypnotischen Wirkung. Diese Befunde wurden für verschiedene Species bestätigt *(65, 427)*. Insbesondere war in Experimenten am Ganztier eine außerordentlich geringe oder auch fehlende Beeinflussung kardiohämodynamischer Meßgrößen zu beobachten *(63, 555)*.
Etomidate besitzt keine spezifische Wirkung auf die Coronarien. Bei Dosierungen von 1,25 bzw. 2,5 mg/kg i.v. fiel beim nicht-anaesthesierten Hund ein leichter Anstieg der Herzfrequenz auf, während das linksventriculäre dP/dt_{max} und der mittlere Aortenfluß auch bei diesen Dosierungen nicht beeinträchtigt waren *(252)*.
Die erste Anwendung am Menschen erfolgte im März 1972 *(104)*. Eine erste klinische Prüfung an 25 Patienten ergab für die kontrollierten Kreislaufparameter keine wesentlichen Veränderungen gegenüber den Kontrollwerten. Im EEG wurden prinzipielle Ähnlichkeiten mit anderen intravenös injizierbaren Hypnotica festgestellt *(105)*. Umfassende klinische Untersuchungen des Kreislaufverhaltens und der Myokardfunktion mittels nicht-invasiver *(106)* bzw. invasiver Verfahren *(64, 275, 276, 434)* zeigten an herzkreislaufgesunden Patienten, daß sich die wichtigsten hämodynamischen Meßgrößen unter dem Einfluß hypnotischer Dosierungen von Etomidate (0,1-0,3 mg/kg bzw. 0,12 mg/kg · min) nur geringfügig änderten. Etomidate verhielt sich im Vergleich zu zahlreichen anderen intravenösen Anaesthetica außergewöhnlich „kreislaufneutral" *(386)*.

3.2 Inhalationsanaesthetica

3.2.1 Diäthyläther

Die Äthernarkose ist nach der Entdeckung und Verwendung das Lachgases das älteste Narkoseverfahren und hat der Anaesthesie zu allgemeiner Anerkennung verholfen.

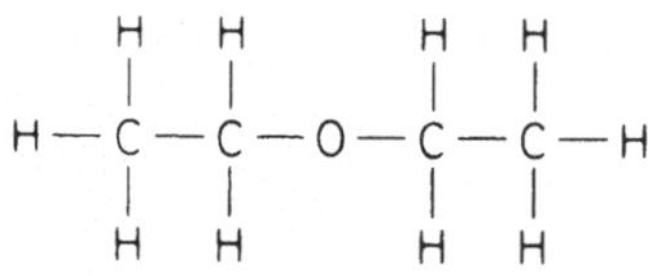

Abb. 12. Strukturformel von Diäthyläther: $C_2H_5\text{-}O\text{-}C_2H_5$

Die vorzügliche narkotische Wirksamkeit des Diäthyläthers ($C_2H_5\text{-}O\text{-}C_2H_5$) (Abb. 12) beruht auf seinen physikalisch-chemischen Eigenschaften. Sein Öl-Gas-Löslichkeitskoeffizient bei 37°C beträgt ca. 100 *(215)*, sein Blut-Gas-Löslichkeitskoeffizient 12,1 *(132)*. Die Teilungskoeffizienten zwischen Gewebe und Blut werden für das Gehirn mit 1,03 bzw. 1,12, für die Muskulatur mit 0,98 und für das Fettgewebe mit 3,7 angegeben.
Diäthyläther galt wegen seiner geringen Einflußnahme auf die Kreislaufverhältnisse lange Zeit als sicherstes Narkoticum. Bereits im Jahre 1880 berichteten McKendrick et al. *(335)* an Hand einer tierexperimentellen Studie, daß der Äther auf Frosch-, Kaninchen- und Hundeherzen weniger toxisch als Chloroform wirke. Am Starling-Präparat der Katze fand McWilliam 1890 *(336)* bei einer ätherbedingten, mäßigen Herzerweiterung eine voll erhaltene Autonomie und einen normalen Blutdruck. Die in einer Ätheranaesthesie zu beobachtende Herzfrequenzbeschleunigung wurde einer gewissen Vagusblockade und einer erhöhten sympathischen Aktivität zugeschrieben *(256, 406)*. In einer Literaturübersicht über die Herzeffekte einer Ätheranästhesie stellte Cattell 1923 *(74)* fest, daß der Äther myokarddepressive Effekte besitze. Bhatia und Burn *(30)* erkannten bereits die Bedeutung des sympathoadrenalen Systems zur Kompensation dieser direkt-myokarddepressiven Äther-Eigeneffekte [s.a. *(54)*]. Boniface et al. *(38)* bestimmten den Einfluß der Diäthyläther-Anaesthesie auf das myokardiale Kontraktionsverhalten am schlagenden Herzen: mit Hilfe der Strain-Gauge-Arch-Methode konnten sie am schlagenden Hundeherzen eine konzentrationsabhängige, negative Beeinflussung der Myokardfunktion nachweisen.
Durch die Einführung intravenös injizierbarer Induktionsanaesthetica wurde der Äther als Mononarkoticum zunehmend verdrängt und ist heute — nicht zuletzt auf Grund seiner Entflammbarkeit — klinisch praktisch nicht mehr im Gebrauch.

3.2.2 Halothan

1951 wurde aus einer Reihe synthetischer Verbindungen das Fluothane ($CHClBrCF_3$) entdeckt *(518)*, das auch unter dem internationalen Freinamen Halothan bekannt ist (Abb. 13). Diese Substanz ist empfindlich gegen Licht und muß mit 0,01% Thymol stabilisiert werden. Bei einem Blut-Gas-Löslichkeitskoeffizienten von 2,5 (37°C) und einem Öl-Gas-Löslichkeitskoeffizienten von 224 betragen die Gewebe-Blut-Verteilungskoeffizienten für das Gehirn 2,3 bzw. 3,5, für die Leber 2,6, für die Muskulatur 3,5 und für das Fettgewebe 60 (Eger [*132*]. Auf Grund des hohen Muskel-Blut-Teilungskoeffizienten von 3,5 muß angenommen werden, daß der Gehalt an Halothan im gut durchbluteten Myokard schnell und hoch ansteigt. Hier-

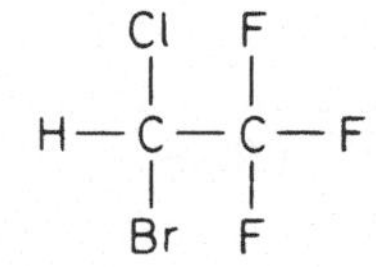

Abb. 13. Strukturformel von Halothan: (1,1,1-trifluor-2-brom-2-chlor-äthan)

aus resultiert auch in erster Linie die Gefahr einer Überdosierung, vor allem in der Einleitungsphase der Halothannarkose. Auf Grund der geringen Löslichkeit im Blut und der hohen Lipoidaffinität dieses polyhalogenierten Kohlenwasserstoffes wird die Einleitungsphase zudem sehr rasch durchlaufen. Auch die Abflutung erfolgt relativ rasch nach Absetzen des Narkoticums. Die analgetische Komponente des Halothans ist nur schwach ausgeprägt. Im Gegensatz zum Diäthyläther wirkt Halothan bereits vor Erreichen des chirurgischen Toleranzstadiums atemdepressiv, da das Atemzentrum nicht mehr auf den Anstieg der arteriellen Kohlensäurespannung reagiert.

Die ersten tierexperimentellen Versuche wurden 1956 durch Raventos *(419)* durchgeführt. Johnstone *(254)* veröffentlichte bereits im selben Jahr seine ersten klinischen Studien mit Halothan. Die in den nächsten Jahren folgenden zahlreichen tierexperimentellen und klinischen Untersuchungen der Herzkreislaufeffekte zeigten übereinstimmend einen Abfall des arteriellen Blutdrucks und eine Verminderung des Herzzeitvolumens *(131, 407, 408, 419, 469, 477, 554).* Änderungen der Herzfrequenz waren hierbei nicht so einheitlich wie die Änderungen des arteriellen Blutdruckes oder des Herzzeitvolumens *(487).*

Glaubte man lange Zeit, daß die Inhalationsanaesthetica nicht metabolisiert werden, so ist gerade für das Halothan eine hohe Biotransformationsrate bekannt *(433).* Hauptmetabolit des Halothans ist die Trifluoressigsäure *(418).* Wegen der Gefahr toxischer Halothan-Metabolitkonzentrationen gilt das klinische Interesse zunehmend neueren Inhalationsnarkotica mit einem geringeren metabolischen Umsatz.

3.2.3 Methoxyfluran

Der halogenierte Äthyl-Methyl-Äther Methoxyfluran (Penthrane, Fa. Abbott, Ingelheim) (CH_3-OCF_2CHCl_2) ist in Luft und Sauerstoff unbrennbar und nicht explosibel (Abb. 14). Als chemischer Stabilisator ist dem Methoxyfluran Butylhydroxytoluol zugesetzt.

Auf Grund seiner physiko-chemischen Eigenschaften sind die narkotischen An- und Abflutzeiten beim Methoxyfluran außerordentlich lang. So ist der Öl-Gas-Löslichkeitskoeffizient bei 37°C mit 970 außerordentlich hoch, desgleichen der Blut-Gas-Verteilungskoeffizient mit 13. Der Gewebe-Blut-Verteilungskoeffizient beträgt für das Gehirn 1,7 bzw. 2,34, für die Muskulatur 1,34 und für Fettgewebe 48,8 *(132).*

Methoxyfluran wurde von Artusio in die Klinik eingeführt *(9, 10)*, nachdem Tierexperimente eine relativ günstige Beeinflussung von Kreislauf und Atmung gezeigt hatten *(42, 542).* Untersuchungen am nicht-prämedizierten Hund zeigten schon bald (Brassard et al.), daß Kontraktionskraft, systolischer und diastolischer Blutdruck wie auch die Herzfrequenz konzentrationsabhängig reduziert wurden.

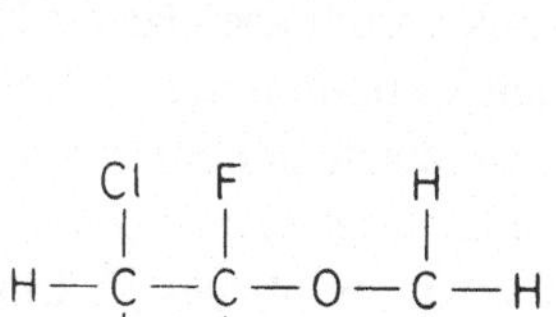

Abb. 14. Strukturformel von Methoxyfluran CH_3-OCF_2CHCl_2
(1,1-Difluor-2, 2-Dichloräthylmethyläther)

Bamforth et al. *(17)* untersuchten Adrenalin (0,01-0,02mg/kg) in der Methoxyfluran-Narkose und interpretierten ihre tierexperimentellen Ergebnisse dahingehend, daß das Herz in der Methoxyfluran-Narkose für Adrenalin sensibilisiert wird. Diese Befunde wurden von North und Knox *(376)* bestätigt.
Methoxyfluran hat sich insbesondere in den USA seit Jahren als Alternativanaestheticum in der Risiko- und Kardiochirurgie bewährt. In Deutschland hat sich dagegen Penthrane nie so recht durchsetzen können.

3.2.4 Enfluran

Auf Grund zunehmender Hinweise, daß Halothan bei kurzzeitig wiederholter Anwendung Leberschäden *(384, 431, 432)* und Methoxyfluran bei längeren Narkosen Nierenfunktionsstörungen *(91, 332)* auslösen oder verursachen können, erlangte der partiell halogenierte Methyläther Enfluran (CHF_2-O-CF_2-CHFCl) zunehmend klinisches Interesse und Bedeutung. Beim Enfluran (Ethrane, Fa. Abbott, Ingelheim) handelt es sich um einen 1,1,2-Trifluor-2-Chloräthyldifluormethyläther (Abb. 15) mit einem Molekulargewicht von 184,5.

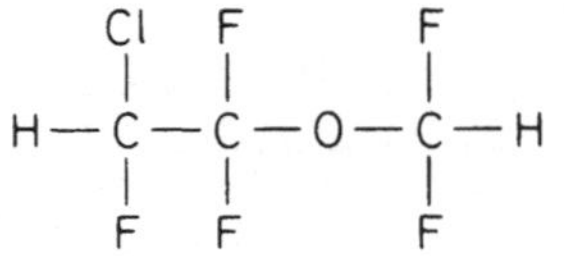

Abb. 15. Strukturformel von Enfluran CHF_2-O-CF_2-CHFCl (1,1,2-Trifluor-2-Chloräthyldifluormethyläther)

Enfluran ist eine weder in Luft noch Sauerstoff brennbare oder explosible Substanz, die chemisch dem Methoxyfluran ähnelt und in physikalischer, pharmakologischer und klinischer Hinsicht dem Halothan ähnliche Eigenschaften aufweist, andererseits auch gewisse klinische Vorteile des Äthers besitzt.
Der Blut-Gas-Verteilungskoeffizient beträgt 1,78 und die Gewebe-Blut-Verteilungskoeffizienten für das Gehirn 1,45, für die Muskulatur 1,7 und für Fettgewebe 36,2 bei einem Öl-Gas-Verteilungskoeffizienten von 98 *(132)*. Enfluran flutet auf Grund seiner vergleichsweise niedrigen Blut- und Fettlöslichkeit sehr rasch an und ab *(102, 134)*.
1963 wurde Enfluran durch Krantz *(287)* zunächst tierexperimentell untersucht *(103, 288)*. Weitere tierexperimentelle Studien erfolgten bald darauf durch Virtue et al. *(546)*. In ihrer Publikation wurde auch über die erste Enfluran-Anwendung am Menschen berichtet. Nur 3 Jahre später teilten Dobkin et al. *(103)* ihre Erfahrungen bei der klinischen Anwendung für mehr als 700 operative Eingriffe mit. Unterdessen hat das Enfluran in den USA und in Europa bereits breiten Eingang in die Klinik gefunden.
Während man die Inhalationsanaesthetica lange Zeit für biologisch inert erachtete, berichtete als erster van Dyke über die Bedeutung des Stoffwechsels dieser Substanzen *(537-540)*. So wurde die Biotransformationsrate für Halothan mit 12-25% angegeben *(73, 423)*. In gleichen Größenordnungen lag die Metabolisierungsgeschwindigkeit für Methoxyfluran *(237)*. Die Biotransformationsrate für Enfluran liegt dagegen mit 2,4% *(76)* außerordentlich niedrig und hierin dürfte der entscheidende Vorteil dieser Substanz zu sehen sein.
Die flüchtigen Anaesthetica sind also keineswegs inert, sondern werden mit Hilfe unspezifischer arzneiabbauender Enzymsysteme der Leber verstoffwechselt *(432, 433)*. Beim Enfluran sind auf Grund der geringen Verstoffwechselung auch geringere toxische Einflüsse der Enflu-

ranmetabolite auf Leber- bzw. Nierenfunktion zu erwarten als unter Halothan bzw. Methoxyfluran.
Der Enfluraneinfluß auf Myokardkontraktilität und Hämodynamik wurde von Beer et al. *(26)*,
Beer und Beer *(27)*, Peter et al. *(393, 394)* und von Tarnow et al. *(524)* untersucht. Während
die Herzfrequenz sich nicht einheitlich änderte, fand sich stets eine Abnahme des systemarteriellen Druckes, des Herzzeitvolumens und der Kontraktionskraftparameter. Im Vergleich zum
Halothan wurde die Kardiohämodynamik des intakten Organismus unter dem Einfluß von Enfluran nicht günstiger beurteilt. Am isolierten Herz konnte Fischer *(152, 155, 156, 158)* aufzeigen, daß den durch Enfluran hervorgerufenen hämodynamischen Änderungen direkt negativ-inotrope Eigenwirkungen zugrundeliegen, die aber weniger stark ausgeprägt als unter Halothan sind.
Auch klinisch fällt unter Enfluran ein Abfall des arteriellen systolischen und diastolischen
Blutdrucks auf. Infolge einer leichten Herzfrequenzbeschleunigung wurde das Herzzeitvolumen jedoch im Normbereich gehalten *(103, 221, 264, 317)*.
Berichte über gelegentliche „krampfstromverdächtige" EEG-Potentiale und motorische Un-
ruhezeichen in Form von Myoklonien und Dyskinesen *(39, 303, 305)* ließen aufhorchen. Es
besteht jedoch eine Diskrepanz zwischen den EEG-Veränderungen, die sich durch eine zunächst hohe Frequenz und Amplitude, später auch durch „spike-dome"-Komplexe, gelegent-
lich unterbrochen durch Perioden vollständiger elektrischer Inaktivität, manifestieren und der
vollkommen ungestörten Aufwach- und postoperativen Phase. Neuere Untersuchungen von
Neigh et al. *(368)* sowie von Doenicke und Kugler *(107)* zeigen, daß diese EEG-Veränderungen nur unter Enflurankonzentrationen von mehr als 3 Vol% zu beobachten und als Zeichen
des Überschreitens einer Toleranzgrenze zu deuten sind. Diese EEG-Veränderungen werden
durch eine respiratorische Alkalose verstärkt und durch eine Acidose vermindert.

4 Ziel und Aufgabenstellung

Die in der vorliegenden Arbeit zu untersuchenden Probleme resultieren vornehmlich aus den diskrepanten Vorstellungen über die Bedeutung und Gewichtung direkter und indirekter Myokardeffekte gebräuchlicher, aber insbesondere auch neuerer Anaesthetica. Hierbei soll in erster Linie der Versuch unternommen werden, die kardialen Eigenwirkungen der Narkotica aufzuzeigen und — unter Berücksichtigung äquianaesthetischer Dosierungen — miteinander zu vergleichen. Des weiteren wird versucht, die Bedeutung intrakardialer und extrakardialer kompensatorischer Regelmechanismen in ihrer Bedeutung für „das Herz in der Narkose" herauszuarbeiten.

4.1 Kontraktionsdynamik des isolierten Herzens

Als Basis für die Untersuchungen des Anaesthetica-Einflusses auf Kontraktionskraft und Kontraktilität muß primär geklärt werden, inwieweit sich das Herz-Lungen-Präparat als experimentelles Modell zur Untersuchung der Kontraktionskraft, insbesondere bei pharmakologisch induzierten Änderungen des inotropen Status, eignet. Es soll analysiert werden, inwieweit jene, die Kontraktilitätsbestimmung beeinflussenden Determinanten Preload, Afterload und Kontraktionsfrequenz die quantitative Erfassung des inotropen Status mit Hilfe der Kraft-Geschwindigkeits-Beziehungen verfälschen. Hierzu soll das Herz jeweils kontrollierten Änderungen von Preload (Volumenbelastung), Afterload (linksventriculäre Druckbelastung) und Kontraktionsfrequenz (Frequenzbelastung) ausgesetzt werden.

4.2 Einfluß der Hämodilution auf das myokardiale Kontraktionsverhalten

Es soll geklärt werden, ob die aus methodischen Gründen erforderliche, limitierte isovolämische Hämodilution die Kontraktionsdynamik des isolierten Herzens unter Ruhebedingungen oder unter den verschiedenen kardialen Belastungsstufen beeinflußt.

4.3 Einfluß intravenöser Einleitungsanaesthetica sowie der Inhalationsnarkotica auf Kontraktilität und Kontraktionskraft

Ziel der Untersuchungen soll sein, den Einfluß „klassischer", in der Klinik gebräuchlicher sowie auch neuerer Anaesthetica auf ihre direkten chronotropen und inotropen Eigenwirkungen zu untersuchen. Hierbei soll versucht werden, die Kardiotoxicität der verschiedenen Anaesthetica unter Berücksichtigung des narkotischen Dosisäquivalentes zu vergleichen.

4.4 Narkotisches Dosisäquivalent der untersuchten Anaesthetica

Die äquinarkotische Potenz verschiedener Inhalationsanaesthetica ist durch deren MAC-Wert gegeben. Zwischen der alveolären, per inhalationem aufgebauten, endexspiratorisch gemessenen Anaestheticumkonzentration und der Blutkonzentration stellt sich ein Gleichgewicht ein.
Für die als Bolus intravenös applizierten Anaesthetica stellt sich keine steady state-Blutkonzentration ein. Narkoticumdosis, Injektionsgeschwindigkeit, Kreislaufzeit, Eiweißbindung, Lipoidlöslichkeit, Metabolismus, Elimination und insbesondere Verteilungs- und Rückverteilungsphänomene zwischen den einzelnen Kompartimenten determinieren die jeweilige aktuelle Blutkonzentration. Hierdurch wird der Vergleich intravenöser Anaesthetica auf der Basis äquinarkotischer Blutkonzentrationen erschwert.
Inwieweit läßt sich experimentell zwischen der Bolus-Einwirkung intravenös applizierter Narkotica und der steady state-Einwirkung von Inhalationsanaesthetica eine Analogie herstellen?

4.5 Energiebereitstellung und Stoffwechsel des isolierten Herzens. Einfluß der Anaesthetica

Wie verhält sich der Stoffwechsel des isolierten Herzens während einer mehrstündigen Versuchsdauer? Inwieweit korreliert die anaestheticainduzierte Beeinträchtigung der myokardialen Kontraktionsdynamik mit dem linksventriculären Gewebsgehalt an energiereichen Phosphaten?

4.6 Hämodynamische Belastbarkeit des isolierten Herzens unter dem Einfluß definierter Narkoticakonzentrationen

Es gilt die folgenden Fragen zu klären:
1. Welche physiologischen Anpassungsmechanismen stehen dem durch definierte Narkotica-Konzentrationen in seiner Kontraktilität beeinträchtigten Herz noch zur Verfügung, um seine kardiale Pumpfunktion zu verbessern?
2. Inwieweit bewirken definierte, äquinarkotische Konzentrationen der verschiedenen Anaesthetica eine Beeinträchtigung der kardialen Adaptationsbreite an kontrollierte Druck-, Volumen- oder Frequenzbelastungen?

4.7 Pharmakologische Beeinflußbarkeit der durch Narkotica induzierten Myokardinsuffizienz

Welche positiv-inotrop wirksamen Pharmaka sind geeignet, die Kontraktionsdynamik des durch Narkotica in seiner Kontraktionskraft definiert beeinträchtigten Herzens zu verbessern?

4.8 Bedeutung der Ergebnisse für die Klinik

Im letzten Fragenkomplex gilt es, die am isolierten Herz aufgedeckten kardiotoxischen Eigenwirkungen der untersuchten Anaesthetica dem kardiohämodynamischen Wirkspektrum am
intakten Organismus zuzuordnen. In diesem Zusammenhang soll die Bedeutung der Wahl des
Narkoticums bei bestimmten pathologischen Störungen der Herz-Kreislauf-Funktion diskutiert werden.

5 Material und Methoden

5.1 Versuchstiere. Basisnarkose

Die Untersuchungen wurden an 243 Katzen beiderlei Geschlechts durchgeführt. Das mittlere Körpergewicht betrug 2,65 ± 0,23 kg. Die Tiere waren mindestens 12 Stunden nüchtern und wurden unprämediziert in den Versuch genommen.

Die Basis-Anaesthesie erfolgte durch intraperitoneale Applikation von 50 mg/kg KG α-D (+)-Glucochloralose. Nach 40-50 Minuten war ein ausreichendes chirurgisches Toleranzstadium bei erhaltener Spontanatmung erreicht. Über eine Tracheotomie erfolgte die Dauerbeatmung mit einer Starling-Atempumpe (Braun, Melsungen). Die Beatmung erfolgte mit einem angefeuchteten O_2/CO_2-Gemisch (90% O_2, 10% CO_2) im halboffenen System. Bei einer Beatmungsfrequenz von 25-30/min wurden die Atemzugvolumina so eingestellt, daß das arterielle pCO_2 im Normbereich lag.

Nach intravenöser Applikation von 500 USP-Einheiten/kg KG Heparin zur Aufhebung der Blutgerinnung wurde über eine Femoralvene ein Katheter zur zentralvenösen Druckmessung in die V. cava inferior vorgeschoben. Über einen in die A. carotis sinistra plazierten Katheter wurden die Tiere — unter Kontrolle des arteriellen (A. carotis) und des zentralvenösen (V. cava inf.) Druckes — schrittweise in das venöse Reservoir entblutet. Entsprechend dem Grad der Entblutung wurde über den Hohlvenenkatheter 10%ige niedermolekulare Dextranlösung (mittleres Mol-Gewicht 40.000) (Rheomacrodex, Fa. Knoll, Ludwigshafen) zur Aufrechterhaltung des zirkulierenden Blutvolumens substituiert. Die Gesamtmenge betrug 25 ml Rheomacrodex/kg KG.

5.2 Präparation und Herstellung der Herz-Lungen-Präparate

Nach Ligatur beider Aa. mammariae wurde der thorakale Situs durch mediane Sternotomie freigelegt. Jetzt erfolgte die eigentliche Präparation des Herz-Lungen-Präparates in der von Knowlton und Starling *(281)*, Patterson und Starling *(389)*, Krayer *(290)* und Wollenberger *(566)* beschriebenen Art und Weise: nach Ligatur des proximalen Anteils der linken A. subclavia wurde eine großlumige Kanüle in den Truncus brachiocephalicus eingeführt und mit dem „arteriellen Schenkel" des künstlichen extrakorporalen Kreislaufs verbunden. Nach Ligatur der V. azygos, Anschlingen der oberen und unteren Hohlvene sowie der Aorta distal des Abganges des Truncus brachiocephalicus wurde die V. cava superior kanüliert und mit dem zuführenden „venösen" extrakorporalen Kreislaufschenkel verbunden. Nach Ligatur der Aorta descendens und der V. cava inferior ist die Präparation abgeschlossen. Das isolierte, in situ schlagende Herz mit erhaltenem pulmonalem Kreislauf entleert sein linksventriculäres Schlagvolumen über den arteriellen, extrakorporalen Kreislaufschenkel in ein Reservoir, aus dem es dem rechten Vorhof über den venösen Kreislaufschenkel wieder angeboten wird (Abb. 16).

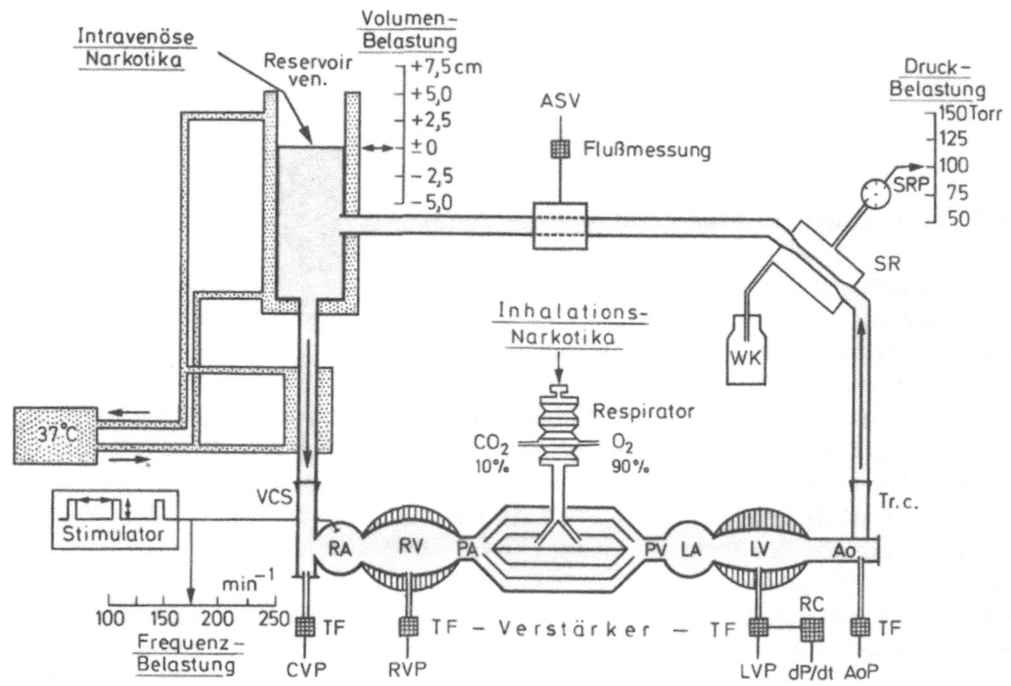

Abb. 16. Schematische Darstellung der Methodik: modifiziertes Herz-Lungen-Präparat nach Starling. Das über einen Thermostaten auf 37°C konstant gehaltene Blut-Dextran-Gemisch des venösen Reservoirs wird über die kanülierte obere Hohlvene (VCS) dem rechten Vorhof (RA) angeboten und vom rechten Ventrikel (RV) über die Pulmonalarterie (PA) in die mit Sauerstoff und CO_2 angereicherter, angefeuchteter Raumluft beatmete Lunge gepumpt. Das oxygenierte Blut wird auf dem physiologischen Weg über die Pulmonalvenen (PV) dem linken Vorhof (LA) zugeleitet und vom linken Ventrikel (LV) durch den extrakorporalen Kreislaufschenkel gepumpt. Der systemarterielle Widerstand wird durch einen künstlichen aortalen Windkessel (WK) bestimmt, dessen Druck stufenlos mittels eines sogenannten Starling-Ventils (SR) regulierbar ist.
Kontrollierte Änderungen der die Kontraktionskraft determinierenden Variablen Preload, Afterload bzw. Kontraktionsfrequenz lassen sich durch eine definierte Volumenbelastung (Anheben oder Senken des Reservoir-Blutspiegels), eine linksventriculäre Druckbelastung (Änderung des Windkesseldruckes (SRP)) sowie durch eine rechtsatriale Vorhofstimulation durchführen. Die Applikation der intravenösen Narkotica erfolgt in das venöse Blutreservoir und die der Inhalationsnarkotica über geeichte Vaporen im Inspirationsschenkel der Atempumpe

Der „systemarterielle" Kreislaufwiderstand vor dem linken Ventrikel wurde durch ein sogenanntes Starling-Ventil (SR) über einen Windkessel (WK) auf 100 Torr eingestellt. Die Reservoir-Blutspiegelhöhe lag 25 cm über dem rechten Vorhof, die venöse Stromstärke wurde initial auf 25 ml/min · kg KG Katze eingestellt. Zur Kontrolle der Kontraktionsfrequenz wurden Schrittmacherelektroden im Bereich der Einmündung der oberen Hohlvene in den rechten Vorhof (differente Elektrode) sowie in der Thoraxmuskulatur im Bereich der Spitze des linken Ventrikels fixiert. Die Reizimpulse (Stimulator T; Hugo Sachs Elektronik, Hugstetten) hatten eine Breite von 0,5 ms und eine Amplitude von 15 Volt. Die Reizfrequenz wurde 5-10 Impulse/min oberhalb der spontanen Herzfrequenz eingeregelt.

Das zirkulierende Blutvolumen betrug 250 ml. Die Temperatur wurde mittels eines Thermostaten (NB 22 Fa. Haake, Karlsruhe) auf 37°C konstant gehalten. Neben 250 mg Glucose zur
Substratbereitstellung wurden — je nach Kontrolle des Elektrolyt- bzw. Säurebasenstatus —
1-molares $CaCl_2$ und $NaHCO_3$ dem Perfusat zugesetzt. Die Beatmungsgrößen wurden entsprechend den intermittierend durchgeführten Gasanalysen korrigiert.
Zur intracavitären Druckmessung wurden die folgenden Katheter gelegt:
1. ein durch die untere Hohlvene in den rechten Vorhof (RA) vorgeschobener Katheter (Ch 3,
   Fa. Braun),
2. ein durch eine Stichincision an der Vorderwand der rechtsventriculären Ausflußbahn und
   durch eine Tabaksbeutelnaht fixierter, in das Lumen des rechten Ventrikels (RV) vorgeschobener Polyäthylen-Katheter (Ch 3, Fa. Braun),
3. ein durch eine Stichincision an der linken Ventrikelspitze in das Lumen (LV) vorgeschobe-
   nes und durch eine Tabaksbeutelnaht fixiertes Katheter-Tipmanometer PC 350 (Fa. Millar).
4. Der Aortendruck wurde seitständig im arteriellen Kreislaufschenkel zwischen Aortenklappe
   und Starling-Ventil gemessen.

5.3 Meßapparaturen

Die flüssigkeitsgefüllten Katheter zur Messung des rechtsatrialen (RAP), des rechtsventriculären (RVP) sowie des Aortendruckes (AoP) wurden an Druckwandler (Statham P23Db) angeschlossen. Die Verstärkung der Meßimpulse erfolgte über Trägerfrequenzbrücken (Modell MA
83 Fa. Hellige, Freiburg). Alle Druckreceptoren wurden vor Versuchsbeginn mit einem Gauer-
Quecksilbermanometer abgeglichen. Das Katheter-Tipmanometer wurde an einen Verstärker
(Statham SP1400) angeschlossen. Die Änderung des linksventriculären Druckes (LVP) nach
der Zeit (dP/dt) wurde direkt aus der linksventriculären Druckkurve über ein RC-Glied elek-
tronisch differenziert. Das Herzzeitvolumen wurde als Aorten-Stromvolumen (ASV) durch
ein in den arteriellen Schenkel zwischen Starling-Ventil und Reservoir eingebautes, elektro-
magnetisches Durchflußmeßgerät (Fa. Liepelt, Ahrensburg) bestimmt. Folgende Meßgrößen wurden kontinuierlich auf zwei 4-Kanal-Hitzeschreibern (Helco-Scriptor 18, Fa. Hellige, Freiburg)
registriert: EKG-(Ableitung II), dP/dt, linksventriculärer Druck, Aortendruck, Herzzeitvolumen, rechtsventriculärer Druck, rechtsatrialer Druck.

5.4 Stoffwechseluntersuchungen (Organgewinnung)[1]

Der Stoffwechsel der energiereichen Phosphate wurde bei folgenden Gruppen bestimmt:
1. Herzen der thorakotomierten, beatmeten Katze
2. Herzen des Herz-Lungen-Präparates nach Einstellung eines hämodynamischen Gleichgewichtes
3. Herzen nach 90-minütiger Einwirkung einer definiert kontraktilitätssenkenden Konzentration des neuen Inhalationsanaestheticums Enfluran.
Die Organgewinnung erfolgte nach der von Wollenberger et al. *(567)* angegebenen „Gefrier-
stopp-Methode". Hierbei wurde das zwischen den in flüssigem Sauerstoff vorgekühlten Metall-

---

[1] Die Stoffwechseluntersuchungen wurden gemeinsam mit dem Institut für Experimentelle Chirurgie der
     Universität Köln (Leiter: Prof. Dr. W. Isselhard) durchgeführt.

backen einer Messingzange schlagartig eingefrorene in situ-Herz an der Basis abgerissen und
in flüssigen Sauerstoff getaucht. Anteile des linken Ventrikels einschließlich des interventri-
culären Septums wurden nach Säuberung von anhaftendem Blut bis zur Weiterverarbeitung
unter festem Kohlendioxyd aufbewahrt.
Die biochemischen Bestimmungsmethoden erfolgten entsprechend den Angaben von Geppert
(180). Alle angegebenen Werte der Substrate und Metabolite wurden pro Gramm Feuchtge-
wicht (g FG) angegeben.

5.5 Anaesthetica

Die Messung anaestheticainduzierter Änderungen von Kontraktionskraft und myokardialer
Kontraktilität erfolgte erst nach Einstellung eines hämodynamischen Gleichgewichtes.
Unter Kontrollbedingungen wurde der aortale Windkesseldruck auf 100 Torr und die Reser-
voirblutspiegelhöhe auf 25 cm oberhalb des rechten Vorhofniveaus eingestellt. Unter den
Bedingungen der Vorhofstimulation lag die Kontraktionsfrequenz über den gesamten Regi-
strierzeitraum 5-10 Schläge/min oberhalb der spontanen Herzfrequenz des Kontrolltieres.
Die Untersuchungen der direkten Myokardeffekte der Anaesthetica wurden am spontan
schlagenden und am elektrisch gereizten Herz vorgenommen.

5.5.1 Intravenöse Anaesthetica

Die zu prüfenden intravenösen Anaesthetica Hexobarbital, Ketanest und Etomidate wurden
unter Zusatz von 0,9%iger Kochsalzlösung bzw. unverdünnt in das venöse Blutreservoir inji-
ziert. Zur Ermittlung der Konzentrations-Wirkungs-Beziehungen wurden die Anaestheticakonzentrationen kumulativ in Abständen von jeweils 15 min erhöht. Innerhalb dieses Zeitraumes
stellte sich jeweils ein neues hämodynamisches Gleichgewicht ein. Zur Untersuchung des Einflusses äquianaesthetischer Konzentrationen auf eine kontrollierte hämodynamische Belastbarkeit erfolgte die Registrierung der Meßgrößen erst 45 min nach jeder Narkoticumkonzen-
trationsänderung. Die Belastungen wurden — unter Berücksichtigung der ED_N-Relation —
bei Narkoticakonzentrationen durchgeführt, die der inotropen ED_{25} bzw. der inotropen ED_{50}
von Hexobarbital äquianaesthetisch sind.

5.5.2 Inhalationsanaesthetica

Die Bestimmung der Kardiotoxicität der Inhalationsanaesthetica Diäthyläther, Enfluran,
Methoxyfluran und Halothan erfolgte in der bei den intravenösen Anaesthetica beschriebenen Art und Weise. Hierzu wurden die Narkotica über im Inspirationsschenkel befindliche,
geeichte Vaporen (Fa. Dräger, Lübeck) dosiert. Die inspiratorische und exspiratorische Konzentration wurde mit dem „Narkotest" nach Vonderschmitt (Fa. Hartmann, Frankfurt/M.)
kontrolliert.
Die Untersuchung des Einflusses äquianaesthetischer Konzentrationen der Inhalationsnarkotica auf die kontrollierte hämodynamische Belastbarkeit des Herzens wurde unter Narkoticakonzentrationen von jeweils 1 und 2 MAC durchgeführt.

5.6 Äquianaesthetische Dosierung

Für die Inhalationsanaesthetica wurden die von Brown und Crout *(59)* für die Katze ermittelten minimal-narkotischen Konzentrationen übernommen. Dieser MAC-Wert (minimum alveolar concentration) gibt jeweils die endexspiratorisch gemessene Anaestheticumkonzentration wieder, bei der 50% der Individuen einen definierten Schmerzreiz tolerieren. Da über die zu prüfenden intravenösen Anaesthetica bislang in der Literatur keine äquinarkotischen Dosierungen angegeben sind, andererseits aber bekannt ist, daß narkotische Dosierungen nicht für jede Species Gültigkeit besitzen, wurden in „Vorversuchen" die minimal-narkotischen Dosierungen für die drei Substanzen Hexobarbital, Ketanest sowie Etomidate an sieben Katzen (Ganztier) bestimmt. Hierzu wurde in aufsteigenden Dosisschritten die mittlere intravenöse Dosierung ermittelt, die bei der Katze zum Schlaf und zu fehlenden Abwehrreaktionen gegen definierte Schmerzreize führte.

Die am Ganztier ermittelte „minimal-narkotische Dosis" wurde auf das Gesamtblutvolumen der Katze umgerechnet: unter Vernachlässigung von Metabolismus, Elimination sowie Diffusion in die anderen Kompartimente ließ sich so aus der per Bolus intravenös applizierten Anaestheticumdosis eine hypothetische „minimal-narkotische Blutkonzentration" (ED_N) kalkulieren.

Da sich nach einer intravenösen Bolus-Applikation ohnedies niemals eine steady state-Blutkonzentration der Anästhetica einstellt und darüberhinaus die bezüglich der Kontraktilitätsbeeinflussung viel entscheidendere Bestimmung der Anaestheticumkonzentration am Herzmuskel methodisch außerordentlich schwierig ist, schien es gerechtfertigt, aus der kurzfristigen Verteilung des Anaestheticums im zirkulierenden Blutvolumen die Konzentration zu kalkulieren. Auch im Herz-Lungen-Präparat verteilt sich die in das venöse Reservoir applizierte Narkoticumdosis zunächst gleichmäßig in dem großen zirkulierenden Kreislaufvolumen (250 ml), wobei die Diffusion in die extravasalen Kompartimente bei der relativ geringen Gewebsmasse (Herzgewicht ca. 12-14 g) vergleichsweise gering ist.

Da der Vergleich der Wirkeffekte intravenöser Anaesthetica nur auf molarer Basis statthaft ist, wurde die zunächst auf das Blutvolumen umgerechnete ED_N noch um das jeweilige Molekulargewicht korrigiert.

Zur Ermittlung der direkt narkoticainduzierten chronotropen und inotropen Myokardeffekte wurden die intravenösen Narkotica in das venöse Blutreservoir appliziert. Die Inhalationsanaesthetica wurden über geeichte Vaporen dosiert, ihre Konzentrationsangaben erfolgten in Vol%. Zur Ermittlung der Konzentrations-Wirkungs-Beziehungen wurden die Anaestheticakonzentrationen kumulativ erhöht. Die hämodynamischen Belastungen wurden unter Narkoticakonzentrationen durchgeführt, die bei den Inhalationsanaesthetica der inotropen ED_{25} von Halothan und bei den intravenösen Narkotica der inotropen ED_{25} von Hexobarbital äquianaesthetisch sind.

5.7 Versuchsablauf

Zunächst wurden für jedes Anaestheticum Konzentrations-Wirkungs-Beziehungen zur Ermittlung der chronotropen und inotropen Beeinflussung der Myokardfunktion erstellt. Hierzu wurden als Effekt die spontane Kontraktionsfrequenz bzw. der Inotropie-Parameter dP/dt_{max} in Abhängigkeit von kumulativ erhöhten Narkoticakonzentrationen gemessen. Anaestheticakonzentrationen, die den Effekt gegenüber dem Kontrollwert um 25 bzw. 50% reduzierten, wurden als ED_{25} bzw. ED_{50} benannt.

In einem zweiten Versuchsschritt wurde das durch definierte Konzentrationen der Inhalationsanaesthetica (1 und 2 MAC) in seiner Kontraktionskraft eingeschränkte Herz kontrollierten
hämodynamischen (Druck-, Volumen- und Frequenz-) Belastungen ausgesetzt. Bei den intravenösen Narkotica fanden die Belastungen in einer der inotropen ED_{25} bzw. ED_{50} von Hexobarbital entsprechenden, äquinarkotischen Konzentration statt. Das Dosisäquivalent errechnete sich hier aus der minimal-narkotischen (ED_N) Dosisrelation der drei untersuchten Substanzen.

Die hämodynamischen Belastungen wurden folgendermaßen realisiert (vergl. Abb. 16):

1. *Linksventriculäre Druckbelastung*
   Bei Konstanz der Kontraktionsfrequenz (frequenzkonstante Vorhofstimulation) und unveränderter Reservoir-Blutspiegelhöhe wurde der aortale Windkesseldruck als Ausdruck des
   linksventriculären Afterloads schrittweise von 50 auf insgesamt 150 Torr gesteigert.

2. *Volumenbelastung*
   Bei konstanter Kontraktionsfrequenz (siehe oben) und unveränderter Nachbelastung (aor-
   taler Windkesseldruck = 100 Torr) wurde die venöse Zuflußrate über eine Anhebung des
   Reservoir-Blutspiegels um jeweils 2,5 cm auf insgesamt + 12,5 cm variiert.

3. *Frequenzbelastung*
   Bei konstantem Afterload (aortaler Windkesseldruck = 100 Torr) und unveränderter venö-
   ser Zuflußrate (Reservoir-Blutspiegel = ± 0 cm) wurde die Kontraktionsfrequenz per Vorhofstimulation um jeweils 25 Impulse/min, insgesamt um 100 Impulse/min gesteigert.

5.8 Auswertung, Berechnung und Statistik

Herzfrequenz, Herzzeitvolumen, die phasischen und die Mitteldrucke wurden der Originalregistrierung entnommen. Für alle gemessenen und berechneten Parameter wurde der Mittel-
wert ($\overline{x}$), die Standardabweichung (s_x) und der mittlere Fehler des Mittelwertes ($s_{\overline{x}}$) mit Hilfe
eines programmierbaren Tischrechners (Calculator 9810A, Fa. Hewlett-Packard, Frankfurt/
Main) ermittelt. Sofern nicht speziell darauf hingewiesen, werden Durchschnittswert und Va-
riabilität als Mittelwert mit Standardabweichung angegeben.
Die Prüfung auf Normalverteilung erfolgte für jede Meßgröße mit Hilfe einer Rankit-Transfor-
mation *(34)*, wie die Abb. 17 und 18 für drei Meßgrößen exemplarisch zeigen.
Unterschiede zwischen den Mittelwerten unabhängiger Stichproben wurden mit dem t-Test
überprüft. Als statistisches Prüfverfahren zur Signifikanzberechnung narkoticainduzierter Änderungen diente der Student-t-Test für verbundene Wertepaare *(242, 452, 453)*. Signifikanz
wurde bei einer Irrtumswahrscheinlichkeit von weniger als 5% angenommen.
Der mittlere Verlauf der durch Narkoticaeinfluß ausgelösten Abhängigkeiten wurde mit Hilfe
ein- bzw. mehrgliedriger Polynome erfaßt. Durch Programmierung der mit Hilfe des Tischrechners ermittelten Regressionskurven wurde die narkoticainduzierte Abhängigkeit einer Meßgröße mit dem Calculator Plotter 9862A (Fa. Hewlett-Packard, Frankfurt/Main) graphisch
dargestellt.

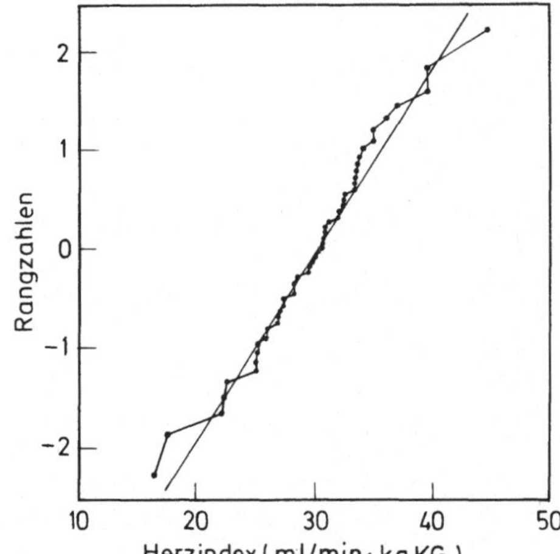

Abb. 17. Prüfung auf Normalverteilung. Kontrollgruppe (n = 51): Herzindex

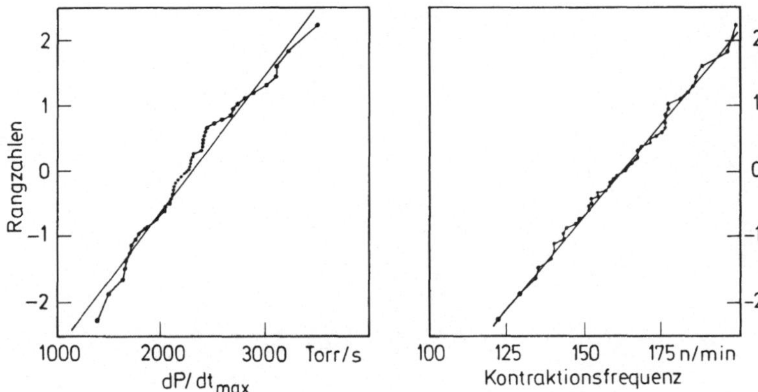

Abb. 18. Prüfung auf Normalverteilung. Kontrollgruppe (n = 51): dP/dt$_{max}$. Spontane Kontraktionsfrequenz

6 Ergebnisse

6.1 Kontraktionsverhalten des isolierten, intakten und in situ schlagenden Herzens

45-60 min nach Beendigung der Präparation der Herz-Lungen-Präparate stellte sich für die hämodynamischen Meß- und Rechengrößen ein Gleichgewicht ein.

Da *anaestheticainduzierte Wirkungen auf Inotropie und Chronotropie* zu erwarten waren, erfolgten die *Messungen sowohl am spontan schlagenden als auch am elektrisch gereizten Herz,* wobei die Reizfrequenz jeweils dicht oberhalb der Spontanfrequenz lag (Tabellen 1 und 2). Für die angegebenen Meßgrößen, also auch für die Kontraktionsfrequenz, fanden sich zwischen der Gruppe der spontan schlagenden und der elektrisch gereizten Kontrollherzen keine signifikanten Unterschiede. Unter Kontrollbedingungen, d.h. bei unverändertem mittleren diastolischen Aortendruck, unveränderter Reservoir-Blutspiegelhöhe und konstanter Kontraktionsfrequenz (Vorhofstimulation) ändern sich die hämodynamischen Parameter auch nach Ablauf mehrerer Stunden nicht (Tabelle 3).

Elektrolyt- und Säurebasen-Haushalt sowie Sauerstoffspannung des Blut-Dextran-Perfusionsmediums lagen innerhalb physiologischer Bereiche (vergl. Tabelle 4: pH 7,463 $\pm$ 0,043; pCO_2 35,6 $\pm$ 1,7 Torr; pO_2 274 $\pm$ 20,7 Torr; Serum-Calcium 4,87 $\pm$ 0,26 mval/l.

6.1.1 Analyse des contractilen Status mit Hilfe der Kraft-Geschwindigkeits-Beziehungen

Kraft-Geschwindigkeits-Diagramme lassen sich durch Auftragen der *Verkürzungsgeschwindigkeit der contractilen Elemente* (V_{CE}) gegen den instantanen linksventriculären Druck (LVIP) konstruieren. Hierzu wird bei schneller Papiervorschubgeschwindigkeit (100 bzw. 200 mm/s) in Abständen von jeweils 2 Millisekunden der linksventriculäre Druck und der zeitsynchron registrierte erste Differentialquotient dieses Druckes nach der Zeit registriert und ausgewertet. Aus dem Quotienten (dP/dt)/(32 · LVIP) läßt sich die V_{CE} aus dem isovolumetrischen Anteil der linksventriculären Druckkurve ermitteln (Abb. 19). Das Maximum der linksventriculären Druckanstiegsgeschwindigkeit tritt sehr viel später als die maximal meßbare Verkürzungsgeschwindigkeit der contractilen Elemente auf. Die Abbildung 20 zeigt die *Kraft-Geschwindigkeits-Diagramme* von 4 konsekutiven Ventrikelaktionen eines Kontrolltieres. Dem Kurvengipfel entspricht die maximal meßbare Verkürzungsgeschwindigkeit der contractilen Elemente (V_{CEmax}). Die bei der lastfreien Verkürzung maximal mögliche Geschwindigkeit (V_{max}) kann durch Rückextrapolation des linear abfallenden Kurvenschenkels auf die Ordinate ermittelt werden. Die Übereinanderprojektion dieser 4 Einzelkurven läßt nur eine geringe, atemabhängige Abweichung der einzelnen Kurvenverläufe erkennen. Es wurde versucht, den *Kurvenverlauf mathematisch zu erfassen und anzugleichen.* Hierzu bot sich das *5-gliedrige Polynom* an: der Mittelwert der aus den 4 Einzelkurven abgelesenen V_{CEmax} errechnet sich mit 2,4 $\pm$ 0,04 ML/s ($\bar{x} \pm s_{\bar{x}}$). Aus dem Gipfelpunkt des mit Hilfe eines 5-gliedrigen Polynoms gemittelten Kurvenverlaufs ergibt sich derselbe Wert. Auch die aus dem linear abfallenden Kurvensegment auf das Ordinateninterzept rückextrapolierte V_{max} entspricht mit 3,4 ML/s beim 5-gliedrigen Polynom genau dem Mittelwert der Einzelbestimmungen (3,4 $\pm$ 0,04 ML/s).

Tabelle 1. Hämodynamische Meßgrößen spontan schlagender Kontrollherzen ($n = 13$; $\bar{x} \pm s_x$)

Versuch Nr.	HF n/min	dP/dt_{max} Torr/s	$LVP_{syst.}$ Torr	LVEDP Torr	MAP Torr	$RVP_{syst.}$ Torr	RVEDP Torr	RAP cm H_2O	Hl $\dfrac{ml/min}{kg\,KG}$
1	174	2390	119,5	0,5	109,5	14	1,2	1,8	32
2	167	2995	127	4,5	106	19,3	1,2	4,1	25,2
3	130	2930	121	1,5	91	26	3,0	4,5	24,7
4	179	1995	115,5	5,0	110,5	15	2,2	4,6	24,8
5	167	1595	116	2,0	112	15	1,1	2,1	26,6
6	171	2980	121	4,0	119	19,6	1,3	1,6	27,6
7	171	3090	121	3,0	111	26	0,9	1,5	29,4
8	185	2960	142,5	3,0	135	14,2	2,0	4,1	20,3
9	160	1995	130	2,0	125	10,4	1,8	2,6	25,3
10	199	2110	106	2,0	103,5	23,2	2,0	4,0	31,5
11	197	3470	148	2,0	138	18	3,0	7,0	22,5
12	172	3580	129	2,5	123	33,9	3,1	4,6	30,9
13	184	1680	104	2,0	98	17,2	2,0	4,6	31,8
$\bar{x}$	173,5	2598	123,1	2,62	114	19,3	1,91	3,6	27,1
$\pm s_x$	17,4	669	12,5	1,26	13,8	6,4	0,76	1,65	3,8

Tabelle 2. Hämodynamische Meßwerte elektrisch gereizter Kontrollherzen (es handelt sich um die in der Tabelle 1 bereits unter Spontanfrequenz untersuchten Kontrolltiere). $(n = 13; \bar{x} \pm s_x)$

Versuch Nr.	HF n/min	dP/dt_{max} Torr/s	$LVP_{syst.}$ Torr	LVEDP Torr	MAP Torr	$RVP_{syst.}$ Torr	RVEDP Torr	RAP cm H_2O	HI $\frac{ml/min}{kg\ KG}$
1	172	2395	119	1,5	109	14	1,0	1,6	31,3
2	171	3010	127	3,0	107	18,8	1,2	4,0	26,6
3	171	2960	121	2,5	91	26	2,8	4,1	24,7
4	181	1990	116,5	6,5	112	15	2,2	4,9	24,5
5	172	1590	116	2,5	112	15	1,0	2,1	26,6
6	187	2970	120,5	2,5	118,5	19,8	1,8	2,0	27,8
7	178	3100	118	3,0	112	26	1,5	5,0	29,4
8	182	2930	142	3,0	130	14	1,9	4,1	21,3
9	170	2025	130	2,5	125,5	11	2,0	2,6	25,8
10	205	2190	107,5	2,0	105	24	2,0	3,9	31,5
11	200	3530	151	2,5	143,5	18	3,0	7,9	26,9
12	181	3580	128	2,5	123	34,1	1,2	4,6	30,4
13	188	1700	104,5	2,0	98,5	17	2,0	4,3	32,3
$\bar{x}$	181	2613	123,2	2,77	114,4	19,4	1,82	3,93	27,6
$\pm s_x$	11,2	668	12,8	1,2	13,8	6,6	0,63	1,65	3,2

Tabelle 3. Hämodynamische Meßgrößen der in Tabelle 1 und 2 untersuchten Kontrolltiere nach 3-stündiger elektrischer Reizung (n = 13; $\bar{x} \pm s_x$)

Versuch Nr.	HF n/min	dP/dt_{max} Torr/s	$LVP_{syst.}$ Torr	LVEDP Torr	MAP Torr	$RVP_{syst.}$ Torr	RVEDP Torr	RAP cm H_2O	HI ml/min kg KG
1	172	2385	118	1,8	108	14	1,2	2,9	31
2	171	3025	125	3,1	108	18	1,2	4,5	26,5
3	171	2970	121	2,8	90	28	2,9	5,1	26
4	181	1960	118	5,5	115	17	2,0	4,7	20,5
5	172	1585	117	3,0	114	16	1,1	2,5	25
6	187	2970	120	2,5	116	18	1,8	1,9	26
7	178	3085	115	2,7	112	27	1,9	5,2	28
8	182	2930	137	3,1	129	15	2,0	4,5	20
9	170	2000	131	2,4	125	12	1,7	3,8	24,7
10	205	2175	105	2,0	103	18	1,9	3,9	30,9
11	200	3525	149	2,2	140	19	2,5	8,8	26,5
12	181	3590	130	2,9	125	31	1,2	4,6	29,8
13	188	1705	107	2,5	100	26	2,5	5,0	31,5
$\bar{x}$	181	2608	122,5	2,81	114,2	19,2	1,84	4,4	26,6
$\pm s_x$	11,2	674	12	0,91	13,2	5,8	0,57	1,68	3,7

Tabelle 4. Verhalten der Blutgase bzw. des Blut-pH sowie des Serum-Calcium-Spiegels beim Ganztier (vor Beginn der Präparation), im Herz-Lungen-Präparat vor (A) bzw. nach Substitution (B) von $NaHCO_3$ bzw. $CaCl_2$ ($\bar{x} \pm s_{\bar{x}}$; n = 25)

	pH	$p\,CO_2$ Torr	$p\,O_2$ Torr	Ca^{++} mval/l
Katze (Ganztier)	7.381 ± 0.061	34.3 ± 2.63	273 ± 28.7	4.75 ± 0.22
Herz-Lungen-Präparat(A)	7.290 ± 0.051	33.5 ± 2.38	268 ± 29.9	3.36 ± 0.32
Herz-Lungen-Präparat(B)	7.463 ± 0.043	35.6 ± 1.7	274 ± 20.7	4.87 ± 0.26

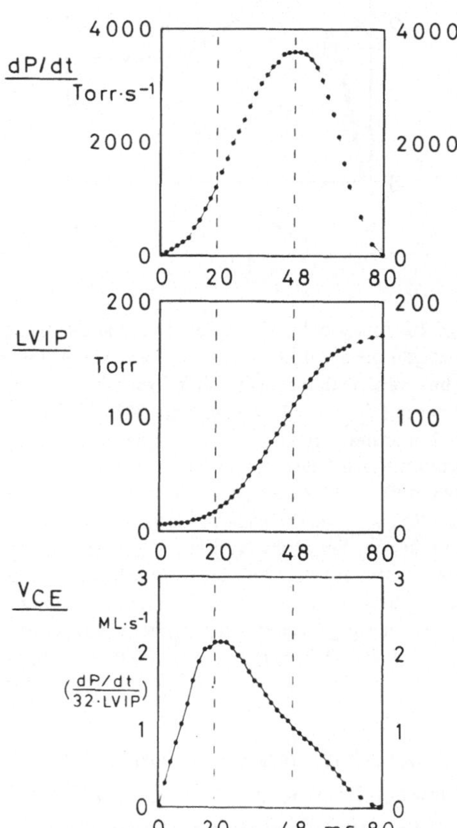

Abb. 19. Konstruktion des Kraft-Geschwindigkeits-Diagramms aus dem Quotienten (dP/dt)/(32 · LVIP). Instantaner linksventriculärer Druck (LVIP) und der erste Differentialquotient dieses Druckes (dP/dt) der isovolumischen Phase der Ventrikelaktion wurden im Abstand von jeweils 2 ms ausgewertet. Es ist erkennbar, daß das Maximum der linksventriculären Druckanstiegsgeschwindigkeit später (nach 48 ms) auftritt als die maximal meßbare Verkürzungsgeschwindigkeit der contractilen Elemente (V_{CE}) (nach 20 ms).

Abszisse: Zeit in ms nach Beginn der Ventrikelaktion; Ordinaten: dP/dt in Torr/s (oberes Diagramm); instantaner linksventriculärer Druck (LVIP) in Torr (mittleres Diagramm); Verkürzungsgeschwindigkeit der contractilen Elemente (V_{CE}) in Muskellängen/s (ML/s) (unteres Diagramm). Der im Nenner des Quotienten stehende Faktor 32 entspricht einer Konstanten für die Dehnbarkeit des serien-elastischen Elementes *(327)*

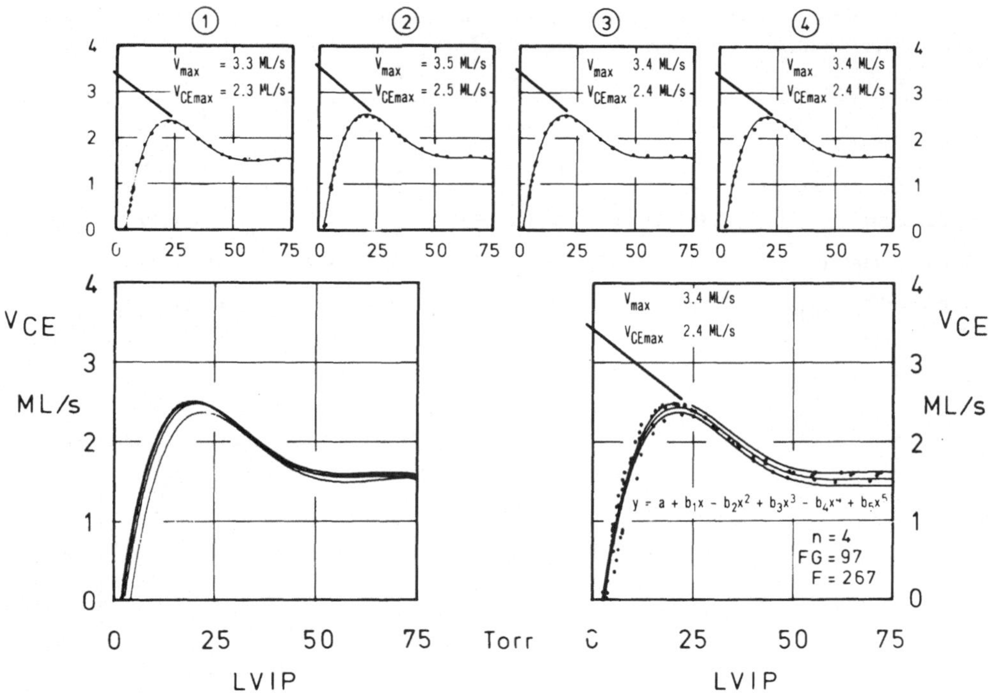

Abb. 20. Analyse der Kraft-Geschwindigkeits-Beziehungen bei einem Kontrolltier. Die 4 oberen Diagramme zeigen die aus 4 konsekutiven Ventrikelaktionen gewonnenen Kraft-Geschwindigkeits-Kurven (Abszisse: linksventriculärer instantaner Druck in Torr; Ordinate: Verkürzungsgeschwindigkeit der contractilen Elemente (V_{CE}) in Muskellängen/s (ML/s)). Die zeitlich zugeordnete Auswertung von linksventriculärem Druck und dem ersten Differentialquotienten dieses Druckes nach der Zeit (dP/dt) erfolgte während der isovolumischen Phase der Ventrikelaktion im Abstand von jeweils 2 ms. Dem Gipfelpunkt der Kraft-Geschwindigkeits-Kurven entspricht die maximal meßbare Verkürzungsgeschwindigkeit der contractilen Elemente (V_{CEmax}). Die hypothetisch maximal mögliche Verkürzungsgeschwindigkeit der contractilen Elemente bei der Belastung Null, die V_{max}, wurde durch graphische Extrapolation des linear abfallenden Kurvensegmentes auf die Ordinate ermittelt. In der linken unteren Graphik sind die Kraft-Geschwindigkeits-Kurven aus den 4 konsekutiven Ventrikelaktionen noch einmal dargestellt. Die Abb. rechts unten zeigt die Approximierung des mittleren Kurvenverlaufes mit Hilfe eines 5-gliedrigen Polynoms:
($y = -1,1 + 0,44 - 0,019\,x^2 + 0,00036\,x^3 - 0,0000031\,x^4 + 0,00000001\,x^5$)

Auch der relativ stark differierende Verlauf der Kraft-Geschwindigkeits-Kurven von 4 verschiedenen Kontrolltieren (Abb. 21) läßt sich mit einem 5-gliedrigen Polynom hinreichend exakt beschreiben. Aus den gemittelten Einzelwerten errechnen sich die V_{max} bzw. die V_{CEmax} mit 3,68 ± 0,34 ML/s bzw. mit 2,3 ± 0,22 ML/s. Wird die Kontraktilität der 4 in der Abb. 21 gezeigten Kontrollherzen (A, B, C, D) durch eine definierte Konzentration (1 MAC) des Inhalationsanaestheticums Methoxyfluran beeinträchtigt (Abb. 22), so verschiebt sich bei jedem Einzeltier der Kurvengipfel nach unten rechts, d.h. die maximal meßbare Verkürzungsgeschwindigkeit, V_{CEmax}, reduziert sich und tritt bei vergleichsweise etwas höheren linksventriculären Drucken auf. Demzufolge vermindert sich auch die extrapolierte V_{max}. Aus den Einzelkurven läßt sich ein Abfall der V_{max} auf 2,8 ± 0,2 ML/s errechnen, die V_{CEmax} reduziert sich auf 1,8 ± 0,12 ML/s. Aus dem durch ein 5-gliedriges Polynom erfaßten mittleren Verlauf ergeben sich V_{max}- bzw. V_{CEmax}-Werte von 2,7 bzw. 1,7 ML/s.

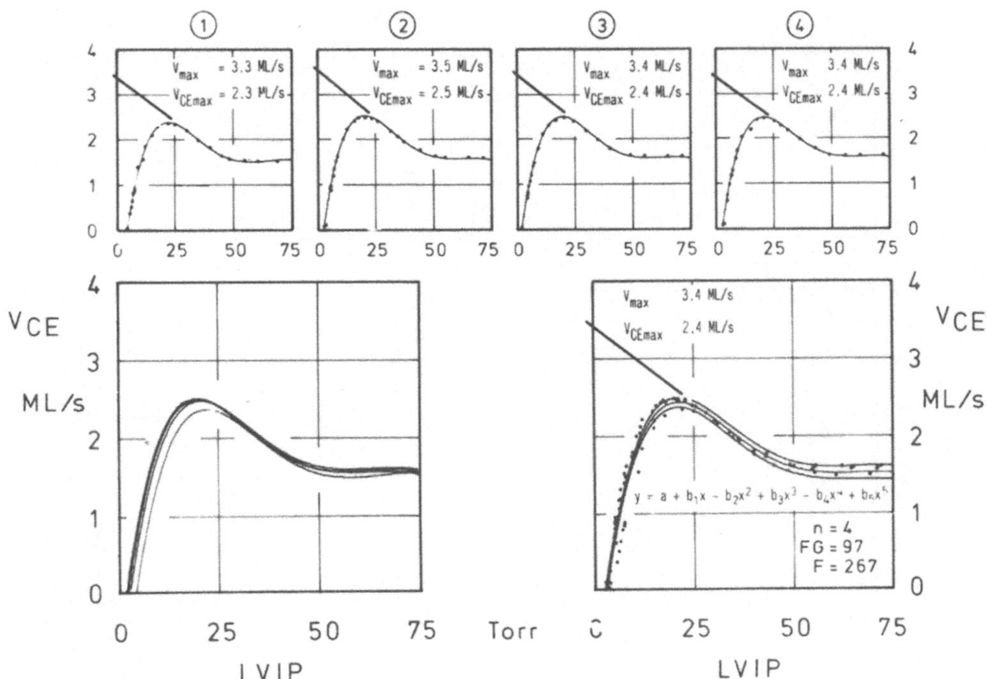

Abb. 21. Kraft-Geschwindigkeits-Beziehungen in einer Kontrollgruppe (n = 4). In der oberen Bildhälfte
sind die Kraft-Geschwindigkeits-Kurven von 4 Einzeltieren (A, B, C, D) aufgetragen. Abszisse: instantaner
linksventriculärer Druck in Torr; Ordinate: Verkürzungsgeschwindigkeit der contractilen Elemente V_{CE}
in Muskellängen/s (ML/s).
Das untere rechte Diagramm zeigt den interindividuell unterschiedlichen Kurvenverlauf dieser 4 Kontrolltiere. Der mittlere Verlauf dieser 4 Kurven läßt sich gleichfalls mittels eines 5-gliedrigen Polynoms beschreiben, wie im linken unteren Diagramm dargestellt ist.
$(y = -1{,}62 + 0{,}49\,x - 0{,}02\,x^2 + 0{,}00042\,x^3 - 0{,}0000036\,x^4 + 0{,}00000001\,x^5)$

Eine noch stärkere Kontraktilitätsbeeinträchtigung durch Verdoppelung der Narkoticumkonzentration führt zu einer weiteren Verminderung der maximalen Verkürzungsgeschwindigkeiten (Abb. 23). So erniedrigt sich die V_{max} auf durchschnittlich 2,1 ± 0,22 ML/s und die
V_{CEmax} auf 1,28 ± 0,09 ML/s. Auch hier läßt sich der mittlere Verlauf mit Hilfe eines 5-glie-
drigen Polynoms noch hinreichend exakt erfassen: die V_{max} berechnet sich mit 2,1 ML/s
und die V_{CEmax} mit 1,2 ML/s.
*Diese Untersuchungen zeigen, daß sich negativ-inotrope Einflüsse mit Hilfe der Kraft-Ge-
schwindigkeits-Beziehungen quantitativ erfassen lassen.* Der mittlere Kurvenverlauf interindividuell differierender Einzelkurven läßt sich mit Hilfe 5-gliedriger Polynome angleichen. Die aus
der Regressionskurve ermittelten maximalen Verkürzungsgeschwindigkeiten (V_{CEmax} bzw.
V_{max}) unterscheiden sich nicht von den aus den Einzelkurven errechneten Mittelwerten.
Im folgenden wurde untersucht, inwieweit die *bei akuten hämodynamischen Belastungen*
wirksam werdenden intrakardialen Kompensationsmechanismen die Kontraktilitätsbestimmung mit Hilfe der Kraft-Geschwindigkeits-Beziehungen variieren.

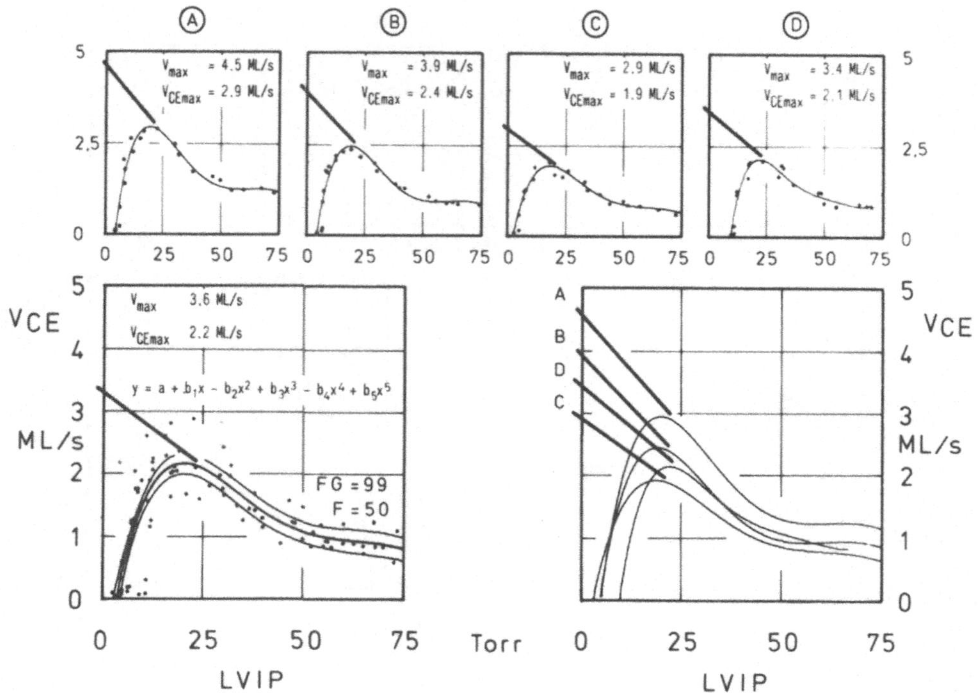

Abb. 22. Kraft-Geschwindigkeits-Beziehungen unter dem Einfluß einer definierten Konzentration (1 MAC) des Inhalationsanästheticums Methoxyfluran. Im oberen Bildabschnitt sind die Kraft-Geschwindigkeits-Kurven von 4 Einzeltieren (A, B, C, D) aufgetragen (jeweils aus Werten zweier Ventrikelaktionen). Abszisse: instantaner linksventriculärer Druck LVIP in Torr; Ordinate: Verkürzungsgeschwindigkeit der contractilen Elemente V_{CE} in Muskellängen/s (ML/s).
Das Diagramm rechts unten zeigt den interindividuell unterschiedlichen Verlauf der 4 oben dargestellten Kraft-Geschwindigkeits-Kurven. Die Beschreibung des mittleren Verlaufs dieser 4 Einzelkurven mittels eines 5-gliedrigen Polynoms ist im linken unteren Diagramm dargestellt. ($y = -0{,}8 + 0{,}27\,x - 0{,}009\,x^2 + 0{,}00009\,x^3 + 0{,}00000036\,x^4 - 0{,}00000001\,x^5$)

Eine durch schrittweise Steigerung des aortalen Windkesseldruckes von 100 auf insgesamt 150 Torr ausgelöste *Nachlasterhöhung* führt bei den Kontrolltieren weder zu einer Veränderung der V_{CEmax} noch der auf die Druckbelastung Null extrapolierten V_{max} (Abb. 24): bei einem Windkesseldruck von 100, 125 bzw. 150 Torr beträgt die maximal meßbare Verkürzungsgeschwindigkeit der contractilen Elemente (V_{CEmax}) 1,1, 1,02 bzw. 1,03 ML/s. Die entsprechenden Werte für die V_{max} betragen 1,52, 1,51 bzw. 1,53 ML/s.
Auch *Vorlaständerungen* wirken sich innerhalb weiter Bereiche nicht auf die Verkürzungsgeschwindigkeiten der contractilen Elemente aus (Abb. 25). Steigerungen der venösen Zuflußrate und damit ausgelöste Füllungsdruckerhöhungen — wie sie sich am Herz-Lungen-Präparat durch Anheben des Reservoirblutspiegels realisieren lassen — bewirken keine gerichteten Änderungen von V_{max} oder V_{CEmax}. Bei einem Zuflußgefälle von 15, 17,5 bzw. 20 cm beträgt die V_{max} 1,54, 1,51 bzw. 1,53 ML/s und die V_{CEmax} 1,09, 1,1 bzw. 1,07 ML/s.

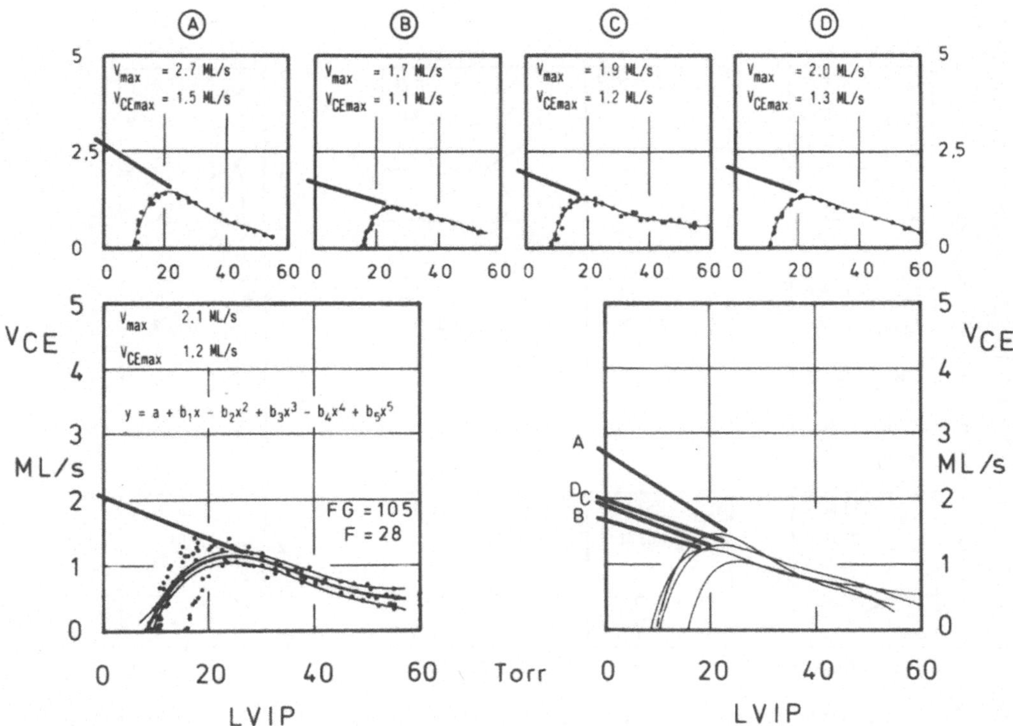

Abb. 23. Kraft-Geschwindigkeits-Beziehungen unter dem Einfluß einer definierten Konzentration (2 MAC) des Inhalationsnarkoticums Methoxyfluran (n = 4). Im oberen Bildausschnitt sind die Kraft-Geschwindig-keits-Kurven für die 4 Herzen (A, B, C, D) aufgetragen.
Abszisse: instantaner linksventriculärer Druck LVIP in Torr; Ordinate: Verkürzungsgeschwindigkeit der contractilen Elemente V_{CE} in Muskellängen/s (ML/s).
Auf dem rechten unteren Diagramm ist der interindividuell unterschiedliche Verlauf der Kraft-Geschwin-digkeits-Kurven der 4 Herzen unter dem Einfluß von 2 MAC Methoxyfluran zusammenfassend dargestellt. Auch hier läßt sich der mittlere Kurvenverlauf mittels eines 5-gliedrigen Polynoms angleichen (Darstellung links unten). ($y = -1,97 + 0,316 \, x - 0,01 \, x^2 + 0,00011 \, x^3 + 0,0000002 \, x^4 - 0,0000001 \, x^5$)

Desgleichen haben *Frequenzsteigerungen* um 50 bis 100 Impulse/min keinen Einfluß auf die myokardiale Kontraktilität (Abb. 26). Bei den 3 Kontrolltieren berechnet sich die V_{CEmax} mit 1,29, 1,27 bzw. 1,28 ML/s. Die durch Extrapolation ermittelte V_{max} beträgt 1,72, 1,71 bzw. 1,73 ML/s.
Innerhalb weiter Bereiche führen also weder eine akute Druck-, Volumen- oder Frequenzbe-lastung zu Kontraktilitätsänderungen, die sich mit Hilfe der Kraft-Geschwindigkeits-Beziehun-gen erfassen ließen. Vergleichsweise führen dagegen diese gleichen Belastungen zu deutlichen Änderungen des Herzauswurfvolumens und verschiedener herkömmlicher Inotropie-Parameter.

6.1.2 Dynamik der Anpassung an verschiedene hämodynamische Belastungen

6.1.2.1 Linksventriculäre Druckbelastung. Am Herz-Lungen-Präparat läßt sich mittels eines sogenannten *Starling-Ventils* der Druck im künstlichen aortalen Windkessel regulieren (vergl. Abb. 16). Zwischen Änderungen des *aortalen Windkesseldruckes* und dem *mittleren diastoli-*

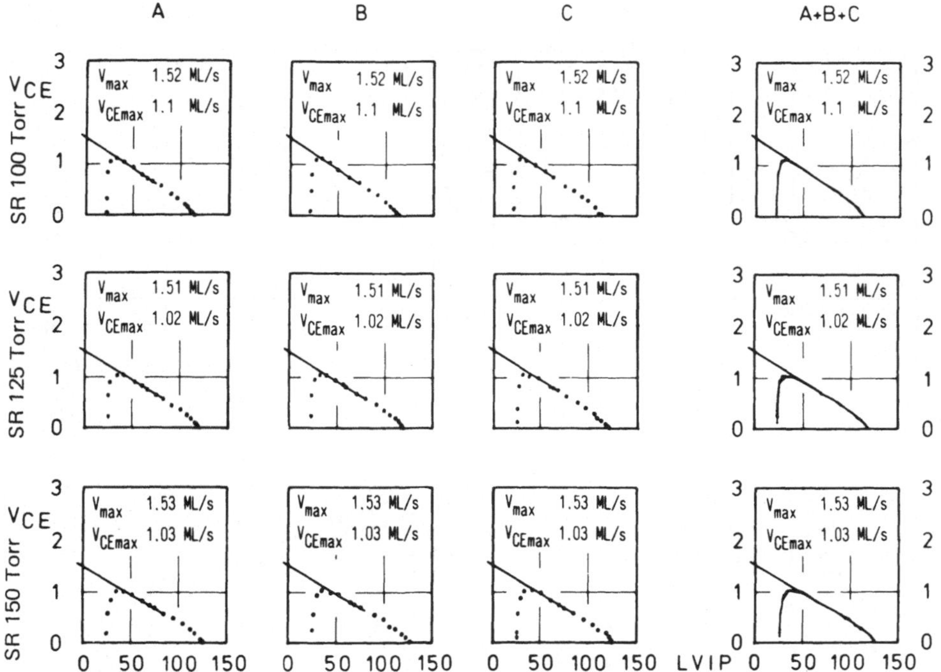

Abb. 24. Analyse der Kraft-Geschwindigkeits-Beziehungen (Kontrollgruppe: n = 3) in Abhängigkeit von einer kontrollierten Erhöhung der Nachbelastung durch Variation des aortalen Windkesseldruckes mittels einer Druckänderung über ein sogenanntes Starling-Ventil (SR). Abszisse: linksventriculärer, instantaner Druck (LVIP) in Torr; Ordinate: Verkürzungsgeschwindigkeit der contractilen Elemente (V_{CE}) in Muskellängen (ML/s). Die Diagramme der oberen Reihe zeigen die Kraft-Geschwindigkeits-Kurven von 3 Kontrolltieren (A, B, C) bzw. den summarischen Verlauf dieser 3 Einzelkurven (A + B + C) bei einem aortalen Windkesseldruck von 100 Torr. In der mittleren bzw. unteren Reihe sind die Kraft-Geschwindigkeits-Kurven in gleicher Weise für aortale Windkesseldrucke von 125 bzw. 150 Torr dargestellt. Für jedes Kontrolltier wurden Doppelbestimmungen aus zwei benachbarten Ventrikelaktionen zur Auswertung benutzt. Aus dem jeweils rechten, summarischen Diagramm ist erkennbar, daß sich unter den gegebenen linksventriculären Belastungsschritten weder die V_{CEmax} noch die V_{max} ändern

schen Aortendruck besteht eine lineare, hochkorrelierte Abhängigkeit (r = 0,902; F = 273; p < 0,01) (Abb. 27).

Da der mittlere diastolische Aortendruck (MADP) ein entscheidendes Maß für die *linksventriculäre Nachbelastung* darstellt, lassen sich also am Herz-Lungen-Präparat *kontrollierte Änderungen des linksventriculären Afterloads* durchführen: eine schrittweise Erhöhung des aortalen Windkesseldruckes von 50 auf insgesamt 150 Torr führt zu einer leichten Zunahme des linksventriculär enddiastolischen Druckes (LVEDP) von 2,2 ± 1,6 auf 6,5 ± 2,8 Torr (p < 0,01) sowie zu einer Abnahme des Herzzeitvolumens von 29,7 ± 4,7 auf 23,9 ± 5,5 ml/min · kg KG (p < 0,01). Nach der Formel

$$TPR = \frac{MAP - LVEDP \cdot 1{,}332 \cdot 60}{HI \cdot 1.000}$$

errechnet sich eine der Windkesseldrucksteigerung entsprechende Erhöhung des Strömungswiderstandes von 0,202 auf insgesamt 0,463 Torr/(ml/min · kg KG).

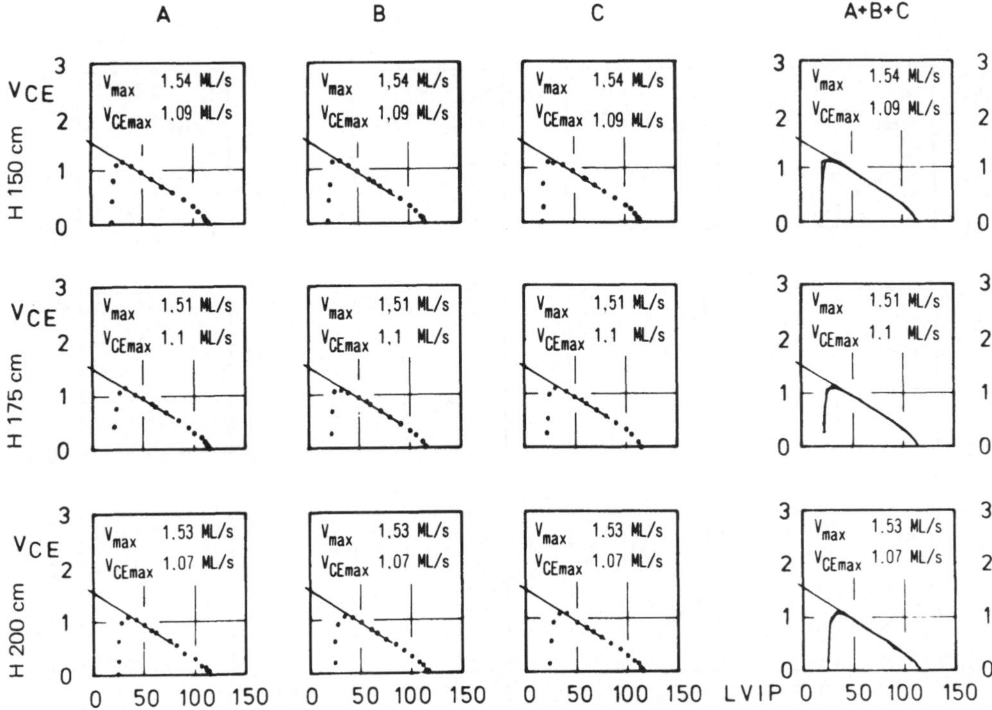

Abb. 25. Analyse der Kraft-Geschwindigkeits-Beziehungen (Kontrollgruppe n = 3) unter dem Einfluß einer kontrollierten Preload-Erhöhung durch schrittweises Anheben des Reservoir-Blutspiegels von 15,0 auf 20,0 cm. In horizontaler Folge sind jeweils die Kraft-Geschwindigkeits-Kurven der 3 Kontrollherzen (A, B, C) sowie der summarische Verlauf dieser 3 Kurven (A + B + C) dargestellt.
Abszisse: instantaner linksventriculärer Druck (LVIP) in Torr; Ordinate: Verkürzungsgeschwindigkeit der contractilen Elemente (V_{CE}) in Muskellängen/s (ML/s).
Die jeweils rechten Diagramme (A + B + C) lassen erkennen, daß sich die maximalen Verkürzungsgeschwindigkeiten der contractilen Elemente (V_{CEmax} bzw. V_{max}) im Rahmen der vorgegebenen Preload-Erhöhung nicht ändern

Zur Überwindung des erhöhten Widerstandes muß der linke Ventrikel seine Kontraktionskraft erhöhen. In der Kontrollgruppe besteht demzufolge auch eine lineare Beziehung zwischen Erhöhung des Windkesseldruckes und der maximalen linksventriculären Druckanstiegsgeschwindigkeit (r = 0,766; F = 82; p < 0,01) (Abb. 28). Eine Steigerung des aortalen Windkesseldruckes von 50 auf 150 Torr bewirkt einen dP/dt_{max}-Anstieg von 1.659 Torr/s auf 3.099 Torr/s. Anders ausgedrückt: um die linksventriculäre Druckanstiegsgeschwindigkeit um 500 Torr/s zu steigern, müßte sich der aortale Windkesseldruck um 34,7 Torr erhöhen. Zwischen nachlastbedingtem Anstieg der Kontraktionskraft und dem aus dem Tension-Time-Index kalkulierten *myokardialen Sauerstoffverbrauch* besteht gleichfalls eine lineare Korrelation (r = 0,792; F = 106; p < 0,01) (Abb. 29). Bei einem dP/dt_{max}-Anstieg von 2.000 auf 3.000 Torr/s erhöht sich der TTI um 31,8%.

6.1.2.2 Volumenbelastung. Am Herz-Lungen-Präparat lassen sich gezielte *Änderungen der Vorbelastung über eine Erhöhung des Zuflußgefälles* durchführen (Abb. 30). In Abhängigkeit von einer schrittweisen *Anhebung des Reservoirs* um insgesamt 12,5 cm und der dadurch be-

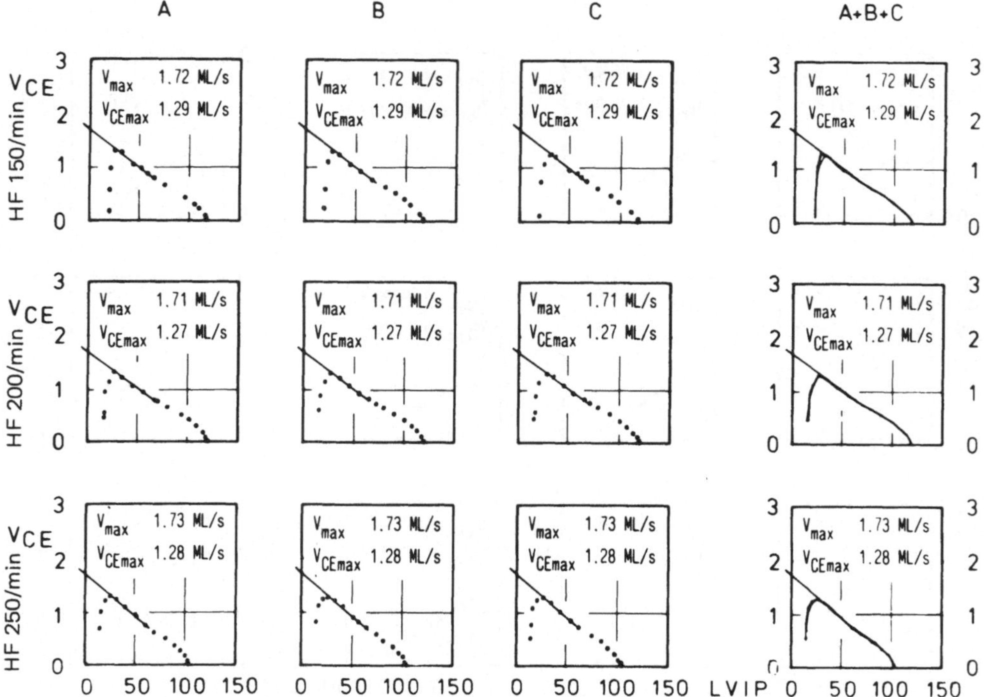

Abb. 26. Analyse der Kraft-Geschwindigkeits-Beziehungen (Kontrollgruppe n = 3) unter dem Einfluß einer kontrollierten Herzfrequenzsteigerung. Änderung durch Variation der Reizfrequenz zwischen 150 und 250/min. Für die untersuchten Kontraktionsfrequenzen sind jeweils in horizontaler Folge zunächst die Kraft-Geschwindigkeits-Kurven für die 3 Kontrollherzen (A, B, C) sowie der summarische Verlauf dieser 3 Einzelkurven (A + B + C) dargestellt.

Abszisse: instantaner linksventriculärer Druck (LVIP) in Torr; Ordinate: Verkürzungsgeschwindigkeit der contractilen Elemente (V_{CE}) in ML/s.

Der jeweils ganz rechts dargestellte summarische Verlauf der Kraft-Geschwindigkeits-Kurven der 3 Kontrolltiere (A + B + C) zeigt bezüglich der maximalen Verkürzungsgeschwindigkeiten der contractilen Elemente (V_{CEmax} bzw. V_{max}) in Abhängigkeit von einer Änderung der Reizfrequenz keine Unterschiede

dingten Steigerung der venösen Zuflußrate erhöht sich der linksventriculär-enddiastolische Druck als Ausdruck einer *Preload*-Zunahme streng linear von 1,7 auf 4,6 Torr (r = 0,687; F = 51,8).

Die Regressionsgeraden für die *individuelle Vorlast-Zunahme* jedes einzelnen Herzens lassen die hochsignifikante lineare Korrelation noch besser erkennen als der mittlere Verlauf der in der Abb. 30 dargestellten Kontrollgruppe, da hier die interindividuell unterschiedlichen Ausgangswerte sowie die unterschiedlich starke Zunahme des LVEDP das Signifikanzniveau sowie den Steigerungs-Korrelations-Koeffizienten beeinflussen:

$$y_1 = 0,60 + 0,16 \quad x \, (F = 167 \quad ; r = 0,988)$$
$$y_2 = 0,74 + 0,23 \quad x \, (F = 192 \quad ; r = 0,990)$$
$$y_3 = 0,81 + 0,34 \quad x \, (F = 28 \quad ; r = 0,935)$$
$$y_4 = 1,31 + 0,26 \quad x \, (F = 60,8; r = 0,969)$$
$$y_5 = 1,79 + 0,27 \quad x \, (F = 121,3; r = 0,984)$$

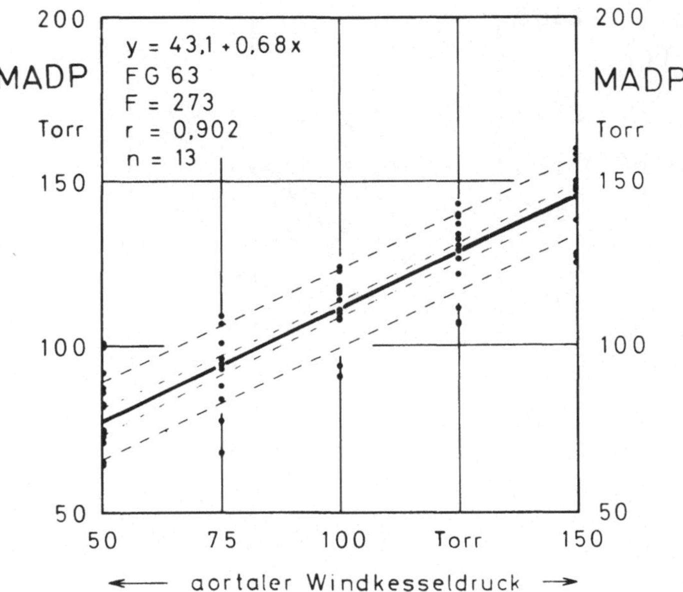

Abb. 27. Linksventriculäre Druckbelastung (Kontrollgruppe: n = 13). Abhängigkeit des mittleren diastolischen Aortendruckes als Maß für die linksventriculäre Nachbelastung von Änderungen des aortalen Windkesseldruckes bei schrittweiser Steigerung des sogenannten „Starling-Widerstandes". Abszisse: aortaler Windkesseldruck in Torr; Ordinate: mittlerer diastolischer Aortendruck (MADP) in Torr.
Dargestellt ist die Regressionsgerade mit dem 95%-Vertrauensbereich sowie der Standardabweichung

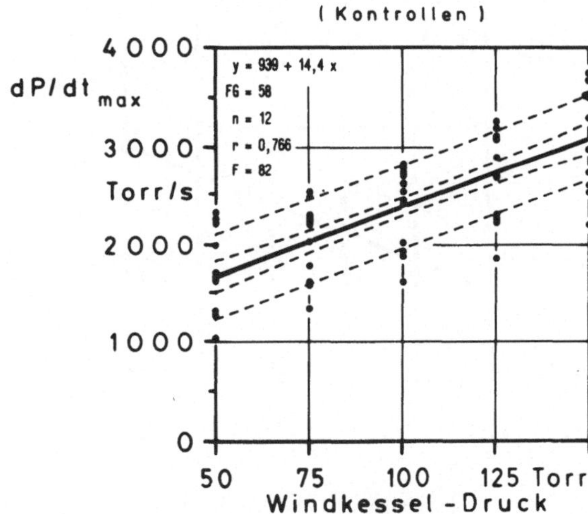

Abb. 28. Linksventriculäre Druckbelastung (Kontrollgruppe: n = 12). Korrelation zwischen schrittweiser Erhöhung des aortalen Windkesseldruckes von 50 auf insgesamt 150 Torr und der Kontraktionskraft, gemessen am Inotropie-Parameter dP/dt_{max}. Abszisse: aortaler Windkesseldruck in Torr; Ordinate: maximale linksventriculäre Druckanstiegsgeschwindigkeit (dP/dt_{max}) in Torr/s.
Dargestellt ist die Regressionsgerade mit 95%-Vertrauensbereich und Standardabweichung

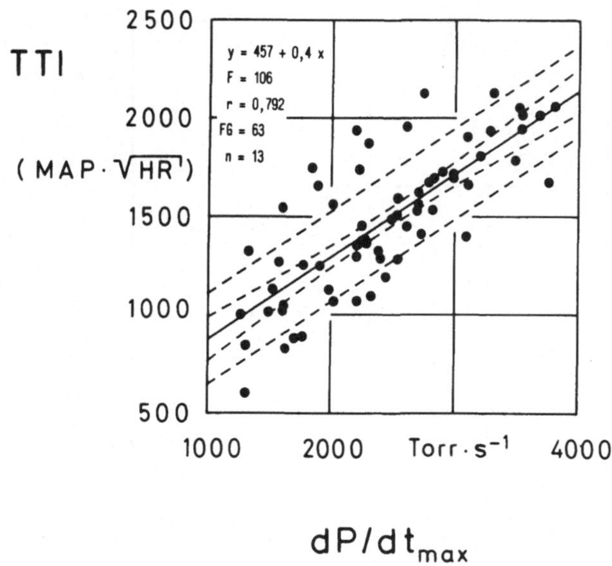

Abb. 29. Korrelation zwischen nachlastabhängiger Erhöhung des Inotropie-Parameters dP/dt$_{max}$ (als Folge einer kontrollierten Erhöhung des aortalen Windkesseldruckes von 50 auf insgesamt 150 Torr) und dem für den myokardialen Sauerstoffverbrauch repräsentativen Tension-Time-Index (TTI).
Abszisse: maximale linksventriculäre Druckanstiegsgeschwindigkeit (dP/dt$_{max}$) in Torr/s;
Ordinate: aus dem Produkt MAP · $\sqrt{HR}$ kalkulierter TTI.
Dargestellt ist die Regressionsgerade mit 95%-Vertrauensbereich und Standardabweichung

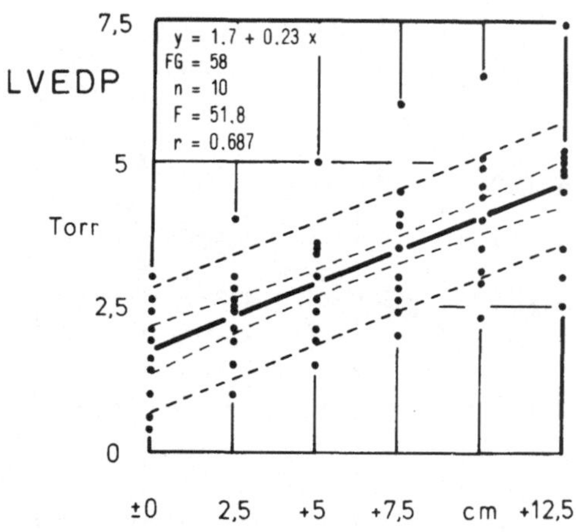

Abb. 30. Einfluß einer schrittweisen Volumenbelastung des Kontrollherzens (schrittweise Erhöhung des Zuflußgefälles) auf das linksventriculäre Preload, gemessen am linksventriculär-enddiastolischen Druck.
Abszisse: Zunahme der Reservoir-Blutspiegelhöhe (ΔH) in cm; Ordinate: linksventriculär-enddiastolischer Druck (LVEDP) in Torr.
Dargestellt ist die Regressionsgerade mit dem 95%-Vertrauensbereich und der Standardabweichung

$$y_6 = 1{,}99 + 0{,}199 \ x \ (F = 613{,}7; r = 0{,}997)$$
$$y_7 = 2{,}15 + 0{,}08 \ \ x \ (F = \ \ 36{,}3; r = 0{,}949)$$
$$y_8 = 2{,}45 + 0{,}23 \ \ x \ (F = \ \ 68{,}6; r = 0{,}972)$$
$$y_9 = 2{,}47 + 0{,}20 \ \ x \ (F = 1{.}034; r = 0{,}998)$$
$$y_{10} = 3{,}12 + 0{,}35 \ \ x \ (F = \ \ 524; r = 0{,}996)$$

Da während des gesamten Versuchsablaufes Kontraktionsfrequenz (frequenzkonstante Vorhofstimulation) und Afterload (unveränderter aortaler Windkesseldruck und demzufolge unveränderter mittlerer diastolischer Aortendruck) nicht variiert wurden, bewirkt eine *Volumenbelastung des Herzens* durch schrittweises Anheben des Reservoirs eine gezielte und kontrollierbare Zunahme der linksventriculären Vorbelastung. Der Einfluß dieser schrittweisen Preloadzunahme auf die Kontraktionskraft ist in der Abb. 31 dargestellt. Die Korrelation zwischen schrittweiser Reservoir-Blutspiegelerhöhung und Inotropie-Parameter dP/dt_{max} scheint nur schwach zu sein ($F = 11$; $r = 0{,}399$). Dies ergibt sich aus der interindividuell relativ großen Streuung der Kontrollwerte vor der Belastung, wohingegen der dP/dt_{max}-Zuwachs innerhalb der einzelnen Versuche relativ konstant ist, wie die Regressionsgeraden für jedes einzelne Herz zeigen:

$$y_1 = 1{.}187 + \ \ 55 \ x \ (F = 840; r = 0{,}997)$$
$$y_2 = 1{.}512 + \ \ 31 \ x \ (F = 435; r = 0{,}995)$$
$$y_3 = 1{.}606 + \ \ 50 \ x \ (F = 417; r = 0{,}995)$$
$$y_4 = 1{.}839 + 120 \ x \ (F = \ \ 54; r = 0{,}965)$$
$$y_5 = 1{.}948 + \ \ 17 \ x \ (F = 149; r = 0{,}987)$$
$$y_6 = 1{.}968 + \ \ 26 \ x \ (F = 155; r = 0{,}987)$$
$$y_7 = 2{.}089 + \ \ 57 \ x \ (F = 122; r = 0{,}984)$$
$$y_8 = 2{.}528 + \ \ 59 \ x \ (F = 550; r = 0{,}996)$$
$$y_9 = 2{.}593 + \ \ 58 \ x \ (F = 446; r = 0{,}996)$$
$$y_{10} = 2{.}626 + \ \ 52 \ x \ (F = 376; r = 0{,}995)$$

Zwischen Vorlasterhöhung (LVEDP-Zunahme infolge Erhöhung des Zuflußgefälles) und der Kontraktionskraft besteht ebenfalls eine lineare Korrelation (Abb. 32), die zunächst nur schwach gesichert erscheint ($r = 0{,}334$; $F = 7{,}28$). Im Gefolge einer Erhöhung des Reservoir-Blutspiegels und damit ausgelöster Steigerung des venösen Angebots an das Herz nimmt der linksventrikulär-enddiastolische Druck von $1{,}7 \pm 0{,}27$ Torr ($\bar{x} \pm s_{\bar{x}}$) auf $4{,}6 \pm 0{,}44$ Torr zu ($p < 0{,}01$). Auf Grund der relativ großen interindividuellen Streuung der LVEDP-Ausgangswerte vor der Volumenbelastung als auch der unterschiedlichen LVEDP-Steigerungsraten durch die Belastung sowie infolge der individuell sehr unterschiedlichen dP/dt_{max}-Zuwachsraten bei den einzelnen Kontrollherzen erscheint der durchschnittliche Kontraktionskraftzugewinn nur schwach mit einer zunehmenden Vorbelastung zu korrelieren. So erhöht sich der Inotropie-Parameter dP/dt_{max} bei einer mittleren LVEDP-Zunahme von 1,7 auf 4,6 Torr von 2.124 auf lediglich 2.501 Torr/s. Die Zuwachsrate pro 1 Torr Füllungsdruckzunahme beträgt demnach nur 130 Torr/s. Die individuelle Korrelation zwischen vorlastbedingter LVEDP- und dP/dt_{max}-Änderung ist für jedes der 10 Kontrollherzen in der Abb. 33 dargestellt. Für die individuellen Einzelkurven zeigen die Regressionsgleichungen eine hochsignifikante Abhängigkeit zwischen linksventrikulär-enddiastolischer Druckzunahme und dP/dt_{max}-Zuwachs:

$$y_1 = 1.460 + 82\,x\ (F = 36;\ r = 0{,}949)$$
$$y_2 = 1.888 + 111\,x\ (F = 117;\ r = 0{,}983)$$
$$y_3 = 1.166 + 141\,x\ (F = 873;\ r = 0{,}998)$$
$$y_4 = 950 + 198\,x\ (F = 46;\ r = 0{,}959)$$
$$y_5 = 2.245 + 202\,x\ (F = 76;\ r = 0{,}975)$$
$$y_6 = 1.500 + 211\,x\ (F = 133;\ r = 0{,}985)$$
$$y_7 = 1.942 + 246\,x\ (F = 106;\ r = 0{,}982)$$
$$y_8 = 2.103 + 151\,x\ (F = 376;\ r = 0{,}995)$$
$$y_9 = 1.880 + 345\,x\ (F = 535;\ r = 0{,}996)$$
$$y_{10} = 132 + 647\,x\ (F = 41;\ r = 0{,}954)$$

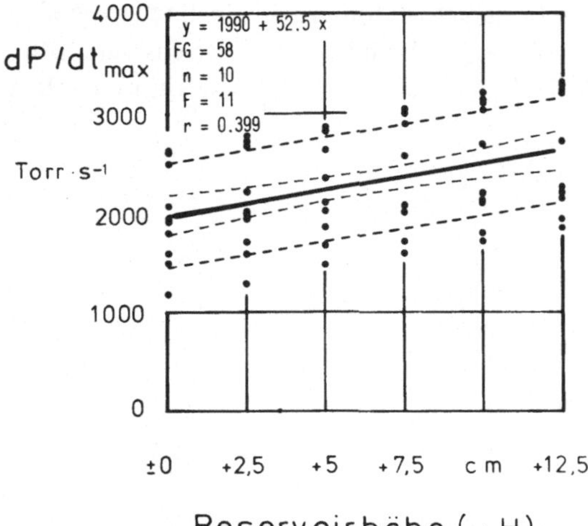

Abb. 31. Volumenbelastung des Herzens. Abhängigkeit des Inotropie-Parameters dP/dt_{max} von einer schrittweisen Erhöhung des Reservoir-Blutspiegels um insgesamt 12,5 cm (Kontrollherzen: n = 10). Abszisse: über die Ausgangshöhe hinausgehende, zusätzliche Anhebung des Reservoir-Blutspiegels (ΔH) in cm; Ordinate: linksventrikuläre Druckanstiegsgeschwindigkeit, dP/dt_{max} in Torr/s. Dargestellt ist die lineare Regressionsgerade mit dem 95%-Vertrauensbereich und der Standardabweichung

Auch am isolierten, in situ schlagenden Herz führt eine durch Erhöhung des Zuflußgefälles ausgelöste *venöse Zuflußsteigerung* zu einer Verbesserung der linksventrikulären Auswurfleistung (Abb. 34). Eine schrittweise Erhöhung des Reservoir-Blutspiegels um jeweils 2,5 auf insgesamt 10 cm führt zu einer *linearen Erhöhung des Herzzeitvolumens* von 19,1 auf insgesamt 29,3 ml/min · kg KG (F = 24,6; r = 0,602; p < 0,01). Mit jeder Belastungsstufe erhöht sich der Herzindex um 2,55 ml/min · kg KG.

Da die Kontraktionsfrequenz mittels Vorhofstimulation konstant gehalten wurde, korreliert der Volumenbelastungsgrad auch mit dem Schlagvolumenindex (Abb. 35). Der SVI erhöht sich mit jeder Belastungsstufe (+ 2,5 cm) linear um 0,014 ml/kg KG. Die unter den gegebenen Belastungsbedingungen maximal mögliche Zunahme des Auswurfvolumens beträgt 45,5% des Kontrollwertes vor Beginn der Volumenbelastung.

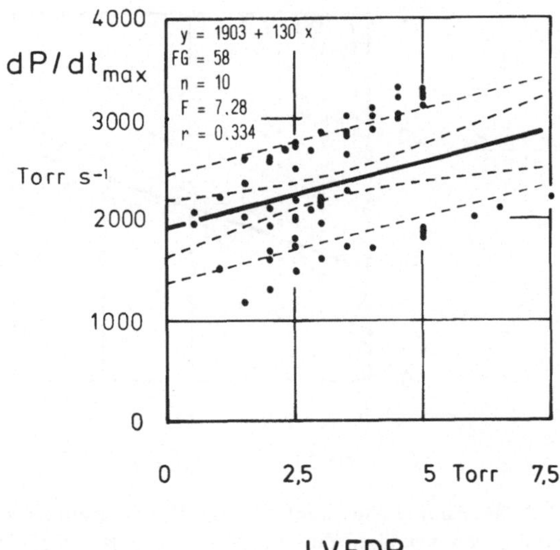

Abb. 32. Einfluß einer isolierten Preload-Zunahme auf die Kontraktionskraft des linken Ventrikels. Korrelation zwischen linksventrikulär-enddiastolischer Druckzunahme bei Erhöhung des venösen Zuflußgefälles und linksventrikulärem dP/dt$_{max}$.
Abszisse: durch Volumenbelastung hervorgerufene Steigerung des linksventrikulär-enddiastolischen Druckes in Torr; Ordinate: Inotropie-Parameter dP/dt$_{max}$ in Torr/s.
Dargestellt ist die Regressionsgerade mit dem 95%-Vertrauensbereich und der Standardabweichung

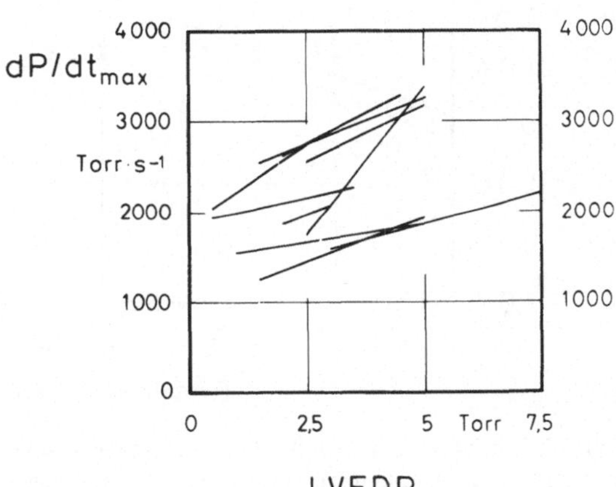

Abb. 33. Einfluß einer isolierten Preload-Steigerung auf die Kontraktionskraft. Abhängigkeit zwischen linksventrikulär-enddiastolischer Druckzunahme und der maximalen ventrikulären Druckanstiegsgeschwindigkeit. Abszisse: linksventrikulär-enddiastolischer Druck als Maß für das linksventrikuläre Preload in Torr; Ordinate: Inotropie-Parameter dP/dt$_{max}$ in Torr/s.
Dargestellt sind die linearen Regressionsgeraden für jedes einzelne Kontrollherz (n = 10)

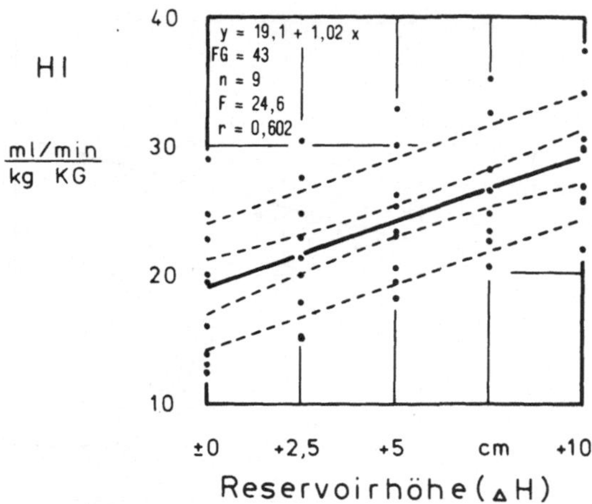

Abb. 34. Einfluß einer kontrollierten Vorlasterhöhung auf die Herzauswurfleistung. Korrelation zwischen Erhöhung des venösen Zuflußgefälles infolge Reservoir-Blutspiegelerhöhung und dem Herz-Index. Abszisse: Änderung der Reservoir-Blutspiegelhöhe (ΔH) in cm; Ordinate: Herzzeitvolumen (HI) in ml/min · kg KG (Kontrollgruppe: n = 9). Dargestellt ist die Regressionsgerade mit dem 95%-Vertrauensbereich und der Standardabweichung

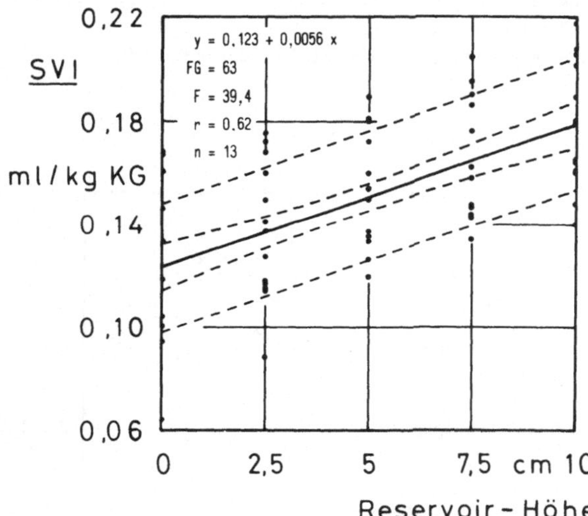

Abb. 35. Einfluß einer kontrollierten Volumenbelastung des Herzens im Gefolge einer Anhebung des Reservoir-Blutspiegels und damit ausgelöster Preload-Steigerung auf das Herzauswurfvolumen. Abszisse: Zunahme der Reservoir-Blutspiegelhöhe in cm; Ordinate: Schlagvolumenindex (SVI) in ml/kg KG (Kontrollgruppe n = 13). Dargestellt ist die lineare Regressionsgerade mit dem 95%-Vertrauensbereich sowie der Standardabweichung

6.1.2.3 Frequenzbelastung. Reizt man das spontan schlagende Kontrollherz *(rechtsatriale Vorhofstimulation)* mit einer Frequenz, die 5 bis 10 Schläge oberhalb der Spontanfrequenz liegt und erhöht dann die Reizfrequenz schrittweise um jeweils 25 Impulse pro Minute, so ist am Kontrollherzen nur ein geringer, statistisch nicht-signifikanter *frequenzinotroper Effekt* nachweisbar (Abb. 36).

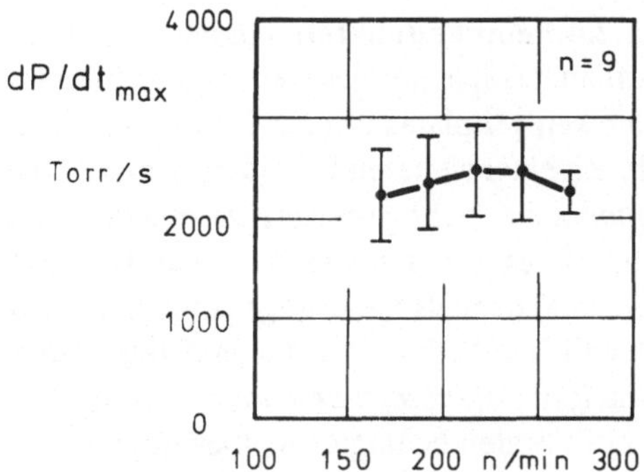

Abb. 36. Einfluß der Kontraktionsfrequenz auf das Kontraktionsverhalten des linken Ventrikels (Kontrollgruppe n = 9).
Korrelation zwischen schrittweiser Erhöhung der Kontraktionsfrequenz mittels rechtsatrialer Vorhofstimulation und dem Inotropie-Parameter dP/dt$_{max}$.
Abszisse: Kontraktionsfrequenz/min;
Ordinate: maximale linksventrikuläre Druckanstiegsgeschwindigkeit (dP/dt$_{max}$) in Torr/s ($\bar{x} \pm s_x$)

Bei einer Frequenzerhöhung von 166/min über 191 auf 216/min nimmt das *maximale linksventrikuläre dP/dt* von 2.217 ± 456 Torr/s über 2.346 ± 464 auf maximal 2.469 ± 451 Torr/s zu (p < 0,05). Bei einer weiteren Steigerung der Kontraktionsfrequenz wird das dP/dt$_{max}$ über 2.452 ± 482 auf 2.253 ± 210 Torr/s reduziert.
Das *Herzzeitvolumen* (Abb. 37) bleibt bis zu einer Frequenzerhöhung um 75 Impulse/min nahezu konstant (28,5 ± 4,3 ml/min · kg KG; 28,2 ± 4,3 ml/min · kg KG; 27,5 ± 4,4 ml/min · kg KG; 27,2 ± 4,4 ml/min · kg KG).

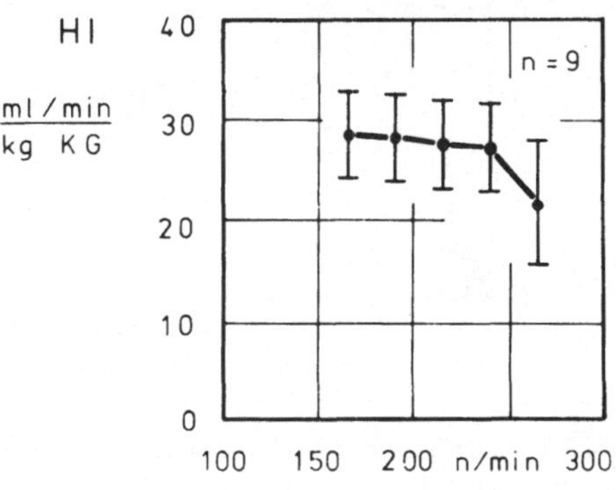

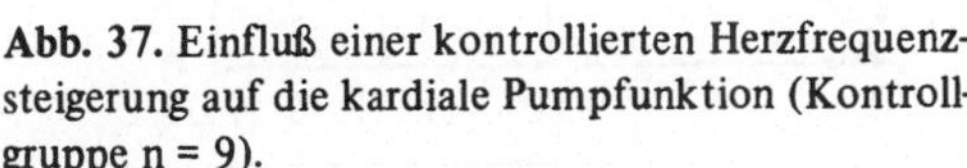

Abb. 37. Einfluß einer kontrollierten Herzfrequenzsteigerung auf die kardiale Pumpfunktion (Kontrollgruppe n = 9).
Abhängigkeit des Herzindex von einer schrittweisen Erhöhung der Kontraktionsfrequenz um 100 Impulse/min mittels rechtsatrialer Vorhofstimulation.
Abszisse: Kontraktionsfrequenz/min (HF);
Ordinate: Herzindex (HI) in ml/min · kg KG
($\bar{x} \pm s_x$)

Eine Frequenz-Zunahme um 100/min vermindert dagegen den Herzindex auf 21,7 ± 6,2 ml/min · kg KG (p < 0,05).
Parallel zur Frequenzerhöhung reduziert sich das Schlagvolumen von 0,172 ml/kg KG auf 0,148, 0,127 bzw. 0,113 ml/kg KG auf 0,082 ml/kg KG.
Unter kontrollierbaren methodischen Voraussetzungen, wie im Herz-Lungen-Präparat, lassen sich weder die Kontraktionskraft, gemessen am Inotropie-Parameter dP/dt$_{max}$, noch das Herzzeitvolumen durch eine schrittweise Erhöhung der Kontraktionsfrequenz nennenswert beeinflussen!

6.1.2.4 Ventrikelfunktionskurven. Die Steigerung der venösen Zuflußrate bis zur maximalen
Aufnahmekapazität des Herzens beschreibt einen kurvi-linearen Verlauf bis zu einem mehr
oder weniger plateauartigen Maximum, das die Grenze der kardialen Belastbarkeit anzeigt,
d.h. mit einer weiteren Erhöhung des *rechtsatrialen Füllungsdruckes* kann das *Herzminutenvolumen* nicht mehr gesteigert werden oder es nimmt sogar leicht ab (Abb. 38). Der mittlere
Verlauf des insbesondere in seinem Anfangsteil interindividuell unterschiedlich steil ansteigenden Schenkels dieser sogenannten Ventrikelfunktionskurven sowie auch die bei unterschiedlichen Füllungsdrucken auftretenden unterschiedlichen Maxima lassen sich *mit mehrgliedrigen Polynomen beschreiben* (Abb. 38). In der Kontrollgruppe bewirkt ein durch erhöhte Zuflußraten bedingter Anstieg des rechtsatrialen Füllungsdruckes von 0 auf 2,5 cm H_2O
einen Anstieg des Herzauswurfvolumens auf 18,9 ml/min · kg KG. In Abhängigkeit von einer
weiteren Erhöhung des Füllungsdruckes um jeweils 2,5 cm H_2O auf 5, 7,5 bzw. 10 cm H_2O
nehmen die Herzindex-Steigerungsraten zunehmend ab. Das Herzzeitvolumen beträgt entsprechend 29,6, 33,1 bzw. 34 ml/min · kg KG. (Die Kontraktionskraft-Determinanten Afterload
und Kontraktionsfrequenz wurden konstant gehalten.)

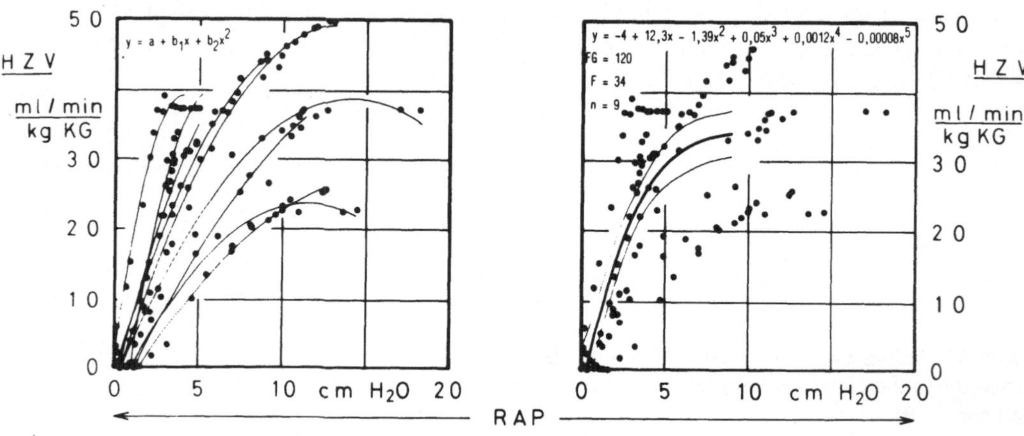

Abb. 38. Ventrikelfunktionskurven zur Bestimmung der myokardialen Kontraktionsdynamik in einer Kon-
trollgruppe (n = 9). Abhängigkeit des Herzzeitvolumens von einer schrittweisen Erhöhung der venösen Zu-
flußrate und damit ausgelöstem Anstieg des rechtsatrialen Füllungsdruckes.
Abszisse: rechtsatrialer Füllungsdruck (RAP) in cm H_2O; Ordinate: Herzindex (HZV) in ml/min · kg KG.
Das linke Diagramm zeigt die aus den Urwerten konstruierten Ventrikelfunktionskurven für jedes einzelne
Kontrollherz, wobei sich der Kurvenverlauf jeweils mittels eines zweigliedrigen Polynoms beschreiben läßt.
Der mittlere Verlauf der Ventrikelfunktionskurven aller 9 Kontrollherzen läßt sich mit mehrgliedrigen Poly-
nomen erfassen. Bei der im rechten Diagramm dargestellten Regressionskurve handelt es sich um ein 5-glied-
riges Polynom mit den Grenzen für den 95%-Vertrauensbereich

Positiv-inotrope Einflüsse versteilern die Ventrikelfunktionskurven und verschieben das Maximum gegen höhere Auswurfvolumina bzw. gegen niedrigere Füllungsdrucke. Auf der anderen
Seite bewirken *kardiotoxische Substanzen* eine konzentrationsabhängig zunehmende *Rechtsverlagerung* und *Abflachung der Ventrikelfunktionskurven* (Abb. 39). So vermindert sich das
maximal mögliche Herzauswurfvolumen von 32,5 ml/min · kg KG (Kontrollgruppe) unter
1 MAC Halothan auf 22,1 und bei Verdoppelung der Halothankonzentration auf 12,3 ml/min ·

kg KG; die entsprechenden atrialen Füllungsdrucke betragen 11, 12 bzw. 22 cm H_2O. Unter dem Einfluß von 2 MAC Halothan ist also das Herz offenbar nicht in der Lage, sein Auswurfvolumen mit Hilfe des Frank-Starling-Mechanismus entsprechend zu erhöhen.

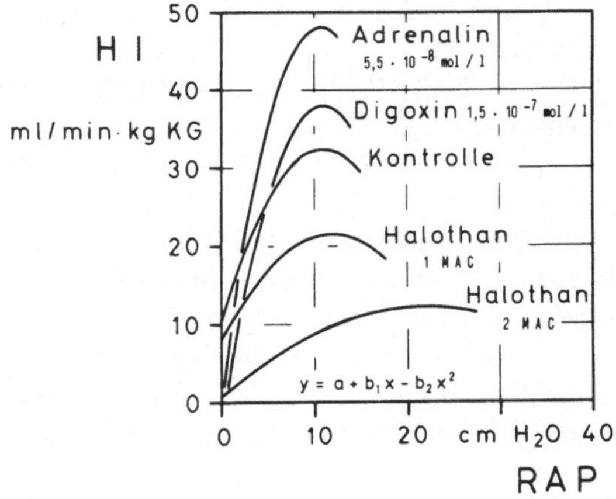

Abb. 39. Ventrikelfunktionskurven zur qualitativen und quantitativen Beschreibung positiv-inotroper bzw. negativ-inotroper Einwirkungen auf die kardiale Pumpfunktion. Abhängigkeit des Herzzeitvolumens von infolge Erhöhung der venösen Zuflußrate ansteigenden rechtsatrialen Füllungsdrucken.
Abszisse: rechtsatrialer Füllungsdruck (RAP) in cm H_2O, Ordinate: Herzindex (HI) in ml/min · kg KG. Positiv-inotrope Interventionen durch Digoxin (1,5 · 10^{-7} mol/l) bzw. durch Adrenalin (5,5 · 10^{-8} mol/l) führen zu einer Versteilerung der Kurven. Halothan — als Prototyp einer kardiotoxischen Substanz — bewirkt konzentrationsabhängig eine Rechtsverlagerung und Abflachung der Ventrikelfunktionskurven. Bei den Regressionskurven handelt es sich jeweils um 2-gliedrige Polynome

Unter Digoxin (1,5 · 10^{-7} mol/l) bzw. unter Adrenalin (5,5 · 10^{-8} mol/l) können Herzzeitvolumina von maximal 38 bzw. 48,1 ml/min · kg KG ausgeworfen werden.
Interessanterweise erfolgt die Versteilerung der Ventrikelfunktionskurven unter positiv-inotropen Einflüssen in erster Linie auf Grund einer Verschiebung des Kruvenverlaufs gegen höhere Volumina, die Füllungsdrucke zum Zeitpunkt des Kurvenmaximums verändern sich nicht gegenüber der Kontrollgruppe.
Die Rechtsverlagerung der kardialen Funktionskurven unter dem Einfluß myokarddepressiver Substanzen ist dagegen sowohl durch eine Zunahme der Füllungsdrucke wie auch durch eine Abnahme des Herzzeitvolumens bedingt. Bei identischen Füllungsdrucken verringert sich das Herzzeitvolumen bzw. werden gleiche Auswurfvolumina erst bei höheren Füllungsdrucken erzielt. Bei einem RAP von beispielsweise 7,5 cm H_2O beträgt der Herzindex in der Kontrollgruppe 30,9 ml/min · kg KG. Er vermindert sich unter dem Einfluß von 1 bzw. 2 MAC Halothan auf 18,9 bzw. 6,6 ml/min · kg KG. Unter dem Einfluß von Digoxin bzw. Adrenalin erhöht sich das Auswurfvolumen auf 33,8 bzw. 43,7 ml/min · kg KG.
Da die Polynom-Endglieder auf Grund ihrer niedrigen numerischen Größe den mittleren Verlauf der Ventrikelfunktionskurven in den entsprechenden Gruppen nicht entscheidend beeinflussen, ist die Abhängigkeit des Herzindex von steigenden rechtsatrialen Füllungsdrucken auch mit 2-gliedrigen Polynomen anzupassen, wie aus dem mathematischen Verlauf der in der Abb. 39 dargestellten Regressionskurven zu erkennen ist:

Kontrollen (n = 7):
$$y = 10,1 + 4,54\,x - 0,23\,x^2 \quad (FG = 119; F = 26,8)$$
1 MAC Halothan (n = 7):
$$y = 4,34 + 2,72\,x - 0,103\,x^2 \quad (FG = 77; F = 13,2)$$
2 MAC Halothan (n = 7):
$$y = 0,65 + 0,91\,x - 0,015\,x^2 \quad (FG = 62; F = 12,6)$$
Digoxin (n = 7):
$$y = -2,47 + 7,29\,x - 0,328\,x^2 \quad (FG = 89; F = 53,8)$$
Adrenalin (n = 7):
$$y = -0,004 + 9,93\,x - 0,414\,x^2 \quad (FG = 118; F = 69).$$

6.1.2.5 Competence-Index. Der Grad der myokardialen Insuffizienz läßt sich am isolierten Herz mit Hilfe des Competence-Index bestimmen. *Schrittweise Erhöhung des Reservoir-Blutspiegels* um jeweils 2,5 auf insgesamt 12,5 cm über dem Ausgangsniveau des rechten Vorhofs bewirken auf Grund des zunehmenden hydrostatischen Gefälles eine Zunahme der rechtsatrialen Füllung: bei den Kontrollen erhöht sich jedoch der mittlere rechtsatriale Füllungsdruck bei jedem Schritt nur um 0,3 cm H_2O auf insgesamt 1,2 cm H_2O (Abb. 40).

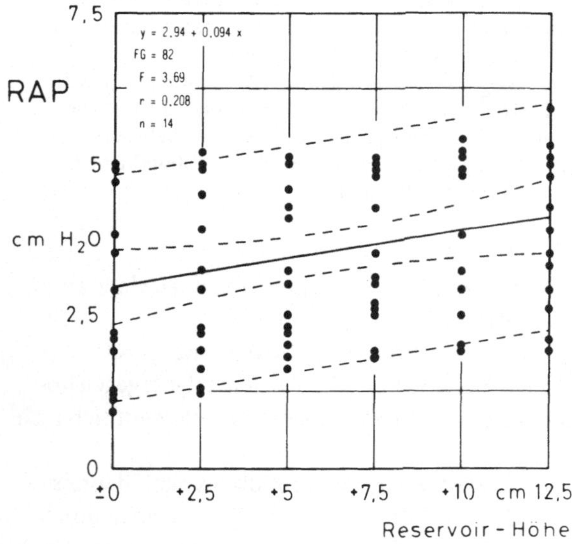

Abb. 40. Volumenbelastung des Herzens. Abhängigkeit des rechtsatrialen Füllungsdruckes von einer schrittweisen Erhöhung des Reservoir-Blutspiegels um insgesamt 12,5 cm (Kontrollherzen n = 14).
Abszisse: zusätzliche Reservoir-Blutspiegelhöhe in cm; Ordinate: rechtsatrialer Füllungsdruck (RAP) in cm H_2O.
Dargestellt ist die lineare Regressionsgerade mit dem 95%-Vertrauensbereich sowie der Standardabweichung

Das vermehrte venöse Angebot wird also von den Kontrollherzen voll aufgenommen, das Herzzeitvolumen erhöht sich. Aus der *Differenz zwischen Reservoir-Blutspiegelerhöhung und dadurch bedingter RAP-Zunahme* ergibt sich ein brauchbares *Maß für die Leistungsbreite des Herzens.* Dieser *Competence-Index ($\Delta H - \Delta RAP$)* ist im Idealfalle — bei Ausbleiben einer Vor-

hofdruckerhöhung – 1,0 und er bewegt sich, entsprechend dem Grad der Insuffizienz, gegen Null, ist also ein brauchbares, *quantitatives Maß für die gesamtkardiale Leistungsbreite.*
Die Abhängigkeit des Competence-Index von einer Reservoir-Blutspiegelerhöhung in mehreren Schritten korreliert streng linear (r = 0,99; F = 2,884; p < 0,01) (Abb. 41). Geringe wie auch stark erhöhte rechtsatriale Zuflußbelastungen werden vom suffizienten Herz gleichermaßen gut aufgenommen.

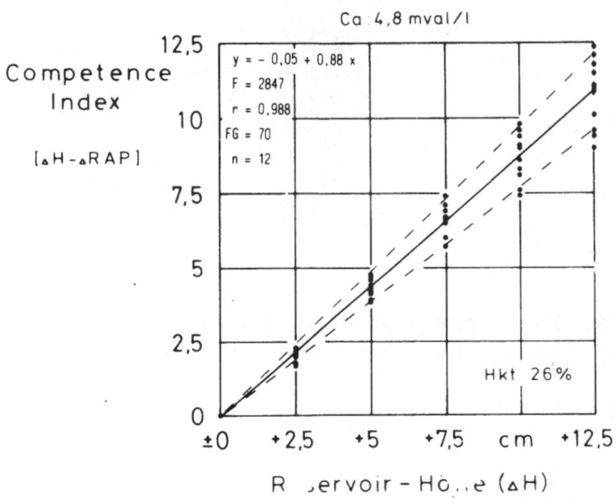

Abb. 41. Bestimmung des myokardialen Suffizienzgrades mit Hilfe des Competence-Index in einer Kontrollgruppe (n = 12). Korrelation zwischen schrittweiser Anhebung des Reservoir-Blutspiegels um 10 cm und dem aus der Höhendifferenz (ΔH) und der rechtsatrialen Druckzunahme (ΔRAP) berechneten Competence-Index.
Abszisse: Änderung der Reservoir-Blutspiegelhöhe (ΔH) in cm; Ordinate: Competence-Index (ΔH – ΔRAP). Dargestellt ist die lineare Regressionsgerade mit der Standardabweichung

6.1.3 Energiebereitstellung und Stoffwechsel des isolierten Herzens

Zunächst wurde der Stoffwechselstatus der Herzen im Herz-Lungen-Präparat bestimmt und mit dem der thorakotomierten, beatmeten Katze verglichen. Die *Adeninnukleotide* sind in beiden Gruppen nicht unterschiedlich. So beträgt das ATP bei den thorakotomierten und beatmeten Ganztieren in einer Chloralose-Basisnarkose 5,43 ± 0,33 μmol/g FG und beim Herz-Lungen-Präparat 5,41 ± 0,46 μmol/g FG. Auch der Gesamtgehalt an Adeninnukleotiden (SAN) der *linken Ventrikelmuskulatur* zeigt für die Kontroll-Ganztiere bzw. das Herz-Lungen-Präparat mit 6,53 ± 0,44 μmol/g FG bzw. 6,42 ± 0,46 μmol/g FG nahezu identische Werte (Abb. 42).
Unterschiede finden sich dagegen beim *Phosphokreatin* (Abb. 43). Im Herz-Lungen-Präparat war der P Kr-Gewebsgehalt des linksventriculären Myokards mit 10,14 ± 1,29 μmol/g FG deutlich höher als bei den thorakotomierten Katzen (6,98 ± 0,6 μmol/g FG).
Da das *Gesamtkreatin* mit 18,71 ± 1,94 μmol/g FG bzw. 18,53 ± 2,84 μmol/g FG nicht unterschiedlich war, ergab sich dementsprechend im Herz-Lungen-Präparat für die Fraktion des freien Kreatins (F Kr) mit 8,39 ± 2,01 μmol/g FG ein gegenüber den Kontrolltieren mit 11,74 ± 2,26 μmol/g FG erniedrigter Wert. Die als empfindliche *Indikatoren für die energetische Situa-*

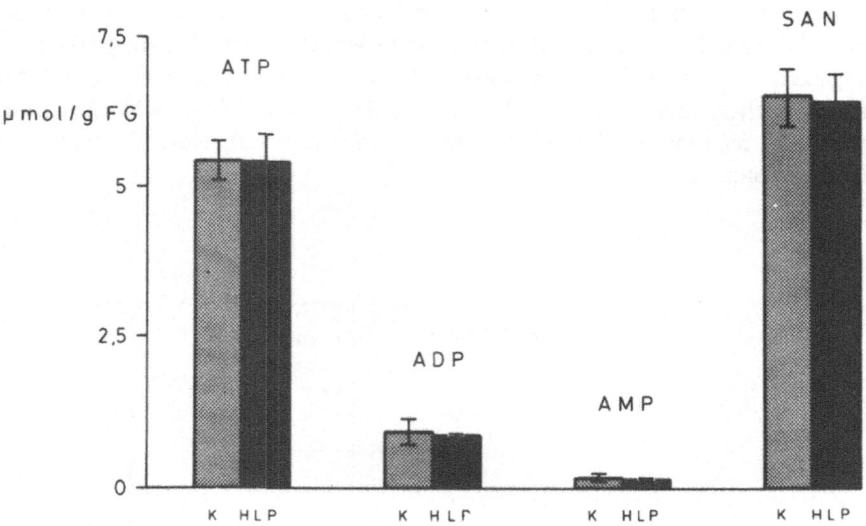

Abb. 42. Linksventriculärer Adeninnukleotidgehalt der Herzen thorakotomierter und beatmeter Kontrolltiere (K) und aus Herz-Lungen-Präparaten (HLP) (n = 5; $\bar{x} \pm s_{\bar{x}}$)

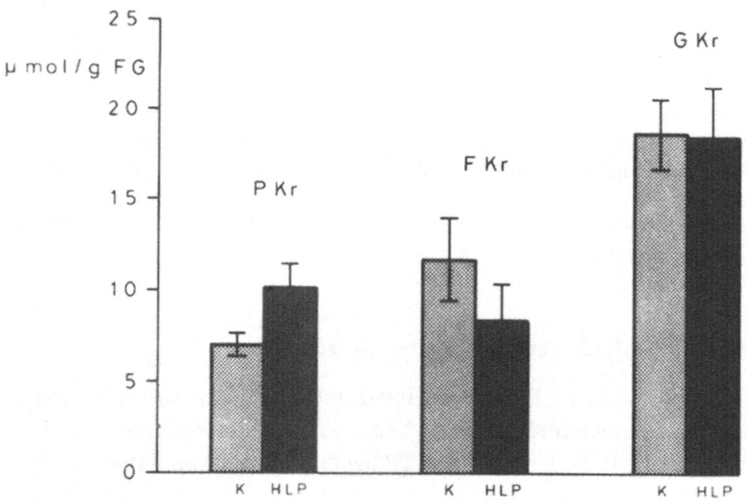

Abb. 43. Linksventriculärer Gehalt an Phosphokreatin (P Kr), freiem Kreatin (F Kr) sowie Gesamtkreatin (G Kr) beim thorakotomierten und beatmeten Ganztier (K) sowie am isolierten Herz (HLP). (n = 5; $\bar{x} \pm s_{\bar{x}}$)

tion des Myokards angesehenen Quotienten ATP/ADP *(109, 167, 244, 245, 506)* und ATP/AMP *(244, 245)* sind ebenfalls nicht unterschiedlich (Abb. 44). So beträgt der ATP/ADP-Quotient bei der thorakotomierten Katze 6,16 ± 1,42 und im Herz-Lungen-Präparat 6,27 ± 0,59. Für den ATP/AMP-Quotienten errechnen sich entsprechende Werte von 36,1 ± 15,6 bzw. 38,7 ± 6,5.

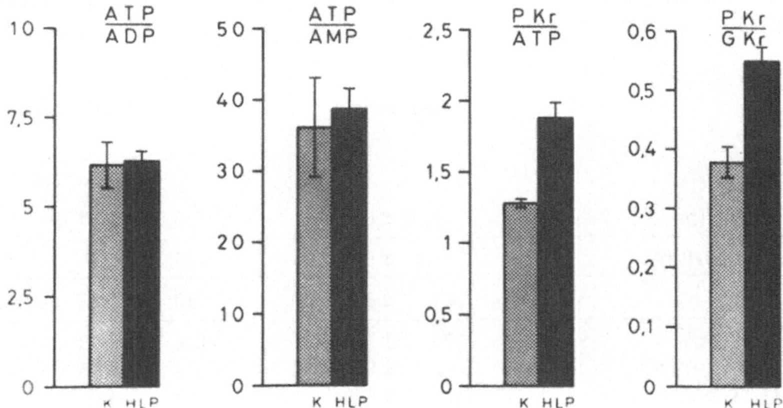

Abb. 44. Die aus den Adeninnukleotid- bzw. Kreatinfraktionen errechneten, für die Energiebereitstellung wichtigen Quotienten beim Herz der thorakotomierten und beatmeten Katze (K) bzw. im Herz-Lungen-Präparat (HLP) (n = 5; $\bar{x} \pm s_{\bar{x}}$)

Das Verhältnis P Kr / G Kr zeigt entsprechend der Kreislaufbelastung der Herzen einen Anstieg von 1,28 ± 0,07 bei der thorakotomierten Katze auf 1,8 ± 0,24 im Herz-Lungen-Präparat. Auch der Quotient P Kr / G Kr steigt von 0,38 ± 0,06 auf 0,55 ± 0,05 an (p < 0,05).

6.1.4 Einfluß der isovolämischen Hämodilution auf die Kontraktionsdynamik des isolierten Herzens

Die Hämodilution mit *niedermolekularem Dextran* bewirkt einen Hämatokritabfall von 41,1 ± 0,9% auf 25,2 ± 0,9%. Gleichzeitig verringert sich dilutionsbedingt das Serumcalcium von 4,82 ± 0,66 auf 3,33 ± 0,07 mval/l. Nach Substitution durch 1-molares $CaCl_2$ wird der Serumcalcium-Spiegel wieder normalisiert (4,76 ± 0,12 mval/l). Der Hämatokrit liegt in dieser Gruppe bei 25,8 ± 1,1% (Tabelle 5).
In der Kontrollgruppe (Hkt 41,1%) bewirkt die Dextran-Dilution einen Anstieg des Herzindex von 27,5 ± 0,94 ml/min · kg KG auf 34,7 ± 1,01 ml/min · kg KG. Aus Vergleichsgründen wurde diese Zunahme des Aortenstromvolumens durch Drosselung des venösen Zuflusses wieder in den Kontrollbereich korrigiert.
Das Kontraktionsverhalten der Herzen unter dem Einfluß der isovolämischen Hämodilution änderte sich gegenüber den Kontrollherzen nicht. So reduzierte sich zwar der Inotropieparameter dP/dt_{max} von 2.613 ± 185 Torr/s auf 2.235 ± 124 Torr/s (Dilution vor $CaCl_2$-Substitution) bzw. auf 2.500 ± 148 Torr/s (nach $CaCl_2$-Substitution) (p < 0,05). Auch die Kontraktilitätsindizes *(289, 544)* änderten sich unter dem Einfluß der isovolämischen Hämodilution nicht signifikant (Tabelle 5): so betrug der Kontraktilitätsindex $\frac{dP/dt_{max}}{IP}$ in der Kontrollgruppe 39,2 ± 3,2 s^{-1} und in den beiden Hämodilutionsgruppen 39,6 ± 2,2 s^{-1} bzw. nach $CaCl_2$-Substitution 40,2 ± 3,29 s^{-1}. Die entsprechenden Werte für den Kontraktilitätsindex $\frac{dP/dt_{max}}{IP-LVEDP}$ betrugen 42,1 ± 3,57 s^{-1} sowie 43,4 ± 2,4 s^{-1} bzw. 43,5 ± 4,12 s^{-1}.
Untersucht man die Effekte der Hämodilution auf den inotropen Status der Herzen mit Hilfe der Kraft-Geschwindigkeits-Beziehungen (Abb. 45), so ist ein deutlicher Einfluß der Dextran-Dilution auf die Kontraktilität zu beobachten: die Verkürzungsgeschwindigkeiten der contractilen Elemente steigen dilutionsbedingt an. So erhöht sich die V_{CEmax} von 2,3 auf 3,2 ML/s

Tabelle 5. Kreislaufparameter und Rechengrößen vor und nach isovolämischer Hämodilution durch Dextran 40 (n = 7; $\bar{x} \pm s_{\bar{x}}$)

	Kontrollen	Hämodilution	
		vor	nach
		CaCl$_2$-Substitution	
Calcium (mval)	4,82 ± 0,06	3,33 ± 0,07	4,76 ± 0,12
Hämatokrit (%)	41,1 ± 0,9	25,2 ± 0,9	25,8 ± 1,1
HF (min^{-1})	181 ± 3,11	180 ± 1,98	181 ± 3,8
LVP (Torr)	123 ± 3,5	131 ± 2,92	131 ± 2,2
LVEDP (Torr)	2,8 ± 0,33	4,3 ± 0,56	3,3 ± 0,48
MAP (Torr)	115 ± 4,2	112 ± 3,6	111 ± 2,2
RVP (Torr)	19,4 ± 1,79	17,2 ± 1,26	18,9 ± 1,64
RVEDP (Torr)	1,8 ± 0,18	2,4 ± 0,39	1,5 ± 0,28
RAP (cm H$_2$O)	3,9 ± 0,46	5,2 ± 0,67	3,8 ± 0,44
HI (ml/min · kg KG)	27,5 ± 0,94	27,3 ± 1,55	28,7 ± 1,06
SVI (ml/kg KG)	0,15 ± 0,005	0,15 ± 0,009	0,16 ± 0,006
dP/dt$_{max}$ (Torr · s^{-1})	2613 ± 185	2235 ± 124	2500 ± 148
$KI_1 = \dfrac{dP/dt_{max}}{IP}$ (s^{-1})	39,2 ± 3,2	39,6 ± 2,2	40,2 ± 3,29
$KI_2 = \dfrac{dP/dt_{max}}{IP\text{-}LVEDP}$ (s^{-1})	42,1 ± 3,57	43,4 ± 2,4	43,5 ± 4,12
TTI (Torr $\sqrt{\frac{1}{min}}$)	1552 ± 61,4	1503 ± 48,2	1495 ± 36,4
LVSW (g m)	0,665 ± 0,028	0,627 ± 0,03	0,653 ± 0,032
LVMW (g m/min)	121 ± 5,2	113 ± 5,6	118 ± 5,6

und die durch graphische Rückextrapolation auf das Ordinateninterzept gewonnene V$_{max}$ steigt von 3,2 auf 4,7 ML/s signifikant an.

Der *gesamtkardiale Suffizienzgrad der Herzen* ändert sich dagegen unter dem Einfluß der Hämodilution nicht, wie an Hand des *Competence-Index* gezeigt werden kann (Abb. 46). So bewirkt eine Anhebung des Reservoir-Blutspiegels um 10 cm in der Kontrollgruppe eine Zunahme des mittleren rechtsatrialen Füllungsdruckes um 1,13 cm H$_2$O und in den beiden Hämodilutionsgruppen um 1,18 bzw. um 1,27 cm H$_2$O.

Auch die *verschiedenen hämodynamischen Belastungen des Herzens zeigen unter dem Einfluß der Hämodilution* keine Unterschiede gegenüber der Kontrollgruppe. So bewirken schrittweise Steigerungen des aortalen Windkesseldruckes von 50 auf 150 Torr in der Kontrollgruppe sowie bei den Hämodilutions-Gruppen gleichstarke Zunahmen des mittleren diastolischen Aortendruckes (MADP), also des *linksventriculären Afterloads* (Abb. 47). In Abhängigkeit von derartigen kontrollierten Nachlaständerungen erhöht sich die maximale linksventriculäre Druckanstiegsgeschwindigkeit in der Kontrollgruppe um 1.500 Torr/s. Unter dem Einfluß der Hämodilution beträgt der dP/dt$_{max}$-Zuwachs 1.400 bzw. 1.600 Torr/s (Abb. 48).

Das infolge Erhöhung des Reservoir-Blutspiegels um insgesamt 10 cm bei unverändertem Durchmesser des venösen Schenkels erhöhte hydrostatische *Zuflußgefälle vor dem rechten Herzen* führt in der Kontrollgruppe zu einer Herzzeitvolumenzunahme von 20,05 auf 30,65

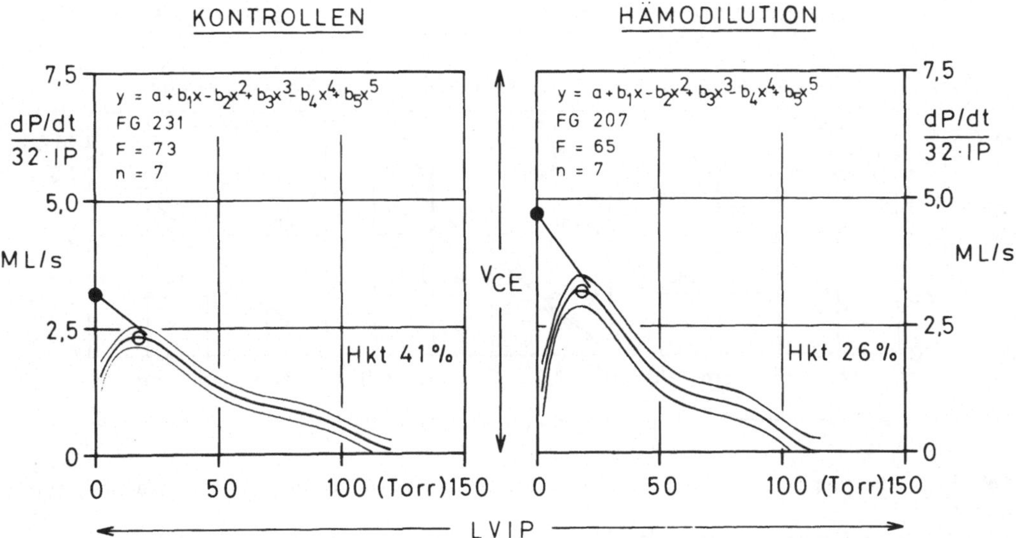

Abb. 45. Kraft-Geschwindigkeits-Beziehungen zur Ermittlung des Einflusses einer isovolämischen Hämodilution auf den inotropen Status des Herzens. Abhängigkeit der aus dem Quotienten $(dP/dt)/(32 \cdot IP)$ bestimmten Verkürzungsgeschwindigkeit der contractilen Elemente V_{CE} von dem instantanen linksventriculären Druck LVIP. Dem Gipfelpunkt der Kraft-Geschwindigkeits-Diagramme entspricht die maximal meßbare Verkürzungsgeschwindigkeit der contractilen Elemente, V_{CEmax} ($\circ$). Die bei der Drucklast Null theoretisch maximal mögliche Verkürzungsgeschwindigkeit der contractilen Elemente, V_{max} ($\bullet$), wurde graphisch durch Rückextrapolation des linear abfallenden Kurvensegmentes auf die Ordinate ermittelt.
Abszisse: instantaner linksventriculärer Druck in Torr; Ordinate: Verkürzungsgeschwindigkeit der contractilen Elemente (V_{CE}) in Muskellängen/s (ML/s).
Bei den dargestellten Regressionskurven handelt es sich um 5-gliedrige Polynome mit dem 95%-Vertrauensbereich für den Kurvenverlauf:
Kontrollkurve:
$y = 1,27 + 0,15\,x - 0,0073\,x^2 + 0,00013\,x^3 - 0,000001\,x^4 + 0,0000002\,x^5$
Hämodilutionskurve:
$y = 0,56 + 0,36\,x - 0,017\,x^2 + 0,0003\,x^3 - 0,000002\,x^4 + 0,0000001\,x^5$

ml/min · kg KG. In den beiden Dilutionsgruppen erhöht sich der Herzindex bei der gleichen Volumenbelastung um 8,7 bzw. 9,4 ml/min · kg KG (Abb. 49).
Steigert man dagegen bei unveränderter Reservoir-Blutspiegelhöhe die venöse Zuflußrate und erhöht somit den rechtsatrialen Füllungsgrad, so steigt das aus identischen Füllungsdruckzunahmen resultierende Herzzeitvolumen unter dem Einfluß der Hämodilution stärker an (Abb. 50): die *Ventrikelfunktionskurven* sind steiler, ihr Druck- und Volumenmaximum liegt wesentlich höher als in der Kontrollgruppe. So wird bei einem Hämatokrit von 41% ein maximaler Herzindex von 26 ml/min · kg KG bei einem rechtsatrialen Füllungsdruck von 7,5 cm H_2O erreicht. In der Hämodilutionsgruppe wird dagegen ein maximales Auswurfvolumen von 48 ml/min · kg KG bei einem Füllungsdruck oberhalb von 10 cm H_2O erzielt.
Bei identischen Füllungsdrucken von 5 cm H_2O beträgt der Herzindex in der Kontrollgruppe 26,5 ml/min · kg KG und nach Hämodilution 34,2 ml/min · kg KG. Weitere Steigerungen des RAP auf 7,5 cm H_2O erhöhen den Herzindex bei den Kontrollen nur noch auf 27,6 ml/min · kg KG, in der Hämodilutions-Gruppe dagegen auf 43,7 ml/min · kg KG.

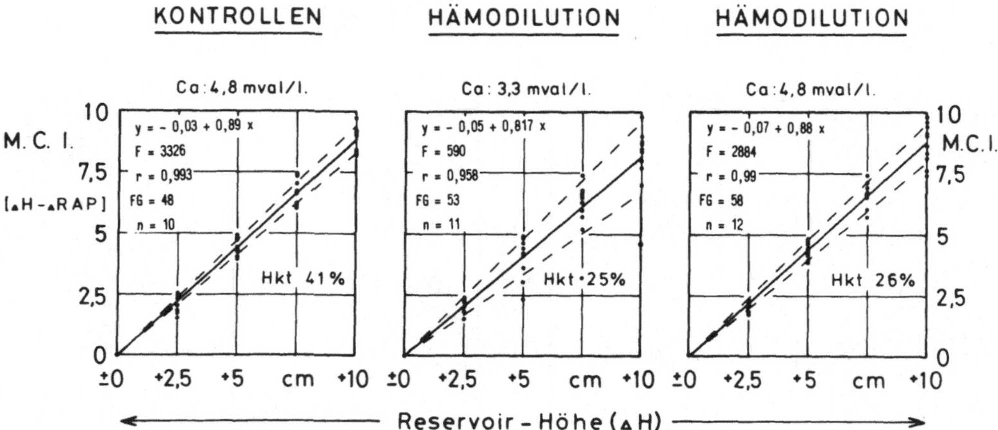

Abb. 46. Bestimmung des hämodilutionsbedingten Suffizienzgrades des Herzens vor und nach $CaCl_2$-Substitution.
Abhängigkeit des Competence-Index (M.C.I.) von einer schrittweisen Erhöhung des Reservoir-Blutspiegels.
Abszisse: Änderung der Reservoir-Blutspiegelhöhe (ΔH) in cm;
Ordinate: aus der Reservoir-Blutspiegelhöhen-Änderung (ΔH) und der Änderung des rechtsatrialen Vorhoffüllungsdruckes (ΔRAP) ermittelte Competence-Index (M.C.I.: ΔH $-$ ΔRAP).
Bei den dargestellten Kurven handelt es sich um lineare Regressionsgeraden mit der Standardabweichung

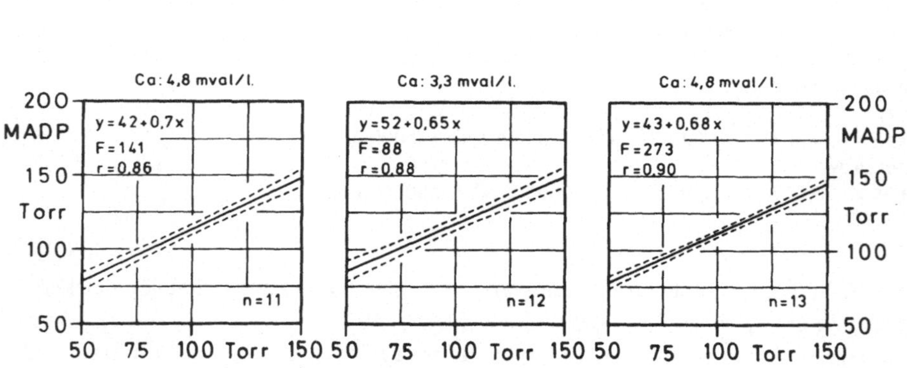

Abb. 47. Einfluß der Hämodilution (vor bzw. nach $CaCl_2$-Substitution) auf eine kontrollierte linksventriculäre Druckbelastung. Korrelation zwischen schrittweiser Erhöhung des aortalen Windkesseldruckes von 50 auf insgesamt 150 Torr und mittlerem diastolischen Aortendruck (MADP) als Maß der Aorten-Impedanz.
Abszisse: aortaler Windkesseldruck in Torr;
Ordinate: mittlerer diastolischer Aortendruck in Torr.
Bei den Kurven handelt es sich um lineare Regressionsgeraden mit dem 95%-Vertrauensbereich

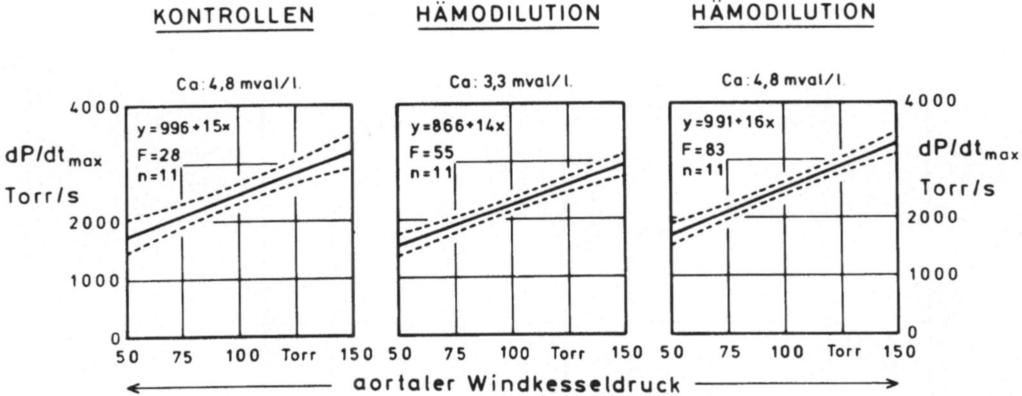

Abb. 48. Einfluß der isovolämischen Hämodilution (vor bzw. nach $CaCl_2$-Substitution) auf die linksventriculäre Druckbelastung. Abhängigkeit der Kontraktionskraft von einer schrittweisen Erhöhung des aortalen Windkesseldruckes im Sinne einer Nachlasterhöhung.
Abszisse: aortaler Windkesseldruck in Torr;
Ordinate: Inotropie-Parameter dP/dt_{max} in Torr/s.
Bei den dargestellten Kurven handelt es sich um lineare Regressionsgeraden mit dem 95%-Vertrauensbereich

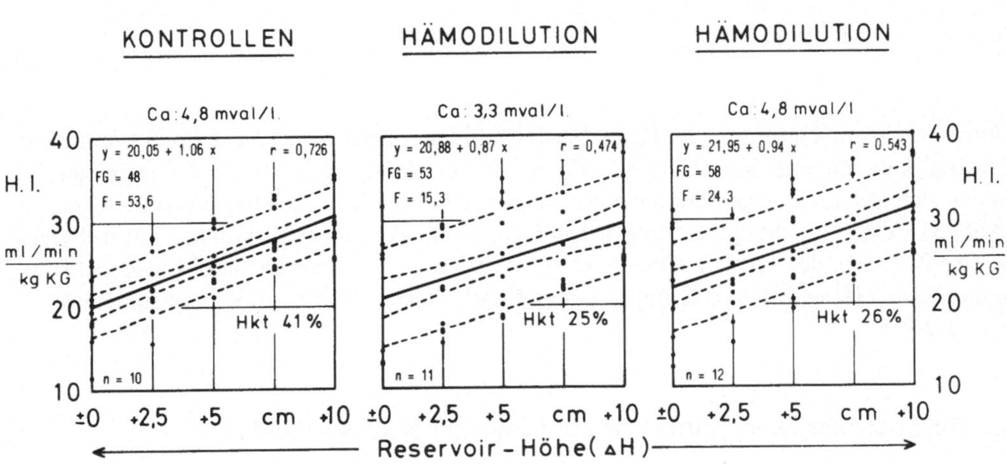

Abb. 49. Einfluß der isovolämischen Hämodilution (vor bzw. nach $CaCl_2$-Substitution) auf die Volumenbelastung des Herzens im Sinne einer Preload-Steigerung. Korrelation zwischen schrittweiser Erhöhung des Reservoir-Blutspiegels um insgesamt 10 cm und dem Herzindex.
Abszisse: Zunahme der Reservoir-Blutspiegelhöhe (ΔH) in cm;
Ordinate: Herzindex (HI) in ml/min · kg KG.
Dargestellt sind die linearen Regressionsgeraden mit dem 95%-Vertrauensbereich sowie der Standardabweichung

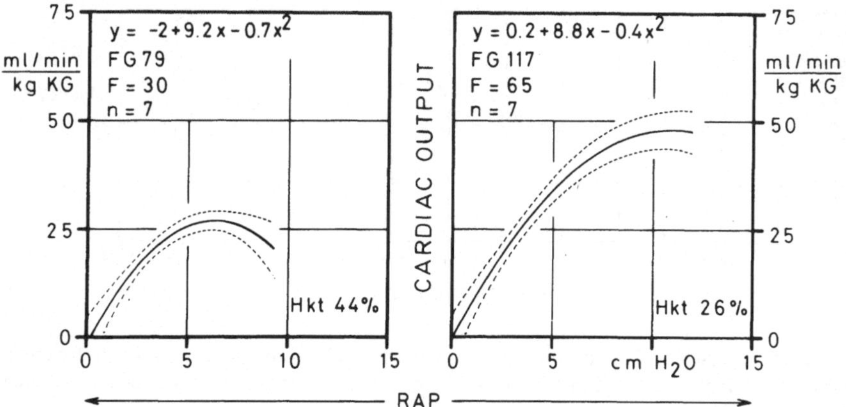

Abb. 50. Einfluß der isovolämischen Hämodilution (Serum-Calcium-Spiegel: 4,8 mval/l) auf die Kontraktionsdynamik des Herzens. Konstruktion sogenannter Ventrikelfunktionskurven aus dem infolge schrittweiser Erhöhung der venösen Zuflußrate gesteigerten rechtsatrialen Füllungsdruck und dem jeweiligen Herzzeitvolumen.
Abszisse: rechtsatrialer Füllungsdruck (RAP) in cm H_2O;
Ordinate: Herzindex in ml/min · kg KG

Untersucht man den Einfluß der Hämodilution auf den *myokardialen Sauerstoffverbrauch* in Abhängigkeit von einer Kontraktionskraftzunahme im Gefolge von Afterloadsteigerungen, so finden sich gleichfalls gegenüber der Kontrollgruppe keine dilutionsbedingten Änderungen (Abb. 51). dP/dt_{max}-Steigerungen von 1.000 auf 4.000 Torr/s bewirken in der Kontrollgruppe eine Zunahme des *Tension-Time-Index* um 1.200 s^{-1}. Die entsprechenden TTI-Zunahmen in den beiden Hämodilutions-Gruppen vor und nach Calcium-Substitution betragen 1.500 bzw. 1.200 s^{-1}.

6.2 Narkotisches Dosisäquivalent der untersuchten Anaesthetica

An sieben Katzen wurde durch aufsteigende Dosierungen der entsprechenden *intravenösen Anaesthetica* Hexobarbital, Ketamin und Etomidate jeweils die Dosis ermittelt, die bei jedem einzelnen Tier zu ruhigem, tiefem Schlaf führte, und bei der Schmerzreize nicht mehr zu einer Abwehrreaktion führten.
Diese *minimal-narkotische Dosis (ED_N)* betrug für Etomidate 0,47 ± 0,08 mg/kg KG, für Ketamin 4,7 ± 0,46 mg/kg KG und für Hexobarbital 5,6 ± 0,93 mg/kg KG ($\bar{x} ± s_{\bar{x}}$).
Die dieser minimal-narkotischen Dosis entsprechende Blutkonzentration wurde unter Vernachlässigung von Elimination, Metabolismus und kompartimentären Verteilungsphänomenen auf das mittlere Blutvolumen von 55 ml/kg KG umgerechnet (vergl. Kap. 5.6). Diese *kalkulierten hypothetischen Narkoticakonzentrationen* betrugen für Etomidate 3,8 ± 0,5 mg/ 100 ml BV (Blutvolumen), für Ketamin 9,5 ± 2,4 mg/100 ml BV und für Hexobarbital 7,9 ± 2,3 mg/100 ml BV. Da der Vergleich der Wirkeffekte inträvenöser Anaesthetica nur auf mola-

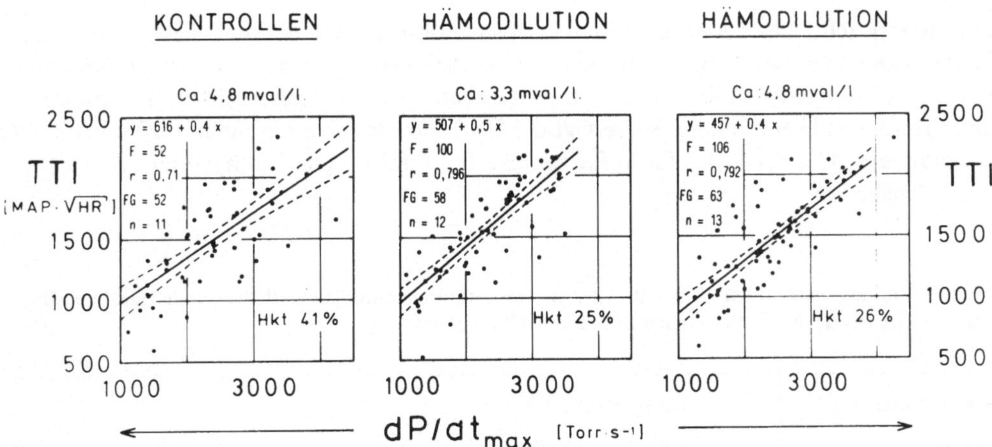

Abb. 51. Einfluß der Hämodilution auf Veränderungen des myokardialen O_2-Verbrauchs bei Kontraktionskrafterhöhungen infolge Afterloadzunahme. Korrelation zwischen nachlastbedingtem dP/dt_{max}-Anstieg und dem Tension-Time-Index (TTI).
Abszisse: Inotropie-Parameter dP/dt_{max} in Torr/s;
Ordinate: aus mittlerem Aortendruck (MAP) und Herzfrequenz ($\sqrt{HR}$) kalkulierter myokardialer O_2-Verbrauch

rer Basis statthaft ist, wurde die minimal-narkotische Konzentration dieser drei Substanzen unter Berücksichtigung der jeweiligen *Molekulargewichte* umgerechnet: die minimal-narkotische Konzentration betrug somit für Etomidate $0,26 \cdot 10^{-4}$ mol/l $\pm 0,04 \cdot 10^{-4}$ mol/l, für Ketamin $3,12 \cdot 10^{-4}$ mol/l $\pm 0,31 \cdot 10^{-4}$ mol/l und für Hexobarbital $3,95 \cdot 10^{-4}$ mol/l $\pm 0,62 \cdot 10^{-4}$ mol/l (Tabelle 6).

Tabelle 6. Minimal-narkotische Dosis (ED_N) sowie die aus dieser Dosis auf das Blutvolumen umgerechnete Konzentration der intravenösen Anaesthetica Hexobarbital, Ketamin und Etomidate ($n = 7; \bar{x} \pm s_{\bar{x}}$)

Dosis	Narkoticum	Konzentration
$5,60 \pm 0,9$ mg/kg KG	Hexobarbital	$3,95 \pm 0,62 \cdot 10^{-4}$ mol/l
$4,70 \pm 0,5$ mg/kg KG	Ketamin	$3,12 \pm 0,31 \cdot 10^{-4}$ mol/l
$0,47 \pm 0,08$ mg/kg KG	Etomidate	$0,26 \pm 0,04 \cdot 10^{-4}$ mol/l

Hieraus läßt sich *folgende äquinarkotische Dosisrelation* berechnen:

Hexobarbital / Etomidate = 15,2 / 1
Hexobarbital / Ketamin = 1,27 / 1
Ketamin / Etomidate = 12 / 1

Unter Berücksichtigung dieser narkotischen Dosisäquivalente wurden auch die verschiedenen hämodynamischen Belastungen durchgeführt. Für die *Inhalationsnarkotica* wurden die von Brown und Crout *(59)* für die *Katze* ermittelten äquianaesthetischen minimal-narkotischen Konzentrationen übernommen. So beträgt der *MAC-Wert* für Methoxyfluran 0,23 ± 0,1 Vol%, für Halothan 0,82 ± 0,1 Vol%, für Enfluran 1,2 ± 0,1 Vol% und für Diäthyläther 2,1 ± 0,1 Vol% (Tabelle 7).

Tabelle 7. Minimal-narkotische Konzentration der Inhalationsanaesthetica Methoxyfluran, Halothan, Enfluran und Diäthyläther ($\bar{x} \pm s_{\bar{x}}$) [nach Brown und Crout *(59)*]

Methoxyfluran	0,23 ± 0,02 Vol%
Halothan	0,82 ± 0,1 Vol%
Enfluran	1,20 ± 0,1 Vol%
Diäthyläther	2,10 ± 0,1 Vol%

6.3 Einfluß der Anaesthetica auf die myokardiale Kontraktionsdynamik des isolierten, intakten und in situ schlagenden Herzens

6.3.1 Intravenöse Anaesthetica

6.3.1.1 Hexobarbital. *Kumulative Konzentrations-Wirkungs-Kurven* zur Ermittlung der inotropen Beeinflussung durch Hexobarbital (Abb. 52a) zeigen eine konzentrationsabhängig zunehmende Verminderung des *Inotropieparameters* dP/dt_{max}. Eine 25%-ige dP/dt_{max}-Abnahme (inotrope ED_{25}) findet sich bei $2,9 \cdot 10^{-4}$ mol/l. Durch die Hexobarbital-ED_N ($3,95 \pm 0,62 \cdot 10^{-4}$ mol/l) wird das *maximale linksventriculäre dP/dt* bereits auf 65,9 ± 6,6%, bei einer Verdoppelung der ED_N-Konzentration sogar auf 44,4 ± 6,5% des Ausgangswertes reduziert (Abb. 53 und 54).

Narkotische Hexobarbital-Konzentrationen führen also bereits zu einer beträchtlichen Reduzierung der Kontraktionskraft. Auch die Beeinflussung der *Chronotropie* durch Hexobarbital zeigt – wie an den Konzentrations-Wirkungs-Kurven (Abb. 52b) erkennbar – qualitativ ähnliche Effekte. Eine Abnahme der spontanen Kontraktionsfrequenz um 25% (chronotrope ED_{25}) tritt jedoch erst bei Hexobarbital-Konzentrationen von $8,2 \cdot 10^{-4}$ mol/l auf und die frequenzsenkende ED_{50} liegt bei $11,5 \cdot 10^{-4}$ mol/l. In narkotischen Konzentrationsbereichen (ED_N bzw. $2\,ED_N$) wird die Kontraktionskraft durch Hexobarbital wesentlich stärker als die spontane Kontraktionsfrequenz beeinflußt. Unter der Hexobarbital-ED_N nimmt die spontane Kontraktionsfrequenz lediglich auf 93,5 ± 2,5%, der Inotropie-Parameter dP/dt_{max} dagegen auf 65,9 ± 6,6% des Kontrollwertes ab (Abb. 53). Bei einer Verdoppelung dieser minimal-narkotischen Konzentration reduziert sich das maximale linksventriculäre dP/dt auf 44,4 ± 6% und die Kontraktionsfrequenz auf 79 ± 5% des Ausgangswertes vor Hexobarbital-Applikation (Abb. 54).

Diese *ausgeprägt myokarddepressiven, direkten Hexobarbital-Effekte* lassen sich auch mit Hilfe der *Kraft-Geschwindigkeits-Beziehungen* nachweisen (Abb. 55). Durch Konzentrationen von $5,7 \cdot 10^{-4}$ mol/l (inotrope ED_{50}) reduziert sich die maximal meßbare Verkürzungsgeschwindigkeit der contractilen Elemente von 2,02 auf 0,69 ML/s, also um 66%. Eine entspre-

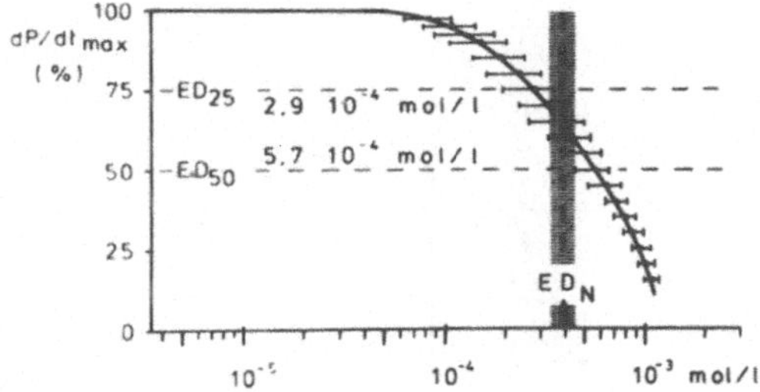

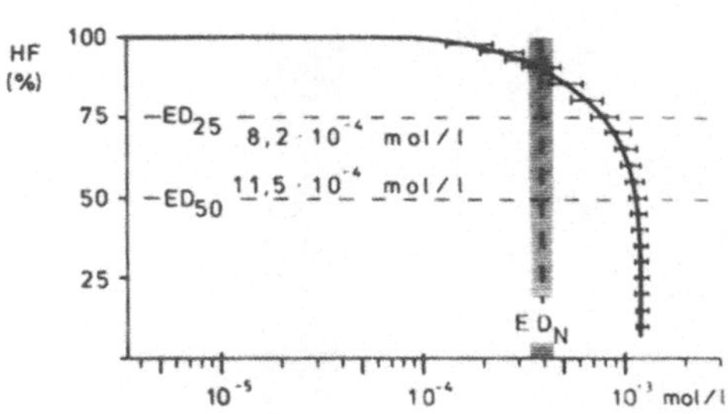

Abb. 52a. Konzentrations-Wirkungs-Beziehung zur Ermittlung des Hexobarbital-Einflusses auf die Kontraktionskraft. Prozentuale Änderungen des maximalen dP/dt (Ordinate) in Abhängigkeit von einer kumulativen Erhöhung der Hexobarbital-Konzentration (Abszisse). Kennzeichnung der kalkulierten minimal-narkotischen Konzentration ED_N durch die vertikale Unterteilung. Narkotica-Konzentrationen, die das dP/dt_{max} um 25% (inotrope ED_{25}) bzw. 50% (inotrope ED_{50}) reduzieren, sind durch die horizontalen Strichelungen markiert

Abb. 52b. Konzentrations-Wirkungs-Beziehungen zur Ermittlung des Hexobarbital-Einflusses auf die Chronotropie. Prozentuale Änderungen der spontanen Kontraktionsfrequenz HF (Ordinate) in Abhängigkeit von einer kumulativen Erhöhung der Hexobarbital-Konzentration (Abszisse). Kennzeichnung der kalkulierten minimal-narkotischen Konzentration ED_N durch die vertikale Unterteilung. Charakterisierung der 25%- bzw. 50%-frequenzsenkenden Hexobarbital-Konzentration (chronotrope ED_{25} bzw. ED_{50}) durch die horizontalen Unterteilungen

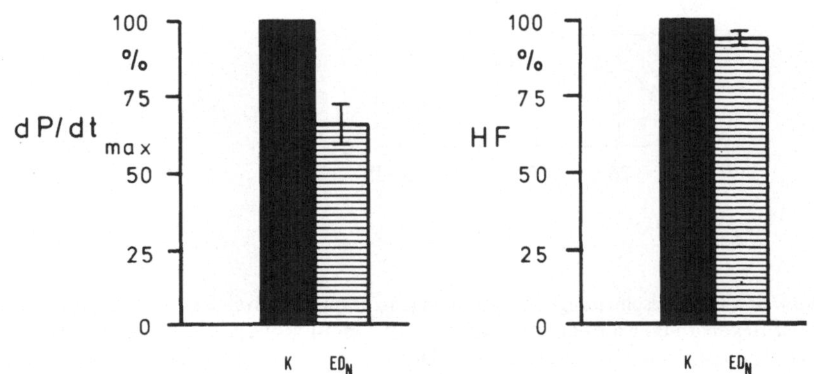

Abb. 53. Inotrope und chronotrope Wirkstärke der minimal-narkotischen Hexobarbital-Konzentration ($ED_N = 3{,}95 \pm 0{,}62 \cdot 10^{-4}$ mol/l). Prozentuale Abnahme der Kontraktionskraft, gemessen am Inotropie-Parameter dP/dt_{max} bzw. der spontanen Kontraktionsfrequenz HF gegenüber dem Kontrollwert vor Narkotica-Applikation (K) ($\bar{x} \pm s_{\bar{x}}$; n = 5)

chende Verminderung erfährt auch die V_{max}: dieser hypothetische Wert für die lastfreie Verkürzung der contractilen Elemente reduziert sich von 2,79 auf 1,25 ML/s, das entspricht einer Reduktion um 49%.

Die Tabelle 8 faßt den Einfluß von Hexobarbital ($2{,}9 \cdot 10^{-4}$ mol/l bzw. $5{,}7 \cdot 10^{-4}$ mol/l) auf die Kardiohämodynamik zusammen.

Mit Hilfe des *myokardialen Competence-Index* läßt sich die erhebliche, konzentrationsabhängige Beeinträchtigung des myokardialen Suffizienzgrades nachweisen (Abb. 56). Der M.C.I. nimmt durch Hexobarbital-Konzentrationen von $2{,}9 \cdot 10^{-4}$ bzw. $5{,}7 \cdot 10^{-4}$ mol/l von 1,0 auf

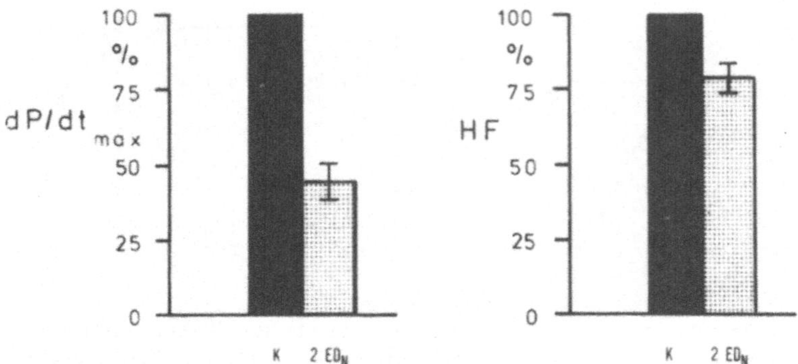

Abb. 54. Inotrope und chronotrope Wirkstärke der doppelten Hexobarbital-ED$_N$ (7,9 · 10^{-4} mol/l). Prozentualer Abfall der Kontraktionskraft, gemessen am Inotropie-Parameter dP/dt$_{max}$, bzw. der spontanen Kontraktionsfrequenz HF gegenüber den Kontrollwerten vor Hexobarbital-Applikation (K) ($\bar{x} \pm s_{\bar{x}}$; n = 5)

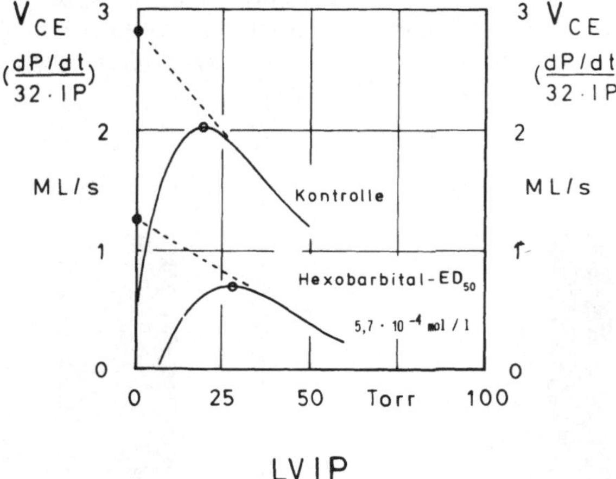

Abb. 55. Kraft-Geschwindigkeits-Beziehungen zur quantitativen Bestimmung des inotropen Status unter einer Hexobarbital-Konzentration von 5,7 · 10^{-4} mol/l. Korrelation der aus dem Quotienten (dP/dt)/ (32 · IP) bestimmten Verkürzungsgeschwindigkeit der contractilen Elemente V$_{CE}$ (Ordinate) und dem instantanen linksventriculären Druck LVIP (Abszisse). Dem Gipfelpunkt der Kraft-Geschwindigkeits-Diagramme entspricht die maximal meßbare Verkürzungsgeschwindigkeit der contractilen Elemente, V$_{CEmax}$ (O). Die bei der Drucklast Null theoretisch maximal mögliche Verkürzungsgeschwindigkeit der contractilen Elemente, V$_{max}$ (●), wurde graphisch durch Rückextrapolation des linear abfallenden Kurvensegmentes ermittelt.
(Bei den dargestellten Regressionskurven handelt es sich um 5-gliedrige Polynome (n = 7))

0,56 bzw. 0,42 ab. Entsprechend steigt der rechtsatriale Füllungsdruck in Abhängigkeit von einer schrittweisen Erhöhung des Reservoirblutspiegels um insgesamt 10 cm von 1,37 auf 4,4 bzw. 5,8 cm H$_2$O an.
Bei den Ventrikelfunktionskurven unter Hexobarbital kommt es gegenüber der Kontrollkurve zu einer konzentrationsabhängig zunehmenden Rechtsverschiebung und Abflachung (Abb. 57). Zwar wird in der Kontrollgruppe und unter der inotropen ED$_{25}$ von Hexobarbital (2,9 · 10^{-4}

Tabelle 8. Kardiohämodynamik in einer Kontrollgruppe (n = 7) und unter dem Einfluß von $2,9 \cdot 10^{-4}$ mol/l (n = 7) bzw. $5,7 \cdot 10^{-4}$ mol/l (n = 7) Hexobarbital.
Verhalten von spontaner Kontraktionsfrequenz (HF), maximaler linksventriculärer Druckanstiegsgeschwindigkeit (dP/dt$_{max}$), linksventriculär-systolischem Spitzendruck (LVP), linksventriculär-enddiastolischem Druck (LVEDP), rechtsventriculär-systolischem Spitzendruck (RVP), Herzindex (HI), Schlagvolumenindex (SVI) und linksventriculärer Schlagarbeit (LVSW)

	Kontrolle		Hexobarbital $2,9 \cdot 10^{-4}$ mol/l		Hexobarbital $5,7 \cdot 10^{-4}$ mol/l	
HF	161		151		127	**
n/min	±	23	±	17	±	20
dP/dt$_{max}$	2274		1776		1081	***
Torr/s	±	621	±	303	±	330
LVP	114		101		79	***
Torr	±	18	±	15	±	12
LVEDP	4,6		7,2		14,1	***
Torr	±	2,9	±	2,3	±	4,4
RVP	20,5		17,8		18	
Torr	±	3,1	±	2,5	±	3,1
HI ·	29,2		21		7,8	***
ml/min·kg KG	±	6,8	±	7,7	±	7,2
SVI	0,178		0,133		0,051	***
ml/kg KG	±	0,049	±	0,014	±	0,025
LVSW	0,66		0,48		0,17	***
gm	±	0,17	±	0,21	±	0,14

$* \; p < 0,05 \quad ** \; p < 0,025 \quad *** \; p < 0,01$

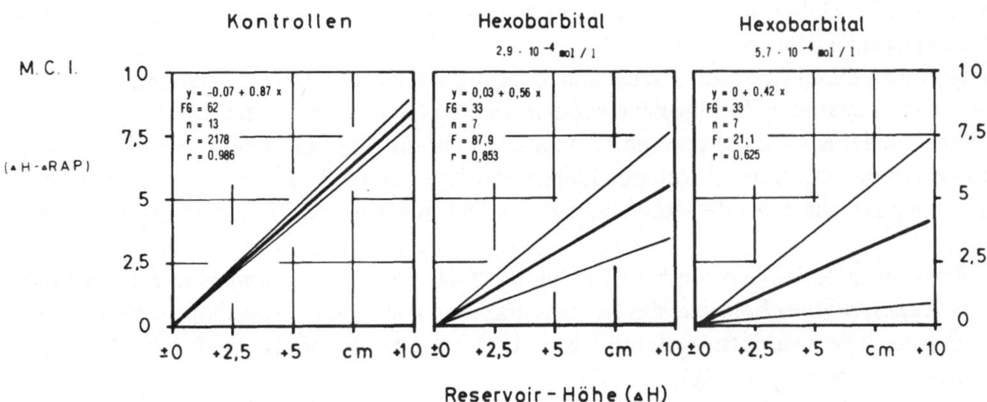

Abb. 56. Myokardialer Competence-Index M.C.I. unter Hexobarbital-Konzentrationen von $2,9 \cdot 10^{-4}$ mol/l bzw. $5,7 \cdot 10^{-4}$ mol/l. Abhängigkeit des M.C.I. (ΔH – ΔRAP) (Ordinate) von Änderungen der Reservoirblutspiegelhöhe (ΔH) (Abszisse).
Regressionsgeraden mit Standardabweichung

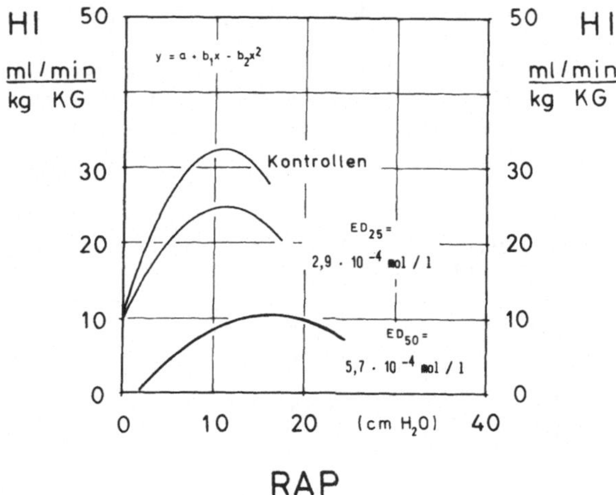

Abb. 57. Ventrikel-Funktions-Kurven bei den Kontrollen (n = 11) sowie unter Hexobarbital-Konzentrationen von $2{,}9 \cdot 10^{-4}$ mol/l (n = 7) bzw. $5{,}7 \cdot 10^{-4}$ mol/l (n = 7).
Abhängigkeit des Herzindex HI (Ordinate) von einer kontinuierlichen Erhöhung des rechtsatrialen Füllungsdruckes RAP infolge schrittweiser Zunahme des venösen Zuflusses aus dem Blutreservoir.
(Bei den Regressionskurven handelt es sich um 2-gliedrige Polynome)

mol/l) das maximal mögliche Herzauswurfvolumen bei nahezu identischen rechtsatrialen Füllungsdrucken (RAP 11 bzw. 11,5 cm H_2O) erreicht, doch ist der maximale Herzindex mit 25 gegenüber 32,5 ml/min · kg KG bereits deutlich erniedrigt. Eine erheblich ungünstigere *Ventrikelfunktionskurve* findet sich unter einer Hexobarbital-Konzentration von $5{,}7 \cdot 10^{-4}$ mol/l (inotrope ED_{50}).
Das größte Herzzeitvolumen von 10,3 ml/min · kg KG wird erst bei einem rechtsatrialen Füllungsdruck von 16,5 cm H_2O erreicht. Dies bedeutet, daß unter dieser Hexobarbitalkonzentration der Frank-Starling-Mechanismus nicht mehr ausreicht, um die Pumpfunktion des Herzens entscheidend zu verbessern.
Steigert man durch eine schrittweise Anhebung des Reservoirblutspiegels um insgesamt 10 cm das hydrostatische Zuflußgefälle vor dem rechten Herz, so erhöht sich das Herzauswurfvolumen in der Kontrollgruppe von 18,5 auf 29,5 ml/min · kg KG. Diese *kontrollierte Volumenbelastung* führt unter Hexobarbitalkonzentrationen von $2{,}9 \cdot 10^{-4}$ mol/l noch zu einer deutlichen Zunahme des Herzzeitvolumens von 18,8 auf maximal 27 ml/min · kg KG (Abb. 58).
Im Konzentrationsbereich von $5{,}7 \cdot 10^{-4}$ mol/l ist dagegen dieser *volumen- bzw. vorlastadaptative Anpassungsmechanismus* des Herzens praktisch vollkommen aufgehoben: bei einer Erhöhung des Reservoirblutspiegels um 5 bzw. 10 cm erhöht sich der Herzindex von 7,6 auf 9,4 bzw. 11,1 ml/min · kg KG.
Gleichsinnig wird die *linksventriculäre Anpassungsbreite* an eine *definierte Nachlasterhöhung* unter Hexobarbital konzentrationsabhängig eingeschränkt (Abb. 59).
Beträgt der dP/dt$_{max}$-Zugewinn bei einer schrittweisen Erhöhung des aortalen Windkesseldruckes von 50 auf insgesamt 150 Torr bei den Kontrollen 1.600 Torr/s, so reduziert er sich unter Hexobarbitalkonzentrationen von $2{,}9 \cdot 10^{-4}$ mol/l auf 1.200 Torr/s. Konzentrationen von $5{,}7 \cdot 10^{-4}$ mol/l beeinträchtigen die Myokardfunktion derart, daß sich die Kontraktionskraft in Abhängigkeit von einer Afterloaderhöhung nicht steigern läßt.

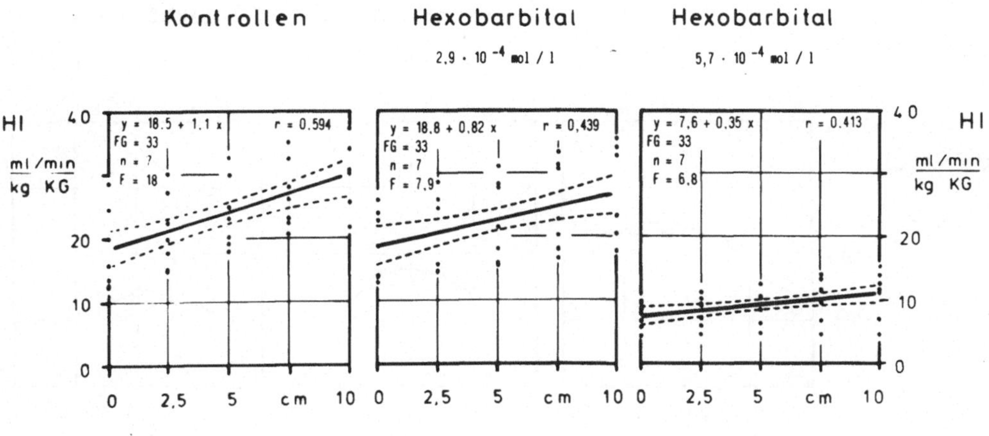

Abb. 58. Kontrollierte Volumenbelastung des Herzens unter Hexobarbitalkonzentrationen von $2{,}9 \cdot 10^{-4}$ mol/l bzw. $5{,}7 \cdot 10^{-4}$ mol/l. Korrelation zwischen schrittweiser Erhöhung des Reservoirblutspiegels um insgesamt 10 cm (ΔH auf der Abszisse) und dem Herzindex HI (Ordinate).
(Regressionsgeraden mit dem 95%-Vertrauensbereich.)

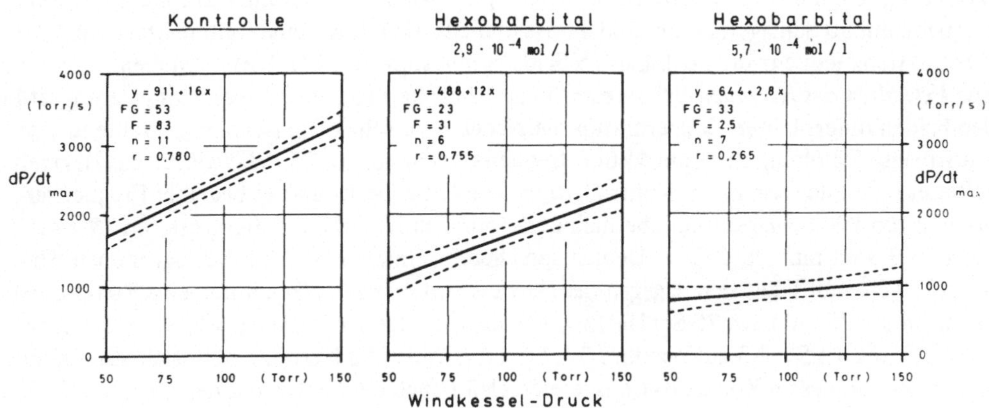

Abb. 59. Linksventriculäre Druckbelastung in der Kontrollgruppe (n = 11) bzw. unter Hexobarbitalkonzentrationen von $2{,}9 \cdot 10^{-4}$ mol/l (n = 6) bzw. $5{,}7 \cdot 10^{-4}$ mol/l (n = 7). Korrelation zwischen schrittweiser Erhöhung des aortalen Windkesseldruckes von 50 auf 150 Torr (Abszisse) und maximaler linksventriculärer Druckanstiegsgeschwindigkeit, dP/dt_{max} (Ordinate).
(Dargestellt sind die Regressionsgeraden mit dem 95%-Vertrauensbereich.)

In Abhängigkeit von einer *Erhöhung der Reizfrequenz* findet sich dagegen unter Hexobarbital eine auffallend starke Zunahme der Kontraktionskraft, und zwar für beide untersuchten Konzentrationsbereiche (Abb. 60). Während sich das maximale linksventriculäre dP/dt_{max} bei den Kontrollen in Abhängigkeit von einer Erhöhung der Reizfrequenz um 50 Schläge/min maximal um 279 Torr/s steigern läßt, erhöht sich dieser *Inotropie-Parameter* unter Hexobarbital im Konzentrationsbereich von $2{,}9 \cdot 10^{-4}$ mol/l um maximal 360 Torr/s. Unter $5{,}7 \cdot 10^{-4}$

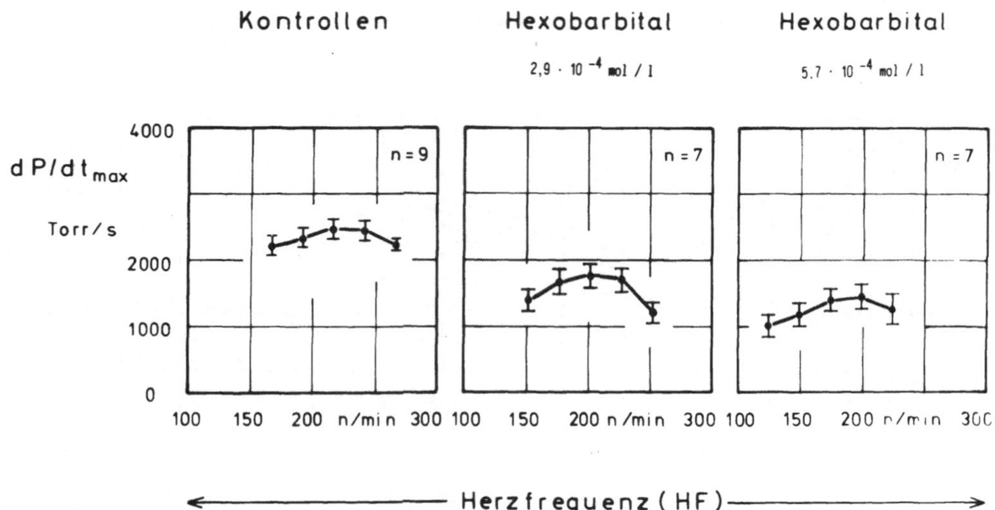

Abb. 60. Frequenzbelastung unter Hexobarbital (2,9 · 10^{-4} bzw. 5,7 · 10^{-4} mol/l). Änderungen des Inotropie-Parameters dP/dt_{max} (Ordinate) durch eine schrittweise Erhöhung der Reizfrequenz um insgesamt 100 Schläge/min (Abszisse). ($\bar{x} \pm s_{\bar{x}}$)

mol/l steigt die linksventriculäre Druckanstiegsgeschwindigkeit bei einer Erhöhung der Reizfrequenz um 50 Schläge/min um 388 Torr/s und läßt sich durch eine weitere Steigerung der Kontraktionsfrequenz um nochmals 25 Schläge/min sogar um 441 Torr/s erhöhen.

Das *Verhalten des Herzauswurfvolumens* in Abhängigkeit von einer Frequenzsteigerung ist in den beiden untersuchten Konzentrationsbereichen unterschiedlich (Abb. 61). Während eine schrittweise Erhöhung der Kontraktionsfrequenz um insgesamt 75 Schläge/min das Herzzeitvolumen — ähnlich wie in der Kontrollgruppe — nicht ändert, sinkt es bei einer Frequenzerhöhung von 100 Schlägen/min oberhalb der spontanen Kontraktionsfrequenz von 19 ± 4,1 auf 13 ± 3,3 ml/min · kg KG ab. Dementsprechend vermindert sich das Schlagvolumen. Unter 5,7 · 10^{-4} mol/l läßt sich dagegen das Herzauswurfvolumen allein durch eine Frequenzstimulation um 25, 50 bzw. 75 Schläge/min erhöhen, der Herzindex steigt von 8,7 ± 2,4 über 9,7 ± 2,5 und 12,5 ± 2,3 auf maximal 13,7 ± 2,5 ml/min · kg KG an, erhöht sich also um maximal 36,5%. In diesem Konzentrationsbereich bleibt auch der Schlagvolumenindex mit 0,07 ml/kg KG bis zu einer Frequenzerhöhung um 75 Schläge/min konstant. Selbst bei einer Steigerung der Reizfrequenz auf 100 Schläge/min oberhalb der durch Narkoticaeigeneffekte reduzierten Spontanfrequenz von 124/min liegt der Herzindex mit 11,5 ± 3,1 ml/min · kg KG immer noch oberhalb des Ausgangswertes von 8,7 ± 2,4 ml/min · kg KG.

6.3.1.2 Ketamin. Ketamin besitzt eine konzentrationsabhängig zunehmende, *direkt-negativinotrope Wirkung*. Konzentrationen von 3,2 · 10^{-4} mol/l reduzieren die maximale linksventriculäre Druckanstiegsgeschwindigkeit um 25% (inotrope ED_{25}), eine 50%-ige Abnahme dieses Inotropie-Parameters tritt bei Konzentrationen von 5,7 · 10^{-4} mol/l ein (Abb. 62a).

Die minimal-narkotische Konzentration von Ketamin (ED_N) von 3,12 ± 0,31 · 10^{-4} mol/l reduziert das dP/dt_{max} auf 71,4 ± 6,3% (Abb. 63) und eine Verdoppelung dieser Konzentration auf 42,5 ± 13% des Kontrollwertes (Abb. 64).

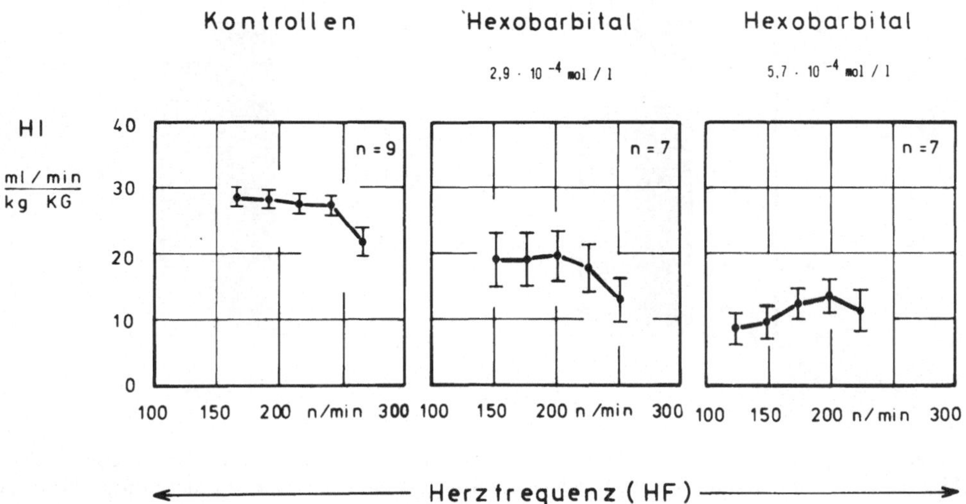

Abb. 61. Frequenzbelastung unter Hexobarbital ($2,9 \cdot 10^{-4}$ bzw. $5,7 \cdot 10^{-4}$ mol/l). Änderungen des Herzindex HI (Ordinate) in Abhängigkeit von einer schrittweisen Erhöhung der Reizfrequenz um insgesamt 100 Schläge/min (Abszisse) ($\bar{x} \pm s_{\bar{x}}$)

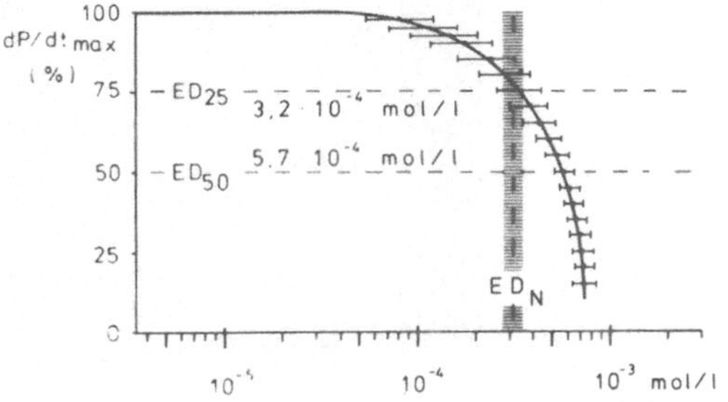

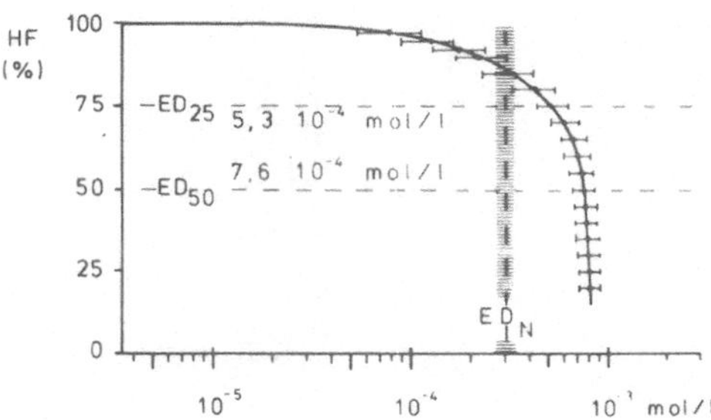

Abb. 62a. Konzentrations-Wirkungs-Beziehung zur Ermittlung des Ketamin-Einflusses auf die Kontraktionskraft. Prozentuale Änderungen des maximalen dP/dt (Ordinate) in Abhängigkeit von einer kumulativen Erhöhung der Ketaminkonzentration (Abszisse). Kennzeichnung der kalkulierten minimal-narkotischen Konzentration ED_N durch die vertikale Unterteilung. Narkoticakonzentrationen, die das dP/dt_{max} um 25% (inotrope ED_{25}) bzw. 50% (inotrope ED_{50}) reduzieren, sind durch die horizontalen Strichelungen markiert

Abb. 62b. Konzentrations-Wirkungs-Beziehungen zur Ermittlung des Ketamin-Einflusses auf die Chronotropie. Prozentuale Änderungen der spontanen Kontraktionsfrequenz HF (Ordinate) in Abhängigkeit von einer kumulativen Erhöhung der Ketaminkonzentration (Abszisse). Kennzeichnung der kalkulierten minimal-narkotischen Konzentration ED_N durch die vertikale Unterteilung. Charakterisierung der 25%- bzw. 50%-frequenzsenkenden Ketaminkonzentration (chronotrope ED_{25} bzw. ED_{50}) durch die horizontalen Unterteilungen

Im Gegensatz zur Ketaminwirkung am intakten Organismus wird der inotrope Status bei Ausbleiben extrakardialer gegenregulativer Mechanismen bereits durch narkotische Konzentrationen beträchtlich reduziert. Der *Kardiotherapeutische Index* errechnet sich mit $1,0 \pm 0,28$.
Die Abnahme der spontanen Kontraktionsfrequenz tritt unter Ketamin erst bei deutlich höheren Konzentrationen auf. So zeigen die Konzentrations-Wirkungs-Beziehungen (Abb. 62b)

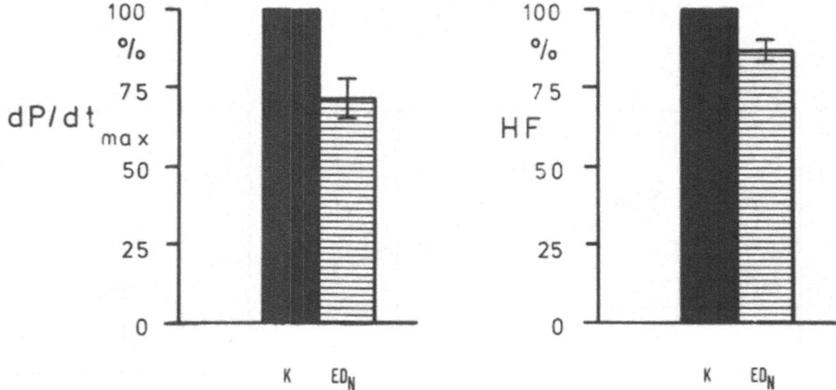

Abb. 63. Inotrope und chronotrope Wirkstärke der minimal-narkotischen Ketaminkonzentration (ED_N = 3,12 ± 0,31 · 10^{-4} mol/l). Prozentuale Abnahme der Kontraktionskraft, gemessen am Inotropie-Parameter dP/dt_{max} bzw. der spontanen Kontraktionsfrequenz HF gegenüber dem Kontrollwert vor Narkoticaapplikation (K) ($\bar{x} \pm s_{\bar{x}}$; n = 5)

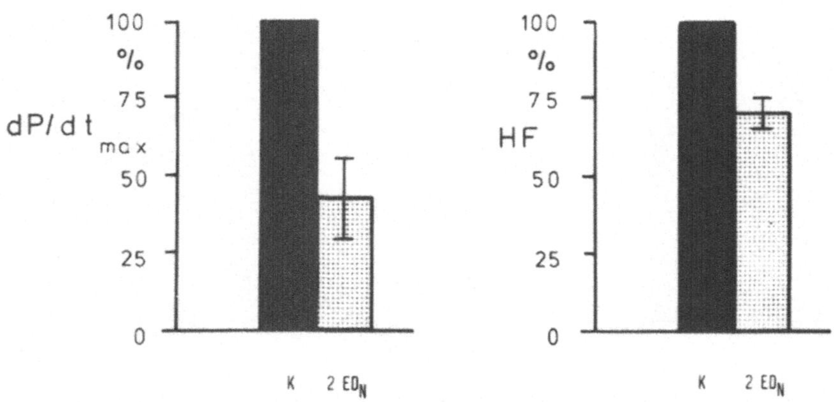

Abb. 64. Inotrope und chronotrope Wirkstärke der doppelten Ketamin-ED_N (6,24 · 10^{-4} mol/l). Prozentualer Abfall der Kontraktionskraft, gemessen am Inotropie-Parameter dP/dt_{max}, bzw. der spontanen Kontraktionsfrequenz HF gegenüber den Kontrollwerten vor Ketaminapplikation (K) ($\bar{x} \pm s_{\bar{x}}$; n = 5)

zwar auch einen *konzentrationsabhängigen zunehmenden negativ-chronotropen Effekt,* doch tritt eine 25%-ige Senkung der Herzfrequenz erst unter dem Einfluß von 5,3 · 10^{-4} mol/l auf (chronotrope ED_{25}). Diese Konzentration senkt die Kontraktionskraft bereits um nahezu 50%. Die chronotrope ED_{50} entspricht einer Konzentration von 7,6 · 10^{-4} mol/l.

Die Ketamin-ED_N bewirkt eine Frequenzreduktion um 13,5 ± 3,5% (Abb. 63). Eine Verdoppelung dieser minimal-narkotischen Konzentration bewirkt eine Abnahme der spontanen Kontraktionsfrequenz auf 70,5 ± 5%, ist also vergleichsweise deutlich geringer als die direkt-negativ-inotrope Wirksamkeit dieser Dosis.

Die Tabelle 9 faßt den Ketamineinfluß auf die Kardiohämodynamik zusammen.

Die Quantifizierung des contractilen Status mit Hilfe der *Kraft-Geschwindigkeits-Beziehungen* zeigt für Konzentrationen von 4,4 · 10^{-4} mol/l (äquianaesthetisch der inotropen ED_{50} von

Tabelle 9. Kardiohämodynamik in einer Kontrollgruppe (n = 10) und unter dem Einfluß von $2,2 \cdot 10^{-4}$ mol/l (n = 11) bzw. $4,4 \cdot 10^{-4}$ mol/l Ketamin (n = 10). (Bezeichnungen identisch mit Tabelle 8)

	Kontrolle	Ketamin $2,2 \cdot 10^{-4}$ mol/l		Ketamin $4,4 \cdot 10^{-4}$ mol/l	
HF	160	141	*	118	***
n/min	± 16	± 23		± 18	
dP/dt$_{max}$	2564	1830	***	1151	***
Torr/s	± 608	± 452		± 334	
LVP	127	112	**	99	***
Torr	± 10	± 15		± 19	
LVEDP	3,2	8,4	***	16,2	***
Torr	± 2,2	± 2,6		± 4,3	
RVP	23	18	*	21,7	
Torr	± 5,5	± 4,7		± 2,6	
HI	31,3	22,7	***	12,8	***
ml/min·kg KG	± 6,7	± 6,3		± 7,0	
SVI	0,185	0,138	**	0,091	***
ml/kg KG	± 0,04	± 0,036		± 0,069	
LVSW	0,70	0,49	*	0,31	***
gm	± 0,16	± 0,23		± 0,28	

* $p < 0,05$ ** $p < 0,025$ *** $p < 0,01$

Hexobarbital) eine starke Abnahme der Verkürzungsgeschwindigkeit der contractilen Elemente (Abb. 65). So reduziert sich die maximal meßbare Verkürzungsgeschwindigkeit, V_{CEmax}, von 2,02 auf 0,89 ML/s um 56%. Die Abnahme der kalkulierten lastfreien Verkürzungsgeschwindigkeit, V_{max}, von 2,79 auf 1,70 ML/s beläuft sich auf 60,9% des Kontrollwertes. Bestimmt man den Suffizienzgrad des isolierten Herzens mit Hilfe des *myokardialen Competence-Index* (Abb. 66), so ist die konzentrationsabhängige Einschränkung der kardialen Pumpfunktion in Abhängigkeit von der hydrostatischen Druckerhöhung vor dem rechten Vorhof an einem Anstieg der Vorhoffüllungsdrucke erkennbar. Der M.C.I. reduziert sich unter Ketaminkonzentrationen von $2,2 \cdot 10^{-4}$ mol/l bzw. $4,4 \cdot 10^{-4}$ mol/l (äquianaesthetisch der inotropen ED_{25} bzw. ED_{50} von Hexobarbital) von 1,0 auf 0,58 bzw. 0,35. Im Gefolge einer Anhebung des Reservoirblutspiegels um insgesamt 10 cm steigt der RAP um 4,2 bzw. 6,5 cm H_2O an.

Auch die *Ventrikelfunktionskurven* zeigen unter Ketamin eine konzentrationsabhängige Rechtsverlagerung (Abb. 67), d.h. bei identischen rechtsatrialen Füllungsdrucken nimmt das Herzzeitvolumen ab: bei einem RAP von 5 cm H_2O reduziert sich der Herzindex unter dem Einfluß von $2,2 \cdot 10^{-4}$ mol/l bzw. $4,4 \cdot 10^{-4}$ mol/l von 26 ml/min · kg KG auf 17,6 bzw. 10 ml/min · kg KG. Bei Füllungsdrucken von 10 cm H_2O nimmt das Herzzeitvolumen von 32 ml/min · kg KG auf 27,5 bzw. 18,3 ml/min · kg KG ab. Die Kurvengipfel als Ausdruck der maximalen Pumpleistung des Herzens werden konzentrationsabhängig gegen höhere Füllungsdrucke verschoben, wobei sich die Maxima konzentrationsabhängig vermindern. So sinkt der Herzindex von einem Kontrollwert von 32,5 ml/min · kg KG auf 28,3 bzw. 21 ml/min · kg KG ab.

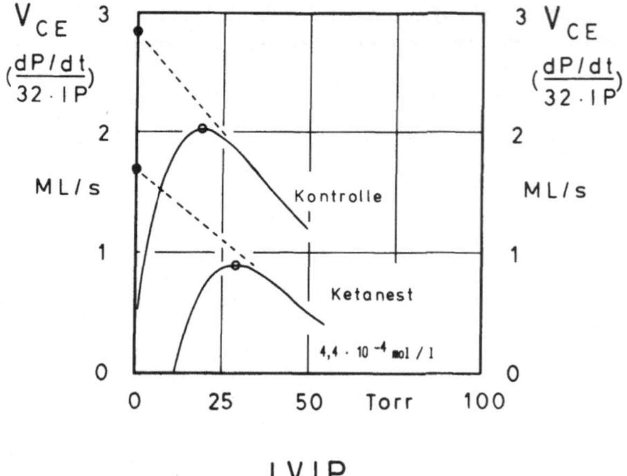

Abb. 65. Kraft-Geschwindigkeits-Beziehungen zur quantitativen Bestimmung des inotropen Status unter einer Ketaminkonzentration von $4{,}4 \cdot 10^{-4}$ mol/l. Korrelation der aus dem Quotienten (dP/dt)/(32 · IP) bestimmten Verkürzungsgeschwindigkeit der contractilen Elemente V_{CE} (Ordinate) und dem instantanen linksventriculären Druck LVIP (Abszisse). Dem Gipfelpunkt der Kraft-Geschwindigkeits-Diagramme entspricht die maximal meßbare Verkürzungsgeschwindigkeit der contractilen Elemente, V_{CEmax} (O). Die bei der Drucklast Null theoretisch maximal mögliche Verkürzungsgeschwindigkeit der contractilen Elemente, V_{max} (●), wurde graphisch durch Rückextrapolation des linear abfallenden Kurvensegmentes ermittelt. Bei den dargestellten Regressionskurven handelt es sich um 5-gliedrige Polynome (n = 7)

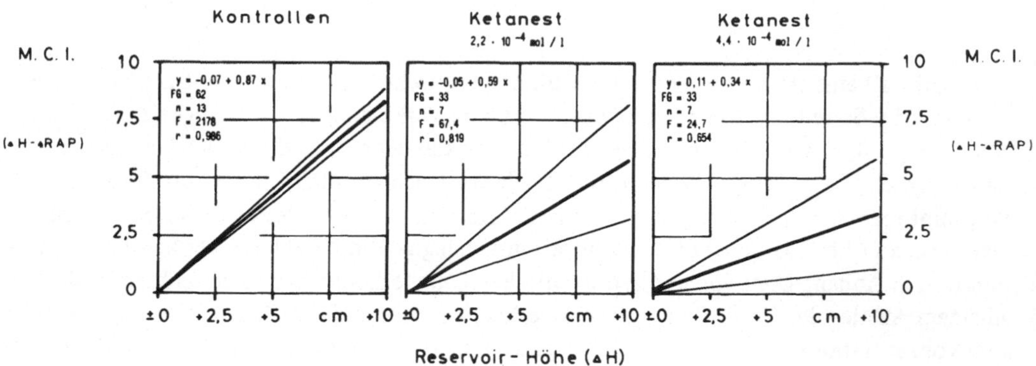

Abb. 66. Myokardialer Competence-Index M.C.I. unter Ketaminkonzentrationen von $2{,}2 \cdot 10^{-4}$ mol/l bzw. $4{,}4 \cdot 10^{-4}$ mol/l. Abhängigkeit des M.C.I. (ΔH − ΔRAP) (Ordinate) von Änderungen der Reservoirblutspiegelhöhe (ΔH) (Abszisse). Regressionsgeraden mit Standardabweichung

Auch die *kontrollierte Volumenbelastung des Herzens* durch schrittweise Erhöhung des Reservoirblutspiegels und einer daraus resultierenden Zunahme des Zuflußgefälles führt zu einer deutlichen Einschränkung der kardialen Pumpfunktion unter Ketamin (Abb. 68). In der Kontrollgruppe findet sich in Abhängigkeit von einer Reservoirblutspiegelerhöhung um insgesamt 10 cm eine deutliche Zunahme des Herzindex von 18,5 auf 29,5 ml/min · kg KG. Unter Ketamin beträgt dagegen die Zunahme des Herzzeitvolumens nur noch 6,1 bzw. 2,2 ml/min · kg KG,

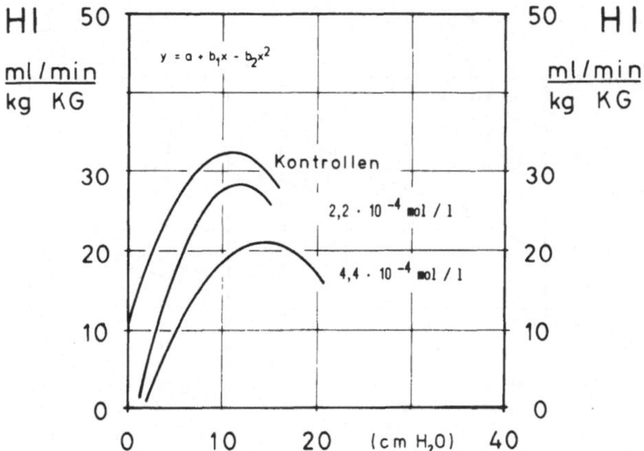

Abb. 67. Ventrikelfunktionskurven bei den Kontrollen (n = 11) sowie unter Ketaminkonzentrationen von $2,2 \cdot 10^{-4}$ mol/l (n = 7) bzw. $4,4 \cdot 10^{-4}$ mol/l (n = 7). Abhängigkeit des Herzindex HI (Ordinate) von einer kontinuierlichen Erhöhung des rechtsatrialen Füllungsdruckes RAP infolge schrittweiser Zunahme des venösen Zuflusses aus dem Blutreservoir (Abszisse)
(Bei den Regressionskurven handelt es sich um 2-gliedrige Polynome.)

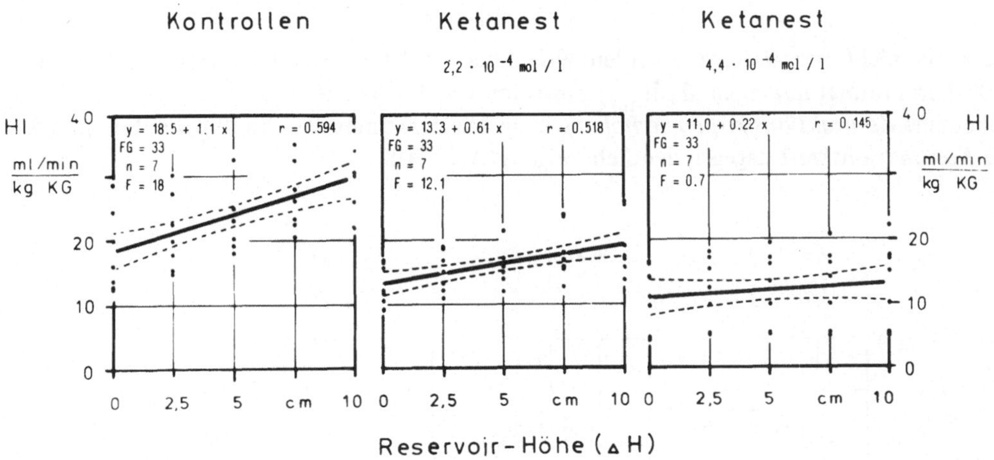

Abb. 68. Kontrollierte Volumenbelastung des Herzens unter Ketaminkonzentrationen von $2,2 \cdot 10^{-4}$ mol/l bzw. $4,4 \cdot 10^{-4}$ mol/l. Korrelation zwischen schrittweiser Erhöhung des Reservoirblutspiegels um insgesamt 10 cm (ΔH auf der Abszisse) und dem Herzindex HI (Ordinate).
(Regressionsgeraden mit dem 95%-Vertrauensbereich.)

obgleich die Füllungsdrucke gegenüber der Kontrollgruppe deutlich zugenommen haben, wie sich an Hand des Competence-Index (vergl. Abb. 66) bestätigen läßt.
Die mit Hilfe der *linksventriculären Druckbelastung* bestimmte myokardiale *Adaptationsbreite an kontrollierte Nachlaständerungen* ist unter Ketamin gleichfalls beeinträchtigt (Abb. 69). In Abhängigkeit von einer schrittweisen Erhöhung des aortalen Windkesseldruckes von 50 auf insgesamt 150 Torr erhöht sich das linksventriculäre dP/dt$_{max}$ in der Kontrollgruppe von 1.404 auf 2.964 Torr/s, verdoppelt sich also. Unter dem Einfluß höherer Ketaminkonzentrationen kann die Kontraktionskraft in Abhängigkeit von einer kontrollierten Afterloadzunahme

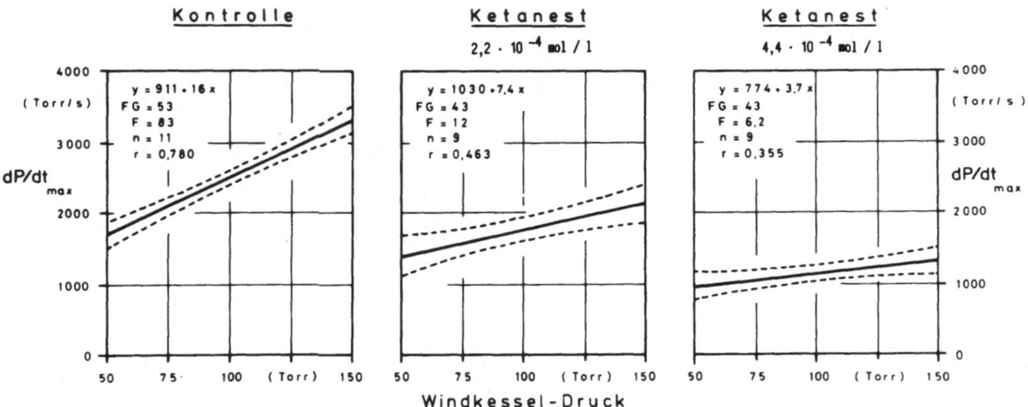

Abb. 69. Linksventriculäre Druckbelastung in einer Kontrollgruppe (n = 11) bzw. unter Ketaminkonzentrationen von $2,2 \cdot 10^{-4}$ mol/l (n = 9) bzw. $4,4 \cdot 10^{-4}$ mol/l (n = 9). Korrelation zwischen schrittweiser Erhöhung des aortalen Windkesseldruckes von 50 auf 150 Torr (Abszisse) und maximaler linksventriculärer Druckanstiegsgeschwindigkeit, dP/dt_{max} (Ordinate).
(Dargestellt sind die Regressionsgeraden mit dem 95%-Vertrauensbereich.)

praktisch nicht mehr gesteigert werden: eine Zunahme des aortalen Windkesseldruckes um 100 Torr erbringt nur einen dP/dt_{max}-Zugewinn von 370 Torr/s.
Über eine *Kontraktionsfrequenzerhöhung* kann das Herz unter dem Einfluß von Ketamin seine *Kontraktionskraft* dagegen deutlich steigern (Abb. 70).

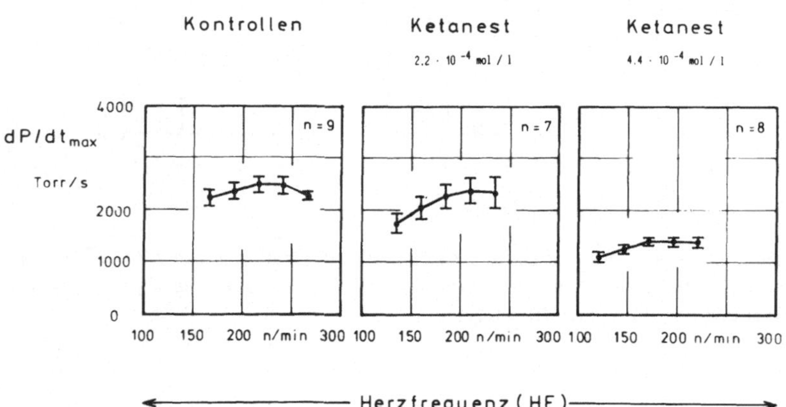

Abb. 70. Frequenzbelastung unter Ketamin ($2,2 \cdot 10^{-4}$ bzw. $4,4 \cdot 10^{-4}$ mol/l). Änderungen des Inotropie-Parameters dP/dt_{max} (Ordinate) von einer schrittweisen Erhöhung der Reizfrequenz um insgesamt 100 Schläge/min (Abszisse) ($\bar{x} \pm s_{\bar{x}}$)

Bei einer spontanen Kontraktionsfrequenz von 135/min beträgt das maximale linksventriculäre dP/dt 1.739 ± 187 Torr/s. Eine Reizfrequenzerhöhung um 25, 50 bzw. 75 Impulse/min bewirkt einen dP/dt_{max}-Anstieg auf 2.044 ± 203, 2.250 ± 221 bzw. 2.368 ± 238 Torr/s.

Auch im Konzentrationsbereich von $4,4 \cdot 10^{-4}$ mol/l beträgt der dP/dt_{max}-Zugewinn infolge einer Frequenzerhöhung um 50 Schläge/min noch 300 Torr/s.

In der Kontrollgruppe reduziert sich das HZV in Abhängigkeit von einer Erhöhung der Reizfrequenz um 75 Schläge/min geringfügig von $28,5 \pm 1,4$ auf $27,2 \pm 1,5$ ml/min · kg KG ($p > 0,05$), d.h. das Schlagvolumen nimmt parallel zur Frequenzerhöhung ab. Eine Steigerung der Kontraktionsfrequenz um weitere 25 Impulse/min bewirkt dagegen einen signifikanten Abfall des *Herzindex* auf $21,7 \pm 2,1$ ml/min · kg KG ($p < 0,025$).

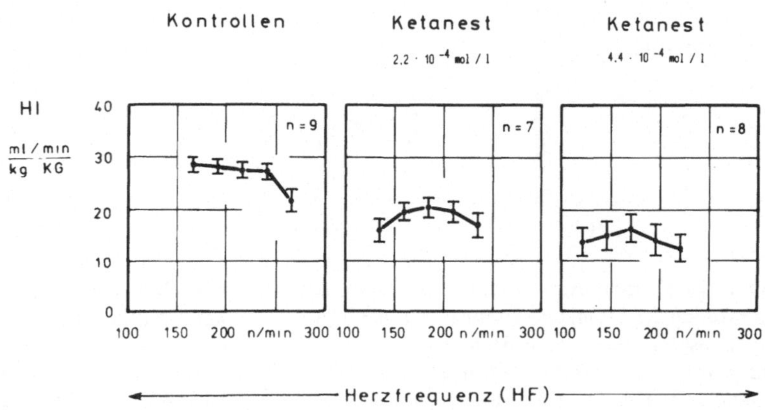

Abb. 71. Frequenzbelastung unter Ketamin ($2,2 \cdot 10^{-4}$ bzw. $4,4 \cdot 10^{-4}$ mol/l). Änderungen des Herzindex HI (Ordinate) in Abhängigkeit von einer schrittweisen Erhöhung der Reizfrequenz um insgesamt 100 Schläge/min (Abszisse) ($\bar{x} \pm s_{\bar{x}}$)

Das durch Ketaminkonzentrationen von $2,2 \cdot 10^{-4}$ mol/l gesenkte Herzzeitvolumen läßt sich dagegen durch eine Erhöhung der Kontraktionsfrequenz steigern (Abb. 71): das auf $16 \pm 2,2$ ml/min · kg KG abgesunkene Herzzeitvolumen kann durch eine Erhöhung der Kontraktionsfrequenz um 25, 50 bzw. 75 Schläge/min auf $19,7 \pm 1,7$, $20,4 \pm 1,9$ bzw. $19,6 \pm 2$ ml/min · kg KG erhöht werden. Auch bei einer Erhöhung der Reizfrequenz um weitere 25 Impulse/min beträgt das Herzzeitvolumen immer noch 17 ml/min · kg KG, wird also nicht wie in der Kontrollgruppe unter den Ausgangswert gesenkt. Auch im Konzentrationsbereich von $4,4 \cdot 10^{-4}$ mol/l findet sich unter Ketamin eine deutliche Steigerung des Herzindex im Gefolge einer Erhöhung der Reizfrequenz um 25 bzw. 50 Schläge/min: der Herzindex erhöht sich von $13,8 \pm 2,8$ ml/min · kg KG auf $15 \pm 2,8$ bzw. $16,5 \pm 2,7$ ml/min · kg KG, nimmt aber bei einer weiteren Erhöhung der Kontraktionsfrequenz über $14,2 \pm 3,1$ auf $12,6 \pm 2,7$ ml/min · kg KG ab.

6.3.1.3 Etomidate. In Abhängigkeit von einer *kumulativen Konzentrationserhöhung* kommt es unter Etomidate zu einem zunehmend *negativ-inotropen Effekt*, gemessen an der prozentualen Abnahme des linksventriculären dP/dt_{max} (Abb. 72a). Eine Reduktion der maximalen linksventriculären Druckanstiegsgeschwindigkeit um 25% (inotrope ED_{25}) findet sich bei Konzentrationen von $1,3 \cdot 10^{-4}$ mol/l, also der fünffachen ED_N-Konzentration. Die inotrope ED_{50} liegt bei $2,3 \cdot 10^{-4}$ mol/l.

Auch die *spontane Kontraktionsfrequenz* nimmt unter Etomidate erst oberhalb der ED_N-Konzentration ab (Abb. 72b). Eine 25%-ige Herzfrequenzsenkung (chronotrope ED_{25}) tritt erst bei Konzentrationen auf ($2,4 \cdot 10^{-4}$ mol/l), die das dP/dt_{max} bereits um 50% reduzieren. Die chronotrope ED_{50} liegt bei $3,2 \cdot 10^{-4}$ mol/l. Etomidate ist also eine Substanz, die im minimalnarkotischen Konzentrationsbereich (ED_N) weder die Kontraktionskraft noch die spontane Kontraktionsfrequenz signifikant ändert (Abb. 73).

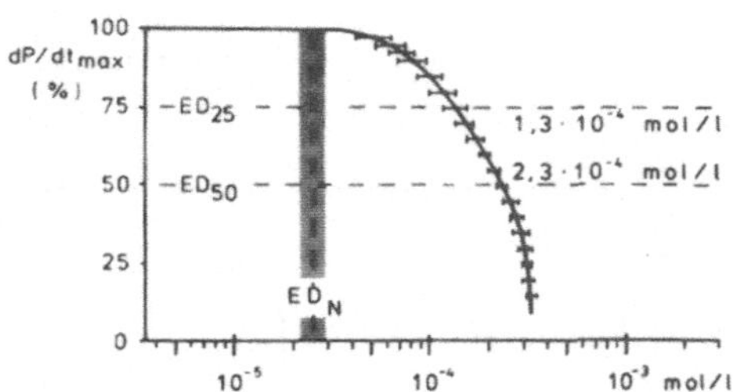

Abb. 72a. Konzentrations-Wirkungs-Beziehung zur Ermittlung des Etomidate-Einflusses auf die Kontraktionskraft. Prozentuale Änderungen des maximalen dP/dt (Ordinate) in Abhängigkeit von einer kumulativen Erhöhung der Etomidatekonzentration (Abszisse). Kennzeichnung der kalkulierten minimalen narkotischen Konzentration ED_N durch die vertikale Unterteilung. Narkoticakonzentrationen, die das dP/dt_{max} um 25% (inotrope ED_{25}) bzw. 50% (inotrope ED_{50}) reduzieren, sind durch die horizontalen Strichelungen markiert

Abb. 72b. Konzentrations-Wirkungs-Beziehungen zur Ermittlung des Etomidate-Einflusses auf die Chronotropie. Prozentuale Änderungen der spontanen Kontraktionsfrequenz HF (Ordinate) in Abhängigkeit von einer kumulativen Erhöhung der Etomidatekonzentration (Abszisse). Kennzeichnung der kalkulierten minimalen narkotischen Konzentration ED_N durch die vertikale Unterteilung. Charakterisierung der 25%- bzw. 50%-frequenzsenkenden Etomidatekonzentration (chronotrope ED_{25} bzw. ED_{50}) durch die horizontalen Unterteilungen

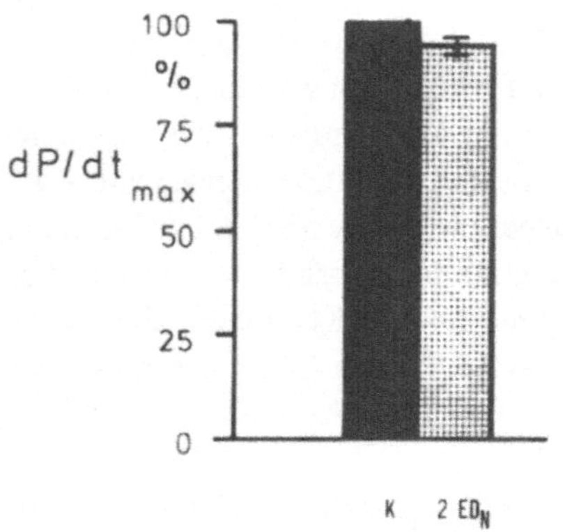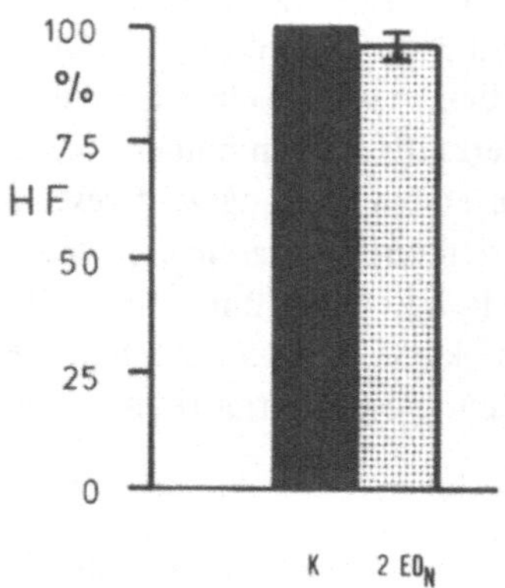

Abb. 73. Inotrope und chronotrope Wirkstärke der minimal-narkotischen Etomidatekonzentration (ED_N = $0,26 \pm 0,04 \cdot 10^{-4}$ mol/l). Prozentuale Abnahme der Kontraktionskraft, gemessen am Inotropie-Parameter dP/dt_{max} bzw. der spontanen Kontraktionsfrequenz HF gegenüber dem Kontrollwert vor Narkoticaapplikation (K) ($\bar{x} \pm s_{\bar{x}}$; n = 5)

Bei einer Verdoppelung der ED_N reduziert sich das dP/dt_{max} auf 94,2 ± 2,1% und die spontane Kontraktionsfrequenz auf 96 ± 3% des Kontrollwertes (Abb. 74).

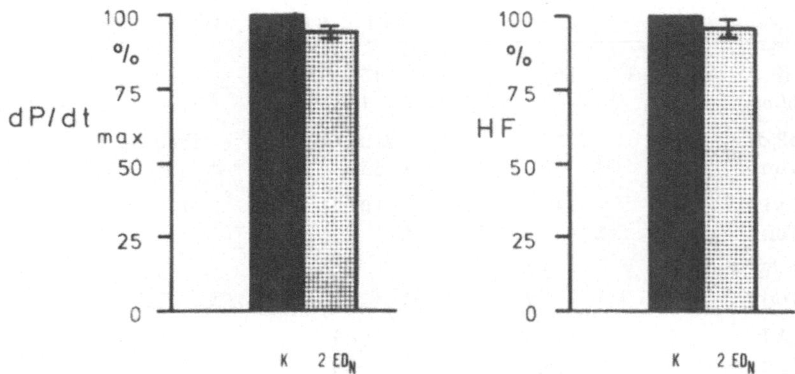

Abb. 74. Inotrope und chronotrope Wirkstärke der doppelten Etomidate-ED_N $(0,5\overline{2} \cdot 10^{-4}$ mol/l). Prozentualer Abfall der Kontraktionskraft, gemessen am Inotropie-Parameter dP/dt_{max}, bzw. der spontanen Kontraktionsfrequenz HF gegenüber den Kontrollwerten vor Etomidateapplikation ($\overline{x} \pm s_{\overline{x}}$)

Die Tabelle 10 faßt den Etomidate-Einfluß auf die Kardiohämodynamik zusammen.
Auch an Hand der *Kraft-Geschwindigkeits-Beziehungen* läßt sich eine vergleichsweise nur geringe Kontraktilitätseinbuße unter Etomidate objektivieren: die maximalen Verkürzungsgeschwindigkeiten der contractilen Elemente werden durch Etomidatekonzentrationen von 0,4 · 10^{-4} mol/l um jeweils $^1/_3$ reduziert.
So nimmt die V_{CEmax} von 2,02 auf 1,36 ML/s und die V_{max} von 2,79 auf 1,86 ML/s ab (Abb. 75). In gleicher Weise zeigt die Bestimmung des myokardialen Suffizienzgrades mit Hilfe des *Competence-Index* unter Etomidate nur geringe Änderungen (Abb. 76). Gegenüber einem Kontrollwert von 1,3 cm H_2O steigt der rechtsatriale Füllungsdruck in Abhängigkeit von einer Reservoirblutspiegelerhöhung um insgesamt 10 cm unter Etomidate-Konzentrationsbereichen von 0,2 · 10^{-4} mol/l bzw. 0,4 · 10^{-4} mol/l lediglich auf 1,9 bzw. 3,2 cm H_2O an.
Dementsprechend ist die konzentrationsabhängige Rechtsverlagerung der *Ventrikelfunktionskurven* unter Etomidate gering ausgeprägt (Abb. 77). Bei rechtsatrialen Füllungsdrucken von 10 cm H_2O reduziert sich das Herzauswurfvolumen unter Konzentrationen von 0,2 · 10^{-4} mol/l lediglich um 3,5 ml/min · kg KG und liegt bei einer Verdoppelung der Etomidatekonzentration mit 21 ml/min · kg KG deutlich höher als unter äquinarkotischen Konzentrationen von Ketamin bzw. Hexobarbital. Auch die in Abhängigkeit eines zunehmenden Preload maximal mögliche Förderleistung des Herzens liegt im Konzentrationsbereich von 0,4 · 10^{-4} mol/l mit 24,2 ml/min · kg KG bei einem RAP von 16,7 cm H_2O deutlich höher als unter äquinarkotischen Konzentrationen der anderen untersuchten intravenösen Narkotica.
Die myokardiale *Anpassungsbreite an definierte Steigerungen der Vorlast* ist unter Etomidate für beide untersuchten Konzentrationsbereiche nur geringfügig eingeschränkt (Abb. 78). In Abhängigkeit von einer Erhöhung des Reservoir-Blutspiegels um 10 cm H_2O nimmt der Herzindex in der Kontrollgruppe von 18,5 auf 29,6 ml/min · kg KG zu. Unter Etomidate zeigt sich für die beiden untersuchten Konzentrationsbereiche von 0,2 · 10^{-4} bzw. 0,4 · 10^{-4} mol/l immer noch eine deutliche Steigerung der Herzauswurfleistung. Der Herzindex erhöht sich um 9,1 bzw. 7 ml/min · kg KG.

Tabelle 10. Kardiohämodynamik in einer Kontrollgruppe (n = 8) und unter dem Einfluß von $0,2 \cdot 10^{-4}$ mol/l (n = 7) bzw. $0,4 \cdot 10^{-4}$ mol/l Etomidate (n = 7). (Bezeichnungen identisch mit Tabelle 8)

	Kontrolle	Etomidate $0,2 \cdot 10^{-4}$ mol/l	Etomidate $0,4 \cdot 10^{-4}$ mol/l	
HF n/min	161 ± 12	155 ± 16	132 ± 11	***
dP/dt$_{max}$ Torr/s	2253 ± 360	2101 ± 358	1880 ± 504	*
LVP Torr	110 ± 4	107 ± 7	110 ± 4	
LVEDP Torr	2,4 ± 1,9	4,0 ± 2,2	5,0 ± 2,5	*
RVP Torr	17,6 ± 4,2	17,2 ± 4,0	20,7 ± 4,9	
HI ml/min·kg KG	28,3 ± 4,2	26,4 ± 4,7	22,3 ± 6,5	
SVI ml/kg KG	0,17 ± 0,03	0,164 ± 0,03	0,149 ± 0,034	*
LVSW gm	0,62 ± 0,18	0,61 ± 0,19	0,56 ± 0,24	

$* \; p < 0,05 \qquad ** \; p < 0,025 \qquad *** \; p < 0,01$

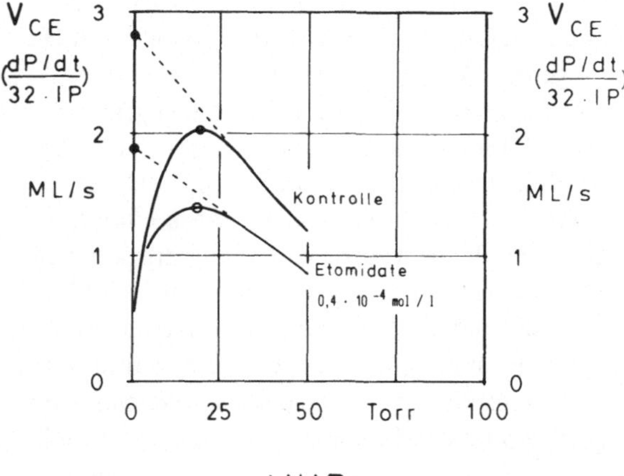

Abb. 75. Kraft-Geschwindigkeits-Beziehungen zur quantitativen Bestimmung des inotropen Status unter einer Etomidatekonzentration von $0,4 \cdot 10^{-4}$ mol/l. Korrelation der aus dem Quotienten $(dP/dt)/(32 \cdot IP)$ bestimmten Verkürzungsgeschwindigkeit der contractilen Elemente V_{CE} (Ordinate) und dem instantanen linksventriculären Druck LVIP (Abszisse). Dem Gipfelpunkt der Kraft-Geschwindigkeits-Diagramme entspricht die maximal meßbare Verkürzungsgeschwindigkeit der contractilen Elemente, V_{CEmax} (○). Die bei der Drucklast Null theoretisch maximal mögliche Verkürzungsgeschwindigkeit der contractilen Elemente, V_{max} (●), wurde graphisch durch Rückextrapolation des linear abfallenden Kurvensegmentes ermittelt. (Bei den dargestellten Regressionskurven handelt es sich um 5-gliedrige Polynome (n = 7)

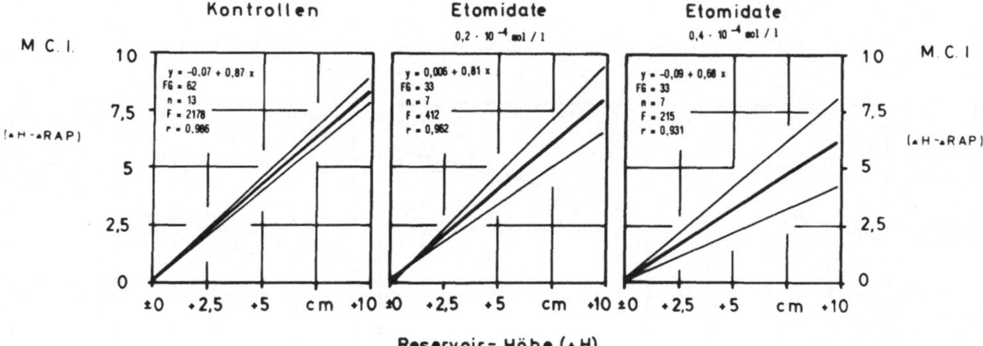

Abb. 76. Myokardialer Competence-Index M.C.I. unter Etomidatekonzentrationen von $0,2 \cdot 10^{-4}$ mol/l bzw. $0,4 \cdot 10^{-4}$ mol/l. Abhängigkeit des M.C.I. (ΔH – ΔRAP) (Ordinate) von Änderungen der Reservoirblutspiegelhöhe (ΔH) (Abszisse).
Regressionsgeraden mit Standardabweichung

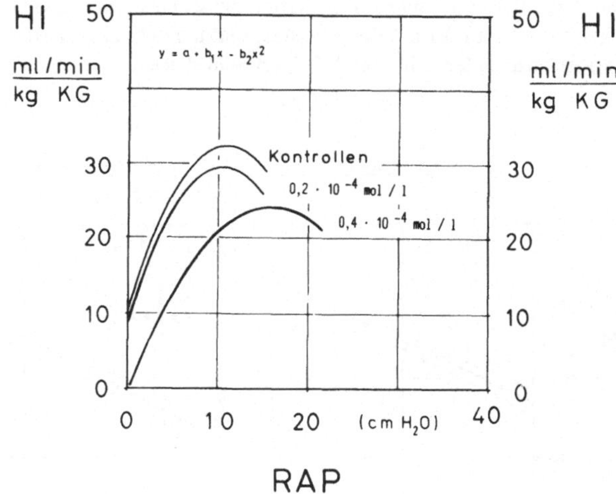

Abb. 77. Ventrikelfunktionskurven bei den Kontrollen (n = 11) sowie unter Etomidatekonzentration von $0,2 \cdot 10^{-4}$ mol/l (n = 7) bzw. $0,4 \cdot 10^{-4}$ mol/l (n = 7).
Abhängigkeit des Herzindex HI (Ordinate) von einer kontinuierlichen Erhöhung des rechtsatrialen Füllungsdruckes RAP infolge schrittweiser Zunahme des venösen Zuflusses aus dem Blutreservoir.
(Bei den Regressionskurven handelt es sich um 2-gliedrige Polynome.)

Schrittweise Erhöhungen des linksventriculären Afterloads zeigen für die beiden untersuchten Etomidatekonzentrationen von $0,2 \cdot 10^{-4}$ bzw. $0,4 \cdot 10^{-4}$ mol/l eine zwar geringe, aber auch im höheren Konzentrationsbereich noch deutlich erhaltene Adaptationsfähigkeit der kardialen Pumpfunktion an eine *definierte linksventriculäre Drucklast* (Abb. 79). Als Folge einer schrittweisen Erhöhung des Windkesseldruckes von 50 auf 150 Torr resultiert unter Etomidatekonzentrationen von $0,2 \cdot 10^{-4}$ mol/l ein dP/dt$_{max}$-Zugewinn von 1.800 Torr/s, bei einer Verdoppelung der Konzentration immerhin noch von 1.100 Torr/s.

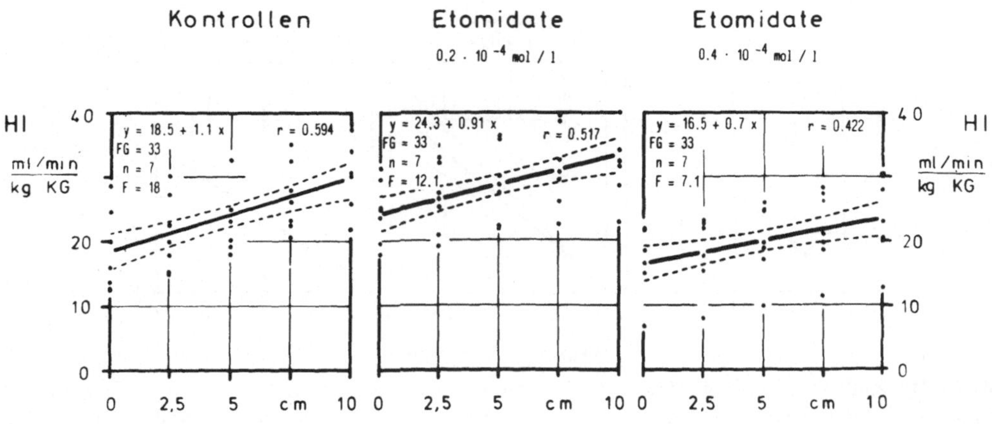

Abb. 78. Kontrollierte Volumenbelastung des Herzens unter Etomidatekonzentrationen von $0{,}2 \cdot 10^{-4}$ mol/l bzw. $0{,}4 \cdot 10^{-4}$ mol/l. Korrelation zwischen schrittweiser Erhöhung des Reservoirblutspiegels um insgesamt 10 cm (ΔH auf der Abszisse) und dem Herzindex HI (Ordinate). (Regressionsgeraden mit dem 95%-Vertrauensbereich.)

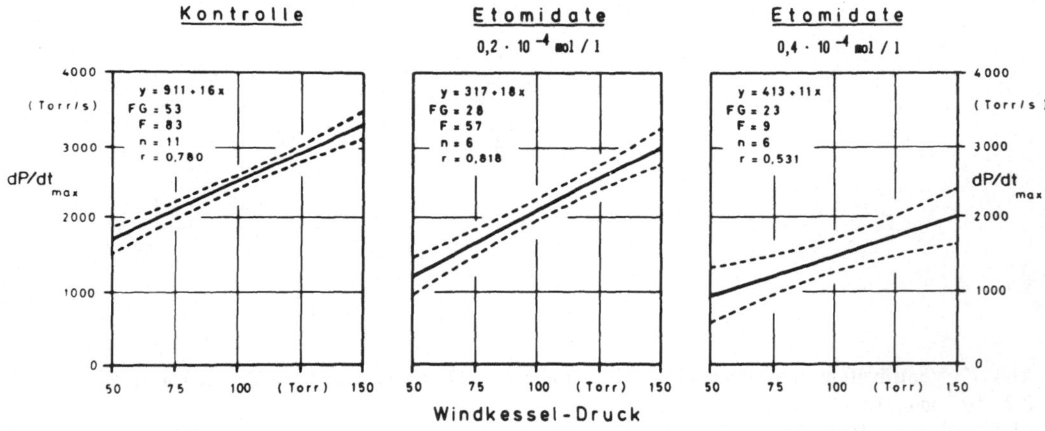

Abb. 79. Linksventriculäre Druckbelastung bei einer Kontrollgruppe (n = 11) bzw. unter Etomidatekonzentrationen von $0{,}2 \cdot 10^{-4}$ mol/l (n = 6) bzw. $0{,}4 \cdot 10^{-4}$ mol/l (n = 6). Korrelation zwischen schrittweiser Erhöhung des aortalen Windkesseldruckes von 50 auf 150 Torr (Abszisse) und maximaler linksventriculärer Druckanstiegsgeschwindigkeit, dP/dt_{max} (Ordinate). (Dargestellt sind die Regressionsgeraden mit dem 95%-Vertrauensbereich.)

Eine Eigentümlichkeit findet sich dagegen bei einer *Erhöhung der Reizfrequenz*. Während bei den Kontrollen die maximale linksventriculäre Druckanstiegsgeschwindigkeit in Abhängigkeit von einer Reizfrequenzerhöhung um 25, 50 bzw. 75 Schläge/min von 2.217 Torr/s auf 2.346, 2.469 bzw. 2.452 Torr/s ansteigt (also um maximal 250 Torr/s), läßt sich im Etomidate-Konzentrationsbereich von $0{,}2 \cdot 10^{-4}$ mol/l die Kontraktionskraft durch eine Erhöhung der Reizfrequenz nicht steigern! Bei einer Verdoppelung der Etomidatekonzentration dagegen kann sich die *Kontraktionskraft* in Abhängigkeit von einer Erhöhung der Reizfrequenz um insgesamt 75 Schläge/min um maximal 200 Torr/s, also um 13% erhöhen (Abb. 80).

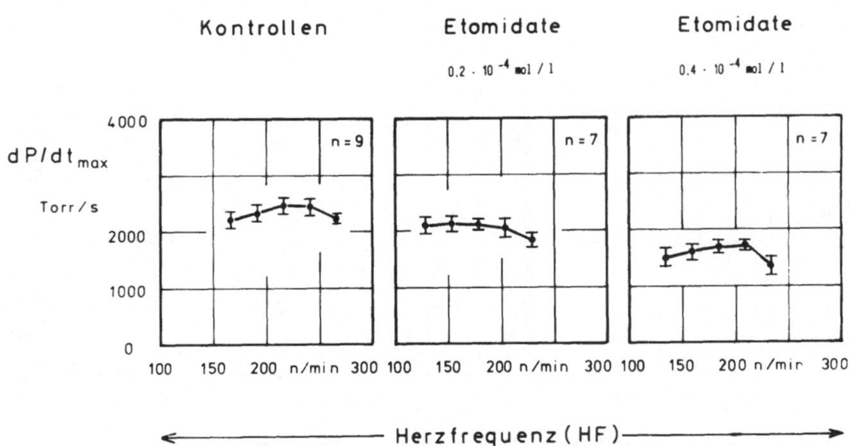

Abb. 80. Frequenzbelastung unter Etomidate (0,2 · 10⁻⁴ bzw. 0,4 · 10⁻⁴ mol/l). Änderungen des Inotropie-Parameters dP/dt$_{max}$ (Ordinate) von einer schrittweisen Erhöhung der Reizfrequenz um insgesamt 100 Schläge/min (Abszisse) ($\bar{x} \pm s_{\bar{x}}$)

Das *Herzzeitvolumen* läßt sich unter Etomidate in beiden untersuchten Konzentrationsbereichen durch eine Frequenzerhöhung nicht steigern (Abb. 81). Ähnlich wie in der Kontrollgruppe bleibt der Herzindex bis zu einer Frequenzerhöhung um insgesamt 75 Schläge/min praktisch gleich, bei einer weiteren Frequenzerhöhung bis auf 100 Schläge/min oberhalb der spontanen Kontraktionsfrequenz sinkt der Herzindex im Konzentrationsbereich von 0,2 · 10⁻⁴ mol/l von 27,6 ± 2,3 auf 22,3 ± 3,0 ml/min · kg KG und im Konzentrationsbereich von 0,4 · 10⁻⁴ mol/l von 18,5 ± 1,4 auf 12,7 ± 2,1 ml/min · kg KG ab.

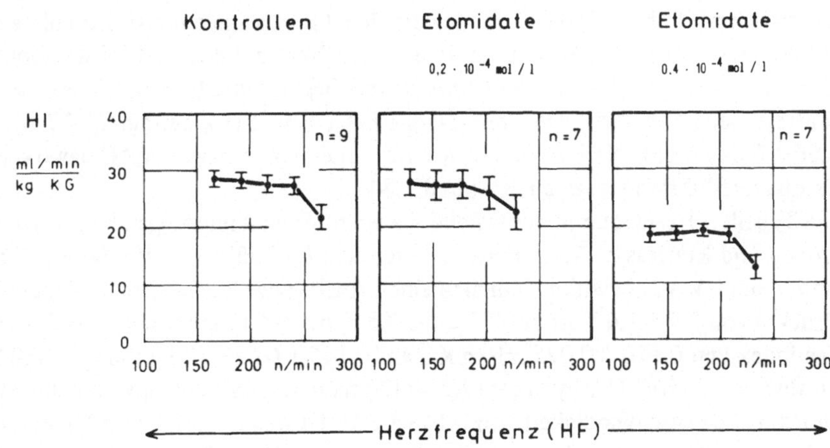

Abb. 81. Frequenzbelastung unter Etomidate (0,2 · 10⁻⁴ bzw. 0,4 · 10⁻⁴ mol/l). Änderungen des Herzindex HI (Ordinate) in Abhängigkeit von einer schrittweisen Erhöhung der Reizfrequenz um insgesamt 100 Schläge/min (Abszisse) ($\bar{x} \pm s_{\bar{x}}$)

6.3.2 Inhalationsanaesthetica

6.3.2.1 Diäthyläther. Aus den *Konzentrations-Wirkungs-Beziehungen* zur Ermittlung des Diä-thyläthereinflusses auf den *inotropen Status* (Abb. 82a) ist ersichtlich, daß Diäthylätherkon-zentrationen von 4,77 ± 0,463 Vol% das maximale linksventriculäre dP/dt um 25% senken.

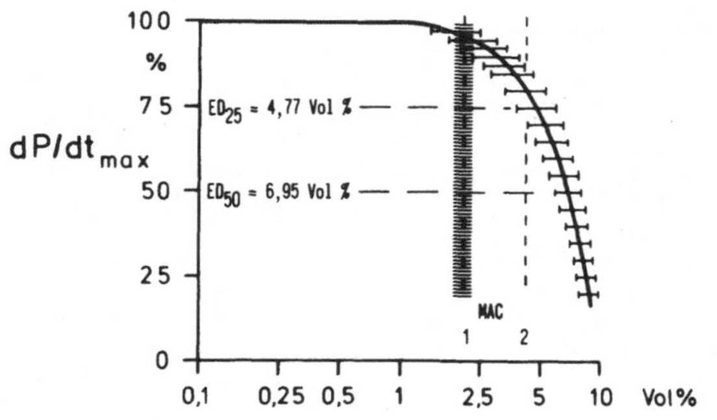

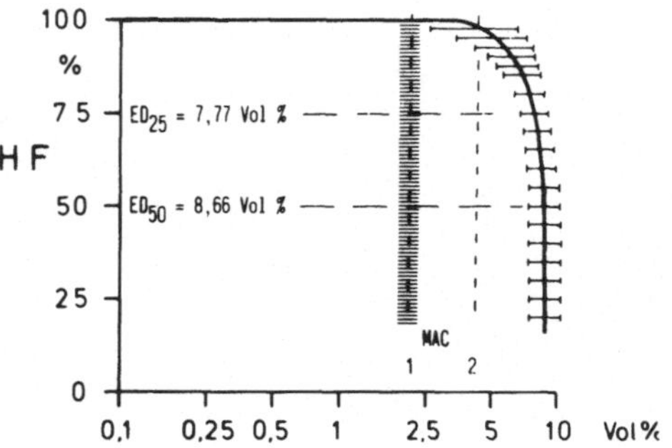

Abb. 82a. Konzentrations-Wirkungs-Beziehungen zur Ermittlung des Diäthyläther-Einflusses auf die Kontraktionskraft. Prozentuale Änderungen des dP/dt$_{max}$ (Ordinate) in Abhängigkeit von einer schrittweise gesteigerten Diäthylätherkonzentra-tion (Abszisse). Kennzeichnung der narkotischen Konzentrationsbereiche von 1 bzw. 2 MAC durch die vertikale Unterteilung. Narkoticakonzentrati-onen, die das maximale dP/dt um 25% (ED$_{25}$) bzw. 50% (ED$_{50}$) reduzieren, sind durch die hori-zontalen Strichelungen markiert

Abb. 82b. Konzentrations-Wirkungs-Kurven zur Er-mittlung des Diäthyläther-Einflusses auf die Chrono-tropie. Prozentuale Änderungen der spontanen Kon-traktionsfrequenz (Ordinate) in Abhängigkeit von einer schrittweise erhöhten Diäthylätherkonzentra-tion (Abszisse). Kennzeichnung der narkotischen Konzentrationsbereiche von 1 bzw. 2 MAC durch die vertikale Unterteilung. Charakterisierung der 25%- bzw. 50%-frequenzsenkenden Narkoticakon-zentrationen (chronotrope ED$_{25}$ bzw. ED$_{50}$ durch die horizontalen Unterteilungen

Der aus dieser inotropen ED$_{25}$ und dem MAC-Wert ermittelte *Kardiotherapeutische Index* er-rechnet sich für Diäthyläther mit 2,27 ± 0,22. Die inotrope ED$_{50}$ beträgt 6,95 ± 0,496 Vol%. Narkotische Diäthylätherkonzentrationen führen nur zu einer geringen Beeinflussung der Kon-traktionskraft (Abb. 83, 84): so reduziert sich das maximale linksventriculäre dP/dt unter dem Einfluß von 1 bzw. 2 MAC nur auf 94,8 ± 1,8% bzw. auf 80,4 ± 4,3% des Kontrollwertes. Eine meßbare Beeinflussung der *Chronotropie* beginnt erst bei vergleichsweise höheren Kon-zentrationen (Abb. 82b). Die chronotrope ED$_{25}$ bzw. ED$_{50}$ beträgt 7,77 ± 0,525 Vol% bzw. 8,66 ± 0,641 Vol%. Narkotische Konzentrationen von 1 bzw. 2 MAC bewirken keine sichere Frequenzreduktion (vergl. auch Abb. 83, 84). Die Tabelle 11 zeigt zusammenfassend die wichtigsten Änderungen hämodynamischer Meß-größen und Kontraktilitäts-Parameter unter dem Einfluß von Diäthyläther. Niedrige Konzen-trationen (1 MAC) bewirken lediglich einen Anstieg des linksventriculär-enddiastolischen Druckes von 2,9 ± 1,6 Torr auf 7,7 ± 2,3 Torr (p < 0,01) sowie einen Abfall des Schlagvolu-menindex von 0,176 ± 0,025 ml/kg KG auf 0,146 ± 0,023 ml/kg KG (p < 0,025). Unter dem Einfluß von 2 MAC Diäthyläther (4,2 Vol%) reduziert sich die maximale linksventriculäre Druckanstiegsgeschwindigkeit von 2.148 ± 321 Torr/s auf 1.652 ± 289 Torr/s (p < 0,01). Der linksventriculäre Spitzendruck verringert sich von 117 ± 7 Torr auf 100 ± 11 Torr (p < 0,01), während sich der linksventriculär-enddiastolische Druck auf 11,9 ± 4,7 Torr erhöhte (p < 0,01).

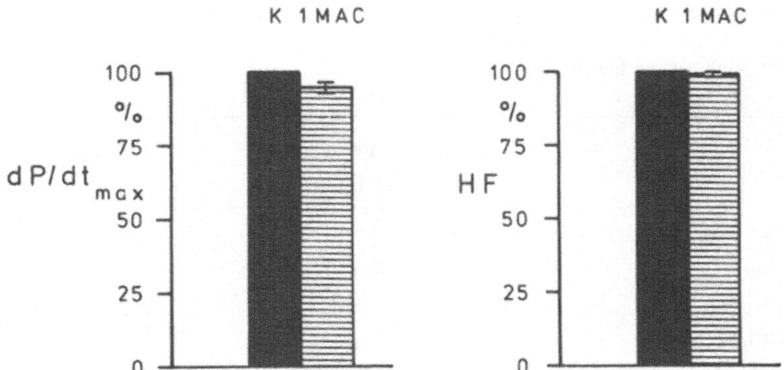

Abb. 83. Inotrope und chronotrope Wirkstärke der minimal-narkotischen Diäthylätherkonzentration von 1 MAC (2,1 ± 0,1 Vol%). Prozentuale Abnahme der Kontraktionskraft, gemessen am Inotropie-Parameter dP/dt_{max} (linke Ordinate) bzw. der spontanen Kontraktionsfrequenz HF (rechte Ordinate) gegenüber dem Kontrollwert vor Narkoticaapplikation (K) ($\bar{x} \pm s_{\bar{x}}$; n = 5)

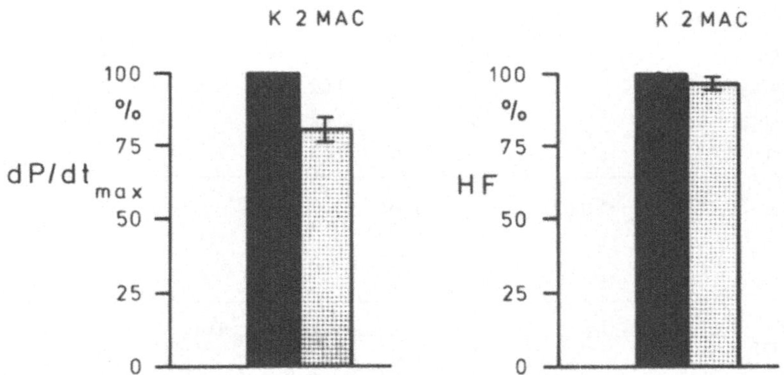

Abb. 84. Inotrope und chronotrope Wirkstärke der Diäthylätherkonzentration von 2 MAC (4,2 Vol%). Prozentualer Abfall der Kontraktionskraft, gemessen am Inotropie-Parameter dP/dt_{max} (linke Ordinate) bzw. der spontanen Kontraktionsfrequenz HF (rechte Ordinate) gegenüber den Kontrollwerten vor Diäthylätherapplikation (K) ($\bar{x} \pm s_{\bar{x}}$; n = 5)

Der Herzindex nimmt von 29,1 ± 3,5 ml/min · kg KG auf 19,3 ± 4,3 ml/min · kg KG ab (p < 0,01) und der Schlagvolumenindex verringert sich von 0,176 ± 0,025 ml/kg KG auf 0,112 ± 0,032 ml/kg KG (p < 0,01). Dementsprechend sinkt auch die Schlagarbeit von 0,63 ± 0,15 gm auf 0,39 ± 0,17 gm (p < 0,01). Der rechtsventriculär-systolische Spitzendruck verändert sich nicht.

Die quantitative Bestimmung der myokardialen Kontraktilität mit Hilfe der *Kraft-Geschwindigkeits-Beziehungen* (Abb. 85) zeigt für den Diäthyläther-Konzentrationsbereich von 2 MAC eine relativ geringe Abnahme der Verkürzungsgeschwindigkeiten der contractilen Elemente. Die maximal meßbare Verkürzungsgeschwindigkeit (V_{CEmax}) nimmt von 2,01 auf 1,25 ML/s, also um 38% ab, die V_{max} reduziert sich von 2,64 auf 2,24 ML/s, also nur um 15,2%. Der gesamtkardiale Suffizienzgrad des Herzens, wie er sich mit Hilfe des *myokardialen Competence-Index* bestimmen läßt, wird dagegen unter Diäthyläther konzentrationsabhängig deut-

Tabelle 11. Kardiohämodynamik in einer Kontrollgruppe (n = 9) und unter dem Einfluß von 2,1 Vol% (n = 8) bzw. 4,2 Vol% Diäthyläther (n = 9).
(Bezeichnungen identisch mit Tabelle 8)

	Kontrolle	Diäthyläther 2,1 Vol%		Diäthyläther 4,2 Vol%	
HF	157	162		160	
n/min	± 22	± 27		± 22	
dP/dt_{max}	2148	2009		1652	***
Torr/s	± 321	± 428		± 289	
LVP	117	113		100	***
Torr	± 7	± 7		± 11	
LVEDP	2,9	7,7	***	11,9	***
Torr	± 1,6	± 2,3		± 4,7	
RVP	17,4	17,2		16,9	
Torr	± 3,1	± 4,1		± 2,5	
HI	29,1	25,7		19,3	***
ml/min·kg KG	± 3,5	± 3,4		± 4,3	
SVI	0,176	0,146	**	0,112	***
ml/kg KG	± 0,025	± 0,023		± 0,032	
LVSW	0,63	0,55		0,39	***
gm	± 0,15	± 0,18		± 0,17	

* p < 0,05   ** p < 0,025   *** p < 0,01

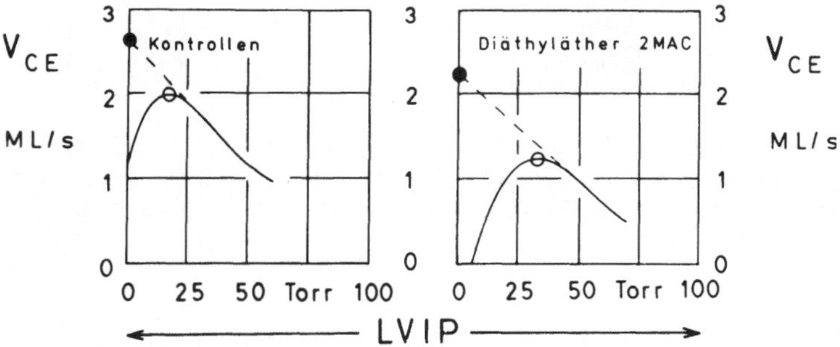

Abb. 85. Kraft-Geschwindigkeits-Diagramme zur quantitativen Erfassung der myokardialen Kontraktilität des Herzens unter dem Einfluß einer Diäthylätherkonzentration von 2 MAC (4,2 Vol%).
Korrelation der aus dem Quotienten (dP/dt)/(32 · IP) bestimmten Verkürzungsgeschwindigkeit der contractilen Elemente V_{CE} (Ordinate) und dem instantanen linksventriculären Druck LVIP (Abszisse). Die maximal meßbare Verkürzungsgeschwindigkeit der contractilen Elemente, $V_{CE_{max}}$ (O) entspricht dem Gipfelpunkt der Kraft-Geschwindigkeitskurven. Die theoretisch maximal mögliche, lastfreie Verkürzungsgeschwindigkeit der contractilen Elemente, V_{max} (●), wurde graphisch durch Rückextrapolation des linear abfallenden Kurvensegmentes der Kraft-Geschwindigkeits-Kurven auf die Ordinate (Drucklast Null) ermittelt.
(Bei den dargestellten Regressionskurven handelt es sich um 5-gliedrige Polynome (n = 7))

lich eingeschränkt (Abb. 86). Der M.C.I. (ΔH $-$ ΔRAP) reduziert sich unter dem Einfluß von 1 bzw. 2 MAC von 1,0 (Kontrollgruppe) auf 0,63 bzw. 0,34. Bei einer schrittweisen Erhöhung der Reservoirblutspiegelhöhe um insgesamt 10 cm steigt der rechtsatriale Füllungsdruck dementsprechend von 1,4 cm H_2O auf 3,7 bzw. 6,6 cm H_2O.

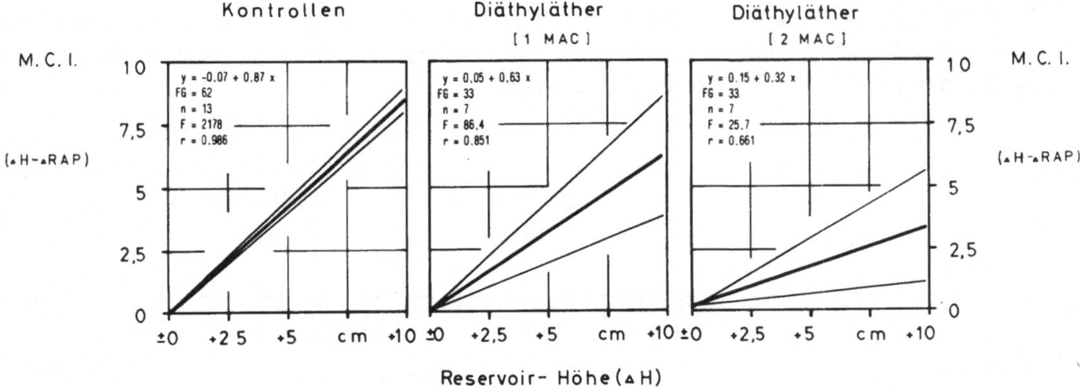

Abb. 86. Ermittlung des myokardialen Suffizienzgrades mit Hilfe des myokardialen Competence-Index M.C.I. in einer Kontrollgruppe bzw. unter dem Einfluß von 1 bzw. 2 MAC Diäthyläther.
Abhängigkeit des M.C.I. (ΔH $-$ ΔRAP) (Ordinate) von Änderungen einer schrittweise gesteigerten Reservoirblutspiegelhöhe (ΔH) (Abszisse).
Bei den dargestellten Kurven handelt es sich um lineare Regressionsgeraden mit der Standardabweichung

Der Verlauf der Ventrikelfunktionskurven zeigt jedoch, daß unter Diäthyläther der Frank-Starling-Mechanismus zur Steigerung der Pumpleistung genutzt werden kann (Abb. 87). Herzauswurfvolumina von 21 ml/min · kg KG werden in der Kontrollgruppe bei einem rechtsatrialen Füllungsdruck von 2,4 cm H_2O erzielt und unter 1 bzw. 2 MAC Diäthyläther bei einem RAP von 6 bzw. 14,5 cm H_2O). Der bei den Kontrollen maximal erreichbare Herzindex von 34 ml/min · kg KG wird jedoch unter dem Einfluß von Diäthyläther auf 30 bzw. 21,5 ml/min · kg KG erniedrigt.

Abb. 87. Ventrikelfunktionskurven zur qualitativen und quantitativen Analyse der gesamtkardialen Pumpfunktion in einer Kontrollgruppe (n = 11) sowie unter dem Einfluß von 1 bzw. 2 MAC Diäthyläther (n = 7). Korrelation zwischen Herzindex HI (Ordinate) und dem durch eine Schritt für Schritt zunehmende Volumenbelastung des Herzens ansteigenden mittleren rechtsatrialen Füllungsdruck RAP (Abszisse).
(Bei den Regressionskurven handelt es sich um 2-gliedrige Polynome.)

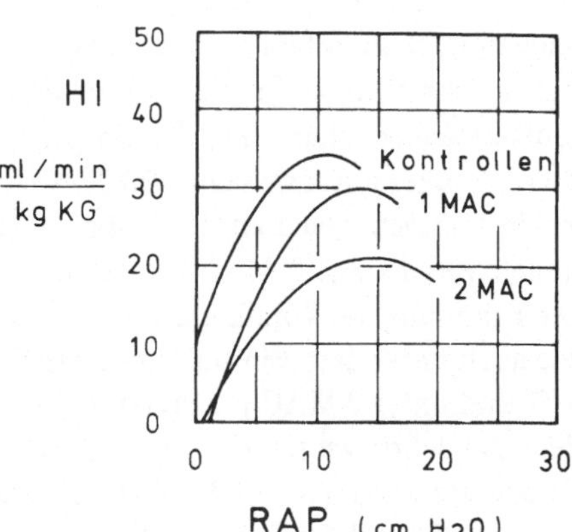

Diese Beeinträchtigung der Pumpfunktion unter höheren Diäthylätherkonzentrationen ist auch bei einer kontrollierten, schrittweisen *Volumenbelastung* erkennbar (Abb. 88). Während der Herzindex bei den Kontrollen in Abhängigkeit von einer Erhöhung des Reservoirblutspiegels um insgesamt 10 cm das Herzauswurfvolumen von 18,5 auf 29,5 ml/min · kg KG ansteigt, läßt er sich unter dem Einfluß von 1 bzw. 2 MAC Diäthyläther — bei gleicher *Zunahme des hydrostatischen Zuflußgefälles* vor dem rechten Herzen — nur noch um 7,6 bzw. 4,1 ml/min · kg KG steigern. Bewirkt die Volumenbelastung in der Kontrollgruppe eine maximal erreichbare Herzzeitvolumenzunahme um 59,5%, so erhöht sich der Herzindex unter Diäthyläther nur noch um 37,6 bzw. 27,5% des Ausgangswertes.

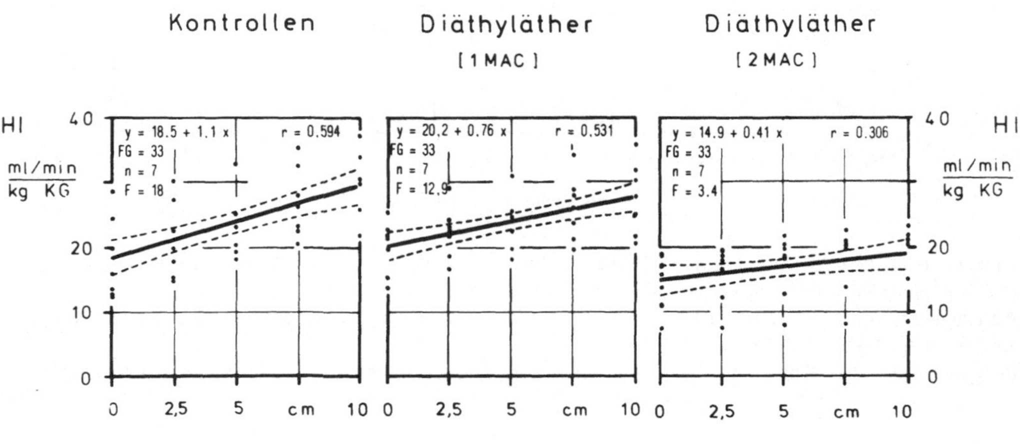

Abb. 88. Kontrollierte Volumenbelastung des Kontrollherzens bzw. unter dem Einfluß von 1 bzw. 2 MAC Diäthyläther. Korrelation zwischen schrittweiser Zunahme des rechtsatrialen Zuflusses infolge definierter Erhöhung des Reservoirblutspiegels (ΔH) um insgesamt 10 cm (Abszisse) und dem Herz-Index HI (Ordinate).
(Regressionsgeraden mit dem 95%-Vertrauensbereich.)

Ist die Volumenbelastbarkeit unter Diäthyläther insbesondere in höheren Konzentrationsbereichen doch merklich eingeschränkt, so bleibt die Fähigkeit des linken Ventrikels, seine Kontraktionskraft im Gefolge einer *Nachlasterhöhung* zu steigern, in beiden untersuchten Konzentrationsbereichen voll erhalten (Abb. 89). Eine schrittweise Steigerung des aortalen Windkesseldruckes um insgesamt 100 Torr bewirkt in der Kontrollgruppe eine Zunahme des maximalen linksventriculären dP/dt um insgesamt 1.440 Torr/s. Unter Diäthyläther-Konzentrationen von 1 bzw. 2 MAC beträgt der Kontraktionskraftzuwachs 1.090 bzw. 710 Torr/s. Die Erhöhung des Windkesseldruckes von 50 auf 150 Torr führt somit in der Kontrollgruppe wie auch unter dem Einfluß von 1 MAC Diäthyläther zu einem dP/dt_{max}-Zugewinn um je 87% und unter 2 MAC Diäthyläther um 71%.
Bei einer schrittweisen *Erhöhung der Reizfrequenz* läßt sich das dP/dt_{max} in der Kontrollgruppe um maximal 279 Torr/s (+ 12,6%) steigern. Unter dem Einfluß von 1 bzw. 2 MAC beträgt der Zuwachs maximal 348 Torr/s (+ 19%) bzw. 259 Torr/s (+ 16,9%) (Abb. 90).

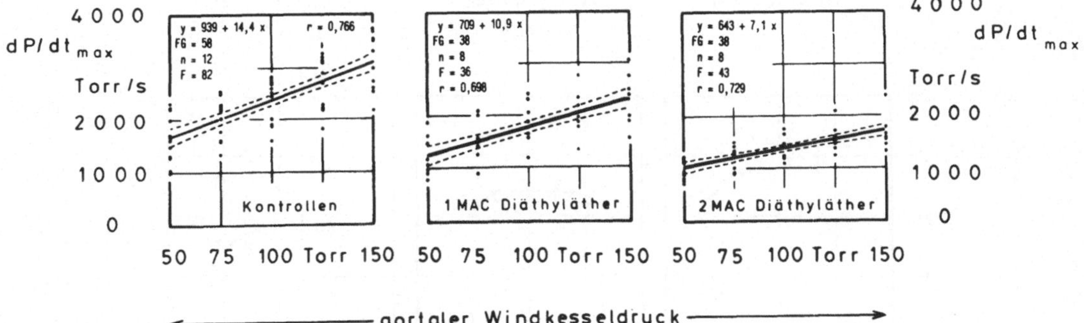

Abb. 89. Kontrollierte Druckbelastung des linken Ventrikels in einer Kontrollgruppe bzw. unter dem Einfluß narkotischer Diäthylätherkonzentrationen von 1 bzw. 2 MAC. Korrelation zwischen schrittweiser Erhöhung des aortalen Windkesseldruckes von 50 auf 150 Torr (Abszisse) und der Kontraktionskraft, gemessen am Inotropie-Parameter dP/dt_{max} (Ordinate).
(Dargestellt sind die Regressionsgeraden mit dem 95%-Vertrauensbereich.)

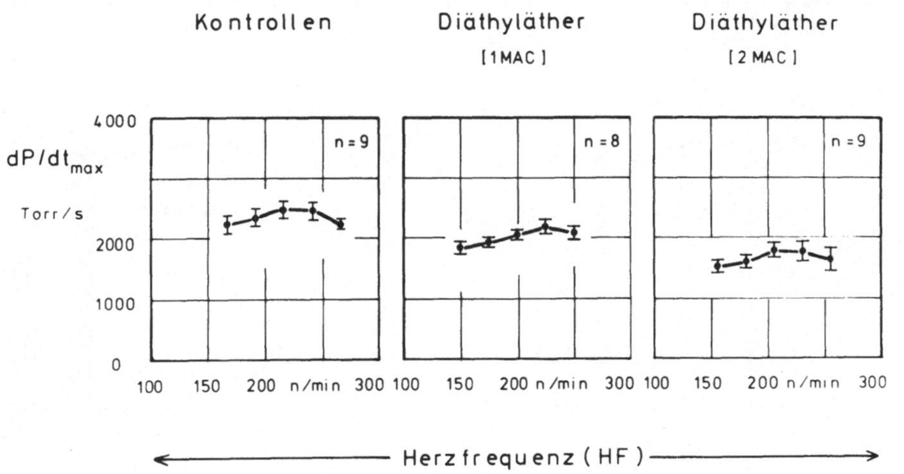

Abb. 90. Frequenzstimulation in einer Kontrollgruppe (n = 9) bzw. unter narkotischen Konzentrationen von 1 MAC (n = 8) bzw. 2 MAC Diäthyläther (n = 9). Abhängigkeit des Inotropie-Parameters dP/dt_{max} (Ordinate) von einer schrittweise über die spontane Kontraktionsfrequenz hinausgehenden Erhöhung der Reizfrequenz durch Vorhofstimulation (Abszisse) $(\bar{x} \pm s_{\bar{x}})$

Wie in der Kontrollgruppe führt die Frequenzstimulation auch unter Diäthyläther zu einer Erhöhung des *Herzzeitvolumens* (Abb. 91). Frequenzerhöhungen um 100 Impulse/min bewirken eine Verminderung des Herzindex bei den Kontrolltieren um 6,8 ml/min · kg KG und unter dem Einfluß von Diäthyläther um 2,5 bzw. 4,1 ml/min · kg KG.

6.3.2.2 Halothan. Die *Konzentrations-Wirkungs-Kurven* zur Ermittlung des Inotropie- bzw. Chronotropie-Einflusses durch Halothan zeigen eine konzentrationsabhängig zunehmende Reduktion des *Inotropie-Parameters* dP/dt_{max} (Abb. 92a) bzw. der spontanen Kontraktionsfrequenz (Abb. 92b). Halothankonzentrationen von 0,87 ± 0,071 Vol% bewirken eine 25%-ige

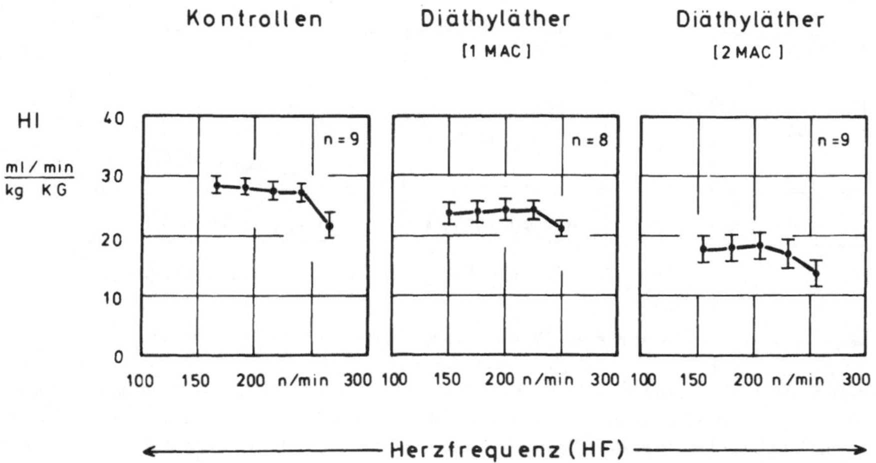

Abb. 91. Frequenzbelastung des linken Herzens in einer Kontrollgruppe (n = 9) bzw. unter Einfluß anaesthetischer Diäthylätherkonzentrationen von 1 MAC (n = 8) bzw. 2 MAC (n = 9). Abhängigkeit des Herz-Index HI (Ordinate) von einer schrittweisen Erhöhung der Herzfrequenz (HF) um insgesamt 100 Schläge/min (Abszisse) ($\bar{x} \pm s_{\bar{x}}$)

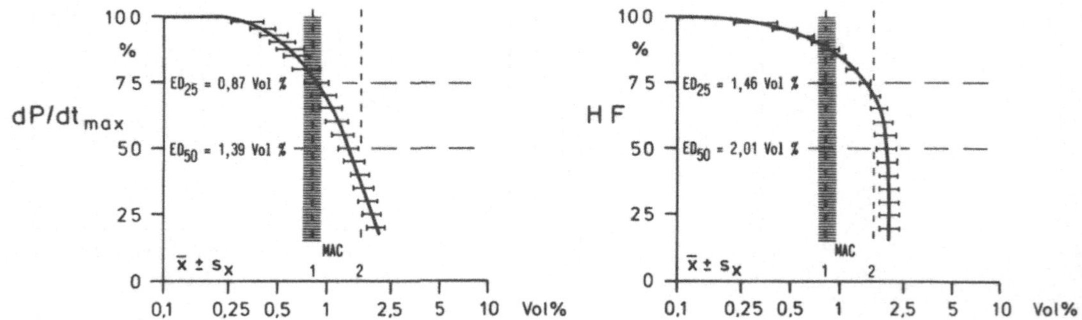

Abb. 92a. Konzentrations-Wirkungs-Beziehungen zur Ermittlung des Halothan-Einflusses auf die Kontraktionskraft. Prozentuale Änderungen des dP/dt_{max} (Ordinate) in Abhängigkeit von einer schrittweise gesteigerten Halothankonzentration (Abszisse). Kennzeichnung der narkotischen Konzentrationsbereiche von 1 bzw. 2 MAC durch die vertikale Unterteilung. Narkoticakonzentrationen, die das maximale dP/dt um 25% (ED$_{25}$) bzw. 50% (ED$_{50}$) reduzieren, sind durch die horizontalen Strichelungen markiert

Abb. 92b. Konzentrations-Wirkungs-Kurven zur Ermittlung des Halothan-Einflusses auf die Chronotropie. Prozentuale Änderungen der spontanen Kontraktionsfrequenz (Ordinate) in Abhängigkeit von einer schrittweise erhöhten Halothankonzentration (Abszisse). Kennzeichnung der narkotischen Konzentrationsbereiche von 1 bzw. 2 MAC durch die vertikale Unterteilung. Charakterisierung der 25%- bzw. 50%-frequenzsenkenden Narkoticakonzentrationen (chronotrope ED$_{25}$ bzw. ED$_{50}$) durch die horizontalen Unterteilungen

Kontraktionskraftabnahme. Aus dieser inotropen ED$_{25}$ und dem MAC-Wert errechnet sich der *Kardiotherapeutische Index* für Halothan mit 1,06 ± 0,086.
Die minimal-narkotische Halothankonzentration führt also bereits zu einer Kontraktionskraftabnahme um 25%. Die inotrope ED$_{50}$ für Halothan beträgt 1,39 ± 0,091 Vol%. Innerhalb des

anaesthetischen Konzentrationsbereiches ist der Halothan-Einfluß auf die *Chronotropie* geringer als auf die Inotropie ausgeprägt. Eine 25- bzw. 50%-ige Abnahme der spontanen Kontraktionsfrequenz tritt bei Konzentrationen von 1,46 ± 0,05 Vol% bzw. 2,01 ± 0,14 Vol% (chronotrope ED_{25} bzw. chronotrope ED_{50}) auf.

Narkotische Halothankonzentrationen von 1 MAC (0,82 ± 0,1 Vol%) reduzieren die Kontraktionskraft auf 77,2 ± 2,9% und die spontane Kontraktionsfrequenz um 11,1% (Abb. 93).

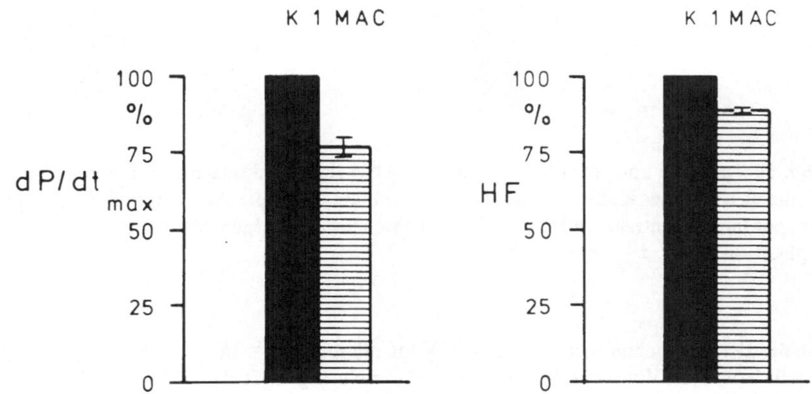

Abb. 93. Inotrope und chronotrope Wirkstärke der minimal-narkotischen Halothankonzentration von 1 MAC (0,82 ± 0,1 Vol%). Prozentuale Abnahme der Kontraktionskraft, gemessen am Inotropie-Parameter dP/dt_{max} (linke Ordinate) bzw. der spontanen Kontraktionsfrequenz HF (rechte Ordinate) gegenüber dem Kontrollwert vor Narkoticaapplikation (K) ($\bar{x} \pm s_{\bar{x}}$; n = 5)

Konzentrationen von 2 MAC (1,64 Vol%) reduzieren die Kontraktionskraft auf 38,5 ± 4,8% des Kontrollwertes vor Halothangabe. Die Herzfrequenzabnahme beträgt dagegen lediglich 33% (Abb. 94).

Die Tabelle 12 faßt den Halothaneinfluß auf die wesentlichen hämodynamischen Meßgrößen sowie Kontraktilitäts-Parameter zusammen. Die spontane Kontraktionsfrequenz reduziert sich gegenüber einem Kontrollwert von 168 ± 14/min unter dem Einfluß von 0,82 Vol% Halothan (1 MAC) auf 139 ± 15/min (p < 0,01) bzw. unter 1,64 Vol% Halothan (2 MAC) auf 131 ± 11/min (p < 0,01). Unter konstanter Reizfrequenz reduziert sich die maximale linksventriculäre Druckanstiegsgeschwindigkeit von 2.313 ± 445 Torr/s auf 1.531 ± 533 Torr/s (p < 0,01) bzw. 1.053 ± 258 Torr/s (p < 0,01).

Niedrige Halothankonzentrationen (1 MAC) bewirken einen Anstieg des LVEDP von 3,3 ± 2,0 Torr auf 8,2 ± 2,6 Torr (p < 0,01), eine Abnahme des rechtsventriculär-systolischen Spitzendruckes von 18,3 ± 5,4 Torr auf 14,7 ± 2,3 Torr (p < 0,05). Der Herzindex nimmt von 30,6 ± 3,3 ml/min · kg KG auf 22 ± 6,1 ml/min · kg KG ab (p < 0,01), und der Schlagvolumenindex verringert sich von 0,177 ± 0,022 ml/kg KG auf 0,137 ± 0,045 ml/kg KG (p < 0,05). Dementsprechend vermindert sich die linksventriculäre Schlagarbeit von 0,61 ± 0,2 gm auf 0,42 ± 0,24 gm (p < 0,05). Im Konzentrationsbereich von 2 MAC fällt der linksventriculär-systolische Spitzendruck von 112 ± 8 auf 92 ± 18 Torr ab (p < 0,01) bei einem gleichzeitigen Anstieg des LVEDP auf 13 ± 3,7 Torr (p < 0,01). Herzindex und Schlagvolumenindex fallen auf 13,9 ± 6,6 ml/kg KG · min (p < 0,01) bzw. auf 0,084 ± 0,042 ml/kg KG (p < 0,01) ab, und die linksventriculäre Schlagarbeit vermindert sich auf 0,27 ± 0,08 gm (p < 0,01).

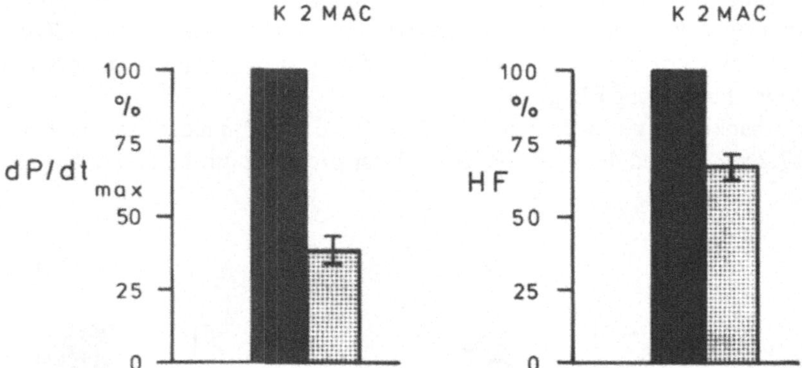

Abb. 94. Inotrope und chronotrope Wirkstärke der Halothankonzentration von 2 MAC (1,64 Vol%). Prozentualer Abfall der Kontraktionskraft, gemessen am Inotropie-Parameter dP/dt_{max} (linke Ordinate) bzw. der spontanen Kontraktionsfrequenz HF (rechte Ordinate) gegenüber den Kontrollwerten vor Halothanapplikation (K) ($\bar{x} \pm s_{\bar{x}}$; n = 5)

Tabelle 12. Kardiohämodynamik in einer Kontrollgruppe (n = 16) und unter dem Einfluß von 0,82 Vol% (n = 9) bzw. 1,64 Vol% Halothan (n = 12). (Bezeichnungen identisch mit Tabelle 8)

	Kontrolle	Halothan 0,82 Vol%		Halothan 1,64 Vol%	
HF	168	139	***	131	***
n/min	± 14	± 15		± 11	
dP/dt_{max}	2313	1531	***	1053	***
Torr/s	± 445	± 533		± 258	
LVP	112	100		92	***
Torr	± 8	± 17		± 18	
LVEDP	3,3	8,2	***	13	***
Torr	± 2,0	± 2,6		± 3,7	
RVP	18,3	14,7	*	15,9	
Torr	± 5,4	± 2,3		± 4,9	
HI	30,6	22	***	13,9	***
ml/min·kg KG	± 3,3	± 6,1		± 6,6	
SVI	0,177	0,137	*	0,084	***
ml/kg KG	± 0,022	± 0,045		± 0,042	
LVSW	0,61	0,42	*	0,27	***
gm	± 0,2	± 0,24		± 0,08	

* p < 0,05   ** p < 0,025   *** p < 0,01

Mit Hilfe der *Kraft-Geschwindigkeits-Beziehungen* läßt sich eine erhebliche Inotropie-Einbuße durch 2 MAC Halothan nachweisen (Abb. 95). So reduziert sich die V_{CEmax} gegenüber einem Kontrollwert von 2,01 ML/s auf 0,75 ML/s, also um $^2/_3$, und die auf die Last Null extrapolierte V_{max} von 2,64 ML/s auf 1,41 ML/s, also um 46,6%. Der durch Halothan eingeschränkte Suffizienzgrad des Herzens wird auch durch den stark erniedrigten *Competence-Index* ($\Delta H - \Delta RAP$) bestätigt, der unter dem Einfluß von 1 bzw. 2 MAC von 0,83 über 0,62 auf 0,21 abfällt (Abb. 96). Die aus einer Anhebung des Reservoirblutspiegels um 10 cm resultierende akute Erhöhung des hydrostatischen Druckgefälles vor dem rechten Herz führt zu einer starken Erhöhung des rechtsatrialen Füllungsdruckes: der RAP steigt von 1,3 auf 3,8 bzw. 7,9 cm H_2O.

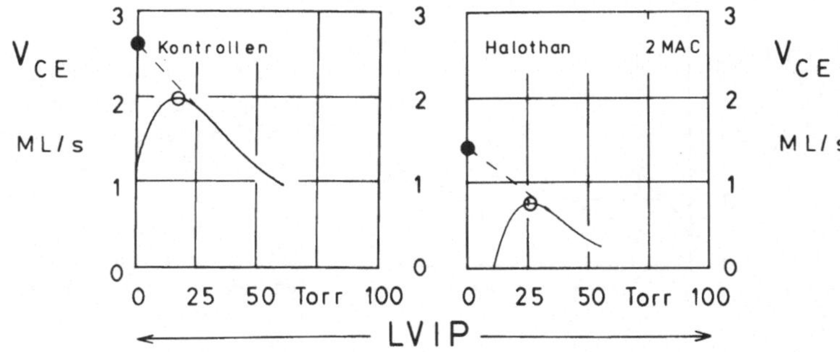

Abb. 95. Kraft-Geschwindigkeits-Diagramme zur quantitativen Erfassung der myokardialen Kontraktilität des Herzens unter dem Einfluß einer Halothankonzentration von 2 MAC (1,64 Vol%).
Korrelation der aus dem Quotienten (dP/dt)/(32 · IP) bestimmten Verkürzungsgeschwindigkeit der kontraktilen Elemente V_{CE} (Ordinate) und dem instantanen linksventriculären Druck LVIP (Abszisse). Die maximal meßbare Verkürzungsgeschwindigkeit der contractilen Elemente, V_{CEmax} (O) entspricht dem Gipfelpunkt der Kraft-Geschwindigkeitskurven, Die theoretisch maximal mögliche, lastfreie Verkürzungsgeschwindigkeit der contractilen Elemente. V_{max} (●) wurde graphisch durch Rückextrapolationen des linear abfallenden Kurvensegmentes der Kraft-Geschwindigkeits-Kurven auf die Ordinate (Drucklast Null) ermittelt.
Bei den dargestellten Regressionskurven handelt es sich um 5-gliedrige Polynome (n = 7)

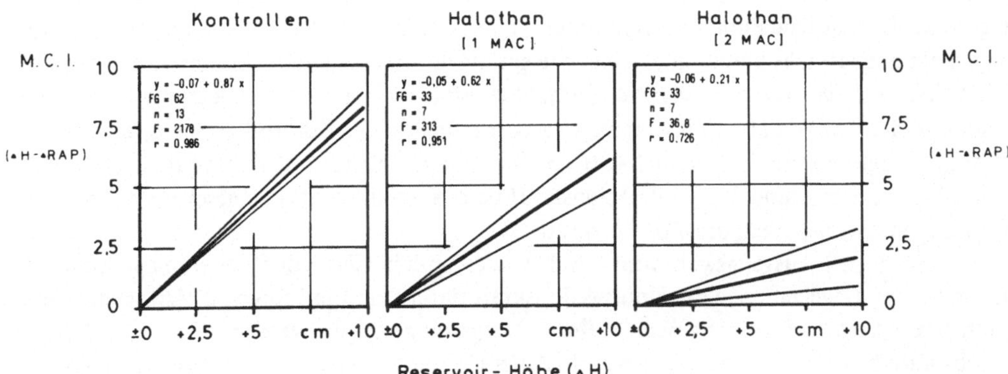

Abb. 96. Ermittlung des myokardialen Suffizienzgrades mit Hilfe des myokardialen Competence-Index M.C.I. in einer Kontrollgruppe bzw. unter dem Einfluß von 1 bzw. 2 MAC Halothan. Abhängigkeit des M.C.I. ($\Delta H - \Delta RAP$) (Ordinate) von Änderungen einer schrittweise gesteigerten Reservoirblutspiegelhöhe (ΔH) (Abszisse).
Bei den dargestellten Kurven handelt es sich um lineare Regressionsgeraden mit der Standardabweichung

Konzentrationsabhängig kommt es unter Halothan zu einer erheblichen Rechtsverlagerung
und Abflachung der *Ventrikelfunktionskurven* (Abb. 97). Während in der Kontrollgruppe
die maximale Herzauswurfleistung bei 34 ml/min · kg KG liegt, wird unter 1 MAC Halothan
nur noch ein Herzindex von 22 ml/min · kg KG und unter 2 MAC Halothan von 16 ml/min ·
kg KG erzielt. Die Anpassungsmöglichkeit mit Hilfe des Frank-Starling-Mechanismus ist insbesondere im höheren Konzentrationsbereich nur noch bedingt nutzbar. So wird ein Herzindex von beispielsweise 15 ml/min · kg KG in der Kontrollgruppe bei einem rechtsatrialen Füllungsdruck von 1 cm H_2O, unter dem Einfluß von 1 MAC Halothan bei einem solchen von
5 cm H_2O und unter 2 MAC Halothan bei einem RAP von 25 cm H_2O erzielt.

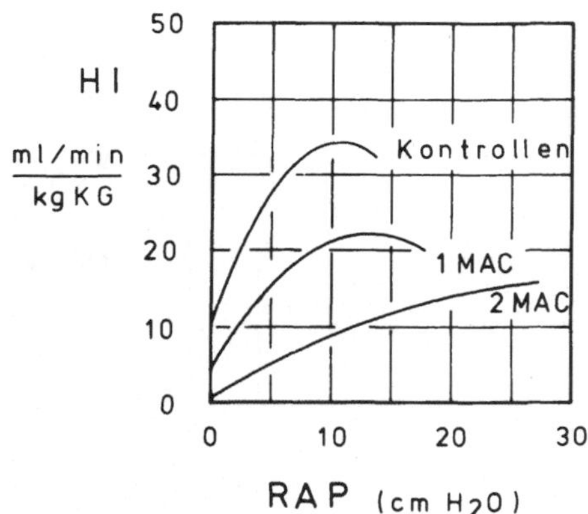

Abb. 97. Ventrikelfunktionskurven zur qualitativen
und quantitativen Analyse der gesamtkardialen Pumpfunktion in einer Kontrollgruppe (n = 11) sowie unter
dem Einfluß von 1 bzw. 2 MAC Halothan (n = 7). Korrelation zwischen Herzindex HI (Ordinate) und dem
durch eine Schritt für Schritt zunehmende Volumenbelastung des Herzens ansteigenden mittleren rechtsatrialen Füllungsdruck RAP (Abszisse).
(Bei den Regressionskurven handelt es sich um 2-glied-
rige Polynome.)

Um den Herzindex von 10 auf 15 ml/min · kg KG zu erhöhen, steigt der rechtsatriale Füllungsdruck unter dem Einfluß von 2 MAC Halothan von 12 auf 25 cm H_2O an. Im Konzentrationsbereich von 1 MAC wäre hierzu lediglich eine RAP-Zunahme von 2 auf 5 cm H_2O und in der
Kontrollgruppe von 0,1 auf 1,8 cm H_2O nötig.
Auch eine kontrollierte *Steigerung der venösen Zuflußrate* infolge Erhöhung des Reservoir-
blutspiegels um 10 cm erbringt unter dem Einfluß von 1 bzw. 2 MAC Halothan lediglich eine
maximale Zunahme des Herzauswurfvolumens um 7,8 bzw. 3,3 ml/min · kg KG (Abb. 98).
Berücksichtigt man allerdings die bereits vor der Volumenbelastung narkoticainduziert stark
eingeschränkte kardiale Pumpfunktion unter 1 bzw. 2 MAC Halothan, so entspricht dieser ge-
ringe Volumenzuwachs immer noch einer Steigerung des Herzzeitvolumens um 53,8 bzw. 42,9%.
Erhöhungen der linksventriculären Nachbelastung infolge schrittweiser Steigerung des aortalen
Windkesseldruckes von 50 auf insgesamt 150 Torr führen in der Kontrollgruppe zu einem
dP/dt_{max}-Zugewinn um insgesamt 1.440 Torr/s (Abb. 99). Unter 1 MAC Halothan ist diese
druckadaptive Steigerung der Kontraktionskraft bereits um die Hälfte eingeschränkt, das
dP/dt_{max} nimmt nur noch um 710 Torr/s zu.
Bei dem niedrigen Ausgangswert von 776 Torr/s entspricht dies jedoch noch einer Zunah-
me um 91,5%. Dagegen kann die Kontraktionskraft unter dem Einfluß von 2 MAC Halothan
durch eine *Afterload-Erhöhung* nicht mehr wirkungsvoll gesteigert werden.
Der absolute Kontraktionskraftzugewinn in Abhängigkeit von einer schrittweisen *Erhöhung
der Reizfrequenz* beträgt unter dem Einfluß von 1 bzw. 2 MAC Halothan 164 bzw. 244 Torr/s
(Abb. 100). In Anbetracht der narkoticainduziert stark herabgesetzten linksventriculären
Druckanstiegsgeschwindigkeit entspricht dies einer *Kontraktionskraftzunahme* um 14,4 bzw.
33,2%.

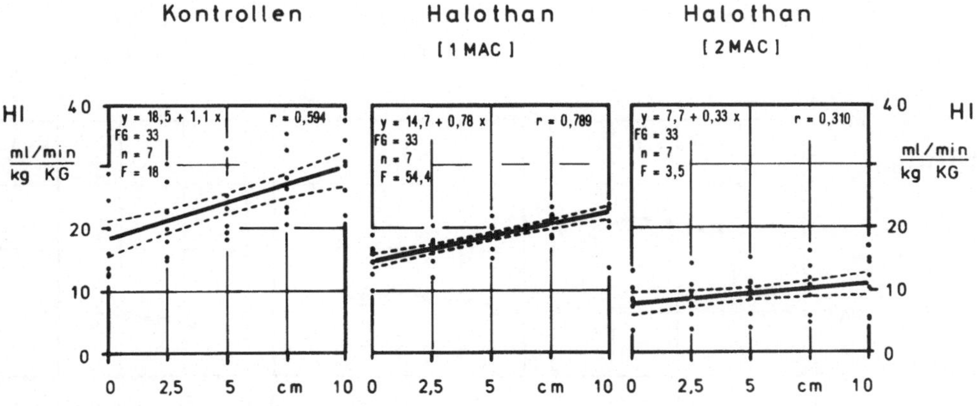

Abb. 98. Kontrollierte Volumenbelastung des Kontrollherzens bzw. unter dem Einfluß von 1 bzw. 2 MAC Halothan. Korrelation zwischen schrittweiser Zunahme des rechtsatrialen Zuflusses infolge definierter Erhöhung des Reservoirblutspiegels (ΔH) um insgesamt 10 cm (Abszisse) und dem Herzindex HI (Ordinate). (Regressionsgeraden mit dem 95%-Vertrauensbereich.)

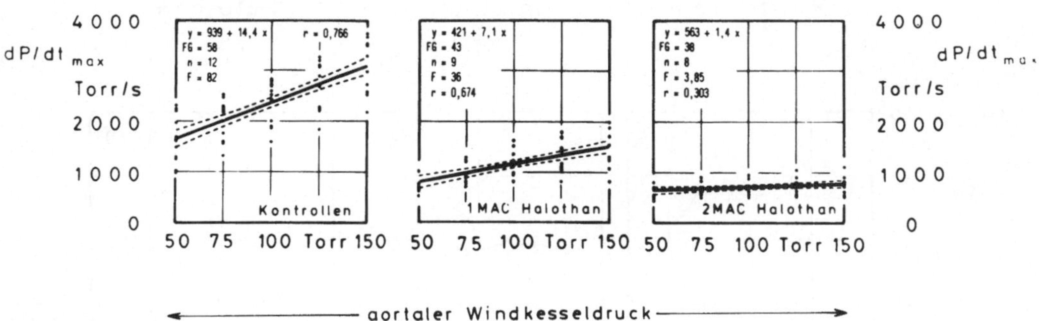

Abb. 99. Kontrollierte Druckbelastung des linken Ventrikels in einer Kontrollgruppe bzw. unter dem Einfluß narkotischer Halothankonzentrationen von 1 bzw. 2 MAC. Korrelation zwischen schrittweiser Erhöhung des aortalen Windkesseldruckes von 50 auf 150 Torr (Abszisse) und der Kontraktionskraft, gemessen am Inotropie-Parameter dP/dt$_{max}$ (Ordinate).
(Dargestellt sind die Regressionsgeraden mit dem 95%-Vertrauensbereich.)

Doch wird die kardiale Pumpfunktion nicht nennenswert verbessert (Abb. 101): das Herzzeitvolumen läßt sich maximal von 18,2 ± 1,4 auf 19,3 ± 1,2 ml/min · kg KG bzw. von 8,5 ± 1,2 auf 10,6 ± 1,3 ml/min · kg KG steigern.

6.3.2.3 Methoxyfluran. Die Konzentrations-Wirkungs-Kurven zur Ermittlung des Methoxyfluraneinflusses auf Kontraktionskraft und spontane Kontraktionsfrequenz zeigen eine konzentrationsabhängig zunehmende Reduktion des Inotropie-Parameters dP/dt$_{max}$ (Abb. 102a) bzw. der spontanen Kontraktionsfrequenz (Abb. 102b). Methoxyflurankonzentrationen von

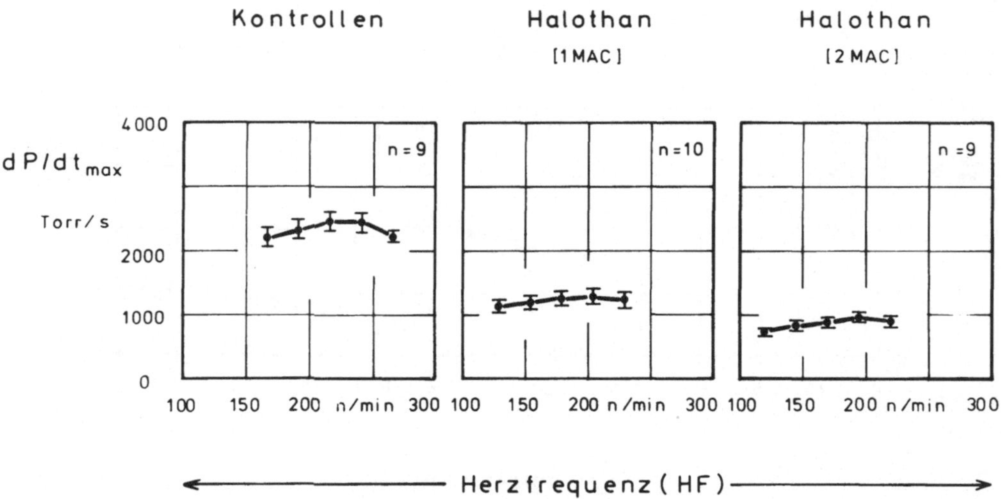

Abb. 100. Frequenzstimulation in einer Kontrollgruppe (n = 9) bzw. unter narkotischen Konzentrationen von 1 MAC (n = 10) bzw. 2 MAC Halothan (n = 9). Abhängigkeit des Inotropie-Parameters dP/dt_{max} (Ordinate) von einer schrittweise über die spontane Kontraktionsfrequenz hinausgehenden Erhöhung der Reizfrequenz durch Vorhofstimulation (Abszisse) $(\bar{x} \pm s_{\bar{x}})$

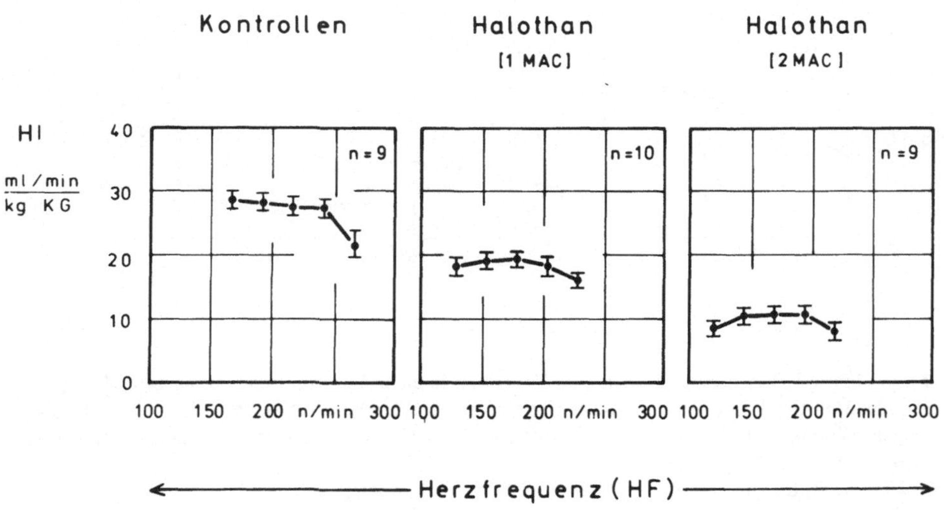

Abb. 101. Frequenzbelastung des linken Herzens in einer Kontrollgruppe (n = 9) bzw. unter dem Einfluß anästhetischer Halothankonzentrationen von 1 MAC (n = 10) bzw. 2 MAC (n = 9). Abhängigkeit des Herzindex HI (Ordinate) von einer schrittweisen Erhöhung der Herzfrequenz (HF) um insgesamt 100 Schläge/min (Abszisse) $(\bar{x} \pm s_{\bar{x}})$

0,4 ± 0,05 Vol% reduzieren die Kontraktionskraft durchschnittlich um 25%. Der aus dieser inotropen ED_{25} und der Konzentration von 1 MAC (0,23 ± 0,02 Vol%) errechnete Kardiotherapeutische Index für Methoxyfluran beträgt 1,74 ± 0,209.

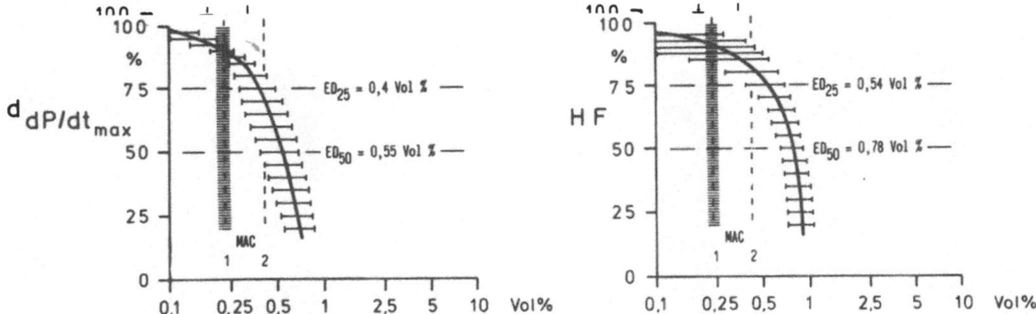

Abb. 102a. Konzentrations-Wirkungs-Beziehungen zur Ermittlung des Methoxyfluran-Einflusses auf die Kontraktionskraft. Prozentuale Änderungen des dP/dt_{max} (Ordinate) in Abhängigkeit von einer schrittweise gesteigerten Methoxyflurankonzentration (Abszisse). Kennzeichnung der narkotischen Konzentrationsbereiche von 1 bzw. 2 MAC durch die vertikale Unterteilung. Narkoticakonzentrationen, die das maximale dP/dt um 25% (ED_{25}) bzw. 50% (ED_{50}) reduzieren, sind durch die horizontalen Strichelungen markiert

Abb. 102b. Konzentrations-Wirkungs-Kurven zur Ermittlung des Methoxyfluran-Einflusses auf die Chronotropie. Prozentuale Änderungen der spontanen Kontraktionsfrequenz (Ordinate) in Abhängigkeit von einer schrittweise erhöhten Methoxyfluran-Konzentration (Abszisse). Kennzeichnung der narkotischen Konzentrationsbereiche von 1 bzw. 2 MAC durch die vertikale Unterteilung. Charakterisierung der 25%- bzw. 50%-frequenzsenkenden Narkoticakonzentrationen (chronotrope ED_{25} bzw. ED_{50}) durch die horizontalen Unterteilungen

Methoxyflurankonzentrationen von 1 bzw. 2 MAC bewirken eine Abnahme der maximalen linksventriculären Druckanstiegsgeschwindigkeit auf 89,4 ± 2,1% bzw. auf 61,3 ± 9,5% des Kontrollwertes vor Narkoticaapplikation (Abb. 103, 104). Die spontane Kontraktionsfrequenz wird durch gleiche Konzentrationen um 10,3 bzw. 19,8% reduziert.

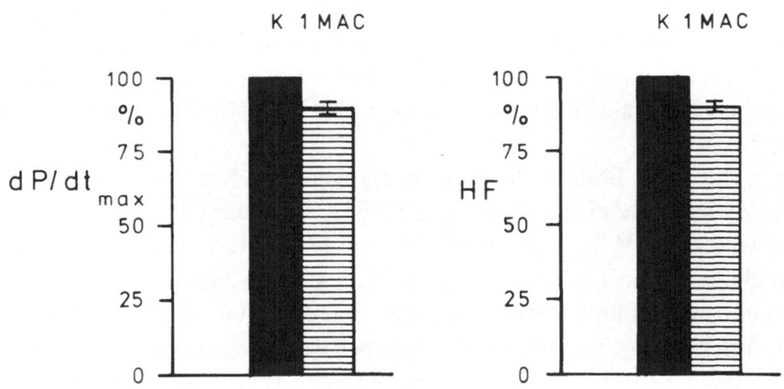

Abb. 103. Inotrope und chronotrope Wirkstärke der minimal-narkotischen Methoxyflurankonzentration von 1 MAC (0,23 ± 0,02 Vol%). Prozentuale Abnahme der Kontraktionskraft, gemessen am Inotropie-Parameter dP/dt_{max} (linke Ordinate) bzw. der spontanen Kontraktionsfrequenz HF (rechte Ordinate) gegenüber dem Kontrollwert vor Narkoticaapplikation (K) ($\bar{x} \pm s_{\bar{x}}$; n = 5)

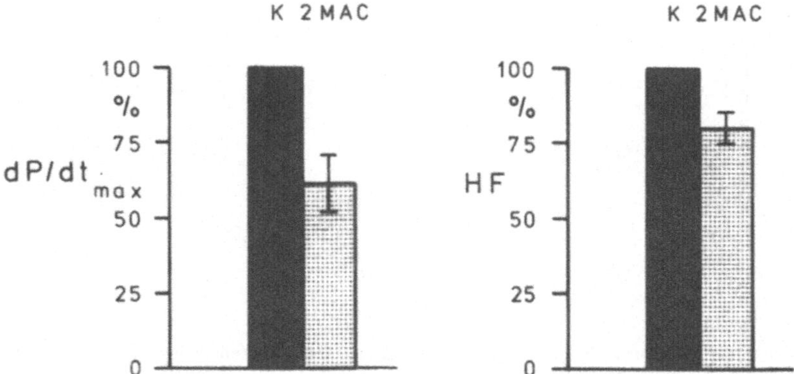

Abb. 104. Inotrope und chronotrope Wirkstärke der Methoxyflurankonzentration von 2 MAC (0,46 Vol%). Prozentualer Abfall der Kontraktionskraft, gemessen am Inotropie-Parameter dP/dt_{max} (linke Ordinate) bzw. der spontanen Kontraktionsfrequenz HF (rechte Ordinate) gegenüber den Kontrollwerten vor Methoxyfluranapplikation (K) ($\bar{x} \pm s_{\bar{x}}$; n = 5)

Innerhalb narkotischer Konzentrationsbereiche ist der *negativ-chronotrope* Effekt etwas geringer als der *negativ-inotrope.* 25%- bzw. 50%-ige Abnahmen der spontanen Kontraktionsfrequenz bewirken Methoxyflurankonzentrationen von 0,54 ± 0,064 Vol% (chronotrope ED_{25}) bzw. 0,78 ± 0,058 Vol% (chronotrope ED_{50}).

Eine Übersicht über die hämodynamischen Änderungen unter dem Einfluß von 1 bzw. 2 MAC Methoxyfluran vermittelt die Tabelle 13: der linksventriculäre Spitzendruck vermindert sich von 114 ± 10 Torr auf 98 ± 12 Torr (p < 0,025) bzw. auf 91 ± 14 Torr (p < 0,01). Parallel hierzu steigt der LVEDP von 4,5 ± 1,9 Torr auf 6,3 ± 1,4 Torr bzw. auf 10,6 ± 2,4 Torr (p < 0,01). Der Herzindex vermindert sich von 30,3 ± 4,0 ml/min · kg KG auf 22,3 ± 7,8 ml/ min · kg KG (p < 0,025) bzw. auf 14 ± 4,0 ml/min · kg KG (p < 0,01). Die Abnahme des Schlagvolumenindex von 0,19 ± 0,03 ml/kg KG auf 0,14 ± 0,06 bzw. 0,09 ± 0,04 ml/kg KG ist nicht signifikant, dagegen sinkt die linksventriculäre Schlagarbeit von 0,67 ± 0,08 gm auf 0,50 ± 0,19 bzw. 0,26 ± 0,12 gm (p < 0,01) ab. Der Inotropie-Parameter dP/dt_{max} reduziert sich von 2.166 ± 371 Torr/s auf 1.614 ± 277 Torr/s (p < 0,01) bzw. auf 1.413 ± 258 Torr/s (p < 0,01).

Eine erhebliche Beeinträchtigung der myokardialen Kontraktilität errechnet sich aus den *Kraft-Geschwindigkeits-Kurven* (Abb. 105). So nimmt die maximal meßbare Verkürzungsgeschwindigkeit (V_{CEmax}) von 2,01 ML/s auf 0,99 ML/s, also um 50,7% ab, und die V_{max} vermindert sich von 2,64 ML/s auf 1,98 ML/s, also um 25%.

Unter dem Einfluß insbesondere höherer Methoxyflurankonzentrationen bewirkt eine akute *Vorlasterhöhung,* ausgelöst durch Anheben des Reservoirblutspiegels um insgesamt 10 cm, eine deutliche Volumenbelastungsinsuffizienz (Abb. 106). In den beiden untersuchten Konzentrationsbereichen erhöht sich der rechtsatriale Füllungsdruck um 4,7 bzw. um 8,1 cm H_2O. Hieraus errechnet sich für die Konzentrationsbereiche von 1 bzw. 2 MAC Methoxyfluran ein *Competence-Index* von 0,53 bzw. 0,19.

Auch die *Ventrikelfunktionskurven* zeigen, daß die durch eine schrittweise zunehmende Volumenbelastung des Herzens ausgelöste Erhöhung des mittleren rechtsatrialen Füllungsdruckes mit keiner entsprechenden Steigerung des Herzauswurfvolumens einhergeht (Abb. 107). Bei identischen rechtsatrialen Füllungsdrucken von 5 cm H_2O reduziert sich der Herzindex unter

Tabelle 13. Kardiohämodynamik in einer Kontrollgruppe (n = 8) und unter dem Einfluß von 0,23 Vol% (n = 7) bzw. 0,46 Vol% Methoxyfluran (n = 7). (Bezeichnungen identisch mit Tabelle 8)

	Kontrolle	Methoxyfluran 0,23 Vol%		Methoxyfluran 0,46 Vol%	
HF n/min	156 ± 22	137 ± 12		136 ± 19	
dP/dt$_{max}$ Torr/s	2166 ± 371	1614 ± 277	***	1413 ± 258	***
LVP Torr	114 ± 10	98 ± 12	**	91 ± 14	***
LVEDP Torr	4,5 ± 1,9	6,3 ± 1,4		10,6 ± 2,4	***
RVP Torr	21,2 ± 7,4	16,1 ± 4,3		15,7 ± 3,8	
HI ml/min·kg KG	30,3 ± 4,0	22,3 ± 7,8	**	14 ± 4,0	***
SVI ml/kg KG	0,19 ± 0,03	0,14 ± 0,06		0,09 ± 0,04	
LVSW gm	0,67 ± 0,08	0,50 ± 0,19		0,26 ± 0,12	***

* p < 0,05   ** p < 0,025   *** p < 0,01

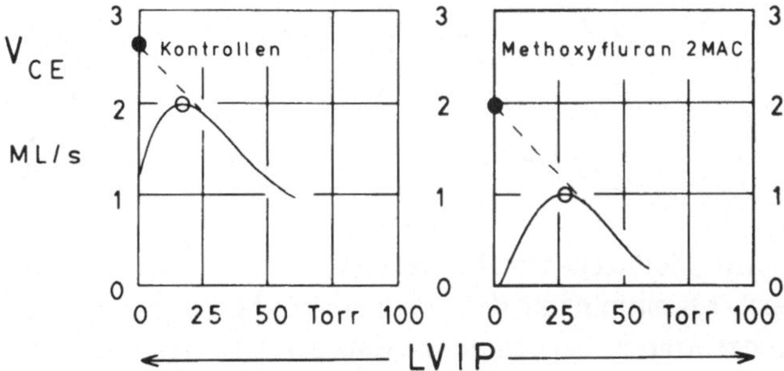

Abb. 105. Kraft-Geschwindigkeits-Diagramme zur quantitativen Erfassung der myokardialen Kontraktilität des Herzens unter dem Einfluß einer Methoxyflurankonzentration von 2 MAC (0,46 Vol%). Korrelation der aus dem Quotienten (dP/dt)/(32 · IP) bestimmten Verkürzungsgeschwindigkeit der contractilen Elemente V$_{CE}$ (Ordinate) und dem instantanen linksventriculären Druck LVIP (Abszisse). Die maximal meßbare Verkürzungsgeschwindigkeit der contractilen Elemente, V$_{CEmax}$ (O) entspricht dem Gipfelpunkt der Kraft-Geschwindigkeitskurven. Die theoretisch maximal mögliche, lastfreie Verkürzungsgeschwindigkeit der kontraktilen Elemente, V$_{max}$ (●) wurde graphisch durch Rückextrapolationen des linear abfallenden Kurvensegmentes der Kraft-Geschwindigkeits-Kurven auf die Ordinate (Drucklast Null) ermittelt. Bei den dargestellten Regressionskurven handelt es sich um 5-gliedrige Polynome (n = 7)

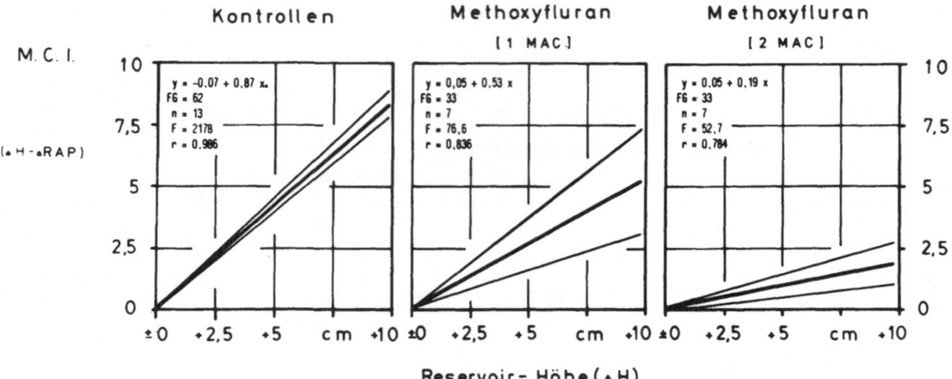

Abb. 106. Ermittlung des myokardialen Suffizienzgrades mit Hilfe des myokardialen Competence-Index M.C.I. in einer Kontrollgruppe bzw. unter dem Einfluß von 1 bzw. 2 MAC Methoxyfluran. Abhängigkeit des M.C.I. (ΔH − ΔRAP) (Ordinate) von Änderungen einer schrittweise gesteigerten Reservoirblutspiegelhöhe (ΔH) (Abszisse). Bei den dargestellten Kurven handelt es sich um lineare Regressionsgeraden mit der Standardabweichung

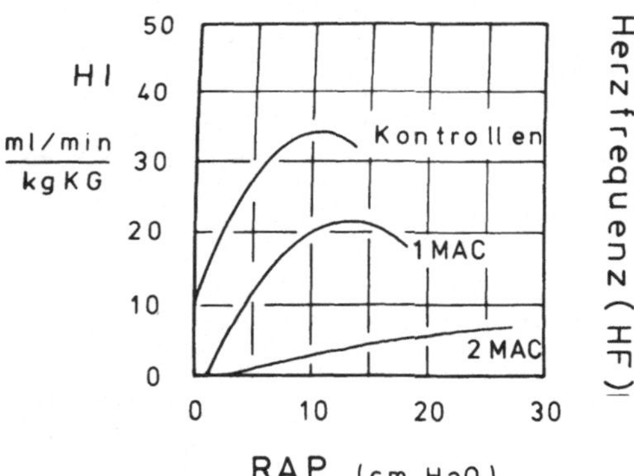

Abb. 107. Ventrikelfunktionskurven zur qualitativen und quantitativen Analyse der gesamtkardialen Pumpfunktion in einer Kontrollgruppe (n = 11) sowie unter dem Einfluß von 1 bzw. 2 MAC Methoxyfluran (n = 7). Korrelation zwischen Herzindex HI (Ordinate) und dem durch eine Schritt für Schritt zunehmende Volumenbelastung des Herzens ansteigenden mittleren rechtsatrialen Füllungsdruck RAP (Abszisse). (Bei den Regressionskurven handelt es sich um 2-gliedrige Polynome.)

1 MAC Methoxyfluran bereits von 27,5 auf 11 ml/min · kg KG; unter 2 MAC beträgt er nur noch 1,8 ml/min · kg KG. Auch erhebliche Steigerungen des RAP führen in diesem höheren Konzentrationsbereich nur zu ganz geringen Herzzeitvolumen-Zunahmen. Dies ist auch bei der *kontrollierten Volumenbelastung* (Abb. 108) erkennbar: während sich das Herzzeitvolumen in der Kontrollgruppe in Abhängigkeit von einer Erhöhung des Reservoirblutspiegels um insgesamt 10 cm um 11 ml/min · kg KG steigern läßt, beträgt der Volumenzuwachs unter 1 MAC Methoxyfluran nur noch 7,7 ml/min · kg KG. Im Konzentrationsbereich von 2 MAC ist eine Abhängigkeit nicht mehr nachweisbar.

Auch die myokardiale *Anpassungsbreite an eine schrittweise Afterload-Erhöhung* ist unter Methoxyfluran eingeschränkt (Abb. 109). So führt eine Druckerhöhung im aortalen Windkessel von 50 auf 150 Torr im Methoxyfluran-Konzentrationsbereich von 1 MAC lediglich zu einer dP/dt_{max}-Zunahme um 800 Torr/s, wobei der prozentuale Zuwachs allerdings dem der Kontrollgruppe entspricht. Unter 2 MAC Methoxyfluran läßt sich die Kontraktionskraft in Abhängigkeit von einer Nachlaststeigerung nicht mehr sicher erhöhen.

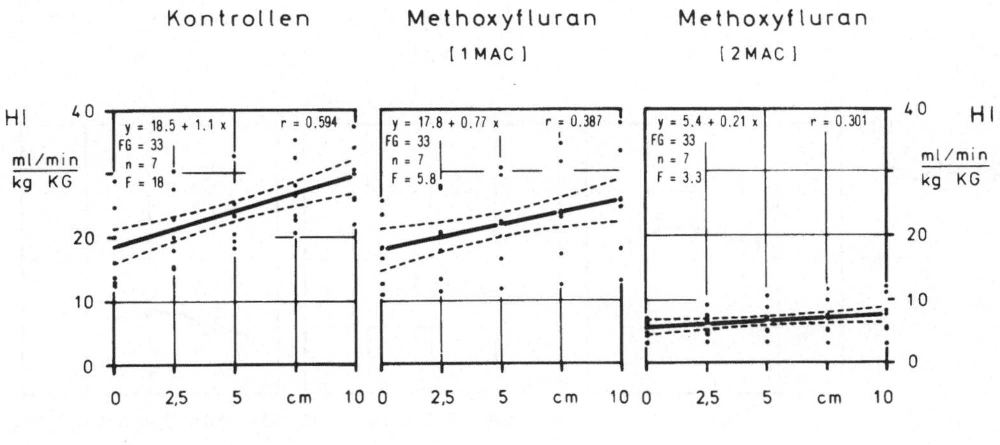

Abb. 108. Kontrollierte Volumenbelastung des Kontrollherzens bzw. unter dem Einfluß von 1 bzw. 2 MAC Methoxyfluran. Korrelation zwischen schrittweiser Zunahme des rechtsatrialen Zuflusses infolge definierter Erhöhung des Reservoirblutspiegels (ΔH) um insgesamt 10 cm (Abszisse) und dem Herzindex HI (Ordinate). (Regressionsgeraden mit dem 95%-Vertrauensbereich.)

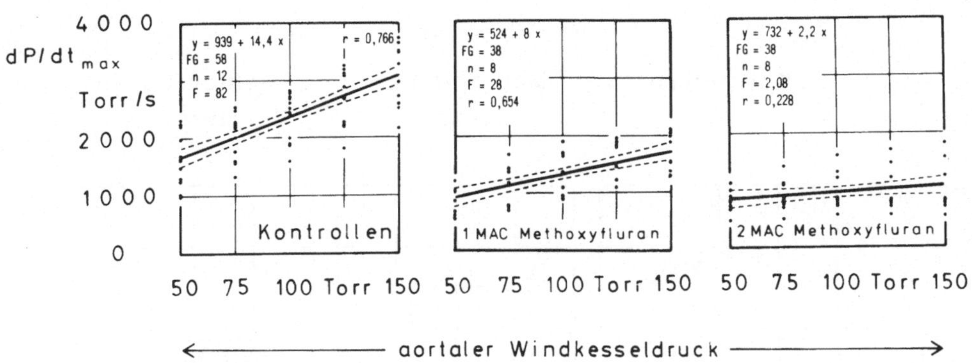

Abb. 109. Kontrollierte Druckbelastung des linken Ventrikels in einer Kontrollgruppe bzw. unter dem Einfluß narkotischer Methoxyflurankonzentrationen von 1 bzw. 2 MAC. Korrelation zwischen schrittweiser Erhöhung des aortalen Windkesseldruckes von 50 auf 150 Torr (Abszisse) und der Kontraktionskraft, gemessen am Inotropie-Parameter dP/dt_{max} (Ordinate).
(Dargestellt sind die Regressionsgeraden mit dem 95%-Vertrauensbereich.)

Dagegen läßt sich die *Kontraktionskraft* durch eine kontrollierte *Frequenzstimulation* steigern (Abb. 110). Unter 1 bzw. 2 MAC Methoxyfluran kann das maximale linksventriculäre dP/dt um insgesamt 247 Torr/s (+ 17,2%) bzw. um 392 Torr/s (+ 44,4%) zunehmen. Im Konzentrationsbereich von 1 MAC nimmt das *Herzzeitvolumen* (+ 6,3%) hierbei jedoch nicht deutlich zu (Abb. 111). Unter 2 MAC Methoxyfluran bewirkt eine Frequenzerhöhung um 50 bzw. 75 Schläge/min eine deutliche Erhöhung des Herzzeitvolumens von 9,2 ml/min · kg KG auf 11,6 ml/min · kg KG (+ 26,1%) bzw. auf 12,4 ml/min · kg KG (+ 34,8%).

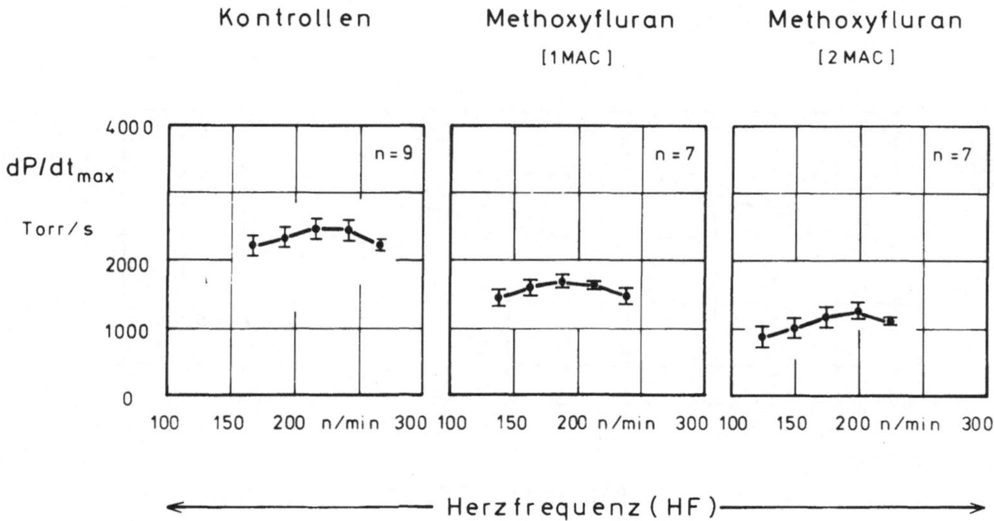

Abb. 110. Frequenzstimulation in einer Kontrollgruppe (n = 9) bzw. unter narkotischen Konzentrationen von 1 MAC (n = 7) bzw. 2 MAC Methoxyfluran (n = 7). Abhängigkeit des Inotropie-Parameters dP/dt_{max} (Ordinate) von einer schrittweise über die spontane Kontraktionsfrequenz hinausgehende Erhöhung der Reizfrequenz durch Vorhofstimulation (Abszisse) ($\overline{x} \pm s_{\overline{x}}$)

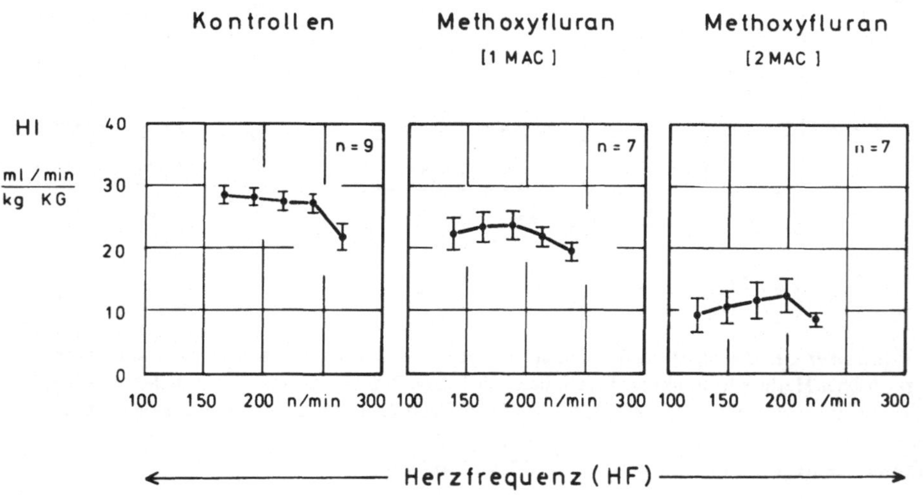

Abb. 111. Frequenzbelastung des Herzens in einer Kontrollgruppe (n = 9) bzw. unter dem Einfluß anaesthetischer Methoxyflurankonzentrationen von 1 MAC (n = 7) bzw. 2 MAC (n = 7). Abhängigkeit des Herzindex HI (Ordinate) von einer schrittweisen Erhöhung der Herzfrequenz (HF) um insgesamt 100 Schläge/min (Abszisse) ($\overline{x} \pm s_{\overline{x}}$)

6.3.2.4 Enfluran. Der Einfluß von Enfluran auf *Kontraktionskraft und Kontraktionsfrequenz* läßt eine konzentrationsabhängig zunehmende Reduzierung des Inotropie-Parameters dP/dt_{max} (Abb. 112a) bzw. der spontanen Kontraktionsfrequenz (Abb. 112b) erkennen. 2,84 ± 0,212 Vol% bzw. 3,85 ± 0,244 Vol% Enfluran bewirken eine 25- bzw. 50%-ige Abnahme der Kontraktionskraft (inotrope ED_{25} bzw. ED_{50})

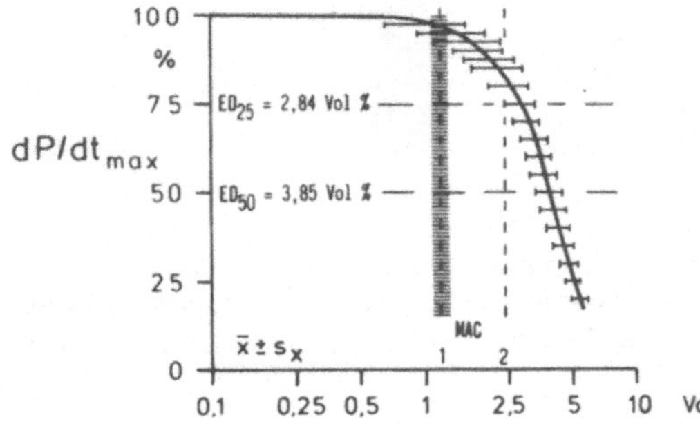

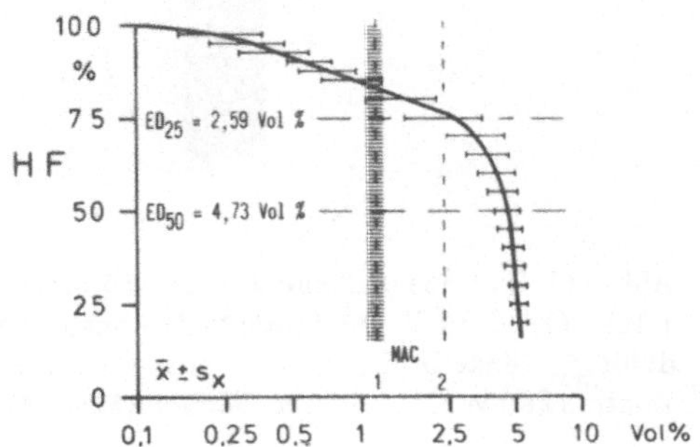

Abb. 112a. Konzentrations-Wirkungs-Beziehungen zur Ermittlung des Enfluran-Einflusses auf die Kontraktionskraft. Prozentuale Änderungen des dP/dt_{max} (Ordinate) in Abhängigkeit von einer schrittweise gesteigerten Enflurankonzentration (Abszisse). Kennzeichnung der narkotischen Konzentrationsbereiche von 1 bzw. 2 MAC durch die vertikale Unterteilung. Narkoticakonzentrationen, die das maximale dP/dt um 25% (ED_{25}) bzw. 50% (ED_{50}) reduzieren, sind durch die horizontalen Strichelungen markiert

Abb. 112b. Konzentrations-Wirkungs-Kurven zur Ermittlung des Enfluran-Einflusses auf die Chronotropie. Prozentuale Änderungen der spontanen Kontraktionsfrequenz (Ordinate) in Abhängigkeit von einer schrittweise erhöhten Enflurankonzentration (Abszisse). Kennzeichnung der narkotischen Konzentrationsbereiche von 1 bzw. 2 MAC durch die vertikale Unterteilung. Charakterisierung der 25%- bzw. 50%-frequenzsenkenden Narkoticakonzentrationen (chronotrope ED_{25} bzw. ED_{50}) durch die horizontalen Unterteilungen

Der aus der inotropen ED_{25} und dem MAC-Wert errechnete *Kardiotherapeutische Index* beträgt für Enfluran 2,37 ± 0,177, d.h. eine 25%-ige Abnahme der Kontraktionskraft wird erst bei Konzentrationserhöhungen über 2 MAC hinaus erreicht.

Innerhalb anaesthetischer Konzentrationsbereiche ist der prozentuale *Abfall der spontanen Kontraktionsfrequenz* stärker als die Abnahme der Kontraktionskraft. So liegt die chronotrope ED_{25} bei 2,59 ± 0,443 Vol% und die chronotrope ED_{50} bei 4,73 ± 0,317 Vol%.

Die minimal-narkotische Enflurankonzentration (1 MAC = 1,2 ± 0,1 Vol%) reduziert die maximale linksventriculäre Druckanstiegsgeschwindigkeit auf 95,6 ± 1,7% und die spontane Kontraktionsfrequenz auf 82,8 ± 1,4 % des Kontrollwertes vor Enflurangabe (Abb. 113). Konzentrationen von 2 MAC bewirken einen dP/dt_{max}-Abfall auf 83,5 ± 3,6% und eine Abnahme der Kontraktionsfrequenz auf 75,4 ± 2% des Kontrollwertes (Abb. 114).

Unter dem Einfluß von 2 MAC Enfluran wird die myokardiale Kontraktilität, gemessen an Hand der *Kraft-Geschwindigkeits-Beziehungen* (Abb. 115), nur geringfügig eingeschränkt. So reduziert sich die V_{CEmax} von 2,01 ML/s auf 1,38 ML/s (entsprechend einer Abnahme um 31,3%) und die V_{max} von 2,64 ML/s auf 2,2 ML/s (entsprechend einem Abfall um 16,7%). Die wesentlichen hämodynamischen Änderungen unter dem Einfluß von 1 bzw. 2 MAC Enfluran sind in der Tabelle 14 zusammengefaßt.

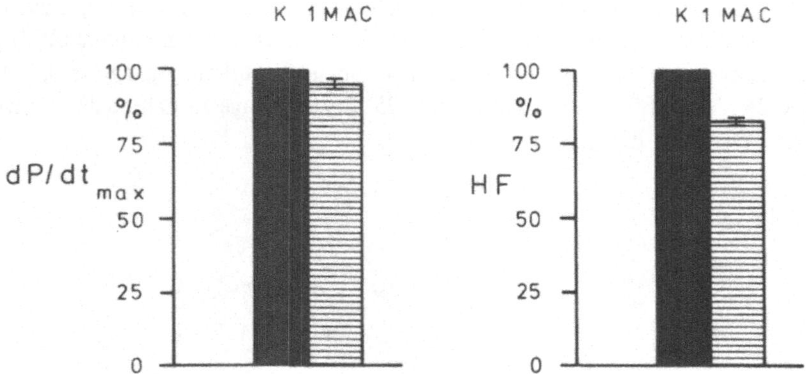

Abb. 113. Inotrope und chronotrope Wirkstärke der minimal-narkotischen Enflurankonzentration von 1 MAC (1,2 ± 0,1 Vol%). Prozentuale Abnahme der Kontraktionskraft, gemessen am Inotropie-Parameter dP/dt$_{max}$ (linke Ordinate) bzw. der spontanen Kontraktionsfrequenz HF (rechte Ordinate) gegenüber dem Kontrollwert vor Narkoticaapplikation (K) ($\bar{x} \pm s_{\bar{x}}$; n = 5)

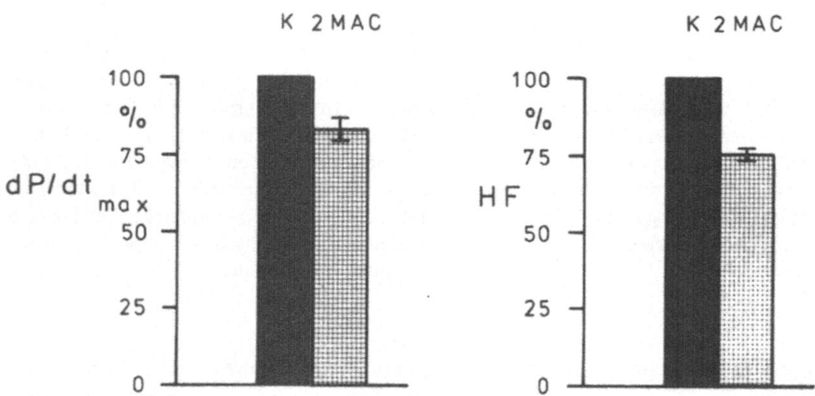

Abb. 114. Inotrope und chronotrope Wirkstärke der Enflurankonzentration von 2 MAC (2,4 Vol%). Prozentualer Abfall der Kontraktionskraft, gemessen am Inotropie-Parameter dP/dt$_{max}$ (linke Ordinate) bzw. der spontanen Kontraktionsfrequenz HF (rechte Ordinate) gegenüber den Kontrollwerten vor Enfluran-applikation (K) ($\bar{x} \pm s_{\bar{x}}$; n = 5)

Unter dem Einfluß von 1 bzw. 2 MAC Enfluran wird insbesondere eine starke Abnahme der spontanen Kontraktionsfrequenz von 158 ± 24/min auf 126 ± 31/min (p < 0,05) bzw. auf 122 ± 26 (p < 0,01) beobachtet. Die Kontraktionskraftabnahme ist weniger stark ausgeprägt: das dP/dt$_{max}$ verringert sich von 2.243 ± 491 Torr/s auf 1.926 ± 106 Torr/s (n.s.) auf 1.580 ± 426 Torr/s (p < 0,01). Bei konstantem rechtsventriculärem Druck nimmt der linksventriculär-systolische Spitzendruck von 114 ± 6 Torr auf 107 ± 11 Torr (n.s.) auf 98 ± 3 Torr (p < 0,05) ab. Parallel hierzu erhöht sich der LVEDP von 4,7 ± 4,1 Torr auf 5,7 ± 3,6 Torr (n.s.) bzw. auf 9,8 ± 3,3 Torr (p < 0,025). Herzindex und Schlagvolumenindex nehmen erst im höheren Konzentrationsbereich ab: so reduziert sich das Herzzeitvolumen von 28,4 ± 6,5 ml/min · kg KG auf 15,6 ± 7,4 ml/min · kg KG (p < 0,01) und das Schlagvolumen nimmt von 0,174 ± 0,061

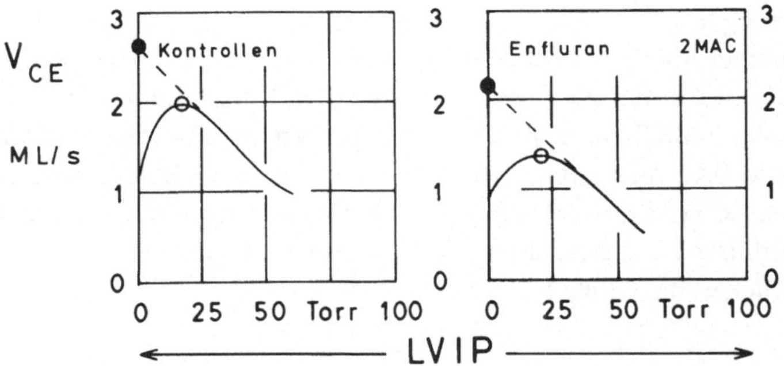

Abb. 115. Kraft-Geschwindigkeits-Diagramme zur quantitativen Erfassung der myokardialen Kontraktilität des Herzens unter dem Einfluß einer Enflurankonzentration von 2 MAC (2,4 Vol%). Korrelation der aus dem Quotienten (dP/dt)/(32 · IP) bestimmten Verkürzungsgeschwindigkeit der contractilen Elemente V_{CE} (Ordinate) und dem instantanen linksventriculären Druck LVIP (Abszisse). Die maximal meßbare Verkürzungsgeschwindigkeit der contractilen Elemente V_{CEmax} (O) entspricht dem Gipfelpunkt der Kraft-Geschwindigkeits-Kurven. Die theoretisch maximal mögliche, lastfreie Verkürzungsgeschwindigkeit der contractilen Elemente, V_{max} (●) wurde graphisch durch Rückextrapolationen des linear abfallenden Kurvensegmentes der Kraft-Geschwindigkeits-Kurven auf die Ordinate (Drucklast Null) ermittelt. Bei den dargestellten Regressionskurven handelt es sich um 5-gliedrige Polynome (n = 7)

Tabelle 14. Kardiohämodynamik in einer Kontrollgruppe (n = 8) und unter dem Einfluß von 1,2 Vol% (n = 7) bzw. 2,4 Vol% Enfluran (n = 9). (Bezeichnungen identisch mit Tabelle 8)

	Kontrolle	Enfluran 1,2 Vol%		Enfluran 2,4 Vol%	
HF	158	126	***	122	***
n/min	± 24	± 31		± 26	
dP/dt_{max}	2243	1926		1580	***
Torr/s	± 491	± 106		± 426	
LVP	114	107		98	*
Torr	± 6	± 11		± 3	
LVEDP	4,7	5,7		9,8	**
Torr	± 4,1	± 3,6		± 3,3	
RVP	18,5	17,2		19,6	
Torr	± 5,4	± 6,2		± 5,9	
HI	28,4	26,6		15,6	***
ml/min·kg KG	± 6,5	± 4,2		± 7,4	
SVI	0,174	0,172		0,092	***
ml/kg KG	± 0,061	± 0,053		± 0,046	
LVSW	0,64	0,57		0,3	***
gm	± 0,189	± 0,18		± 0,19	

* p < 0,05   ** p < 0,025   *** p < 0,01

ml/kg KG auf 0,092 ± 0,046 ml/kg KG (p < 0,01) ab. Die linksventriculäre Schlagarbeit wird hierbei von 0,64 ± 0,189 gm auf 0,3 ± 0,19 gm (p < 0,01) stark vermindert.

Die Gesamtfunktion des Herzens wird im Konzentrationsbereich von 1 MAC gar nicht und unter 2 MAC nur mäßig eingeschränkt, wie der *Competence-Index* (ΔH $-$ ΔRAP) mit 0,92 bzw. 0,46 zeigt (Abb. 116). Die Erhöhung des hydrostatischen Druckgefälles vor dem rechten Herzen infolge Anhebens des Reservoirblutspiegels um insgesamt 10 cm führt unter 1 MAC Enfluran zu keiner, unter 2 MAC zu einer nur geringen Erhöhung des rechtsatrialen Füllungsdruckes um 5,4 cm H_2O.

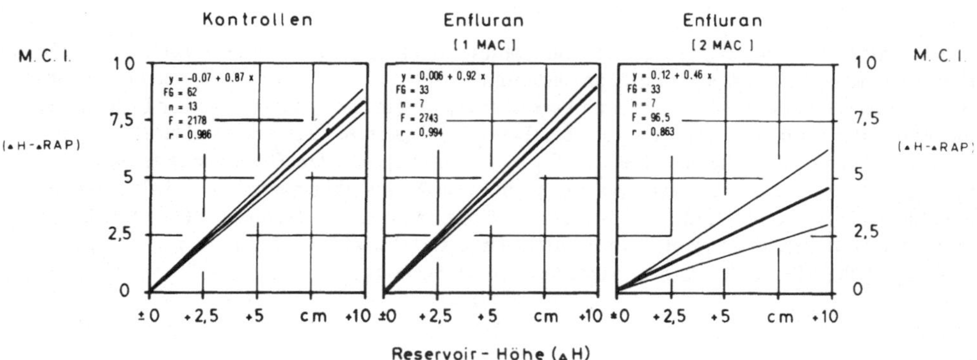

Abb. 116. Ermittlung des myokardialen Suffizienzgrades mit Hilfe des myokardialen Competence-Index M.C.I. in einer Kontrollgruppe bzw. unter dem Einfluß von 1 bzw. 2 MAC Enfluran. Abhängigkeit des M.C.I. (ΔH $-$ ΔRAP) (Ordinate) von Änderungen einer schrittweise gesteigerten Reservoirblutspiegelhöhe (ΔH) (Abszisse). Bei den dargestellten Kurven handelt es sich um lineare Regressionsgeraden mit der Standardabweichung

Auch an Hand der *Ventrikelfunktionskurven* (Abb. 117) läßt sich erkennen, daß die Förderleistung des Herzens unter Enflurankonzentrationen von 1 bzw. 2 MAC mit Hilfe des Frank-Starling-Mechanismus gesteigert werden kann. Zwar kommt es auch unter Enfluran zu einer Rechtsverschiebung der Ventrikelfunktionskurven, doch werden — im Vergleich zu einem Kontrollwert von 34 ml/min · kg KG — noch maximale Herzzeitvolumina von 25 ml/min · kg KG (1 MAC) bzw. 20 ml/min · kg KG (2 MAC) gefördert. Für identische rechtsatriale Füllungsdrucke ist das Herzzeitvolumen konzentrationsabhängig reduziert, doch lassen sich — innerhalb gewisser Grenzen — gleiche Herzzeitvolumina durch eine Erhöhung des RAP erreichen: so wird beispielsweise ein Herzindex von 20 ml/min · kg KG in der Kontrollgruppe bei einem Füllungsdruck von 2 cm H_2O, unter 1 MAC Enfluran bei einem RAP von 7 cm H_2O und unter 2 MAC bei 13,5 cm H_2O erreicht.

Diese Vorlastabhängigkeit des Herzindex ist auch bei der *kontrollierten Volumenbelastung* (Abb. 118) erkennbar. In Abhängigkeit von einer schrittweisen Zunahme der Reservoirblutspiegelhöhe um insgesamt 10 cm nimmt der Herzindex unter 1 MAC Enfluran um 8,9 ml/min · kg KG und unter 2 MAC Enfluran um 5,2 ml/min · kg KG zu. Dies entspricht einem Zuwachs von 37,4 bzw. 36,6%. Interessanterweise wird die Fähigkeit, das Herzzeitvolumen durch eine Erhöhung des venösen Angebotes zu steigern, auch im höheren Konzentrationsbereich durch Enfluran nicht beeinträchtigt.

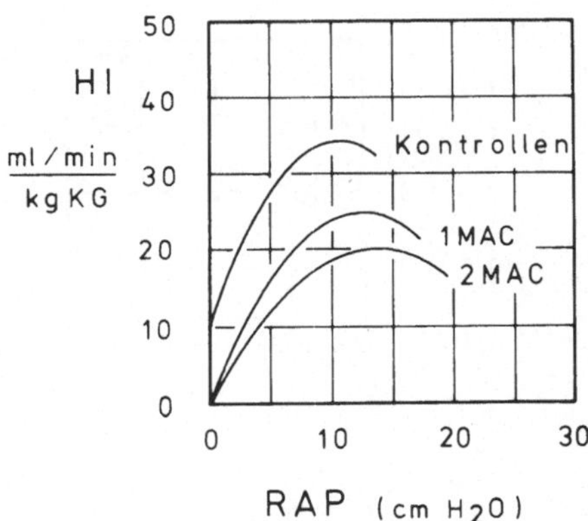

Abb. 117. Ventrikelfunktionskurven zur qualitativen und quantitativen Analyse der gesamtkardialen Pumpfunktion in einer Kontrollgruppe (n = 11) sowie unter dem Einfluß von 1 bzw. 2 MAC Enfluran (n = 7). Korrelation zwischen Herzindex HI (Ordinate) und dem durch eine Schritt für Schritt zunehmende Volumenbelastung des Herzens ansteigenden mittleren rechtsatrialen Füllungsdruck RAP (Abszisse).
(Bei den Regressionskurven handelt es sich um 2-gliedrige Polynome.)

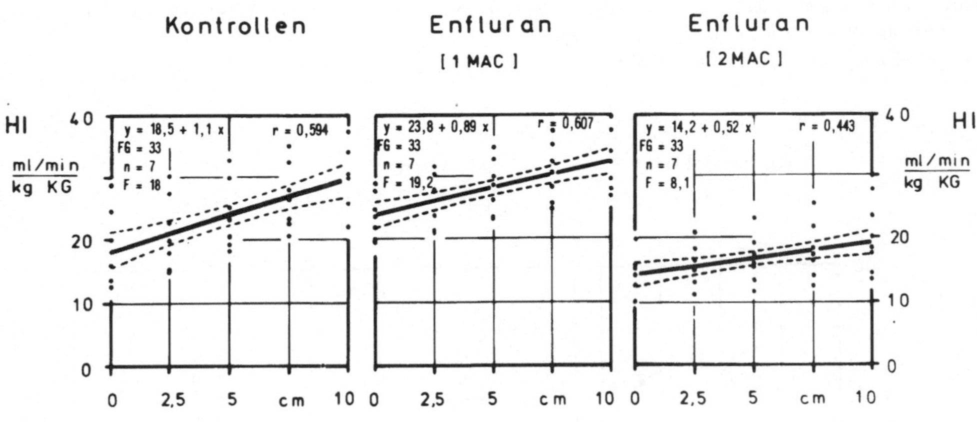

Abb. 118. Kontrollierte Volumenbelastung des Kontrollherzens bzw. unter dem Einfluß von 1 bzw. 2 MAC Enfluran. Korrelation zwischen schrittweiser Zunahme des rechtsatrialen Zuflusses infolge definierter Erhöhung des Reservoirblutspiegels (ΔH) um insgesamt 10 cm (Abszisse) und dem Herzindex HI (Ordinate). (Regressionsgeraden mit dem 95%-Vertrauensbereich.)

Deutliche Kontraktionskraftzugewinne lassen sich auch durch eine *definierte Erhöhung der Nachlast* erzielen (Abb. 119). In Abhängigkeit von einer schrittweisen Erhöhung des aortalen Windkesseldruckes von 50 auf insgesamt 150 Torr läßt sich das maximale dP/dt im Konzentrationsbereich von 1 MAC um 1.140 Torr/s und unter 2 MAC Enfluran um 760 Torr/s steigern. Dieses entspricht einem dP/dt$_{max}$-Zugewinn um 107 bzw. um 80%, liegt also im Bereich der Kontrollgruppe (+ 87%). Die *myokardiale Druckbelastung* bleibt also unter Enfluran voll erhalten.

Unter Enflurankonzentrationen von 1 MAC erbringt eine *kontrollierte Frequenzstimulation* nur einen geringen dP/dt$_{max}$-Zugewinn. Unter 2 MAC Enfluran dagegen erhöht sich das maximale linksventriculäre dP/dt bei einer Frequenzzunahme um 50 bzw. 75 Schläge/min um 224 bzw. 301 Torr/s (Abb. 120). Dies entspricht einer *Kontraktionskraftsteigerung* um 18,9 bzw. 25,4%!

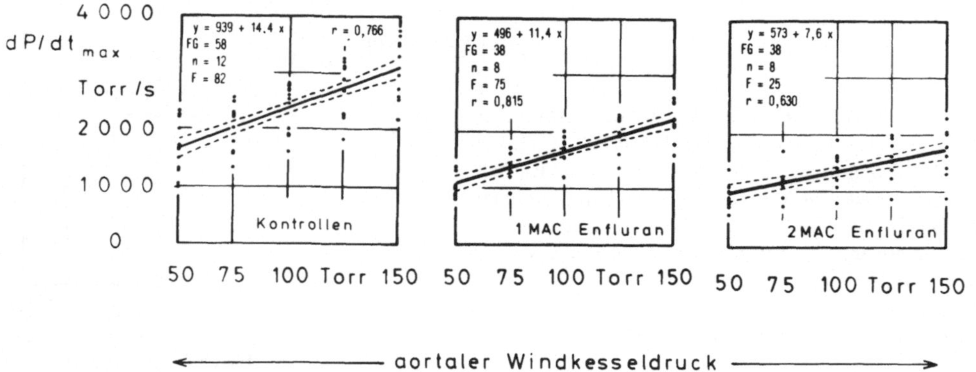

Abb. 119. Kontrollierte Druckbelastung des linken Ventrikels in einer Kontrollgruppe bzw. unter dem Einfluß narkotischer Enflurankonzentrationen von 1 bzw. 2 MAC. Korrelation zwischen schrittweiser Erhöhung des aortalen Windkesseldruckes von 50 auf 150 Torr (Abszisse) und der Kontraktionskraft, gemessen am Inotropie-Parameter dP/dt_{max} (Ordinate).
(Dargestellt sind die Regressionsgeraden mit dem 95%-Vertrauensbereich.)

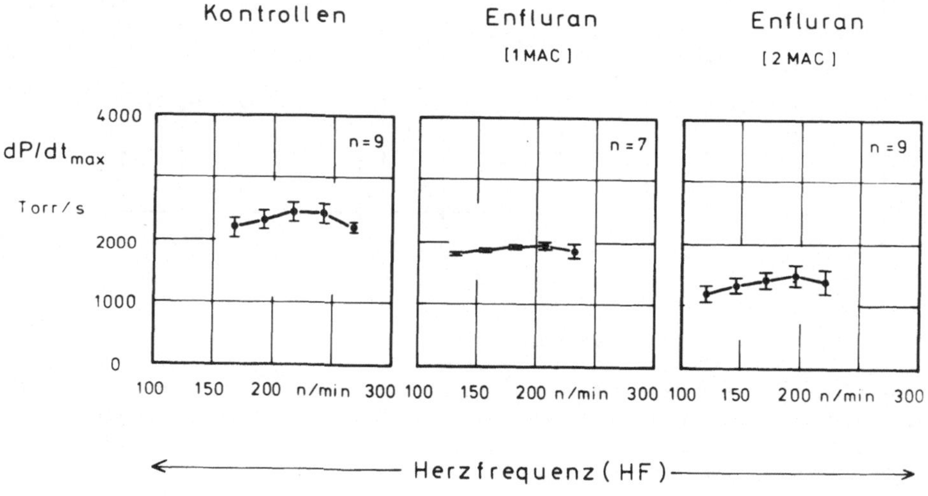

Abb. 120. Frequenzstimulation in einer Kontrollgruppe (n = 9) bzw. unter narkotischen Konzentrationen von 1 MAC (n = 7) bzw. 2 MAC Enfluran (n = 9). Abhängigkeit des Inotropie-Parameters dP/dt_{max} (Ordinate) von einer schrittweise über die spontane Kontraktionsfrequenz hinausgehenden Erhöhung der Reizfrequenz durch Vorhofstimulation (Abszisse) $(\bar{x} \pm s_{\bar{x}})$

Im Gegensatz zum Verhalten der Kontrollherzen läßt sich auch das *Herzzeitvolumen* in Abhängigkeit von einer *kontrollierten Frequenzstimulation* unter Enfluran erhöhen (Abb. 121). So nimmt der Herzindex im Konzentrationsbereich von 1 MAC um maximal 10,4% und unter 2 MAC um 12,9% gegenüber dem Wert bei narkoticareduzierter Spontanfrequenz zu.

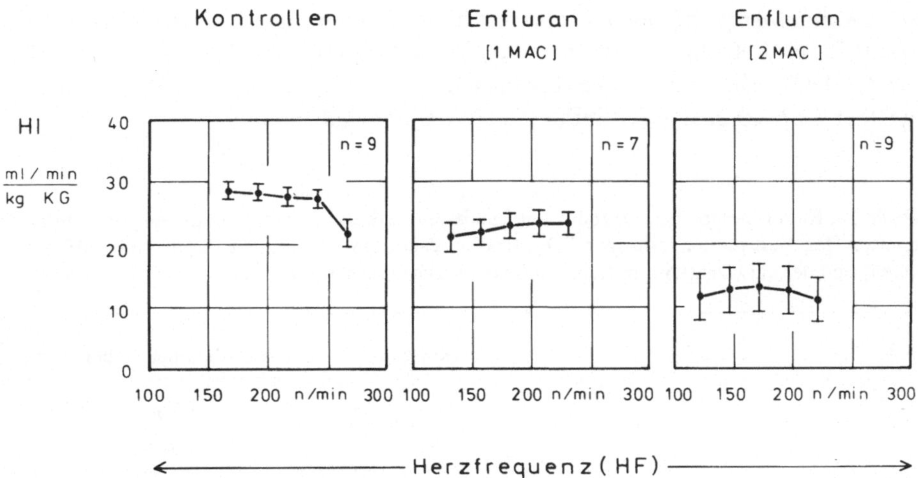

Abb. 121. Frequenzbelastung des linken Herzens in einer Kontrollgruppe (n = 9) bzw. unter Einfluß anästhetischer Enflurankonzentrationen von 1 MAC (n = 7) bzw. 2 MAC (n = 9). Abhängigkeit des Herzindex HI (Ordinate) von einer schrittweisen Erhöhung der Herzfrequenz (HF) um insgesamt 100 Schläge/min (Abszisse) ($\bar{x} \pm s_{\bar{x}}$)

6.4 Kardiotherapeutischer Index

Geht man davon aus, daß der durch Narkotica-Eigeneffekte bewirkte Kontraktilitätsabfall in der klinischen Anästhesie 25% nicht überschreiten sollte, so interessiert insbesondere der *Abstand zwischen der minimal-narkotischen Konzentration und der definiert kontraktilitätssenkenden ED$_{25}$*. Unter Vernachlässigung der allgemein-anästhetischen Hauptwirkungen der Narkotica läßt sich — bezogen allein auf die negativ-inotropen Eigenschaften dieser Substanzen — deren *therapeutische Breite* mit Hilfe des „*Kardiotherapeutischen Index*" angeben *(152, 156)*. Dieser *Quotient aus der am isolierten Herz bestimmten ED$_{25}$ und der am Ganztier ermittelten minimal-narkotischen Konzentration* gibt an, bei welchem Vielfachen der minimal-narkotischen Konzentration die Kontraktionskraft um jene kritischen 25% reduziert wird.

Tabelle 15. Kardiotherapeutischer Index der intravenösen Narkotica, errechnet aus dem Quotienten der am isolierten Herz bestimmten inotropen ED$_{25}$ (Narkoticakonzentrationen, die das maximale linksventriculäre dP/dt um 25% senken) und der am Ganztier ermittelten minimal-narkotischen Konzentration ED$_N$ ($\bar{x} \pm s_{\bar{x}}$)

ED$_N$ (kalkuliert)	ED$_{25}$ (dP/dt$_{max}$)	Narkoticum	Kardiotherapeutischer Index $\dfrac{ED_{25}}{ED_N}$
$3,95 \pm 0,62 \cdot 10^{-4}$ mol/l	$2,85 \pm 0,89 \cdot 10^{-4}$ mol/l	Hexobarbital	$0,7 \pm 0,23$
$3,12 \pm 0,31 \cdot 10^{-4}$ mol/l	$3,20 \pm 0,88 \cdot 10^{-4}$ mol/l	Ketamin	$1,0 \pm 0,28$
$0,26 \pm 0,04 \cdot 10^{-4}$ mol/l	$1,30 \pm 0,15 \cdot 10^{-4}$ mol/l	Etomidate	$5,0 \pm 0,59$

Dieser *Kardiotherapeutische Index* beträgt für die *intravenösen Anaesthetica* Hexobarbital
$0,7 \pm 0,23$, für Ketamin $1,0 \pm 0,28$ und für Etomidate $5,0 \pm 0,59$ ($\overline{x} \pm s_{\overline{x}}$; n = 5) (Tabelle 15)
bzw. für die *Inhalationsnarkotica* Halothan $1,06 \pm 0,086$, Methoxyfluran $1,74 \pm 0,209$, Diäthyläther $2,27 \pm 0,22$ und für Enfluran $2,37 \pm 0,177$ (Tabelle 16).

Tabelle 16. Kardiotherapeutischer Index der Inhalationsnarkotica, errechnet aus dem Quotienten der am
isolierten Herz bestimmten inotropen ED_{25} (Narkoticakonzentrationen, die das maximale dP/dt um 25%
senken) und der am Ganztier ermittelten minimal-narkotischen Konzentration von 1 MAC ($\overline{x} \pm s_{\overline{x}}$)

1 MAC	ED_{25}	Narkoticum	Kardiotherapeutischer Index $\dfrac{ED_{25}}{1\ \text{MAC}}$
$0,82 \pm 0,1$ Vol%	$0,87 \pm 0,071$ Vol%	Halothan	$1,06 \pm 0,086$
$0,23 \pm 0,02$ Vol%	$0,40 \pm 0,048$ Vol%	Methoxyfluran	$1,74 \pm 0,209$
$2,10 \pm 0,1$ Vol%	$4,77 \pm 0,463$ Vol%	Diäthyläther	$2,27 \pm 0,220$
$1,20 \pm 0,1$ Vol%	$2,84 \pm 0,212$ Vol%	Enfluran	$2,37 \pm 0,177$

Mit dem Vorbehalt, daß die Kalkulation der minimal-narkotischen Konzentration der intravenösen Anaesthetica aus der auf das Blutvolumen bezogenen, intravenös verabfolgten Dosis erlaubt ist, ergäbe sich folgende, zunehmende *myokarddepressive Potenz:*

$$\text{Etomidate} < \text{Ketamin} < \text{Hexobarbital}$$

$$\text{Enfluran} = \text{Diäthyläther} < \text{Methoxyfluran} < \text{Halothan}$$

$$\text{Etomidate} < \text{Enfluran} = \text{Diäthyläther} < \text{Methoxyfluran} < \text{Halothan} = \text{Ketamin} < \text{Hexobarbital}$$

Gerade die in der klinischen Anaesthesie gebräuchlichsten Anaesthetica wie Barbiturate und Halothan besitzen also — verglichen mit ihrer narkotischen Wirkstärke — die ausgeprägtesten kardiotoxischen Eigenschaften.

6.5 Pharmakologische Beeinflussung der narkoticainduzierten Myokardinsuffizienz

Reduziert man den Inotropie-Parameter dP/dt_{max} durch Hexobarbital ($5,7 \cdot 10^{-4}$ mol/l =
inotrope ED_{50}) auf 50% des Kontrollwertes, so kommt es gleichzeitig zu einer erheblichen
Verminderung des Herzzeitvolumens und des systolischen linksventriculären Spitzendruckes.
Rechtsatrialer Füllungsdruck sowie linksventriculär-enddiastolischer Druck steigen deutlich
an (Abb. 122). Wird jetzt Digoxin ($1,5 \cdot 10^{-7}$ mol/l) appliziert, so lassen sich die barbiturat-
bedingten Veränderungen trotz weiterer Anwesenheit von Hexobarbital innerhalb von 90-
120 min beseitigen.

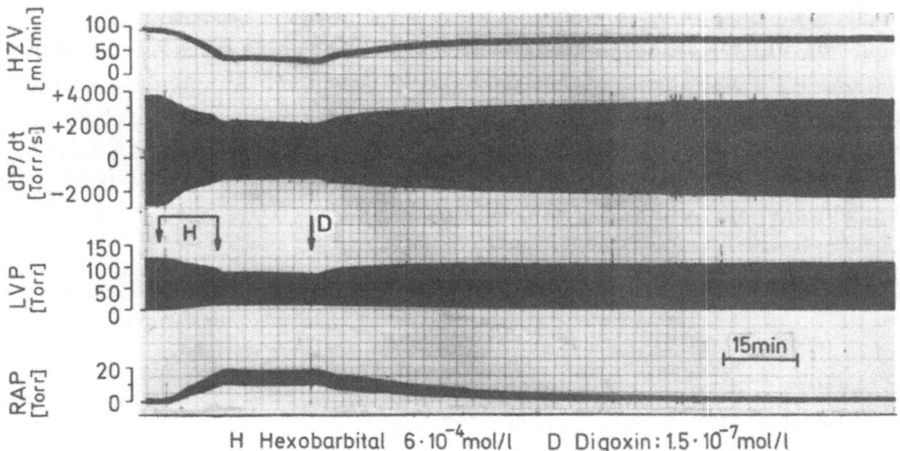

Abb. 122. Digoxineinwirkung bei definierter Myokardschädigung durch Hexobarbital. Einfluß von Digoxin (D) auf die Kontraktionskraft des Herzens und auf hämodynamische Meßgrößen nach voraufgegangener Myokarddepression durch Hexobarbital (H). Die Originalregistrierung zeigt von oben nach unten: Herzzeitvolumen in ml/min; linksventriculäre Druckanstiegsgeschwindigkeit, dP/dt in Torr/s; linksventriculärer Druck in Torr und rechtsatrialer Druck in Torr (Ordinate). Abszisse: Zeitachse

Eine *Hexobarbital*konzentration von $5{,}7 \cdot 10^{-4}$ mol/l bewirkt im Durchschnitt eine Senkung des *Inotropie*-Parameters dP/dt_{max} auf $55{,}9 \pm 5{,}1\%$ des Kontrollwertes. Nach Gabe von *Digoxin* ($1{,}5 \cdot 10^{-7}$ mol/l) steigt das dP/dt_{max} nach 10 min auf $71{,}1 \pm 4{,}4\%$, nach 30 min auf $83{,}1 \pm 4{,}9\%$, nach 45 min auf $87{,}5 \pm 7\%$ und nach 60 min auf $95{,}6 \pm 8{,}5\%$ des Kontrollwertes (Abb. 123).

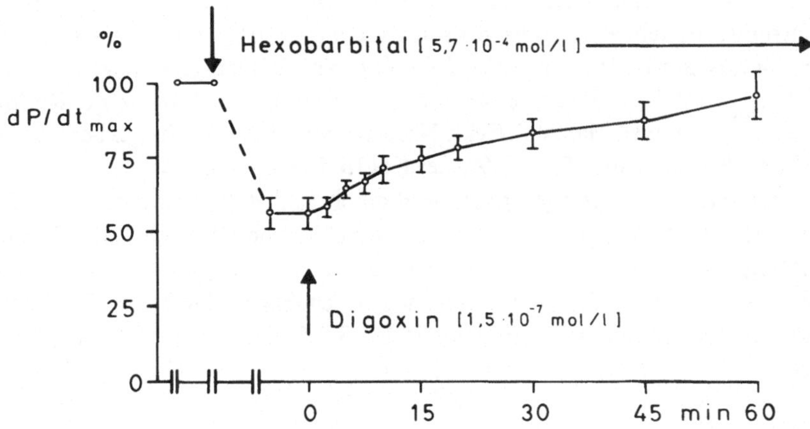

Abb. 123. Einfluß von Digoxin ($1{,}5 \cdot 10^{-7}$ mol/l) im Anschluß an eine ca. 50%-ige Reduktion der Kontraktionskraft durch Hexobarbital ($5{,}7 \cdot 10^{-4}$ mol/l = inotrope ED_{50}) (n = 6; $\bar{x} \pm s_{\bar{x}}$).
Ordinate: Prozentuale Änderungen des Inotropie-Parameters dP/dt_{max}.
Abszisse: Zeit in min nach Digoxinapplikation

Durch die inotrope ED_{50} von *Halothan* (1,39 Vol%) wird die Kontraktionskraft auf durchschnittlich 50,1 ± 3,8% des Kontrollwertes gesenkt (Abb. 124). Auch hier läßt sich die *Kontraktionskraft* durch Digoxin (1,5 · 10^{-7} mol/l) trotz weiterer Anwesenheit von Halothan verbessern. Der Kontraktionskraft-Zugewinn ist jedoch im Vergleich zur Hexobarbital-Gruppe geringer. Nach Gabe von *Digoxin* steigt das dP/dt_{max} nach 10 min auf 54,8 ± 5,9%, nach 30 min auf 68,2 ± 9,1%, nach 45 min auf 71,1 ± 10,7% und nach 60 min auf 73,4 ± 13,2% des Kontrollwertes an.

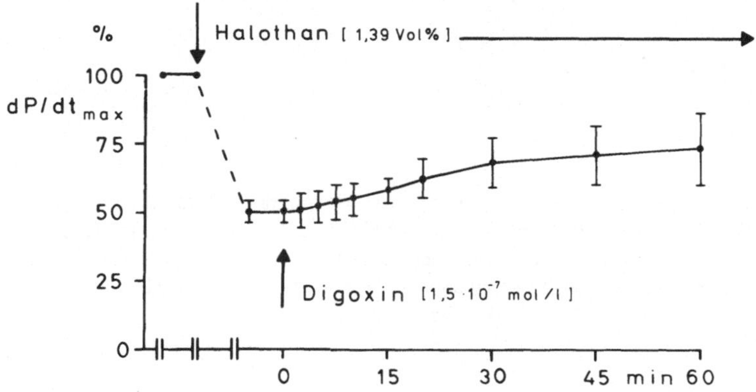

Abb. 124. Einfluß von Digoxin (1,5 · 10^{-7} mol/l) auf die durch Halothan (1,39 Vol% = inotrope ED_{50}) definiert herabgesetzte Kontraktionskraft des Herzens (n = 6; $\bar{x} \pm s_{\bar{x}}$).
Abszisse: Zeit in min nach Digoxingabe; Ordinate: prozentuale Änderungen der Kontraktionskraft, gemessen am Inotropie-Parameter dP/dt_{max}

Wird die *Kontraktionskraft* durch 1,39 Vol% *Halothan* (inotrope ED_{50}) auf 49,3 ± 6,2% des Kontrollwertes reduziert, so bewirkt *Adrenalin* (5,5 · 10^{-8} mol/l) eine prompte Steigerung der Kontraktionskraft (Abb. 125). 2,5 min nach Adrenalingabe steigt des linksventriculäre dP/dt_{max} auf 64 ± 7,3% und erreicht nach 5 min mit 72,9 ± 16,2% des Kontrollwertes vor Halothangabe seinen Maximaleffekt. Nach 10 min ist das dP/dt_{max} bereits wieder auf 60,6 ± 8,8%, nach 15 min auf 55,7 ± 7,9% des Kontrollwertes abgefallen.
Die *spontane Kontraktionsfrequenz* wird durch 1,39 Vol% *Halothan* auf 79,5% des Kontrollwertes reduziert (Abb. 126). *Adrenalin* bewirkt hier bereits nach 1,25 min einen Anstieg der Herzfrequenz auf 99,3 ± 8,9% und nach 2,5 min auf 119,3 ± 14,5% des Kontrollwertes vor Halothanapplikation. Bis zur 15. min nach Adrenalingabe bleibt die Herzfrequenz deutlich erhöht und hat nach etwa 45 min mit 78,8 ± 3,7% wieder den Wert vor Adrenalingabe erreicht.

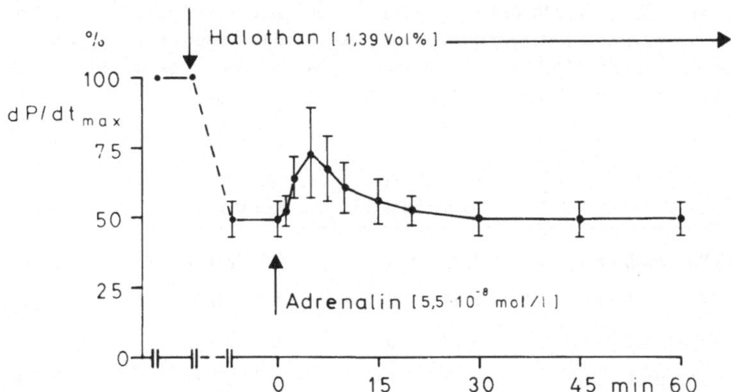

Abb. 125. Einfluß von Adrenalin (5,5 · 10^{-8} mol/l) auf die durch definierte Halothankonzentrationen (1,39 Vol% = inotrope ED_{50}) herabgesetzte Kontraktionskraft des Herzens ($\bar{x} \pm s_{\bar{x}}$; n = 5). Abszisse: Zeit in min nach Adrenalingabe; Ordinate: prozentuale Kontraktionskraft-Änderungen, gemessen am linksventriculären dP/dt_{max}

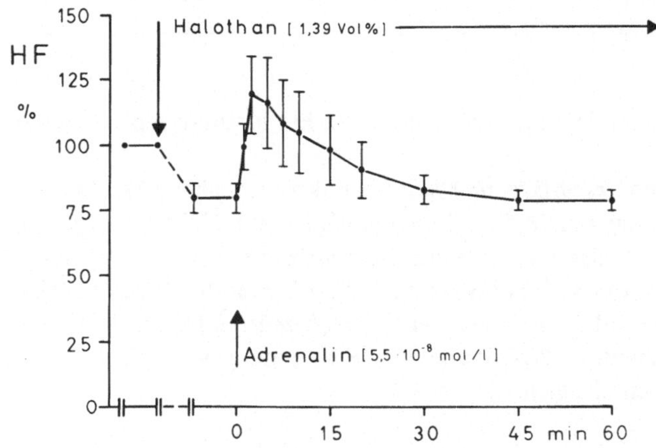

Abb. 126. Einfluß von Adrenalin (5,5 · 10^{-8} mol/l) auf die durch definierte Halothankonzentrationen (1,39 Vol% = inotrope ED_{50}) reduzierte Spontanfrequenz des Herzens (n = 5; $\bar{x} \pm s_{\bar{x}}$). Abszisse: Zeit in min nach Adrenalingabe; Ordinate: prozentuale Änderungen der spontanen Kontraktionsfrequenz HF

6.6 Stoffwechseländerungen unter Narkoticaeinfluß

Für das neue Anaestheticum *Enfluran* wurde der Einfluß definiert-kontraktilitätssenkender Konzentrationen auf das *myokardiale Adenylsäure-Phosphokreatin-System* untersucht (Tabelle 17).

Nach 90-minütiger Einwirkung von 2,88 Vol% Enfluran (= inotrope ED_{25}) vermindert sich das *ATP* von 5,41 ± 0,46 μ mol/g FG auf 4,66 ± 0,33 μ mol/g FG (p > 0,05). Bei nur geringfügigen Änderungen des ADP und des AMP reduziert sich die *Summe der Adeninnukleotide* parallel zum ATP-Abfall von 6,42 ± 0,46 μ mol/g FG beim Kontroll-HLP unter dem Einfluß

Tabelle 17. Myokardialer Gewebsgehalt an energiereichen Phosphaten am Kontroll-Ganztier (thorakoto-mierte, beatmete Katze), im isolierten Herzen (Herz-Lungen-Präparat, nach Einstellen eines hämodyna-mischen steady state) sowie unter dem Einfluß einer die Kontraktionskraft um 25% senkenden Enfluran-konzentration (isoliertes Herz) (n = 5; $\bar{x} \pm s_{\bar{x}}$)

	(Ganztier) Kontrolle	(HLP) Kontrolle	Enfluran-ED$_{25}$
ATP (μ mol/g FG)	5,43 ± 0,33	5,41 ± 0,46	4,66 ± 0,33
ADP (μ mol/g FG)	0,92 ± 0,21	0,86 ± 0,03	0,81 ± 0,16
AMP (μ mol/g FG)	0,17 ± 0,07	0,14 ± 0,02	0,15 ± 0,08
SAN (μ mol/g FG)	6,53 ± 0,44	6,42 ± 0,46	5,62 ± 0,38
PKr (μ mol/g FG)	6,98 ± 0,60	10,1 ± 1,29	11,0 ± 1,71
FKr (μ mol/g FG)	11,7 ± 2,26	8,39 ± 2,01	11,1 ± 3,37
GKr (μ mol/g FG)	18,7 ± 1,90	18,5 ± 2,84	22,0 ± 1,97
ATP / ADP	6,16 ± 1,42	6,27 ± 0,59	5,89 ± 0,92
PKr / FKr	0,62 ± 0,15	1,25 ± 0,27	1,18 ± 0,03

dieser 25%-myokarddepressiven Enflurankonzentration auf 5,62 ± 0,38 (p > 0,05) μ mol/g FG.

Der *Gesamtkreatingehalt* des linksventriculären Myokards steigt unter dem Einfluß von En-fluran von 18,53 ± 2,84 μ mol/g FG auf 22,04 ± 1,97 μ mol/g FG an, bedingt durch eine ge-ringfügige Zunahme des *Kreatinphosphats* um 0,85 μ mol/g FG (p > 0,05) und einen Anstieg des freien Kreatins von 8,39 ± 2,01 μ mol/g FG auf 11,05 ± 3,77 μ mol/g FG (p > 0,05).

Die auf Änderungen der *Energiebereitstellung* im Herzmuskel empfindlich reagierenden Quo-tienten ATP/ADP und P Kr/F Kr ändern sich unter dem Einfluß der inotropen Enfluran-ED$_{25}$ ebenfalls nicht.

7 Diskussion

7.1 Methodisches Vorgehen

Aufgrund der verschiedenen Angriffspunkte der Anaesthetica ist die *narkoticainduzierte Beeinträchtigung der Kardiohämodynamik* stets eine Resultante aus sich überlagernden Narkoticaeinflüssen auf den Herzmuskel, auf das zentrale Nervensystem und auf die Kreislaufperipherie, ggf. auch auf die peripheren Sympathicus-Organe. Die *primäre Funktion des Kreislaufs* ist die dem jeweils aktuellen metabolischen Bedarf eines jeden Organs adäquate kapilläre Perfusion, die durch einen Druckgradienten zwischen den Endpunkten dieses Systems ermöglicht wird *(170)*. Die *Aufrechterhaltung der Blutversorgung* durch ein entsprechendes, regional durchaus unterschiedliches Herzzeitvolumen beinhaltet die permanente *bedarfsadaptierte Anpassung der kardialen Pumpfunktion.* Hierzu dienen sowohl intrakardiale Regulationen, die auf natürlichen *Grundeigenschaften der Herzmuskulatur* beruhen und daher auch am isolierten Herz nachweisbar sind, wie auch extrakardial ausgelöste *Kompensationsmechanismen,* bei denen neurovegetative und humorale Einflüsse eine entscheidende Rolle spielen *(5).*
Auf die graduell unterschiedliche oder gar gegensinnige *Reflexkontrolle* von myokardialer Kontraktilität und Herzfrequenz beim wachen bzw. beim anaesthesierten Tier haben Vatner und Braunwald *(543)* kürzlich hingewiesen. So wird die autonome Reflexkontrolle des Kreislaufs auch durch eine Allgemeinanästhesie modifiziert.
Aus diesen Gründen lassen sich die *direkten Myokard-Effekte der Anaesthetica* am intakten Organismus weder quantitativ, häufig nicht einmal qualitativ nachweisen. Derartige Untersuchungen sind nur unter *kontrollierbaren Bedingungen isolierter Herzpräparationen* möglich.

7.1.1 Das isolierte Herz

Zweifellos lassen sich am *isolierten Papillarmuskel* die inotropen Regulationsmechanismen unter kontrollierten Bedingungen quantitativ erfassen. Die zu prüfenden Substanzen werden den Herzmuskelzellen nicht via Coronarkreislauf angeboten, sondern müssen aus dem ohnedies unphysiologischen Perfusionsmedium durch eine Vielzahl von Zell-Lagen diffundieren. Ferner wird die Aussagekraft der Untersuchungen aufgrund niedriger Badtemperaturen und der geringen Kontraktionsfrequenz eingeschränkt. Beim *Langendorff-Präparat* handelt es sich zwar um ein intaktes und coronarperfundiertes Herz mit allerdings gleichfalls unphysiologischem Perfusionsmedium, niedriger Temperatur und geringer Kontraktionsfrequenz, doch sind hier Kontraktionskraftmessungen des in seiner Geometrie erhaltenen Herzens möglich, wenngleich auch mit gewissen Ungenauigkeiten belastet *(395).*
Die Ergebnisse der vorliegenden Studie wurden am *modifizierten Herz-Lungen-Präparat nach Starling* gewonnen. Die entscheidenden *Vorteile dieses experimentellen Vorgehens* sind darin zu sehen, daß es sich um ein isoliertes, aber definiert druck- und volumenbelastbares, schlagendes Herz handelt. Weitere Vorteile liegen — gerade für die Untersuchung von Narkotica — in der Autoperfusion mit diluiertem „Eigenblut" sowie im funktionellen Verbund mit der normoventilierten Lunge.

Durch die Zumischung von 10% CO_2 zum Frischgasgemisch konnte die arterielle Kohlensäure-spannung im Normbereich gehalten werden (p CO_2 = 35,6 ± 1,7 Torr). Nach entsprechender Natriumbikarbonat-Substitution lag das arterielle Blut-pH bei 7,463 ± 0,043 (vergl. Tabelle 4). Wird beim isolierten Herz dem Perfusionsmedium oder beim Herz-Lungen-Präparat dem inspiratorischen Frichgasgemisch zu wenig Kohlensäure zugemischt, so ist die arterielle Kohlensäure-Spannung stark erniedrigt, da bei diesen isolierten Herzpräparationen der metabolisch bedingte HCO_3-Anfall außerordentlich gering ist. Andererseits müssen die Lungen jedoch zur Verhütung von Atelektasen mit einem normalen Atemzugvolumen und normaler Atemfrequenz beatmet werden. Böttcher *(36)* erzielte bei seinen Herzstillstands-Untersuchungen am Herz-Lungen-Präparat der Katze bei einer nur 5%igen CO_2-Zumischung zum Frischgasgemisch arterielle p CO_2-Werte von < 8 Torr.

Die arterielle CO_2-Spannung beeinflußt aber sowohl die „Ruhe-Durchblutung" als auch die Reaktion des Coronarsystems auf vasoaktive Pharmaka *(123, 124)*, so daß eigentlich gerade für die Untersuchung der postischämischen Wiederbelebungszeit des Herzens und deren Beeinflussung durch Coronardilatatoren die arterielle Kohlensäure-Spannung im Normbereich liegen sollte. Auch Patschke *(387)* weist auf die Bedeutung der Normoventilation für die Coronardurchblutung hin. In einer Hypokapnie (p CO_2 = 16,8 Torr) verminderte sich die coronare Durchblutung auf 65,4% des Kontrollwertes, der coronare Widerstand stieg um 45% an. Eine Hyperkapnie (p CO_2 = 85,4 Torr) bewirkte dagegen bei einer Widerstandsverminderung um 14% eine Erhöhung der coronaren Durchblutung um 55,5%.

Zur Auffüllung des künstlichen Kreislaufs wurde auf die Gabe artgleichen oder artfremden Blutes *(135)* verzichtet, um die Meßergebnisse nicht durch Antigen-Antikörper-Reaktionen zu verfälschen. Die eigenen Untersuchungen haben gezeigt, daß die *isovolämische Dextran-dilution* bis herunter auf Hämatokritwerte von 26% die hämodynamischen und Kontraktilitäts-Parameter nicht verändert (vergl. Tabelle 5). Aufgrund fehlender metabolischer Kompensation könnte man einen Leistungsabfall des Herz-Lungen-Präparates erwarten. Die Untersuchungen von Eichholtz et al. *(135)*, Fischer et al. *(145)*, Robicsek et al. *(436)*, Wildevuur et al. *(563)*, Fedelesová et al. *(142)* zeigen jedoch, daß sich das Herz, beispielsweise zu Transplantationszwecken, über viele Stunden im Herz-Lungen-Präparat präservieren läßt. Die *Kontraktions-dynamik* verändert sich innerhalb der ersten 3-4 Std nicht gegenüber den Kontrollwerten (vergl. Tabellen 1-3).

Am Herz-Lungen-Präparat lassen sich nicht nur pharmakologisch induzierte Änderungen des aktuellen inotropen Zustandes unter Berücksichtigung der drei wichtigen *Determinanten Vorbelastung, Nachbelastung und Kontraktionsfrequenz* exakt quantifizieren, sondern es lassen sich gezielt *akute Druck-, Volumen- oder Frequenzbelastungen* durchführen, womit die unter dem Einfluß verschiedener Anaesthetica unterschiedliche Beeinträchtigung der *kardialen Adaptationsmechanismen an derartige hämodynamische Belastungen* aufgedeckt werden kann.

Wegen des Fehlens renaler Eliminationsmechanismen und des hepatischen Metabolismus können die intravenösen Narkotica am Herz-Lungen-Präparat — im Gegensatz zum intakten Organismus — unter *konstanten Blutspiegeln* untersucht werden. Im Vergleich zu den Inhalationsnarkotica sind Konzentrationserniedrigungen (im Sinne von „Auswascheffekten") dagegen bei den intravenösen Anaesthetica nicht möglich.

Durch intermittierende Kontrollen und entsprechende Korrekturen können Einflüsse der Temperatur *(37, 281, 370)* einer metabolischen oder respiratorischen Störung des Säure-Basen-Haushaltes *(3, 72, 81, 92, 261, 372, 517, 536)* sowie einer Hypoxie *(259, 371)* auf das myokardiale Kontraktionsverhalten korrigiert werden. Unter den Elektrolyten kommt dem Calci-

um besondere Bedeutung für den Kontraktionsvorgang zu *(71, 310, 395)*. In der vorliegenden
Untersuchung wurde der dilutionsbedingt von 4,75 ± 0,22 mval/l auf 3,36 ± 0,32 mval/l
(p < 0,01) abgefallene Serum-Calcium-Spiegel durch Applikation von 1-molarem $CaCl_2$ auf
4,87 ± 0,26 (p > 0,05) in den Kontrollbereich angehoben. Für die hämodynamischen Meßgrößen und die errechneten Kontraktilitätsparameter ergaben sich zwischen den Gruppen
mit Vollblutperfusion bzw. mit isovolämischer Dextran-Hämodilution (und $CaCl_2$-Substitu-
tion) keine signifikanten Unterschiede (vergl. Tabelle 5). Die aufgrund des Verlaufs der *kardialen Funktionskurven* anzunehmende Verbesserung der kardialen Pumpfunktion wie auch die
aus den *Kraft-Geschwindigkeits-Diagrammen* abzulesende direkte Kontraktilitätszunahme in
der Dilutionsgruppe legen den Verdacht nahe, daß — bei gleichem Serum-Calcium-Spiegel —
die Fraktion des nichtgebundenen Anteils größer ist. Wegen der methodischen Schwierigkeiten
bei der Bestimmung des *ionisierten Anteils des Calciums* wurde auf dieses Verfahren verzichtet. Es sei aber angemerkt, daß dieser Problematik in Anbetracht der in der klinischen Routine
sich zunehmend durchsetzenden Hämodilution erhöhtes Augenmerk geschenkt werden sollte,
da die Wirksamkeit insbesondere stark eiweißgebundener Pharmaka unter den Bedingungen
der Hämodilution erhöht würde. Dies beträfe beispielsweise auch zahlreiche Narkotica, wie
Barbiturate und andere Substanzen. Ein entscheidender Vorteil der Kontraktilitätsbestimmungen am isolierten Herz liegt — gegenüber dem intakten Organismus — in der kardialen
Denervierung *(83, 93, 176, 323, 411)*.
Die *intrakardialen autoregulativen Mechanismen* bleiben auch im isolierten Herz wirksam. Dagegen werden zentralnervöse, autnom-nervale und humorale *Gegenregulationsmechanismen,*
beispielsweise bei einer *Myokardinsuffizienz,* nicht wirksam. So lassen sich also die *direkten
Myokardeffekte verschiedener Pharmaka* exakt erfassen. Dies spielt insbesondere bei den Anästhetica eine Rolle, da diese Substanzen auf der einen Seite die Myokardfunktion direkt, auf
der anderen Seite indirekt über die Beeinflussung der Gegenregulationsbreite beeinträchtigen.
Bezüglich der *Energiebereitstellung* zeigten schon die Untersuchungen von Döring *(109)*,
Fleckenstein et al. *(167)* sowie von Böttcher *(36)*, daß der *myokardiale Gewebsgehalt an
energiereichen Phosphaten* nicht von jenem der Kontrolltiere differierte.
Speciesunterschiede fallen nicht ins Gewicht. Der myokardiale Gewebsgehalt der energiereichen Phosphate schwankt jedoch je nach Entnahmetechnik und hämodynamischer Belastung
der entsprechenden Präparation (Abb. 127).
Auch die vorgelegten eigenen Untersuchungen zeigen mit Ausnahme einer geringen Verschiebung zwischen Kreatin-Phosphat und freiem Phosphat keine Änderungen zwischen beatme-
tem und thorakotomiertem Ganztier und dem Herz-Lungen-Präparat (Tabelle 18). Im Vergleich zu den am Herz-Lungen-Präparat des Meerschweinchens von der Arbeitsgruppe Fleckenstein *(167)* bestimmten energiereichen Phosphaten finden sich für ATP und SAN keine deutlichen Unterschiede gegenüber den eigenen Befunden an der Katze (Abb. 128).
Beim *Meerschweinchen-HLP* liegt das Phosphatkreatin mit 7,9 μ mol/g FG etwas, das Gesamtkreatin mit 12,3 μ mol/g FG deutlich niedriger als beim Herz-Lungen-Präparat der Katze mit
18,5 μ mol/g FG. Die für die Energiebereitstellung entscheidenden Relationen zwischen den
einzelnen energiereichen Phosphaten sind am *Herz-Lungen-Präparat der Katze* nicht erniedrigt und liegen in der gleichen Größenordnung wie beim Meerschweinchen-HLP (Abb. 129).
Beim Warmblüterherz wird die *Energiebereitstellung zur kontinuierlichen Aufrechterhaltung
von Struktur, Leistungs- und Arbeitsfähigkeit* durch den aeroben Stoffwechsel gewährleistet.
Hierbei halten sich Verbrauch und Resynthese die Waage, da die Substrate und Metabolite
des Stoffwechsels in einem Fließgleichgewicht vorliegen *(339)*.

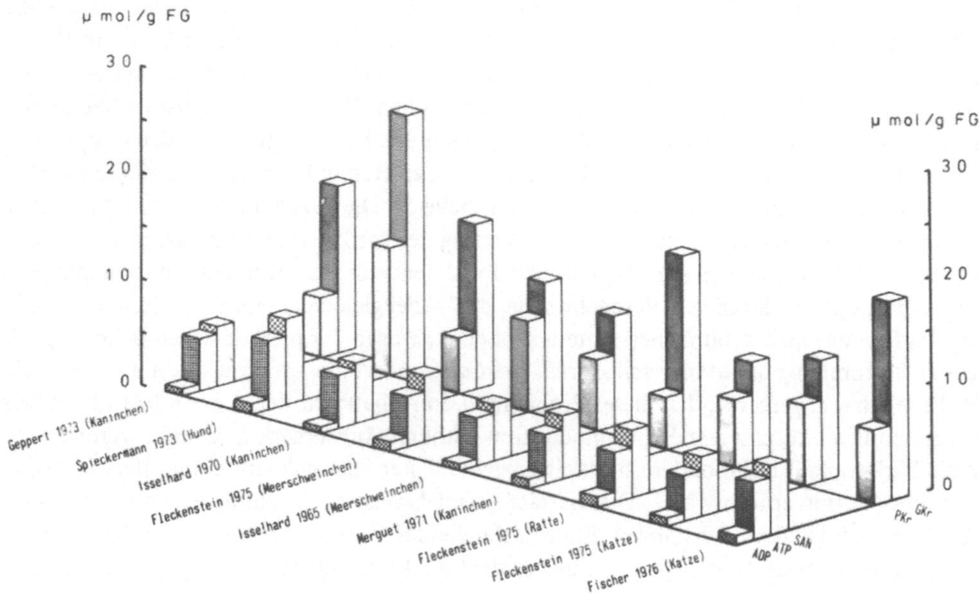

Abb. 127. Vergleich des myokardialen Gehaltes an energiereichen Phosphaten bei verschiedenen Species

Tabelle 18. Myokardialer Gehalt an energiereichen Phosphaten beim Kontroll-Ganztier (thorakotomierte, beatmete Katze) bzw. im Herz-Lungen-Präparat (n = 5; $\bar{x} \pm s_{\bar{x}}$)

	Kontrolle (Ganztier)	Kontrolle (HLP)
ATP (μ mol/g FG)	5,43 ± 0,33	5,41 ± 0,46
ADP (μ mol/g FG)	0,92 ± 0,21	0,86 ± 0,03
AMP (μ mol/g FG)	0,17 ± 0,07	0,14 ± 0,02
SAN (μ mol/g FG)	6,53 ± 0,44	6,42 ± 0,46
PKr (μ mol/g FG)	6,98 ± 0,60	10,1 ± 1,29
FKr (μ mol/g FG)	11,7 ± 2,26	8,39 ± 2,01
GKr (μ mol/g FG)	18,7 ± 1,90	18,5 ± 2,84
ATP / ADP	6,16 ± 1,42	6,27 ± 0,59
PKr / FKr	0,62 ± 0,15	1,25 ± 0,27

Obgleich es sich beim Herz-Lungen-Präparat um ein isoliertes Herz handelt, zeigen die Untersuchungen des myokardialen Gewebsgehaltes an energiereichen Phosphaten eine vollkommen *normale Energiebereitstellung und Utilisation*, d.h. es handelt sich um muskulär voll-suffiziente Herzen.

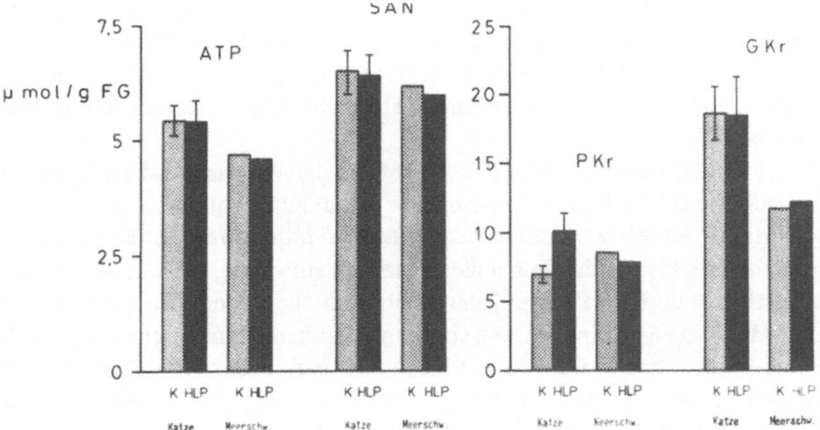

Abb. 128. Energiereicher Phosphatgehalt des isolierten Herzens (Herz-Lungen-Präparat). Vergleich zwischen Katze (eigene Untersuchungen) und Meerschweinchen *(167)*

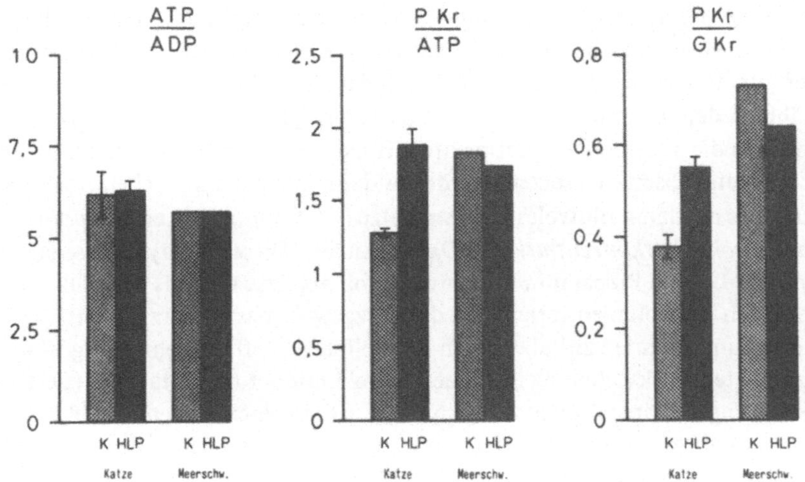

Abb. 129. Für die Energiebereitstellung wichtige, aus den Adeninnukleotid- bzw. Kreatinfraktionen errechnete Quotienten (Herz-Lungen-Präparat). Vergleich zwischen Katze (eigene Untersuchungen) und Meerschweinchen *(167)*

7.1.2 Äquianaesthetische Dosierung der Narkotica. Speziesunterschiede

Der quantitative Vergleich der direkten Myokardeffekte verschiedener Anaesthetica setzt eine äquianaesthetische Dosierung voraus. Für die *Inhalationsnarkotica* kann die *minimale alveoläre Anaestheticakonzentration (MAC)* als verläßlicher und derzeit bester Referenzwert gelten. Dieser MAC-Wert entspricht jeweils der alveolären Konzentration eines Inhalationsnarkoticums, bei der 50% der Tiere (oder der Menschen) einen definierten Schmerzreiz tolerieren *(128-130, 454)*. Doch sind auch hierbei *Speziesunterschiede* zu berücksichtigen, wie beispielsweise bei der Bestimmung des MAC-Wertes für Enfluran erkennbar wurde *(59, 130, 182)*. So beträgt die minimal narkotische Enfluran-Konzentration beim Hund 2,2 ± 0,26 Vol%, bei der Katze 1,2 ± 0,1 Vol% und beim erwachsenen Menschen mittleren Alters 1,68 Vol% *(133)*. Darüberhinaus ändert sich der MAC-Wert in Abhängigkeit vom Alter, von der Dauer der Anästheticum-Applikation, und er erniedrigt sich bei Prämedikation oder gleichzeitiger Gabe von Stickoxydul.

Für die *Injektionsanaesthetica* ist das Problem der äquinarkotischen Dosierung bislang nicht befriedigend gelöst. Dies ist insbesondere darauf zurückzuführen, daß als Bolus intravenös applizierte Anaesthetica zu keiner *steady state-Blutkonzentration* führen. Es liefe also darauf hinaus — und dies ist methodisch außerordentlich aufwendig — die Konzentration intravenöser Anaesthetica im Blutserum zu jedem Zeitpunkt der hämodynamischen bzw. Kontraktionskraft-Messung zu bestimmen und somit mit den hämodynamischen Meßergebnissen zu korrelieren. Darüber hinaus würde die aktuelle Plasma-Konzentration noch nichts über die am *Herzmuskel* selbst vorliegende Konzentration aussagen. Des weiteren ist zu berücksichtigen, daß definierte Dosen intravenöser Narkotica — für die Barbiturate ist dies seit langem bekannt und eine wichtige klinische Richtlinie — eine *interindividuell stark unterschiedliche* narkotische Wirksamkeit aufweisen. Auch zwischen verschiedenen Spezies kann die narkotische Dosis, wie das beispielsweise vom Ketamin und einigen synthetischen Morphin-Derivaten bekannt ist, stark variieren [Einzelheiten siehe bei Dundee und Wyant *(122)*].

In der vorliegenden Untersuchung wurde so vorgegangen, daß zunächst für die drei zu prüfenden intravenösen Anaesthetica die *mittlere minimal-narkotische Dosis* ermittelt wurde. Unter der hypothetischen Vorstellung, daß sich das als Bolus intravenös applizierte Anästheticum während der ersten Kreislaufzeiten zunächst lediglich in dem *Kompartiment Blut* verteilt, bevor es in die anderen Kompartimente diffundiert bzw. bevor renale Elimination und hepatischer Metabolismus einsetzen, wurde aus der minimal-narkotischen Dosis unter Berücksichtigung des mittleren Blutvolumens der Katze (55,5 ml/kg KG) eine *hypothetische, minimalnarkotische Blutkonzentration (EDN)* kalkuliert. Diese Hilfshypothese lag nahe, da sich die im Herz-Lungen-Präparat in das Blutreservoir applizierte Dosis ebenfalls vorwiegend im zirkulierenden Blutvolumen verteilt. Da die Herzgewebsmasse (Herzgewicht 12,5 ± 0,23 g) im Vergleich zum gesamten zirkulierenden Blutvolumen (250 ml) sehr gering ist und mit einer nennenswerten Rückverteilung in schlecht durchblutete Kompartimente (Fettgewebe etc.) am Herz-Lungen-Präparat nicht zu rechnen ist, ist der vereinfachende Schluß erlaubt, von der in das venöse Reservoir applizierten Dosis unter Berücksichtigung der zirkulierenden Blutmenge auf die Blutkonzentration zu schließen (vergl. Kap. 5.6).

Es muß andererseits berücksichtigt werden, daß die am Ganztier aus der minimal-narkotischen Dosis kalkulierte, minimal-narkotische Konzentration mit einer Fehlerbreite behaftet ist, die auch in die Berechnung des Kardiotherapeutischen Index eingeht. Desungeachtet werden gerade die in der vorliegenden Untersuchung für die intravenösen Anaesthetica erhobenen Befunde durch zahlreiche Angaben in der Literatur qualitativ und quantitativ bestätigt!

Eine andere Möglichkeit bestünde darin, im Interesse möglichst kliniknaher Bedingungen eine in der Humanmedizin übliche Einleitungsdosis bzw. ein Vielfaches dieser Menge zugrunde zu legen *(274, 313, 386)*. Hierbei werden allerdings Speziesunterschiede vernachlässigt. Zudem wäre auch bei diesem Vorgehen eine Umrechnung der jeweiligen Dosis auf die Blutkonzentration unvermeidbar.

7.1.3 Basisnarkose

Voraussetzung für die Präparation von Herz-Lungen-Präparaten ist eine Basisnarkose. Nun sind gerade bei der Untersuchung kardiohämodynamischer Narkotica-Effekte *Interferenzen* zwischen notwendiger Basisnarkose und der jeweiligen Prüfsubstanz bekannt *(151, 386, 466, 543)*.

In der vorliegenden Studie wurde eine *Chloralose-Basisnarkose* in niedriger Dosierung (50 mg/ kg KG intraperitoneal) durchgeführt.

Chloralose ist nach wie vor ein für die Untersuchung kardiovasculärer Effekte geeignetes Anaestheticum *(19, 201, 548)*.

Fraglos sind Aussagen über den kardialen Wirkmechanismus von Anaesthetica wegen der *narkoticainduzierten Beeinflussung der Reflex-Kontrollmechanismen* unter den Bedingungen einer Basisnarkose schwierig. Beim Herz-Lungen-Präparat handelt es sich dagegen um ein *denerviertes Herzpräparat*, bei dem zentral-nervös bzw. humoral vermittelte autoregulative Mechanismen ausgeschaltet sind. So dürfte die Quantifizierung der Kardiotoxität der einzelnen Anaesthetica durch diese sekundären Mechanismen nicht verfälscht werden. Desungeachtet unterscheiden sich die wesentlichen hämodynamischen Meßgrößen in einer Chloralose-Basisnarkose nicht von denen einer Halothan-Basisnarkose. Unter Kontrollbedingungen, also vor Beginn der Messung anaestheticainduzierter Änderungen der Kardiohämodynamik, betragen die spontane Kontraktionsfrequenz 173 ± 11/min (Chloralose-Basisnarkose) bzw. 170 ± 14/min (Halothan-Basisnarkose) (p > 0,05), der linksventriculär-systolische Spitzendruck 123 ± 8,6 bzw. 120 ± 10,5 Torr (p > 0,05), das maximale linksventriculäre dP/dt 2.596 ± 344 bzw. 2.479 ± 352 Torr/s (p > 0,05) und der Herz-Index 25,8 ± 3,44 bzw. 24,9 ± 2,39 ml/min · kg KG (p > 0,05).

Der Vorteil der Chloralose-Basisnarkose besteht vornehmlich darin, daß die Kreislaufverhältnisse während der Präparation und der kontinuierlichen Entblutungsphase mit nachfolgendem isovolämischen Blutersatz durch Dextran weitaus stabiler als in einer Halothan-Basisnarkose sind.

Aus diesen Gründen ist der Chloralose-Basisnarkose der Vorzug vor der Halothan-Basisnarkose gegeben worden, obgleich man andererseits durch späteres Abfluten des Halothans jedwede Interferenz mit dem zu prüfenden Anaestheticum während der Meßperiode vermeiden könnte. Nach Eberlein *(124)* ist die Chloralose-Urethan-Narkose für experimentelle Untersuchungen der Regulation der Coronardurchblutung sowie für die Beurteilung der Wirkung vasoaktiver Pharmaka besonders geeignet, zumal Coronardurchblutung und Energieumsatz des Herzens in der Chloralose-Urethan-Narkose den Werten am wachen, ruhenden Menschen am besten entsprechen.

7.2 Kontraktionsdynamik des isolierten, intakten Herzens in situ. Kontraktionsbewertung

Der *Nachteil isolierter Organpräparationen* besteht in der Gefahr einer im zeitlichen Verlauf zunehmenden metabolischen Insuffizienz. Die Untersuchungen des energiereichen Phosphatgehaltes des linksventriculären Myokards zeigen jedoch noch vier Stunden nach Präparation der Herz-Lungen-Präparate eine vollkommen intakte Energiebereitstellung (vergl. Abb. 127). Auch an Hand der hämodynamischen Meßgrößen bzw. der Kontraktilitätsparameter finden sich in der Kontrollgruppe nach drei Stunden keine gegenüber der Norm abweichenden Meßgrößen: bei einem Herzindex von 26,6 ± 3,7 ml/min · kg KG betragen der linksventriculär-systolische bzw. -enddiastolische Druck 122,5 ± 12 Torr bzw. 2,81 ± 0,91 Torr. Die maximale linksventriculäre Druckanstiegsgeschwindigkeit liegt mit 2.608 ± 674 Torr/s gleichfalls im Normbereich. Das gleiche gilt für die rechtskardialen Drucke (vergl. Tabellen 1-3).

Die vorgelegten Untersuchungen haben gezeigt, daß die Kontraktionskraftbestimmung auch
am isolierten Herzen *Einflüssen durch Vor- und Nachlaständerungen* unterliegt. Dagegen ist
die Quantifizierung der myokardialen Kontraktilität mit Hilfe der *Kraft-Geschwindigkeits-Beziehungen* (Abb. 130) die derzeit beste Methode zur Erfassung inotroper Änderungen. Im Gegensatz zur Kontraktionskraftbestimmung mit Hilfe des Inotropie-Parameters dP/dt_{max} haben *akute Änderungen von Preload, Afterload und Kontraktionsfrequenz innerhalb weiter
Bereiche keinen Einfluß auf die maximalen Verkürzungsgeschwindigkeiten der contractilen
Elemente* (Abb. 131). *Positiv-inotrope (165)* und *negativ-inotrope Einflüsse (156)* werden dagegen exakt wiedergegeben.

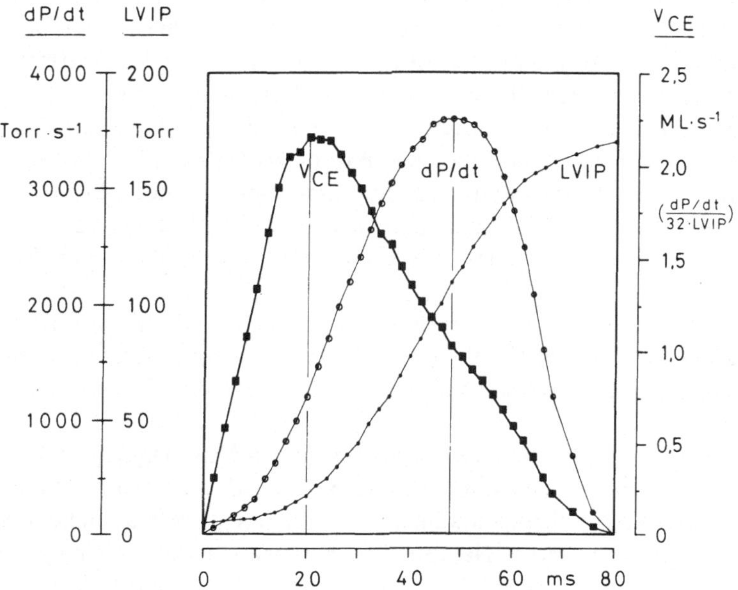

Abb. 130. Kraft-Geschwindigkeits-Diagramm des schlagenden Herzens in situ. Ermittlung der Verkürzungsgeschwindigkeit der contractilen Elemente (V_{CE}) aus instantanem linksventriculärem Druck (LVIP) in der
isovolumischen Phase der Ventrikelaktion und dem zeitsynchron registrierten ersten Differentialquotienten
dieses Druckes nach der Zeit (dP/dt). Die Auswertung erfolgte in Abständen von jeweils 2 Millisekunden.
Abszisse: Zeit in ms. Linke Ordinaten: linksventriculäre Druckanstiegsgeschwindigkeit (dP/dt) in Torr/s
bzw. instantaner linksventriculärer Druck (LVIP) in Torr. Rechte Ordinate: Verkürzungsgeschwindigkeit
der contractilen Elemente (V_{CE}) in Muskellängen/Sekunde (ML/s), errechnet aus dem Quotienten (dP/dt)/
(32 · LVIP)

Da die Untersuchung der anaestheticainduzierten Myokardeffekte durchschnittlich 4 bis 6
Std dauerte, kann davon ausgegangen werden, daß innerhalb dieses Zeitraumes auftretende
Änderungen des basalen inotropen Status nicht dem experimentellen Modell anzulasten sind.
Auch am isolierten und in situ schlagenden Herz bleiben die wichtigsten intrakardialen Regula-
tionsmechanismen zur Anpassung seiner Kontraktionskraft an akute hämodynamische Bela-
stungen erhalten.
*Im Herz-Lungen-Präparat führt eine kontrollierte Volumenbelastung zu einer isolierten Pre-
loadsteigerung* (Abb. 132), d.h. der linksventriculär-enddiastolische Druck nimmt zu. Auf-

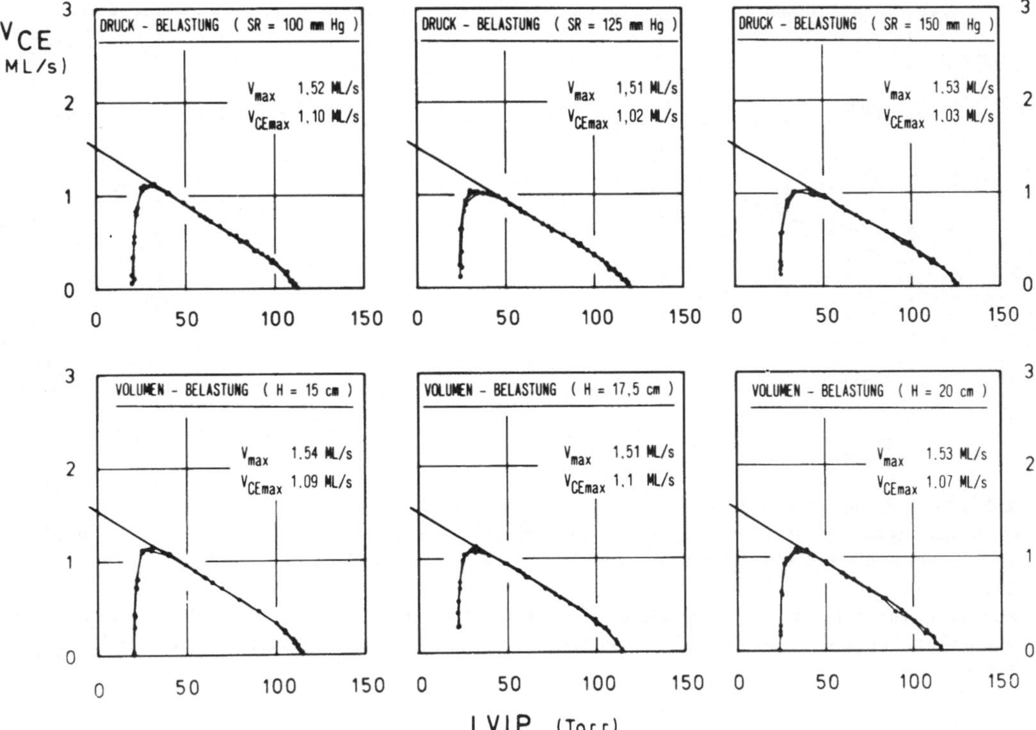

Abb. 131. Analyse der Kraft-Geschwindigkeits-Beziehungen (Kontrollgruppe) bei schrittweiser linksventriculärer Druckbelastung bzw. bei einer kardialen Volumenbelastung.
Abszisse: linksventriculärer, instantaner Druck (LVIP) in Torr. Ordinate: Verkürzungsgeschwindigkeit der contractilen Elemente (V_{CE}) in Muskellängen/s (ML/s).
Die Diagramme der oberen Reihe zeigen die Kraft-Geschwindigkeits-Kurven bei einer schrittweisen Erhöhung des aortalen Windkesseldruckes von 100 auf 150 Torr. In der unteren Reihe sind die Kraft-Geschwindigkeits-Kurven bei einer schrittweisen Volumenbelastung, ausgelöst durch eine Reservoir-Höhenänderung (H), dargestellt

grund dieser erhöhten Vordehnung (Frank-Starling-Mechanismus) kann das Herz seine Kontraktionskraft steigern und sein Herzzeitvolumen erhöhen (Abb. 133). In Abhängigkeit von einer Anhebung des Reservoir-Blutspiegels um 5 bzw. 10 cm erhöht sich der LVEDP von 1,7 auf 2,9 bzw. 4 Torr. Hieraus resultiert eine dP/dt_{max}-Zunahme um 250 bzw. 500 Torr/s. Ein gleichstarker Kontraktionskraftzugewinn läßt sich durch eine *kontrollierte Afterloaderhöhung* auslösen (vergl. Abb. 27, 28). Steigerung des aortalen Windkesseldruckes um 17,4 bzw. 34,8 Torr erhöhten den mittleren diastolischen Aortendruck als *Maß der linksventriculären Nachbelastung* um 11,8 bzw. 23,6 Torr; das dP/dt_{max} nimmt dementsprechend auch um 250 bzw. 500 Torr/s zu.
Dagegen läßt sich die Kontraktionskraft durch eine *Erhöhung der Kontraktionsfrequenz* nur innerhalb geringer Grenzen steigern. Bei konstanter Vor- und Nachbelastung führt eine Erhöhung der Reizfrequenz um 49 Impulse/min zu einem dP/dt_{max}-Zugewinn um ebenfalls 250 Torr/s. Die durch eine mittlere Volumenbelastung oder durch eine geringe Afterload-Steigerung mögliche dP/dt_{max}-Zunahme um 500 Torr/s läßt sich durch eine Erhöhung der Schrittmacherfrequenz nicht erzielen, da die Kontraktionskraft bei Frequenzerhöhungen um mehr

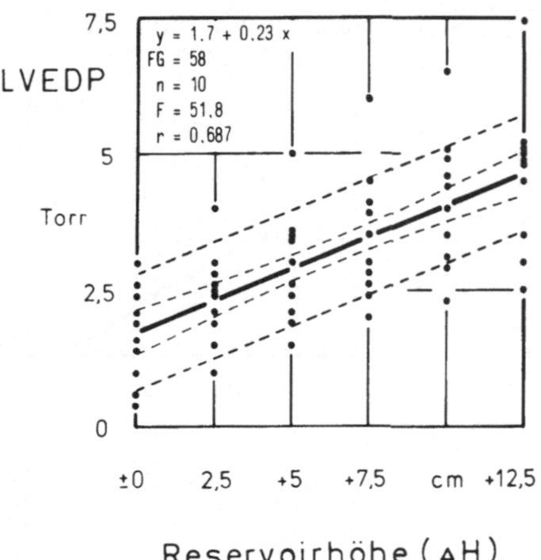

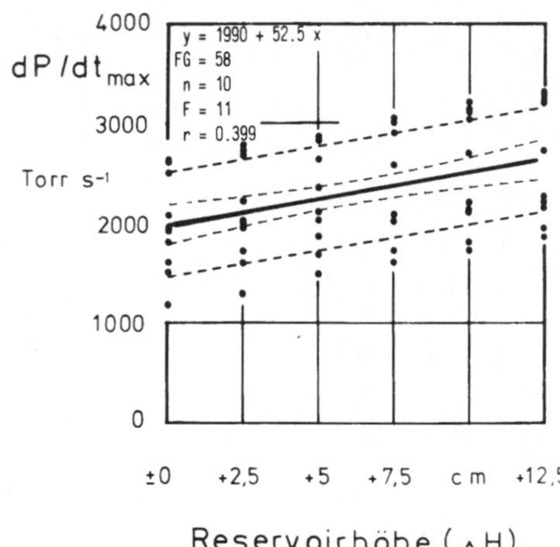

Abb. 132. Kontraktionskraftzunahme durch eine Volumenbelastung (Kontrollgruppe; n = 10). Einfluß einer Anhebung des Reservoirblutspiegels (ΔH) auf den linksventriculär-enddiastolischen Druck als Ausdruck des linksventriculären Preloads (linkes Diagramm) sowie auf den Inotropie-Parameter dP/dt_{max} (rechtes Diagramm).
Abszissen: Anhebung des Reservoirblutspiegels in cm. Ordinate des linken Diagramms: linksventriculär-enddiastolischer Druck (LVEDP) in Torr. Ordinate des rechten Diagramms: Inotropie-Parameter dP/dt_{max} in Torr/s

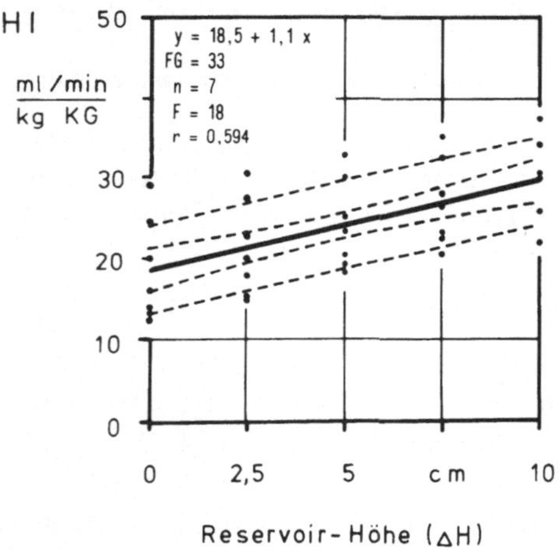

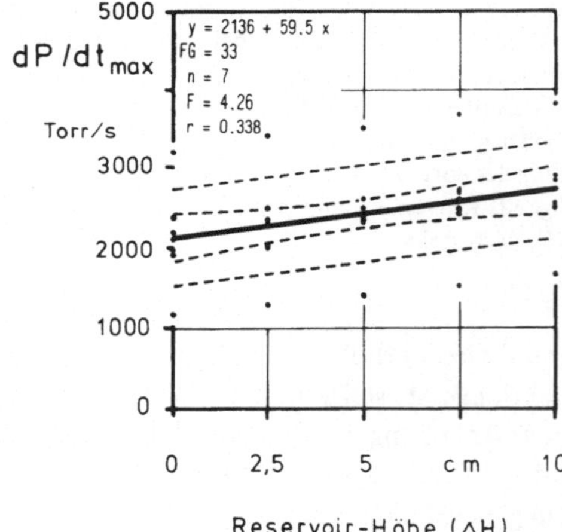

Abb. 133. Einfluß einer kontrollierten Preload-Steigerung auf die Kontraktionsdynamik des Herzens. Abhängigkeit des Herzzeitvolumens (HI) sowie des Inotropie-Parameters (dP/dt_{max}) von einer schrittweisen Anhebung der Reservoir-Blutspiegelhöhe um insgesamt 10 cm.
Abszissen: Änderungen der Höhe des Reservoir-Blutspiegels (ΔH) in cm. Ordinate des linken Diagramms: Herz-Index (HI) in ml/min · kg KG. Ordinate des rechten Diagramms: maximale linksventriculäre Druckanstiegsgeschwindigkeit (dP/dt_{max}) in Torr/s.
Dargestellt sind die Regressionsgeraden mit dem 95%-Vertrauensbereich sowie der Standardabweichung

als 50/min wieder absinkt (Abb. 134). Auch das Herzzeitvolumen läßt sich durch eine Frequenzerhöhung nicht steigern. Der Herzindex nimmt jedoch in Abhängigkeit von einer Preload-Erhöhung bzw. von einer Afterload-Erniedrigung zu.

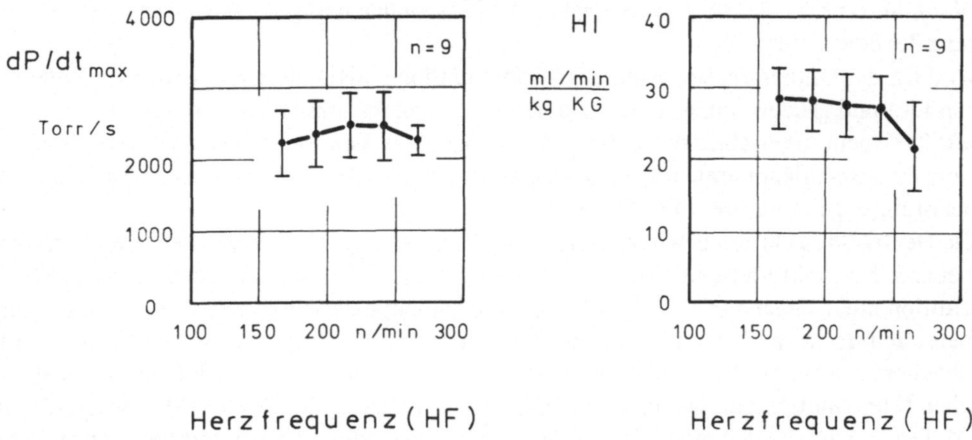

Abb. 134. Einfluß der Kontraktionsfrequenz auf Kontraktionskraft und kardiale Pumpfunktion (Kontrollgruppe). Korrelation zwischen schrittweiser Erhöhung der Schrittmacherfrequenz und dem Inotropie-Parameter dP/dt_{max} bzw. dem Herzzeitvolumen (HI).
Abszissen: Kontraktionsfrequenz (HF) in Impulsen/min. Ordinate (linkes Diagramm): maximale linksventriculäre Druckanstiegsgeschwindigkeit (dP/dt_{max}) in Torr/s. Ordinate (rechtes Diagramm): Herzindex in ml/min · kg KG ($\bar{x} \pm s_x$; n = 9)

Innerhalb der im Herz-Lungen-Präparat gegebenen Belastungsmöglichkeiten des Herzens läßt sich die Kontraktionskraft (gemessen am linksventriculären dP/dt_{max}) durch Afterload-Steigerungen am besten erhöhen: der maximale dP/dt_{max}-Zugewinn in Abhängigkeit von einer Windkesseldruckerhöhung von 50 auf 150 Torr beträgt 1.440 Torr/s. Durch eine Volumenbelastung (Reservoiranhebung um 12,5 cm) erhöht sich das dP/dt_{max} um 656 Torr/s, während die maximal mögliche Zunahme durch Frequenzerhöhung lediglich 252 Torr/s beträgt.
Dagegen ist die *Volumenförderleistung in erster Linie von Vorlast-Änderungen abhängig*. Die Ventrikel-Funktions-Kurven zeigen, daß erhöhte Füllungsdrucke über den *Frank-Starling-Mechanismus* die kardiale Pumpfunktion erheblich verbessern können (vergl. Abb. 38, 39).
Negativ-inotrop wirksame Pharmaka verschieben den Verlauf der kardialen Funktionskurven gegen höhere Füllungsdrucke bzw. zu niedrigen Herzzeitvolumina. Unter dem Einfluß positiv-inotrop wirkender Pharmaka wird der Anfangsteil der Ventrikel-Funktions-Kurven steiler, d.h. bei gleichen Füllungsdrucken wird der Herzindex erhöht.

7.3 Einfluß der isovolämischen Hämodilution auf das Kontraktionsverhalten des isolierten Herzens

Das Herz-Lungen-Präparat erfordert ein relativ großes, über das Blutvolumen des Versuchstieres hinausgehendes, *zirkulierendes Blutvolumen.* Will man *Incompatibilitäten* mit homologem oder heterologem Spenderblut vermeiden, bietet sich als Alternative die *Dilution* mit Plasmaersatzstoffen an.

Der *Einfluß der Hämodilution auf das myokardiale Kontraktionsverhalten* wird in der Literatur unterschiedlich bewertet: Russell et al. *(450)*, Dahlgren *(94)*, Khaja et al. *(277)* sowie Larsen et al. *(302)* beschrieben eine dilutionsbedingte Kontraktilitätseinbuße. Escobar et al. *(137)*, Murray et al. *(365)*, Fowler und Holmes *(171)*, Pavek *(391)*, Rodriguez et al. *(437)* sowie Gethmann et al. *(181)* beobachteten positiv-inotrope Effekte. Åström *(13)*, Replogle *(428)*, Messmer et al. *(342)* sowie Hagl et al. *(212)* fanden dagegen keine deutliche Beeinflussung des contractilen Status.

Wird bei der limitierten, isovolämischen Hämodilution (LIHD) durch schrittweisen Entzug von Blut und gleichvolumigem Ersatz durch niedermolekulares Dextran 40 ein *Hämatokrit von 25%* nicht unterschritten, so bleibt die myokardiale *Sauerstoffversorgung* der Gewebe trotz einer signifikant erniedrigten O_2-Kapazität des arteriellen Blutes auch im Falle kardialer Belastungen gewährleistet *(67, 271, 342)*.

Die Dextran-40-Dilution bewirkt infolge einer Verringerung des *Serum-Calcium-Spiegels* eine meßbare Kontraktilitätseinbuße. Nach Normalisierung des Serum-Calcium-Spiegels durch Substitution mit 1-molarem $CaCl_2$ *(157)* zeigen die hämodynamischen bzw. Kontraktilitätsparameter und -rechengrößen für die calciumsubstituierte LIHD-Gruppe keine signifikanten Unterschiede gegenüber der Kontrollgruppe (vergl. Tabelle 5). Unter dem Einfluß der isovolämischen Hämodilution fällt jedoch eine deutliche Versteilerung der Ventrikel-Funktions-Kurven auf. Die hieraus abzuleitende, *dilutionsbedingte Verbesserung von Kontraktionskraft und kardialer Pumpfunktion* bestätigt Befunde von Pavek *(391)*, der am Hund nach pharmakologischer Blockade des autonomen Nervensystems mit Atropin sowie Propranolol eine dilutionsbedingte Zunahme des Schlagvolumens bei gleichbleibendem linksventriculär-enddiastolischem Druck beobachtete. Eine Verschiebung der Funktionskurven gegen höhere Werte fanden auch Hagl et al. *(212)*.

Auch aufgrund der Kraft-Geschwindigkeits-Diagramme muß angenommen werden, daß die unter dem Einfluß der Hämodilution zu beobachtende Zunahme der Kontraktionskraft teilweise auf einer *Inotropieverbesserung* basiert. Ähnliche Befunde wurden auch von Murray et al. *(365)* sowie von Escobar et al. *(137)* mitgeteilt. Dagegen fanden Hagl et al. *(212)* an einer isolierten, jedoch rein isovolumetrisch schlagenden Herzpräparation des Hundes eine Verminderung der V_{CEmax} sowie eine unveränderte V_{max}. Diese Befunde stehen im Gegensatz zu den eigenen Ergebnissen, wobei die Unterschiede wohl in erster Linie auf das unterschiedliche methodische Vorgehen zurückgeführt werden können: zwar arbeitete auch Hagl an einem isoliert und denervierten Herzmuskel, doch stand diese Präparation unter dem Einfluß der humoralen Kompensationsbreite des angeschlossenen „Spendertieres".

Die in den eigenen Untersuchungen beobachtete, *dilutionsbedingte Verbesserung der kardialen Pumpfunktion und der meßbare Kontraktilitätszuwachs* lassen daran denken, daß der Inotropieverbesserung ursächlich eine durch die Dilution bedingte, relative Zunahme der *ionisierten Calciumfraktion bei unveränderter Serum-Calcium-Konzentration* zugrunde liegt *(21)*.

Für die Beurteilung der Wirkstärke eines Pharmakons ist nicht die absolute Blutkonzentration, sondern die Konzentration seines freien, nicht-gebundenen Anteils entscheidend. Es ist also vorstellbar, daß die *Proteinbindungskapazität* infolge hämodilutionsbedingter Abnahme der für die *unspezifische Pharmakonbindung* entscheidenden Plasma- oder Gewebsproteine reduziert wird. Bei normaler Blutzusammensetzung (Vollblut) ist diese Bindung bei den Gebrauchsdosen der angewendeten Pharmaka bereits empirisch mit einbezogen, d.h. bei einer stark gebundenen Substanz ist die Gebrauchsdosis von vornherein entsprechend höher als bei einem weniger stark gebundenen Pharmakon *(296)*. Wird jedoch die Proteinbindungskapazität im Rahmen einer therapeutischen Hämodilution reduziert, so wird bei Applikation einer gleichgroßen Dosis die *pharmakologische Wirkung aufgrund des relativen Überwiegens des ionisierten, nicht-gebundenen Anteils zunehmen.* Wird darüberhinaus bedacht, daß die Mehrzahl der intravenösen Anaesthetica nicht nur an Plasmaproteine, sondern in fast gleichem Ausmaß auch an Hämoglobin gebunden werden, so nimmt es wunder, daß bei der teilweise zur klinischen Routine gewordenen, therapeutischen Hämodilution noch keine exakten Untersuchungen über den Zusammenhang der Wirksamkeit von Anaesthetica und anderen Pharmaka vorliegen!

7.4 Kardiotoxicität der Anaesthetica

7.4.1 Intravenöse Anaesthetica

7.4.1.1 Hexobarbital. Die *hämodynamischen Effekte kurzwirkender Barbiturate* sind seit langem bekannt [Übersichten bei Cotton und Bay *(87)*; Dundee *(119, 120)*; Price *(403, 404)*; Conway und Ellis *(82)*; Dundee und Wyant *(122)*]. Im intakten Organismus steigt die Herzfrequenz nach Barbituratgabe in der Regel an *(82, 100, 121, 138, 143, 177, 386, 403, 407, 571)*. Diese durch Barbiturate induzierten Änderungen der spontanen Kontraktionsfrequenz sind jedoch nicht auf eine direkte Herzwirkung zurückzuführen. Am isolierten Warmblüterherz fanden Gruber und Baskett *(204)* nach Phenobarbital einen Abfall der Spontanfrequenz. Auch für Hexobarbital konnte ein direkt negativ-chronotroper Effekt am Langendorff-Herz des Kaninchens nachgewiesen werden *(456)*. Fischer *(149)* konnte in einer früheren vergleichenden Studie diese direkt *negativ-chronotrope Wirkung von Hexobarbital* bestätigen: am Herz-Lungen-Präparat der Katze führte eine Evipan-Konzentration von 10 mg/100 ml zu einer Abnahme der spontanen Kontraktionsfrequenz um 27%, wobei sich die atrioventriculäre Überleitungszeit um 4% verlängerte und die intraventriculäre Erregungsausbreitungsgeschwindigkeit um 3% verzögerte. Verglichen mit äquinarkotischen Konzentrationen von Dehydrobenzperidol, Fentanyl, Thalamonal, Ketamin, Somsanit, Halothan und Äther war die Beeinträchtigung der spontanen Herzfrequenz durch Hexobarbital am ausgeprägtesten. Die stärkste Verzögerung der atrioventriculären Impulsüberleitung wurde unter Ketamin, Dehydrobenzperidol und Thalamonal beobachtet, während Somsanit und Thalamonal die intraventriculäre Erregungsausbreitung am stärksten verzögerten. *Direkt negativ-chronotrope Barbiturat-Eigeneffekte* wurden auch für andere Barbituratsäurederivate nachgewiesen. So fanden Åström et al. *(12)* am isolierten Herz des Meerschweinchens unter dem Einfluß von Methohexital eine Abnahme der Sinusknotenfrequenz. Verglichen mit Propanidid war der Methohexitaleffekt jedoch stärker, denn 1,6-fach höhere Propanidid-Dosen reduzierten die Kontraktionsfrequenz in gleichem Umfang wie Methohexital.

In der vorliegenden Studie konnte aufgezeigt werden, daß der negativ-chronotrope Hexobarbitaleffekt in narkotischen Konzentrationsbereichen geringer ausgeprägt ist als der negativ-inotrope (Abb. 135): die spontane Kontraktionsfrequenz nahm unter dem Einfluß der minimal-narkotischen Hexobarbitalkonzentration bzw. nach einer Verdoppelung dieser ED_N um 6,5 bzw. 21% ab, während die gleichen Konzentrationen einen Abfall der Kontraktionskraft um 34,1 bzw. 55,6% bewirkten. Åström et al. *(12)* beobachteten am isolierten Meerschweinchenherz dagegen eine gleich starke Abnahme von Kontraktionsfrequenz und Kontraktionskraft.

Beeinträchtigungen der myokardialen Kontraktilität und der Kontraktionskraft durch Barbiturate beobachteten bereits Gruber und Baskett *(204)* am Hund und an der Katze: Phenobarbital bewirkte eine Abnahme der Kontraktionskraft und führte zu einer Dilatation des Herzens.

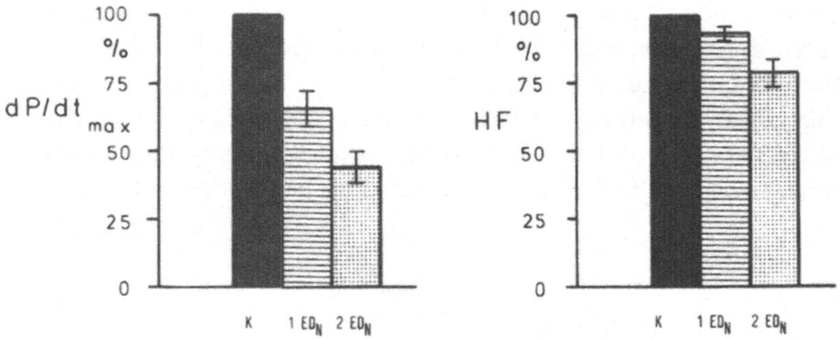

Abb. 135. Inotrope und chronotrope Wirkstärke der minimal-narkotischen Hexobarbitalkonzentration (ED_N = 3,95 · 10^{-4} mol/l) bzw. der zweifachen ED_N=Konzentration (7,9 · 10^{-4} mol/l). Prozentuale Abnahme der Kontraktionskraft, gemessen am Inotropie-Parameter dP/dt_{max} bzw. der spontanen Kontraktionsfrequenz HF gegenüber dem Kontrollwert (K) vor Narkoticaapplikation ($\bar{x} \pm s_{\bar{x}}$; n = 5)

Die Vorhofaktion wurde hierbei stärker als die Ventrikelfunktion beeinträchtigt. Nach Das *(95)* ist der durch Hexobarbital bedingte Blutdruckabfall bei der Katze Folge einer Myokarddepression und einer Vasodilatation. Auch in den Untersuchungen von Das *(95)* war die Wirkung auf die Vorhöfe ausgeprägter als jene auf die Kammermuskulatur. Für Thiopental fand Gruber *(206)* die gleichen Myokardwirkungen, wobei die Rückkehr zum Ausgangswert jedoch schneller als unter Hexobarbital erfolgte.

Im intakten Organismus wird also der direkte Barbiturateffekt auf die Herzfrequenz durch *autoregulatorische Kompensationsmechanismen* überdeckt, während die *Beeinträchtigung der Kontraktionskraft* meßbar bleibt. Auch am Menschen fanden zahlreiche Autoren — allerdings bei unterschiedlichen Basisnarkosen — eine mehr oder weniger ausgeprägte Abnahme des Herzzeitvolumens durch Barbiturate *(82, 138, 139, 143, 169, 447)*. Diese Beobachtungen stützten frühere Befunde von Zaqqa und Shaikh *(575)*, die am Herz-Lungen-Präparat des Meerschweinchens unter dem Einfluß von Pentothal und Hexobarbital eine Abnahme des Herzzeitvolumens fanden. Nach sofortigem Austausch mit Normalblut war diese Insuffizienz nach Thiogenal besser zu beseitigen. Price und Helrich *(399)* konnten aufzeigen, daß die durch Barbiturate induzierte Beeinträchtigung der Kontraktionsdynamik durch eine Acidose verstärkt wird.

Zur *Verbesserung der kardialen Pumpfunktion* steht dem suffizienten Herz der *Frank-Starling-Mechanismus* zur Verfügung: durch eine *Erhöhung der Vorlast* kann das Herzzeitvolumen gesteigert werden (vergl. Abb. 58). Dieser Kompensationsmechanismus kann unter höheren Hexobarbitalkonzentrationen (5,7 · 10^{-4} mol/l) nicht mehr genutzt werden. Diese *Beeinträchtigung der myokardialen Adaptationsbreite an definierte Volumenbelastungen* ist auch am Verlauf der Ventrikelfunktionskurven erkennbar (vergl. Abb. 56). Am Herz-Lungen-Präparat läßt sich der Herzindex unter dem Einfluß höherer Hexobarbitalkonzentrationen auch durch eine zuflußbedingte Erhöhung des rechtsatrialen Füllungsdruckes nicht mehr deutlich steigern: die Ventrikelfunktionskurven werden stark abgeflacht und deutlich nach rechts verschoben.

Im Vergleich zu äquinarkotischen Konzentrationen anderer Anaesthetica (Dehydrobenzperidol, Fentanyl, Thalamonal, Ketamin, Somsanit, Halothan oder Äther) erweist sich Hexobarbital als die Substanz, die das Herzzeitvolumen am stärksten reduziert *(148)*. Diese Beeinträchtigung der kardialen Pumpfunktion war auch am Schlagvolumen erkennbar: unter 10 mg Evipan/100 ml Blutvolumen nahm das Schlagvolumen um 90% ab und reduzierte sich unter Halothan um 10%, unter Ketamin um 5% und unter Äther um 3%. Dagegen führten Fentanyl

(+ 6%), Somsanit (+ 8%), Dehydrobenzperidol (+ 16%) und Thalamonal (+ 19%) trotz einer
Abnahme des Herzzeitvolumens zu einer Steigerung des Schlagvolumens *(148)*.
Eine Verschlechterung der Myokardfunktion wurde unterdessen für alle Barbiturate, auch für
die neueren Substanzen, nachgewiesen *(121, 177, 307, 386, 489, 490, 505, 557)*. Über das
klassische Barbiturat Hexobarbital liegen dagegen in neuerer Zeit keine weiteren und insbesondere keine vergleichenden hämodynamischen Studien vor – um so verwunderlicher, als Hexo-
barbital nach wie vor als Einleitungsanästheticum für die Kombinationsnarkose in der Klinik
Anwendung findet. Doch wird Evipan zunehmend durch Methohexital verdrängt. Daß auch
letztere Substanz einen ausgeprägt myokarddepressiven Eigeneffekt besitzt, konnten Soga und
Beer *(489, 490)*, Sonntag *(504)*, Singbartl et al. *(482)* sowie Patschke *(386)* in vergleichenden
Untersuchungen aufzeigen. In den Experimenten von Patschke verminderte sich der Inotropie-
Parameter dP/dt_{max} nach der Applikation von 2 mg Brevimytal-Na/kg in der ersten Minute
von 2.300 auf 1.400 Torr/s und bei einer Verdoppelung dieser Dosis von 2.197 auf 1.229
Torr/s. Unter 5 bzw. 10 mg/kg Thiopental reduzierte sich diese Meßgröße dagegen nur um
366 bzw. 758 Torr/s. Unter der Voraussetzung, daß diese Barbiturat-Dosierungen äquianästhe-
tisch sind, wäre Methohexital um ein wesentliches kardiotoxischer als Thiopental. Auch Sonntag et al. *(505)* fanden unter Thiopental nur eine vergleichsweise geringe Abnahme der Kontraktionskraft beim Menschen: bei einer Applikation von 4 mg/kg reduzierte sich das maximale linksventriculäre dP/dt von 1.286 auf lediglich 1.107 Torr/s.
Die früher bereits beschriebenen, *ausgeprägt myokarddepressiven Eigeneffekte des Evipans*
(148, 162-164) konnten in der vorliegenden Untersuchungsreihe bestätigt werden (Tabellen
34-36). So war insbesondere eine ausgeprägte Abnahme des dP/dt_{max} im Bereich narkotischer Konzentrationen zu beobachten. Dies schlägt sich auch in dem vergleichsweise *niedri-*
gen Kardiotherapeutischen Index von 0,7 ± 0,23 nieder. Auch die Kontraktilitätsbestimmung
mit Hilfe der Kraft-Geschwindigkeits-Beziehungen bestätigt diese starke kardiotoxische Hexo-
barbitalwirkung. Unter dem Einfluß von $5,7 \cdot 10^{-4}$ mol/l wird sowohl die maximal meßbare
wie auch die theoretisch mögliche maximale Verkürzungsgeschwindigkeit der contractilen Elemente auf 34 bzw. 51% des Kontrollwertes reduziert. Darüber hinaus wird die an Hand des
myokardialen Competence-Index bestimmbare *contractile Leistungsreserve* durch Hexobarbitalkonzentrationen von $2,9 \cdot 10^{-4}$ bzw. $5,7 \cdot 10^{-4}$ mol/l um 44 bzw. 58% eingeschränkt.
Im niedrigen Konzentrationsbereich läßt sich die durch Hexobarbital herabgesetzte Myokardfunktion durch eine *Afterloadzunahme* oder durch eine *Frequenzerhöhung* verbessern. Eine
Erhöhung der venösen Zuflußrate steigert zwar nicht die Kontraktionskraft, verbessert aber
die Auswurfleistung. Eine durch höhere Hexobarbitalkonzentrationen von $5,7 \cdot 10^{-4}$ mol/l
ausgelöste Herzinsuffizienz läßt sich dagegen weder durch eine Druck- noch durch eine Volumenbelastung verbessern. *Positiv wirkt sich lediglich eine Zunahme der Kontraktionsfrequenz*
aus: hierbei erhöhten sich sowohl die Kontraktionskraft als auch das Herzzeitvolumen (Tabelle 22). Die durch Hexobarbital herabgesetzte Myokardfunktion läßt sich also allein durch eine
Frequenzstimulation entscheidend verbessern (vergl. Abb. 60). In den untersuchten Konzentrationsbereichen von $2,9 \cdot 10^{-4}$ mol/l bzw. $5,7 \cdot 10^{-4}$ mol/l läßt sich das maximale linksventriculäre dP/dt um 360 bzw. 441 Torr/s erhöhen. In der Kontrollgruppe beträgt der dP/dt_{max}-
Zuwachs 249 Torr/s; eine Erhöhung der Reizfrequenz um bis zu 75 Impulse/min führt hier
jedoch zu keiner Verbesserung der Herzauswurfleistung. Das Herzzeitvolumen läßt sich bei
einer ausgeprägten hexobarbitalinduzierten Myokarddepression allein durch eine Frequenzerhöhung steigern: eine Zunahme der Reizfrequenz um 75 Impulse/min erhöht den Herzindex
um 57,5%.

Auffallend ist, daß gerade unter höheren Hexobarbitalkonzentrationen die sonst wesentlichen Kompensationsmechanismen zur Steigerung der Kontraktionskraft, nämlich Erhöhungen von Preload bzw. Afterload, nicht mehr nutzbar gemacht werden können, eine Erhöhung der Kontraktionsfrequenz dagegen einen deutlichen Kontraktionskraftzugewinn erbringt.

Die durch Barbiturate bedingte Kreislaufdepression ist jedoch nicht nur auf eine Beeinträchtigung der kardialen Pumpfunktion, sondern auch auf eine *Beeinträchtigung peripherer Regulationsmechanismen* zurückzuführen. So fanden Eckstein et al. *(126)* unter Thiopental eine Verminderung des Venentonus und ein dadurch ausgelöstes *Blut-„Pooling".* Dieser Effekt würde teilweise die verminderte Herzauswurfleistung in der Barbituratanästhesie erklären. Auch Averill et al. *(14)* und auch Chimoskey et al. *(80)* interpretierten die barbituratbedingte Verminderung des Aortenflusses als Vorlastreduzierung infolge peripher-venösen Poolings.

Am nichtanästhesierten Hund machten Gams et al. *(177)* die Beobachtung, daß die Methohexitalgabe zunächst zu einem Abfall, dann jedoch zu einem überschießenden Anstieg des Herzzeitvolumens führt, der sich erst im Verlaufe von 10 min auf leicht subnormale Werte verminderte und nach ca. 60 min den Ausgangswert wieder erreichte. Dieser triphasische Effekt auf das Herzzeitvolumen zeigt eine *Überlagerung direkt-myokarddepressiver Barbiturateffekte* mit anschließend ausgelöster, überschießender sympathischer Reaktion. Ähnliche Befunde wurden auch von Graythorne und Darby *(198)* beschrieben. Methohexital bewirkt zudem eine periphere Vasodilatation und vermindert den peripheren Gasamtwiderstand *(112, 565).*

Während die *Barorezeptoren,* die afferenten und efferenten autonomen Nerven und die sympathischen Ganglien durch Barbiturate kaum beeinflußt werden, wird das *medulläre Vasomotorenzentrum* gedämpft *(409).* Inwieweit die hämodynamischen Änderungen unter dem Einfluß von Barbituraten durch *Katecholamin-Effekte* verändert oder mitbestimmt werden, bleibt unklar. So fand Monheim *(351)* nach Thiopental keine signifikanten Änderungen des myokardialen Katecholamin-Gehaltes. Auch Göthert *(185)* konnte keinen Einfluß auf die Katecholamin-Sekretion des Nebennierenmarkes feststellen.

Unter dem Einfluß von Barbituraten und auch Halothan fehlt offenbar eine Stimulierung des sympatho-adrenalen Systems, während unter Äther erhöhte Adrenalin- und Noradrenalin-Konzentrationen gefunden wurden *(55, 402).* Richardson et al. *(430)* fanden in der Barbituratanästhesie in 80% der Fälle keine erhöhten Adrenalin- oder Noradrenalinspiegel. Da auch die Baroreceptorenaktivität gedämpft ist *(61, 545)* und die Vasomotoren-Regelbreite eingeschränkt ist *(398)* kommt — wie auch unter Halothan — der kontraktilitätsmindernde Effekt der Barbiturate voll zum Tragen.

Gruhzit und Farah *(207),* Goldberg et al. *(187)* sowie Morrow et al. *(362)* konnten zeigen, daß sich die durch Barbiturate und andere Anaesthetica ausgelöste Myokardinsuffizienz durch *Herzglykoside positiv* beeinflussen läßt. Es werden höhere Anaestheticakonzentrationen benötigt, um bei den mit Digitalispräparaten vorbehandelten Herzen eine Insuffizienz zu erzeugen. Darüber hinaus kann auch eine durch Anaesthetica ausgelöste Myokardinsuffizienz mit Herzglykosiden aufgehoben werden. Hieraus wird nicht nur die Indikation zu einer *therapeutischen,* sondern auch zu einer *prophylaktischen Digitalisierung* von Alterspatienten abgeleitet. Denn die Untersuchungen von Braunwald et al. *(44),* Mason und Braunwald *(318),* Weissler et al. *(553),* Sonnenblick et al. *(498)* und Mason *(321)* zeigen, daß Herzglykoside auch das nicht-insuffiziente Herz positiv-inotrop beeinflussen. Dies gilt in besonderem Maße für das latent-insuffiziente Myokard *(326).*

Carrier et al. *(71)* beobachteten an isolierten Meerschweinchenvorhöfen, daß Pentobarbital die Austauschgeschwindigkeit von an der *elektromechanischen Kopplung* beteiligtem Calcium reduzierte. Die Größe dieses Ca-Kompartimentes – als Bindungspartner werden Phospholipide der äußeren Zellmembran vermutet – stand in direkter Korrelation zur entwickelten Kontraktionskraft. Strophanthin reversierte diesen Effekt des Pentobarbitals auf die Austauschgeschwindigkeit des Calciums sowie auf die Kontraktionskraft.

Auch die Untersuchungen von Nayler *(367)* machen wahrscheinlich, daß ein Teil des für die elektromechanische Kopplung des Herzmuskels erforderlichen Calciums aus der Plasmamembran stammt.

Während Pentobarbital die membrangebundene Ca-Fraktion stabilisiert und dadurch die Effizienz des depolarisierenden Impulses hinsichtlich einer Freisetzung von Ca-Ionen vermindert, labilisiert Strophanthin diese Ca-Fraktion in dem Sinne, daß pro Depolarisation mehr Ca-Ionen für die Kontraktion freigesetzt werden.

Der *Antagonismus zwischen Barbituraten und Herzglykosiden* scheint also auf einer gegensinnigen Beeinflussung der Verfügbarkeit plasmalemmalen Calciums für die elektromachanische Kopplung zu beruhen *(71)*.

Dieser contractile Antagonismus konnte auch in den eigenen Untersuchungen nachgewiesen werden (vergl. Abb. 122). Die durch Hexobarbital ausgelöste Abnahme von HZV, linksventriculärem Spitzendruck und dP/dt_{max} sowie der Anstieg des LVEDP und des RAP konnte durch Digoxin voll aufgehoben werden. Bei einer gleichstarken Reduktion der Kontraktionskraft durch Hexobarbital und Halothan fand sich jedoch unter der Barbiturat-Vorschädigung ein schnellerer Wirkungseintritt und ein stärkeres Wirkungsmaß des Digoxins (Abb. 136).

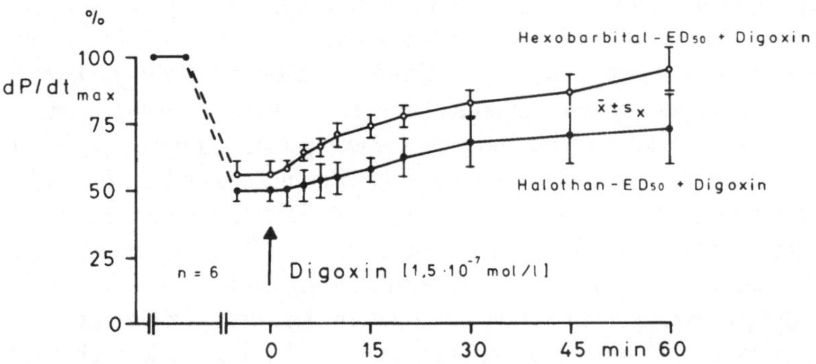

Abb. 136. Einfluß von Digoxin (1,5 · 10^{-7} mol/l) auf die durch Hexobarbital (5,7 · 10^{-4} mol/l) bzw. Halothan (1,39 Vol%) um 50% reduzierte Kontraktionskraft (n = 6; $\bar{x} \pm s_x$).
Abszisse: Zeit in min nach Digoxin-Gabe. Ordinate: prozentuale Änderung des Inotropie-Parameters dP/dt_{max}

Morrow *(361)* untersuchte in einer vergleichenden Studie die Digoxintoleranz bei dressierten, wachen Hunden sowie bei Hunden unter Barbiturat- bzw. Halothan-Narkose. Unter Halothan lag die Letaldosis des Digoxins höher als bei den mit Pentobarbital bzw. Thiopental narkotisierten Tieren *(360, 361)*. Eine erhöhte Digitalistoleranz wurde auch für Methoxyfluran und für Diäthyläther *(247)* festgestellt, wobei diese *erhöhte Glykosidtoleranz* wahrscheinlich auf eine verminderte Aktivität ventriculärer Schrittmacherzellen zurückzuführen ist.

Schlußfolgerungen

Vor dem Hintergrund der eigenen Untersuchungen kann gesagt werden, daß Hexobarbital bereits in narkotischen Konzentrationsbereichen geringe negativ-chronotrope und starke negativ-inotrope Wirkungen besitzt. In der durch Hexobarbital induzierten Myokardinsuffizienz kann die Kontraktionskraft weder mit Hilfe des Frank-Starling-Mechanismus noch über eine Nachlasterhöhung entscheidend verbessert werden, da die volumen- und druckadaptiven Kompensationsmechanismen unter dem Einfluß höherer Hexobarbitalkonzentrationen versagen. Allein eine Frequenzsteigerung erbringt einen Kontraktionskraft-Zuwachs und verbessert die kardiale Pumpfunktion. Mit Herzglykosiden läßt sich die durch Barbiturate induzierte Herzinsuffizienz wieder aufheben.

7.4.1.2 Ketamin. Im Unterschied zu den heute gebräuchlichen Anaesthetica besitzt Ketamin *am intakten Organismus* einen *kardiozirkulatorisch-stimulierenden Effekt (86, 110, 292, 301).* Herzfrequenz, systolischer und mittlerer arterieller Blutdruck sowie das Herzzeitvolumen steigen an. Die atemdepressive Wirkung dieser Substanz ist zudem außerordentlich gering. Diese, auf den ersten Blick positiven Eigenschaften des Ketamin begründeten die zunächst euphorische Einschätzung dieser Substanz und verhalfen dem Ketamin in der Klinik sehr bald zu einem weiten Indikationsspektrum, so z.B. bei Patienten mit kardiozirkulatorischen Risikofaktoren oder „Schockpatienten" *(385, 392, 464, 465, 547, 568).* Dagegen konnte Fischer bereits 1970 aufzeigen, daß *diese Herz-Kreislauf-stimulierenden Ketamin-Effekte extrakardialer Natur* sind; denn am isolierten Katzenherz wirkt Ketamin *konzentrationsabhängig negativ-inotrop und negativ-chronotrop (144, 146).* Hiermit wurden bis dato unveröffentlichte Befunde von McCarthy *(334)* sowie von Chen et al. *(78)* bestätigt. McCarthy beobachtete am Herz-Lungen-Präparat des Hundes eine ketaminbedingte, konzentrationsabhängige Reduzierung des systemarteriellen Druckes, des Herzauswurfvolumens sowie des Competence-Index. Der Abfall der Herzfrequenz war weniger stark ausgeprägt als der negativ-inotrope Effekt. Chen fand am Langendorff-Herz des Kaninchens und des Meerschweinchens eine Abnahme der Kontraktionsamplitude sowie eine Reduktion des coronaren Durchflusses. In Chen's Untersuchungen trat die Abnahme der spontanen Kontraktionsfrequenz erst bei etwa 10fach höheren Konzentrationen als die Verminderung der Kontraktionsamplitude auf.
In der jetzt vorgelegten Studie am isolierten Herz der Katze konnte unter standardisierten Bedingungen sowie unter Berücksichtigung äquieffektiver, narkotischer Konzentrationen verschiedener Anaesthetica nachgewiesen werden, daß Ketamin — ähnlich wie Hexobarbital — eine *ausgeprägt myokarddepressive Eigenwirkung* besitzt (Tabellen 37-39). So reduzierte sich das maximale linksventriculäre dP/dt durch die minimal-narkotische Konzentration (ED_N = $3{,}12 \pm 0{,}31 \cdot 10^{-4}$ mol/l) auf $71{,}4 \pm 6{,}3\%$ des Kontrollwertes. Eine Verdoppelung dieser ED_N-Konzentration ($6{,}24 \cdot 10^{-4}$ mol/l) bewirkte sogar einen Abfall dieses Inotropie-Parameters auf $42{,}5 \pm 13\%$ (Abb. 137).
Auch in den eigenen Untersuchungen ist der negativ-chronotrope Effekt bei identischen Narcoticakonzentrationen geringer als die negativ-inotrope Ketamineigenwirkung: die spontane Kontraktionsfrequenz reduziert sich unter dem Einfluß gleicher Konzentrationen nur auf $86{,}5 \pm 3{,}5\%$ bzw. auf $70{,}5 \pm 5\%$. Diese in niedrigen und mittleren Konzentrationsbereichen auftretenden, quantitativen Unterschiede zwischen negativ-inotroper und negativ-chronotroper Wirkstärke decken sich mit den früheren Befunden von McCarthy *(334)* und Chen et al. *(78).*

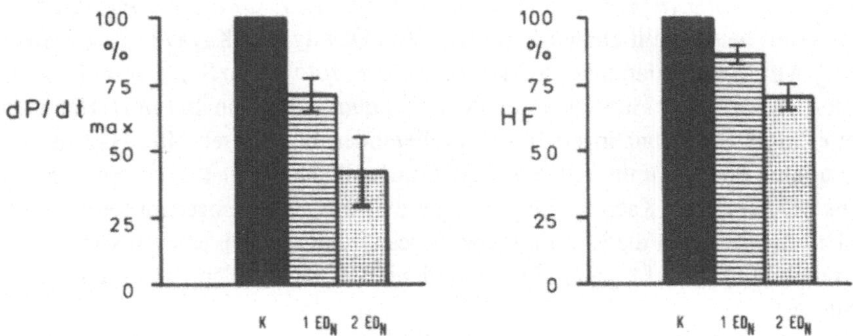

Abb. 137. Inotrope und chronotrope Wirkstärke der minimal-narkotischen Ketaminkonzentration (ED_N = $3,12 \cdot 10^{-4}$ mol/l) bzw. der zweifachen ED_N-Konzentration ($6,24 \cdot 10^{-4}$ mol/l). Prozentuale Abnahme der Kontraktionskraft, gemessen am Inotropie-Parameter dP/dt_{max} bzw. der spontanen Kontraktionsfrequenz HF gegenüber dem Kontrollwert (K) vor Narkoticaapplikation ($\bar{x} \pm s_{\bar{x}}$; n = 5)

Der *Kardiotherapeutische Index* von 1,0 ± 0,28 ist mit dem unter Halothan bestimmten Quotienten vergleichbar (1,06 ± 0,086). Minimal-narkotische Ketaminkonzentrationen reduzieren die Kontraktionskraft also bereits um 25%!

Die ausgeprägte, durch Ketamin induzierte Kontraktilitätseinbuße läßt sich auch mit Hilfe der Kraft-Geschwindigkeits-Beziehungen nachweisen (vergl. Abb. 65). Ketaminkonzentrationen von $4,4 \cdot 10^{-4}$ mol/l (äquieffektiv der inotropen ED_{50} von Hexobarbital) reduzieren die V_{CEmax} auf 44% und die V_{max} auf 61% des Kontrollwertes.

Van Ackern et al. *(535)* untersuchten die Herzwirksamkeit von Ketamin am Herz-Lungen-Präparat des Hundes. Auch diese Autoren konnten die konzentrationsabhängig negativ-inotrope und negativ-chronotrope Ketamineigenwirkung bestätigen, wobei die myokarddepressive Komponente deutlich stärker als die frequenzsenkende war. Die Applikation von 3 mg Ketamin/100 ml zirkulierenden Blutvolumens reduzierte das maximale linksventriculäre dP/dt von 1.435 ± 635 auf 1.083 ± 566 Torr/s. Diese dP/dt_{max}-Abnahme bewirkte also eine 25%ige Verminderung der Kontraktionskraft. Am Katzenherz beträgt die inotrope ED_{25} 9,5 mg/100 ml *(164)*, also etwa das 3fache.

Hier mögen Speciesunterschiede für die unterschiedlich hohen Dosierungen verantwortlich sein. Interessant dennoch, da Ketamin wie auch einige Morphinderivate beim Hund vergleichsweise höher dosiert werden müssen.

Bezüglich der Relation zwischen negativ-inotroper und negativ-chronotroper Wirkstärke bestehen dagegen keine Unterschiede: Ketaminkonzentrationen, die die Kontraktionskraft um 25% reduzieren, vermindern die spontane Kontraktionsfrequenz bei der Katze um 15% und beim Hund um 8,2%.

Van Ackern et al. *(535)* beschreiben, daß die am Herz-Lungen-Präparat des Hundes zu beobachtenden hämodynamischen Änderungen nach Gabe von 3 mg/100 ml (3 mg/kg) nur 15 bzw. 20 min andauern. Ein derartiges „Abklingen" einer narkoticabedingten Myokarddepression kann anhand eigener Experimente nicht bestätigt werden, da das Ausmaß einer durch intravenöse Anästhetica hervorgerufene Myokarddepression unverändert fortbesteht. Dies ist auch nicht anders zu erwarten, da diese Substanzen im Herz-Lungen-Präparat weder metabolisiert noch eliminiert werden können.

Stehen die direkten, kardiotoxischen Ketamineigenwirkungen außer Diskussion, so ist der pharmakologische Wirkmechanismus auf die Herz-Kreislauf-Regulation im intakten Organismus — also unter *Inanspruchnahme kardialer und extrakardialer Kompensationsmechanismen* — bis heute nicht eindeutig geklärt. Von Dowdy und Kaya *(113)* sowie von Treese et al. *(533)* wurde ein Ketamineinfluß auf die *Baroreceptoren* im Sinne einer Desensibilisierung diskutiert. In dieser Hinsicht würde Ketamin dem Äther ähneln *(485)*. Hierzu würde auch der erhöhte Noradrenalingehalt im zirkulierenden Blut passen *(40)*. Hagenau et al. *(211)* untersuchten den Ketamineinfluß auf die Empfindlichkeit der Baroreceptoren des Aortenbogens decerebrierter Katzen. Hierbei zeigte die Analyse der sogenannten Baroreceptoren-Kennlinien, daß Ketamin die Empfindlichkeit des afferenten Nervenimpulsstroms der Baroreceptoren nicht beeinflußt. Durch Propanidid werden die aortalen Baroreceptoren dagegen desensibilisiert.

Von anderen Autoren wurden indirekte Wirkungen auf das *sympathische Nervensystem* diskutiert. Bovill et al. *(40)* sowie Takki et al. *(522)* beobachteten ketaminbedingte Anstiege des Noradrenalinspiegels im zirkulierenden Blut. Auch fiel auf, daß die dem Ketamin eigenen Blutdruck- und Herzfrequenzanstiege in einer Halothan-Basisnarkose *(292)*, in einer Epiduralanästhesie *(529)* sowie nach Hexamethonium- und Phentolamin-Gabe *(530, 532)* nicht zu beobachten waren.

Für das Phencyclidin, eine pharmakologische Vorstufe des Ketamin, postulierten Ilett et al. *(241)* direkt-sympathomimetische Effekte auf die α-adrenergen Receptoren. Traber et al. *(528)* kommen dagegen zu dem Schluß, daß die sympathische Innervierung des Herzens für die kardiovasculären Effekte des Ketamin keine große Rolle spielt, daß vielmehr die kardiovasculär-stimulierende Wirkung dieses Anaestheticums über das autonome Nervensystem vermittelt werden müsse, da sich die hämodynamischen Effekte durch eine Ganglienblockade völlig beseitigen lassen, wobei ein Teil auch durch eine Vagusbeeinflussung bedingt sein könnte. Diese Interpretation wird durch weitere Experimente dieser Arbeitsgruppe gestützt, da sich die pressorischen wie auch die chronotropen Ketamineffekte durch eine Vorbehandlung mit Ganglienblockern und Atropin beseitigen ließen *(532)*. Auch β-Sympatholytica (Practolol und Propranolol) hatten keinen Einfluß auf die kardiozirkulatorischen Parameter.

Eine Stimulation zentral-regulatorischer Mechanismen durch Ketamin wurde von McCarthy et al. *(333)*, Stanley et al. *(508)*, Chen *(79)* sowie von Chang et al. *(75)* postuliert. Wahrscheinlicher dagegen ist, daß die typischen Herz-Kreislauf-Reaktionen von Ketamin auf einen *cocainartigen Eigeneffekt* dieser Substanzen zurückzuführen sind. Derartige „sympathomimetische" Effekte lassen sich so erklären, daß die Wirkung injizierter oder aus Speichern freigesetzter Katecholamine durch Cocaingabe verstärkt wird *(297)*. Cocain verhindert die Rückaufnahme von Katecholaminen in die präsynaptischen sympathischen Nervenendigungen (neuronale Aufnahme), so daß vor dem Receptor eine höhere Katecholaminkonzentration entsteht. Diese verzögerte Inaktivierung freigesetzter Katecholamine führt in den Erfolgsorganen zu einem sympathomimetischen Effekt. Ilett et al. *(241)* hatten einen derartigen cocainartigen Wirkmechanismus bereits für das Phencyclidin angenommen.

Die neueren Untersuchungen von Montel et al. *(356)* sowie von Dietze et al. *(99)* machen eine cocainartige Wirkung wahrscheinlich. Diese Interpretation der Ketaminwirkung wird auch durch die Untersuchungen von Miletich et al. *(343)* über die Ketamineffekte auf den Katecholaminmetabolismus am isoliert-perfundierten Rattenherz erhärtet: nach Ketaminzugabe zum Perfusionsmedium verminderte sich der Noradrenalingehalt des Herzgewebes. Auf der Basis äquieffektiver Dosierungen betrug die Ketaminwirkung auf die Hemmung der Noradrenalin-Aufnahme etwa 80% jener des Cocains.

Interessant sind in diesem Zusammenhang auch frühere Beobachtungen von Traber et al. *(528)*, die am intakten Hund durch niedrige Ketaminkonzentrationen eine kardiozirkulatorische Stimulation und bei höheren Dosierungen eine Myokarddepression beobachteten. Bei vorbestehender pharmakologischer Receptorblockade, bei hoher Dosierung, bei gehäuften Nachinjektionen sowie bei der Ketaminapplikation in einer Basisnarkose muß mit einer Manifestation der direkt negativ-inotropen und negativ-chronotropen Myokardeffekte gerechnet werden. Demnach wird die klinische Indikationsbreite dieser Substanz doch entscheidend eingeengt, so daß Ketamin als Mononarkoticum bei kardialen Risikopatienten keine entscheidenden Vorteile bietet *(146, 151, 158)*.

Daß insbesondere diese myokarddepressiven Ketamineigenschaften bei einer Basis- und somit auch bei der Kombinations-Narkose zum Tragen kommen, zeigen die Untersuchungen von Patschke *(386)* sowie von Singbartl et al. *(483)*. Eine Piritramid-Basisnarkose dämpft die spontane sympathische Aktivität, so daß die typischen hämodynamischen Ketaminwirkungen am intakten Organismus verschleiert werden: bei den von Patschke am Hund durchgeführten Untersuchungen fiel der mittlere Aortendruck nach der Applikation von 5 bzw. 10 mg/kg Ketamin hochsignifikant um 13 bzw. 28 Torr ab, der Kontraktilitäts-Parameter dP/dt_{max} verminderte sich ebenfalls hochsignifikant von 2.325 auf 1.769 Torr/s bzw. von 2.328 auf 1.341 Torr/s. Interessanterweise blieb in diesen Untersuchungen die frequenzstimulierende Ketaminwirkung erhalten: die Herzfrequenz erhöhte sich von 81 auf 94 Schläge/min bzw. von 72 auf 117 Schläge/min. Aufgrund dieser Herzfrequenzsteigerung stieg das Herzzeitvolumen trotz einer Verminderung des aktuellen Schlagvolumens an.

Diese qualitativ unterschiedliche Beeinflussung von Chronotropie und Inotropie kann nur durch eine Beeinflussung autoregulativer Kompensationsmechanismen durch Ketamin und Piritramid erklärt werden. Singbartl et al. *(482, 483)* benutzten eine Halothan-N_2O/O_2-Kombinationsanästhesie als pharmakologisches Modell für eine eingeschränkte Myokardfunktion. Sie konnten aufzeigen, daß die initial kardiostimulierenden Ketamineffekte als Folge einer Dämpfung der zentralen und peripheren Sympathicusaktivität aufgehoben und somit die direkt kardiodepressiven Eigenschaften dieses Narkoticums demaskiert werden.

Bidwai et al. *(31)* untersuchten Ketamin in einer Halothan- sowie Enfluran-Anästhesie am Menschen. Auch hier konnten deutlich negativ-inotrope Ketamineinflüsse beobachtet werden, ohne daß allerdings die Chronotropie deutlich beeinflußt wurde. Im Vergleich zur Halothan-Basisnarkose waren die myokarddepressiven Eigenschaften in der Enflurananästhesie weniger stark ausgeprägt.

War schon anhand des Competence-Index eine durch Ketamin stark eingeschränkte Leistungsreserve des Herzens erkennbar (vergl. Abb. 66), so ist um so mehr die *myokardiale Adaptionsbreite an unterschiedliche hämodynamische Belastungen* unter dem Einfluß definierter Ketaminkonzentrationen ($2,2 \cdot 10^{-4}$ mol/l bzw. $4,4 \cdot 10^{-4}$ mol/l) stark beeinträchtigt, wenn – wie beim methodischen Vorgehen am Herz-Lungen-Präparat – jegliche nervale oder humorale Kompensationsmöglichkeit entfällt. Im Gefolge einer *Afterloaderhöhung* durch Steigerung des aortalen Windkesseldruckes um insgesamt 100 Torr beträgt der dP/dt_{max}-Zugewinn im Konzentrationsbereich von $2,2 \cdot 10^{-4}$ mol/l noch 50% des Zuwachses in der Kontrollgruppe. Bei höheren Ketaminkonzentrationen kann die Kontraktionskraft in Abhängigkeit von einer Nachlastzunahme praktisch nicht mehr gesteigert werden (vergl. Abb. 69).

Auch ist die Fähigkeit des Herzens, sein Auswurfvolumen durch eine *Erhöhung des venösen Zuflußgefälles* zu steigern, unter Ketamin stark beeinträchtigt (vergl. Abb. 68). Gegenüber einem Kontrollwert von 11 ml/min $\cdot$ kg KG beträgt der HZV-Zuwachs unter Ketamin lediglich 6,1 bzw. 2,2 ml/min $\cdot$ kg KG. Im Gegensatz zum Hexobarbital lassen jedoch die Ventrikelfunktionskurven eine weniger ungünstige Beeinflussung der kardialen Pumpfunktion erkennen (vergl. Abb. 67). Offenbar kann der Frank-Starling-Mechanismus zur Steigerung der Auswurfleistung auch in höheren Ketamin-Konzentrationsbereichen genutzt werden.

Interessant scheint, daß eine *Erhöhung der Kontraktionsfrequenz* die ketamininduzierte Myokarddepression positiv beeinflußt. So nehmen in beiden Konzentrationsbereichen sowohl das maximale linksventriculäre dP/dt als auch das Herzauswurfvolumen in Abhängigkeit von einer Reizfrequenzerhöhung deutlich zu (vergl. Abb. 70, 71). Im Vergleich zu den anderen untersuchten intravenösen Anaesthetica kann das Herz unter Ketamin seine Kontraktionsdynamik durch eine Frequenzinotropie am wirkungsvollsten steigern.

Ist die Indikation zur Ketaminanaesthesie bei *Patienten mit eingeschränkter Coronarreserve* schon aufgrund der *kardiotoxischen Wirkung* dieser Substanz sehr zweifelhaft, so ist sie noch aus anderen Gründen problematisch: zwischen hämodynamischen Parametern und *myokardialem Sauerstoffverbrauch* besteht eine enge Korrelation. Sonntag *(504)* beobachtete am Menschen einen ketaminbedingten Anstieg der Coronardurchblutung bei gleichbleibender coronarvenöser O_2-Sättigung und arteriovenöser O_2-Differenz, aus der sich eine Steigerung des myokardialen O_2-Verbrauchs um 70% errechnete. Patschke *(386)* fand unter Ketamin eine Steigerung des myokardialen Energiebedarfs um ca. 50%, der Coronarfluß nahm dagegen um nur 25% zu! Die Belastung des Coronarkreislaufes ist in erster Linie auf den ketamininduzierten Anstieg der Schlagfrequenz zurückzuführen.

Bernsmeier *(29)* untersuchte die coronare Hämodynamik in Abhängigkeit von unterschiedlichen Herzfrequenzen: bei einem Anstieg der Herzfrequenz von 60 auf 150/min sinkt die Gesamtdauer der Diastolenzeit von 36 auf 18 sec, d.h. die Gesamtzeit, in der ein Bluteinstrom in die Coronarien stattfinden kann, nimmt stark ab.

Maxwell et al. *(331)* konnten für das gesunde Herz nachweisen, daß der diastolische Strömungswiderstand bei einer Herzfrequenzsteigerung kompensatorisch absinkt und somit das coronare Strombett erweitert wird, um einen gleichbleibenden Durchfluß zu gewährleisten. Diese coronar-hämodynamische Adaptationsmöglichkeit ist offenbar unter Ketamin nicht gegeben. Auch für die Thio- und Oxybarbiturate ist dieser Regelmechanismus offenbar gestört *(386)*. Diese coronar-hämodynamische Konstellation unter Ketamin führt jedoch zu einer Doppelbelastung des Coronarkreislaufs infolge der von der Gesamtsystolendauer/min abhängigen Steigerung des myokardialen O_2-Verbrauchs und durch die Verkürzung der diastolischen Einflußzeit *(29)*, da 75 bis 85% des coronaren Stromvolumens während der Diastole fließen *(199, 338)*.

In den Untersuchungen von Patschke *(386)* wurde der Sauerstoffmehrbedarf des Herzens initial durch eine zusätzliche und ab der dritten Minute durch eine ausschließliche Erhöhung der Sauerstoffausschöpfung gedeckt. Hiermit werden Untersuchungen von Kettler *(274)* bestätigt, der im Vergleich zu anderen intravenösen Anaesthetica unter der Ketamin-Mononarkose die niedrigste Sauerstoffsättigung im coronarvenösen Blut fand. Ketamin erhöht dabei nicht nur den myokardialen O_2-Verbrauch, sondern auch den Gesamt-Sauerstoffverbrauch des Organismus *(43, 227)*.

Schlußfolgerungen

Der Blutdruck- und Herzfrequenzanstieg in einer Ketaminanästhesie beruht nicht auf einer direkten Myokardwirkung dieser Substanz. Die Untersuchungen am isolierten Herz zeigen, daß Ketamin den Herzmuskel negativ-chronotrop und negativ-inotrop beeinflußt, wobei diese Effekte — auf der Basis äquinarkotischer Konzentrationen — quantitativ jenen von Hexobarbital entsprechen. Die am intakten Organismus zu beobachtende kardiozirkulatorisch-stimulierende Ketaminwirkung ist Folge eines vermutlich cocainartigen Eigeneffektes dieser Substanz.

Unter dem Einfluß narkotischer Konzentrationen ist die Adaptationsbreite des isolierten Herzens an definierte Nachlasterhöhungen erheblich eingeschränkt. Dagegen läßt sich die Kontraktionsdynamik durch Inanspruchnahme des Frank-Starling-Mechanismus verbessern. Im Gegensatz zu den anderen untersuchten intravenösen Anaesthetica lassen sich Kontraktionskraft und Herzzeitvolumen am wirkungsvollsten durch eine Erhöhung der Kontraktionsfrequenz steigern.

7.4.1.3 Etomidate. Mit dem von Janssen et al. *(253)* synthetisierten, *barbituratfreien* Etomidate steht dem Anaesthesisten ein neues, ultrakurz wirkendes *Hypnotikum ohne analgetische Komponente* zur Verfügung. Die wesentlichen Vorteile dieser Substanz sind in ihrer hohen Toleranzbreite und in der nur geringfügigen Beeinträchtigung der Herz-Kreislauf-Funktion zu sehen.

Xhonneux und Reneman *(574)* untersuchten die elektrophysiologischen Effekte von Etomidate an Purkinjefasern des Hundes, am Papillarmuskel von Hund und Meerschweinchen sowie am Meerschweinchen-Herzohr. Während Etomidate sich in elektrophysiologischer Hinsicht indifferent verhielt, verminderten Methohexital und Propanidid die Erregungspermeabilität für Natrium der Purkinjefasern, erkennbar an einer Verminderung der Kontraktionsamplitude und an einer Abnahme der Anstiegsgeschwindigkeit des Aktionspotentials. Darüberhinaus verminderte Propanidid signifikant die spontane Aktivität des Meerschweinchen-Herzohres.

Auch Van Nueten *(541)* fand am Papillarmuskel der Katze nach Etomidatekonzentrationen zwischen 0,63 und 2,5 mg/l keine negative Beeinflussung der Inotropie. Methohexitalkonzentrationen zwischen 5 und 10 mg/l sowie Propanidid (12,5 bis 50 mg/l) bewirkten dagegen eine signifikante Abnahme der Kontraktionskraft. Auch besaßen Methohexital und Propanidid in hohen Konzentrationen negativ-chronotrope Eigenwirkungen. Unter Etomidate änderte sich die Kontraktionsfrequenz dagegen nicht. Methohexital und Propanidid bewirkten eine Rechtsverschiebung der Ca^{++}-Konzentrations-Wirkungs-Kurven, Etomidate verändert deren Verlauf nicht.

Fischer und Marquort *(159, 160, 162, 163)* untersuchten als erste den Etomidateeinfluß auf das isolierte, schlagende Herz (Herz-Lungen-Präparat der Katze). Hierbei konnten auch für Etomidate konzentrationsabhängig negativ-inotrope und negativ-chronotrope Eigeneffekte nachgewiesen werden. Diese direkt kardiodepressiven Eigenschaften von Etomidate setzten jedoch erst oberhalb klinisch relevanter Konzentrationen ein.

Berücksichtigt man auch am isolierten Herz das narkotische Dosisäquivalent, so werden die nur geringfügigen Etomidateeinflüsse auf Inotropie und Chronotropie deutlich: die Etomidate-ED_N sowie eine Verdoppelung dieser minimal-narkotischen Konzentration reduzieren das maximale linksventriculäre dP/dt nur um 0,7 bzw. 5,8%. Unter Ketamin nimmt die Kontraktionskraft um 28,6 bzw. 57,5% und unter Hexobarbital um 34,1 bzw. 55,6% ab (Abb. 138). Auch die narkoticainduzierte Beeinträchtigung der *spontanen Kontraktionsfrequenz* ist unter Etomidate außerordentlich gering. So nimmt die Herzfrequenz unter der Etomidate-ED_N bzw. der doppelten ED_N nur um 2,5 bzw. 4% ab, während Ketamin die Herzfrequenz um 13,5 bzw. 29,5% senkt. Die entsprechenden Frequenzreduktionen unter Hexobarbital betragen 6,5 bzw. 21%. Janssen et al. *(253)* fanden für Etomidate eine außerordentlich *große therapeutische Breite:* die LD_{50} betrug mehr als das Dreißigfache der hypnotischen Dosis. Auch bezüglich der rein myokarddepressiven Effekte weist Etomidate eine große therapeutische Breite auf: der *Kardiotherapeutische Index* liegt in den eigenen Untersuchungen mit 5,0 wesentlich höher als für Ketamin (1,0) oder Hexobarbital (0,7). Eine 25%ige Abnahme der Kontraktionskraft wird also unter Etomidate erst durch die fünffache ED_N-Konzentration erreicht.

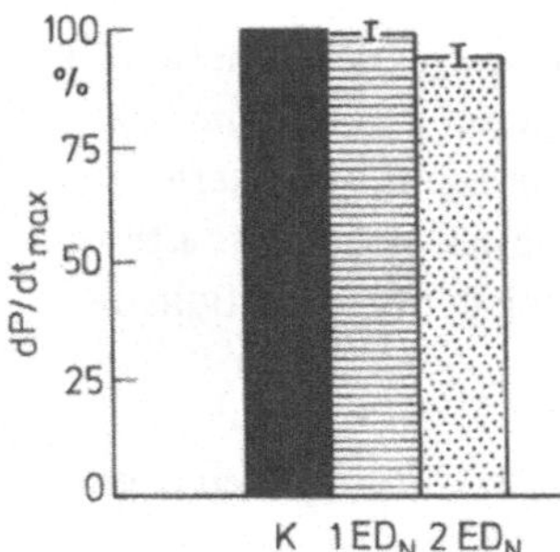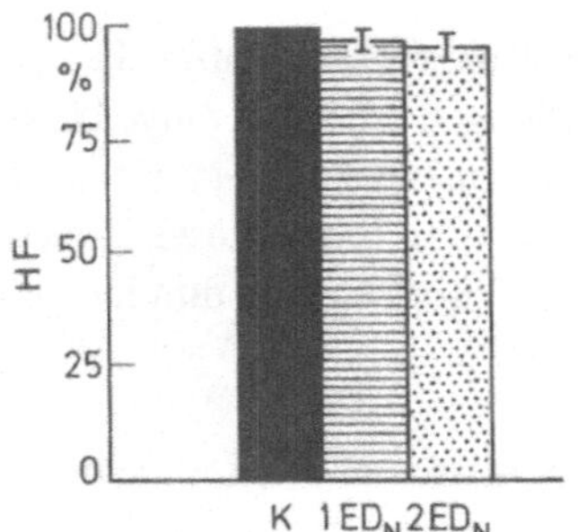

Abb. 138. Inotrope und chronotrope Wirkstärke der minimal-narkotischen Etomidatekonzentration (ED_N = 0,25 · 10^{-4} mol/l bzw. der zweifachen ED_N-Konzentration (0,5 · 10^{-4} mol/l).
Prozentuale Abnahme der Kontraktionskraft, gemessen am Inotropie-Parameter dP/dt_{max} bzw. der spontanen Kontraktionsfrequenz HF gegenüber dem Kontrollwert (K) vor Narkoticaapplikation ($\bar{x} \pm s_{\bar{x}}$; n = 5)

Diese an isolierten Organen bestimmte Herzwirksamkeit von Etomidate (vergl. Tabelle 10) ist auch die Grundlage der am intakten Organismus zu beobachtenden, geringen Beeinflussung der Herz-Kreislauf-Funktion. So fanden Jageneau et al. *(252)*, Weymar et al. *(555)* sowie Patschke *(386)* nur ganz geringe oder auch fehlende *Änderungen der Hämodynamik* nach 0,1 und 2,5 mg/kg Etomidate. Diese günstige Etomidatewirkung ließ sich auch am Menschen bestätigen *63, 65, 104, 105, 195, 226, 275, 276, 434, 483)*. Etomidatebedingte Änderungen der Kontraktionskraft wurden nur in den ersten Minuten nach Narkoticumapplikation beobachtet. Dies dürfte durch die infolge intravenöser Bolus-Injektion kurzfristig sehr hohen Narkoticumkonzentrationen am Herzmuskel zu erklären sein. Patschke *(386)* fand am Hund in der ersten Minute nach Gabe von 0,4 bzw. 0,8 mg/kg nur einen dP/dt_{max}-Abfall um 8,4 bzw. 7,2%. Unter einer Etomidate-Infusion von 0,12 mg/kg · min beobachteten Kettler et al. *(275, 276)* bei herzgesunden Patienten keine Änderungen der maximalen linksventriculären Druckanstiegsgeschwindigkeit. Brückner et al. *(64)* fanden nach intravenöser Gabe von 0,3 mg/kg einen geringen Abfall des dP/dt_{max} um 9% sowie einen leichten Anstieg von Herzindex und Schlagvolumenindex.
Bei myokardialer Vorschädigung (Patienten mit angeborenen oder erworbenen Herzfehlern vom klinischen Schweregrad III) beobachteten Hempelmann et al. *(226)* während herzchirurgischer Eingriffe in Neuroleptanalgesie nach 0,3 mg/kg Etomidate eine Verminderung der maximalen Druckanstiegsgeschwindigkeit um im Mittel 18%.
Singbartl et al. *(483)* benutzten als pharmakologisches Modell einer eingeschränkten Myokardfunktion die Halothan-Basisnarkose und konnten unter diesen Bedingungen auch für Etomidate kardiodepressive Eigenschaften aufdecken. Etomidate besitzt also fraglos auch eine geringe negativ-inotrope Eigenwirkung. Diese konnte auch in eigenen Untersuchungen mit Hilfe der Kraft-Geschwindigkeits-Beziehungen nachgewiesen werden: Etomidatekonzentrationen von 0,4 · 10^{-4} mol/l (äquianaesthetisch der inotropen ED_{50} von Hexobarbital) bewirkten eine Verminderung der maximal meßbaren wie auch der theoretisch maximal möglichen Verkürzungsgeschwindigkeit der contractilen Elemente. Die Kontraktilitätsabnahme auf $^2/_3$ des Kontrollwertes ist jedoch wesentlich geringer ausgeprägt als unter äquinarkotischen Hexobarbital- oder Ketaminkonzentrationen (vergl. Abb. 75). Auch mit anderen qualitativen und quantita-

tiven Verfahren zur Abschätzung der kardialen Leistungsbreite, wie dem myokardialen Competence-Index (vergl. Abb. 76) oder den Ventrikelfunktionskurven (vergl. Abb. 77), läßt sich eine, wenn auch vergleichsweise geringe, kardiotoxische Etomidate-Eigenwirkung nachweisen. Ist zwar unter anaesthetischen Dosierungen von Etomidate am intakten Organismus nicht mit einer Beeinträchtigung der Herz-Kreislauf-Funktion zu rechnen, so ist desungeachtet für den Fall von Überdosierungen oder individueller Unverträglichkeit die *myokardiale Adaptationsfähigkeit* des durch definierte Etomidatekonzentrationen beeinträchtigten Herzmuskels nicht uninteressant. Hierbei zeigt sich, daß die *myokardiale Anpassungsbreite an kontrollierte Volumen- oder Druckbelastungen* des Herzens für Etomidatekonzentrationen von $0{,}2 \cdot 10^{-4}$ mol/l voll erhalten bleibt und unter $0{,}4 \cdot 10^{-4}$ mol/l nur geringfügig beeinträchtigt wird (vergl. Abb. 78, 79). Im Gegensatz zur Kontrollgruppe läßt sich die Kontraktionskraft des Herzens in Abhängigkeit von einer *Frequenzstimulation* unter dem Einfluß niedriger Etomidatekonzentrationen nicht steigern (vergl. Abb. 80), auch nimmt des Herzzeitvolumen nicht wie unter Hexobarbital oder Ketamin zu (vergl. Abb. 81).

Fischer und Marquort *(162, 163)* untersuchten in einer vergleichenden Studie die direkten Myokardeffekte steigender Konzentrationen von Hexobarbital und Etomidate. Bei diesen Untersuchungen am Herz-Lungen-Präparat der Katze fiel unter Etomidatekonzentrationen von 0,4 bis 2,43 mg/100 ml Blutvolumen als auffallendster Effekt eine konzentrationsabhängige Reduzierung des aortalen Schlagvolumens auf, während Herzfrequenz, linksventriculärer systolischer Spitzendruck und mittlerer Aortendruck konstant blieben und sich auch das maximale linksventriculäre dP/dt nur geringfügig verminderte. Da in den eigenen Untersuchungen aus meßmethodischen Gründen nur der aortale und nicht der coronare Anteil des Auswurfvolumens erfaßt werden konnte, kann vermutet werden, daß Etomidate das *coronare Schlagvolumen* zuungunsten des aortalen erhöht. Brückner *(63)* fand keine coronarspezifische Wirkung von Etomidate; denn Coronardurchblutung, Coronarwiderstand, coronararteriovenöse Sauerstoffdifferenz und myokardialer Sauerstoffverbrauch änderten sich nicht signifikant. Patschke *(386)* beobachtete am Hund nach Gabe von 0,8 mg/kg Etomidate einen geringen, aber signifikanten Anstieg des Schlagvolumens von 1,0 auf 1,05 ml/kg, wobei die coronare Durchblutung von 68 auf maximal 75 ml/min $\cdot$ 100 g leicht zunahm und der coronare Widerstand von 1,68 auf 1,57 mm Hg/ml/min $\cdot$ 100 g absank. Kettler et al. *(275, 276)* beobachteten an herzkreislaufgesunden, nicht prämedizierten Patienten nach Etomidate-Infusion von 0,12 mg/kg $\cdot$ min bei unverändertem Schlagvolumenindex eine Zunahme der coronaren Durchblutung von 88 auf 105 ml/min $\cdot$ 100 g bei einem hochsignifikanten Abfall des coronaren Widerstandes. Hiermit würden die eigenen Ergebnisse bestätigt werden, d.h. Etomidate würde eine relative Zunahme des coronaren Schlagvolumenanteils bewirken. Dies würde darüber hinaus bedeuten, daß sich für die Ventrikelfunktionskurven unter Etomidateeinfluß eine noch günstigere Relation zwischen rechtsatrialem Füllungsdruck und Herzzeitvolumen ergeben würde, daß also die unter Etomidate ermittelte Beeinträchtigung der Kontraktionsdynamik nur außerordentlich gering ist.

Schlußfolgerungen

Die Grundlage der am intakten Organismus zu beobachtenden geringen Beeinträchtigung der Herz-Kreislauf-Funktion durch Etomidate ist die erst oberhalb narkotischer Konzentrationsbereiche einsetzende kardiale Eigenwirkung dieses Hypnoticums. Dementsprechend errechnet sich ein sehr hoher Kardiotherapeutischer Index, da eine 25%ige Verminderung der Kontraktionskraft erst durch die 5-fache minimal-narkotische Etomidate-Konzentration bewirkt wird.

Die myokardiale Anpassungsbreite an kontrollierte Druck- oder Volumenbelastungen des Herzens bleibt unter Etomidate erhalten. Dagegen läßt sich die Kontraktionsdynamik durch eine Steigerung der Kontraktionsfrequenz nicht verbessern.

7.4.2 Inhalationsanaesthetica

7.4.2.1 Diäthyläther. Als einzige Substanz der 4 untersuchten Inhalationsanaesthetica zeigt der Diäthyläther im niedrigen und mittleren Konzentrationsbereich keinen negativ-chronotropen Effekt. Der konzentrationsabhängige Abfall der spontanen Kontraktionsfrequenz beginnt erst oberhalb des narkotischen Konzentrationsbereiches von 1 bzw. 2 MAC (Abb. 139). Hieraus kann gefolgert werden, daß die bei der klinischen Anwendung des Äthers zu beobachtenden Herzfrequenzanstiege bei fehlender negativ-chronotroper Eigenwirkung durch die diäthylätherbedingt *erhöhte sympathische Aktivität*, möglicherweise auch durch eine gewisse vagale Blockade *(406)* zu erklären sind.

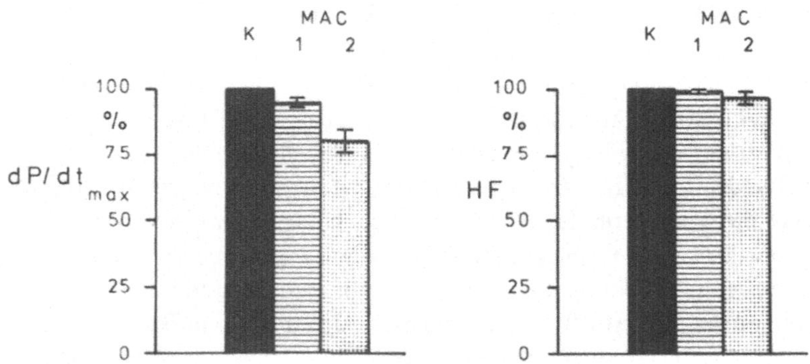

Abb. 139. Inotrope und chronotrope Wirkstärke narkotischer Diäthylätherkonzentrationen von 1 bzw. 2 MAC ($\bar{x} \pm s_{\bar{x}}$; n = 5). Prozentuale Abnahme des linksventriculären dP/dt$_{max}$ als Ausdruck einer Kontraktionskraftänderung (linke Ordinate) bzw. der spontanen Kontraktionsfrequenz HF (rechte Ordinate) gegenüber dem Kontrollwert (K) vor Narkoticaapplikation

Krishna et al. *(294)* fanden am isolierten Vorhofpräparat der Ratte sogar eine dosisabhängige Steigerung der Kontraktionsfrequenz, wobei eine maximale Zunahme um 34% unter einer Konzentration von 230 mg Diäthyläther/100 ml Medium (Krebs-Ringer-Lösung) beobachtet wurde — einer Ätherkonzentration, die etwa 2 MAC entspricht. Diese *positiv-chronotropen Äthereffekte* werden durch eine Vorbehandlung mit Reserpin (4 mg/kg i.p.) oder durch Propranolol nicht beeinflußt. Die Autoren kommen zu dem Schluß, daß der positiv-chronotrope Effekt des Äthers am isolierten Rattenvorhof weder über eine Katecholaminfreisetzung noch durch direkte Stimulation der β-adrenergen Receptoren ausgelöst wird.

Gregory et al. *(200)* fanden bei Herz-Kreislauf-Untersuchungen an 9 nicht prämedizierten Probanden bei schlagartigen Ätherkonzentrationserhöhungen von 3 auf 6 Vol% ebenfalls Herzfrequenzanstiege. Diese Ergebnisse stehen in Einklang mit Untersuchungen von Skovsted und Price *(485)*: die Autoren erklären die positiv-chronotropen Äthereffekte mit einem *Anstieg der sympathischen Aktivität* als Folge einer Depression der barostatischen Reflexe. Wurde die Ätherkonzentration 5 Stunden nach Narkoseeinleitung wiederum schlagartig von 3 auf

6 Vol% erhöht, so traten keine weiteren Herzfrequenzanstiege auf *(200)*, so daß angenommen werden kann, daß nach dieser Zeit die barostatischen Reflexe vollständig blockiert oder das sympathische Nervensystem maximal stimuliert war.

Im Gegensatz zu den eigenen Untersuchungen fanden Burn et al. *(68)* am Herz-Lungen-Präparat einen leichten Frequenzanstieg. Es muß angenommen werden, daß die Untersuchungen von Burn relativ früh nach Abschluß der Präparation durchgeführt wurden. Denn auch beim eigenen experimentellen Vorgehen konnten Herzfrequenzanstiege unter Diäthyläther beobachtet werden, wenn die Untersuchungen des Narkoticaeinflusses innerhalb der ersten Stunde nach Abschluß der Präparation begonnen wurden, da sich die hämodynamischen Meßgrößen der Kontrollherzen erst innerhalb dieses Zeitraumes auf ein steady state einpendeln (s. auch Kap. 5).

Porsius *(397)* konnte in einer großen tierexperimentellen Studie aufzeigen, daß der Diäthyläther die Kontraktionskraft sowohl in vivo als auch in vitro beeinträchtigte. In den eigenen Untersuchungen beginnt der *direkte negativ-inotrope Eigeneffekt des Äthers* — im Gegensatz zur negativ-chronotropen Wirkung — schon im Konzentrationsbereich von 1 MAC (Abb. 139). Bereits 1955 konnten durch Boniface et al. *(38)* die direkt myokarddepressiven Eigenschaften des Äthers am Hundeherz aufgezeigt werden. Die eigenen Ergebnisse stehen auch in Einklang mit Untersuchungen von Paradise und Bibbins *(381)*, die am isoliert perfundierten Rattenherz unter einer Diäthylätherkonzentration von 328 mg/100 ml Perfusionsmedium (Krebs-Henseleit-Lösung) einen 50%igen Abfall der Kontraktionsfrequenz aufzeigen konnten. Eine gleichstarke Herabsetzung der Kontraktionskraft wurde durch 6,5 mg Chloroform, 6,9 mg Halothan bzw. 9,0 mg Methoxyfluran/100 ml Perfusionslösung beobachtet. Hiernach war die anaestheticabedingte Myokarddepression durch Chloroform am ausgeprägtesten, durch Methoxyfluran und Äther am geringsten. Brown und Crout *(59)* fanden am isolierten Katzen-Papillarmuskel eine Beeinträchtigung der myokardialen Kontraktilität durch Äther. Sie war jedoch — auf der Basis äquinarkotischer MAC-Konzentrationen — geringer als unter Cyclopropan, Methoxyfluran, Halothan oder Enfluran.

Die eigenen Untersuchungen bestätigten auch Ergebnisse von Price und Helrich *(400)*, die am Herz-Lungen-Präparat des Hundes einen linear-konzentrationsabhängigen Abfall des Herzauswurfvolumens beobachteten.

Da in der klinischen Anaesthesie im Verlaufe einer mehrstündigen Äthernarkose eine mehr oder weniger ausgeprägte *metabolische Acidose* entsteht, untersuchten Sodipo et al. *(488)* die kardialen Diäthyläthereffekte unter dem Einfluß verschiedener Säure-Basen-Verhältnisse. Sie beobachteten, daß sich der ätherbedingte Abfall des Herzzeitvolumens durch eine metabolische Acidose sowie durch eine respiratorische und metabolische Alkalose verstärkte, durch eine respiratorische Acidose dagegen leicht vermindern ließ. Diese Untersuchungen stehen im Gegensatz zu Ergebnissen von Price und Helrich *(400)*, die sowohl durch metabolisch wie auch respiratorisch ausgelöste pH-Erniedrigungen eine dem pH-Abfall parallele Beeinträchtigung der Herzfunktion beobachteten.

In diesem Zusammenhang sei darauf hingewiesen, daß die arterielle CO_2-Spannung sowohl die Ruhedurchblutung als auch die Reaktion des Coronarsystems auf vasoaktive Pharmaka beeinflußt *(124)*. Bei hohen CO_2-Spannungen liegt die Ausgangsdurchblutung wesentlich höher als bei normaler, mittlerer CO_2-Spannung, während sie bei herabgesetzter CO_2-Spannung bereits im Ausgangsbereich vermindert ist. Aus diesem Grunde wurde in der vorliegenden Studie während des gesamten experimentellen Vorgehens auf normale Säure-Basen-Verhältnisse Wert gelegt (vergl. Tabelle 4).

Vergleichende Untersuchungen von Eberlein *(124)* zeigten, daß die Coronardurchblutung in der Halothan-Narkose am geringsten und in der Äther-Narkose weitaus am größten, nämlich nahezu viermal so groß wie in der Halothan-Narkose war, wobei sich der coronare Widerstand weitgehend gegensätzlich zur coronaren Durchblutung verhielt. Auch das Herzzeitvolumen war beim Hund in der Halothan-Narkose am geringsten, in der Äther-Narkose mit Abstand am größten.

Die mit Hilfe der Kraft-Geschwindigkeits-Beziehungen aufgezeigten *Kontraktilitätsänderungen* unter 2 MAC Äther sind — auf äquinarkotischer Basis — vergleichsweise geringer als unter Methoxyfluran oder Halothan und liegen etwa im Bereich der Änderungen durch Enfluran (vergl. Abb. 85). So reduzieren sich die V_{CEmax} und die V_{max} unter 2 MAC Diäthyläther auf 62,2 bzw. 84,8% des Kontrollwertes. Diese Ergebnisse werden teilweise durch die Untersuchungen von Brown und Crout *(59)* gestützt, die diese Anaesthetica unter gleichen Dosierungen auf MAC-Basis am isolierten Katzen-Papillarmuskel untersuchten. Auch hier zeigte sich, daß die Kontraktionsgeschwindigkeiten durch Äther am geringsten beeinflußt werden. Das dP/dt_{max} reduzierte sich unter 1, 2 bzw. 3 MAC um 14, 30 bzw. 48% und die maximal entwickelte Spannung um 23, 47 bzw. 66%. Für den Bereich von 2 MAC findet sich somit eine gute Übereinstimmung mit den eigenen Untersuchungen (Tabellen 43-45).

Etsten und Shimosato *(140)* zeigten auf, daß das Herz unter dem Einfluß von Äther in seiner Funktion nicht beeinflußt wird, solange Vor- und Nachbelastung konstant gehalten werden. Anstiege des Afterloads führten zu einer Erhöhung der maximalen Verkürzungsgeschwindigkeit. Auch die eigenen Untersuchungen bestätigen, daß die myokardiale Anpassungsbreite an unterschiedliche Nachbelastungen unter 1 bzw. 2 MAC Äther nicht merklich beeinträchtigt wird (vergl. Abb. 89). Der linke Ventrikel kann also seine Kontraktionskraft durch eine *Erhöhung der Nachbelastung* steigern. Eine *Frequenzstimulation* bewirkt dagegen nur eine geringe Zunahme der Kontraktionskraft, wobei das Herzzeitvolumen konstant bleibt (vergl. Abb. 90, 91).

Auch anhand der *Ventrikel-Funktions-Kurven* (vergl. Abb. 87) läßt sich eine Erhöhung des Herzauswurfvolumens in Abhängigkeit von gesteigerten Füllungsdrucken selbst für den Konzentrationsbereich von 2 MAC nachweisen. Jones et al. *(257)* und Kubota et al. *(295)* fanden beim Menschen in der Äther-Narkose in der Regel keine Änderungen des Herzzeitvolumens, während Price *(407)* zumindest in der Anfangsphase einer Äther-Narkose HZV-Anstiege beschrieben hat. Letztere Befunde wurden als partielle Blockade des Vagus und in erster Linie als Folge einer deutlichen sympathischen Stimulierung des Herzens *(256)* gedeutet.

Am Herz-Lungen-Präparat des Hundes fanden auch Price und Helrich *(400)* für verschiedene Ätherkonzentrationen eine in Abhängigkeit von Erhöhungen des rechtsatrialen Füllungsdruckes abnehmende Herzauswurfleistung. Ein ätherbedingter Anstieg des rechtsatrialen Füllungsdruckes läßt sich auch mit Hilfe des Competence-Index nachweisen (vergl. Abb. 86). So nimmt der rechtsatriale Füllungsdruck in Abhängigkeit von einer Erhöhung des Reservoir-Blutspiegels um insgesamt 10 cm in der Kontrollgruppe um 1,4 cm H_2O zu, unter 1 MAC bzw. 2 MAC Äther um 3,7 bzw. 6,6 cm H_2O.

Auch in der Äther-Narkose ist der Organismus also auf kompensatorische Mechanismen zur Aufrechterhaltung einer zirkulatorischen Homöostase angewiesen. Einer dieser Mechanismen besteht in einem Anstieg des zentralvenösen Druckes *(201)*, ein anderer Mechanismus ist in dem Anstieg der sympathischen Aktivität zu sehen *(30)*. Diese Interpretation wird auch durch die von Brewster et al. *(55)* und Richardson et al. *(430)* gemessenen Anstiege der Adrenalin- und Noradrenalin-Plasmaspiegel beim Hund sowie durch die erhöhten Noradrenalin-Plasmaspiegel beim Menschen *(216, 217, 401, 402)* gestützt. Ohne diese gleichzeitige *sympathische*

Stimulierung würde Äther genau wie die anderen Inhalationsanaesthetica selbst innerhalb klinischer Konzentrationsbereiche zu einer progressiven Myokarddepression führen.

Eine nur geringe Beeinflussung der Hämodynamik durch Diäthyläther beim Menschen wurde von Fletcher et al. *(168)* sowie von Jones et al. *(257)* aufgezeigt.

Beim abrupten Konzentrationswechsel von 3 auf 6 Vol% Äther fanden Gregory et al. *(200)* an nicht prämedizierten, freiwilligen Probanden einen signifikanten Anstieg des rechtsatrialen Füllungsdruckes. Auch das Schlagvolumen reduzierte sich um 6,5%. Diese Befunde lassen sich mit den am Herz-Lungen-Präparat der Katze gewonnenen, eigenen Ergebnissen in Einklang bringen. Interessant ist darüber hinaus, daß zwar das Herzzeitvolumen infolge des gleichzeitigen Herzfrequenzanstieges im Durchschnitt deutlich geändert wurde, doch nahm das Herzauswurfvolumen bei einer abrupten Konzentrationsänderung von 3 auf 6 Vol% bei 2 gesunden Probanden um 30 bzw. 65% ab. Bei dem einen Probanden normalisierte sich das HZV nach 30 min, bei dem anderen war es noch nach 40 min erniedrigt. Diese „Erholungszeiten" sind in der Äther-Narkose außerordentlich lang, so daß bei Patienten mit myokardialen Vorerkrankungen oder mit fehlender vasculärer Kompensationsbreite größere Abfälle des Herzzeitvolumens und vor allem noch langsamere Erholungszeiten zu erwarten sind.

Desungeachtet ist die *therapeutische Breite* des Äthers auf der Basis der negativ-inotropen Eigenwirkungen vergleichsweise sehr groß, wie der *Kardiotherapeutische Index* mit 2,27 ± 0,22 aufzeigt, denn eine 25%ige Reduktion der Kontraktionskraft wird erst oberhalb einer Konzentration von 2 MAC erreicht.

Schlußfolgerungen

Diäthyläther besitzt bemerkenswerterweise als einziges der untersuchten Narkotica in anaesthetischen Dosisbereichen keine direkt negativ-chronotrope Eigenwirkung. Auf der Basis äquinarkotischer Konzentrationen ist auch sein direkt negativ-inotroper Effekt vergleichsweise gering und entspricht etwa jenem von Enfluran. Dementsprechend errechnet sich mit 2,27 auch ein hoher Kardiotherapeutischer Index, d.h. eine 25%ige Reduktion der Kontraktionskraft tritt erst oberhalb der 2 MAC-Konzentration auf.

Die myokardiale Anpassungsbreite an unterschiedlich starke Erhöhungen der Vor- oder Nachlast ist in narkotischen Konzentrationsbereichen nicht merklich eingeschränkt. Eine Frequenzstimulation bewirkt dagegen eine nur geringe Zunahme der Kontraktionskraft, ohne daß sich das Herzzeitvolumen erhöht. Diäthyläther ist somit ein Narkoticum mit einer vergleichsweise geringen myokarddepressiven Potenz und bewirkt keine nennenswerte Beeinträchtigung der druck- oder volumenadaptiven intrakardialen Autoregulation.

7.4.2.2 Halothan. In den ersten Berichten über die Anwendung von Halothan am Menschen *(66, 68, 254)* wurde stets eine durch Halothan bedingte Bradykardie beobachtet, die in späteren Mitteilungen — wohl in erster Linie als Folge der Atropin-Prämedikation — nicht mehr auftrat. Auch in den von Morse et al. *(363)* an 10 nicht prämedizierten, freiwilligen Probanden durchgeführten Untersuchungen unter Spontanatmung änderte sich die Herzfrequenz unter Halothankonzentrationen zwischen 1,5 und 2 Vol% nicht. Neuere Untersuchungen von Linde et al. *(306)* zeigten ein uneinheitliches Pulsfrequenzverhalten.

In der umfangreichen Literatur über Halothan [Übersichten bei Goldberg und Phear *(193)*; Goldberg *(192)*; Smith und Smith *(487)*; Ngai *(373)*] werden auf Grund tierexperimenteller Studien unterschiedliche Angaben über den *Halothaneinfluß auf die Herzfrequenz* gemacht. So beobachteten Stong et al. *(513)* in Gewebskulturen, daß die Spontanfrequenz isolierter Herzzellen sich unter dem Einfluß von 1 Vol% Halothan nicht änderte. Höhere Konzentrationen führten jedoch zu einer signifikanten, dosisabhängigen negativ-chronotropen Beeinflussung. Auch an der isoliert-perfundierten Langendorff-Präparation des Kaninchenherzens fanden Asher und Frederickson *(11)* unveränderte, in höheren Konzentrationsbereichen jedoch abnehmende Herzfrequenzen. An prämedizierten Affen, Hunden, Katzen und Kaninchen beobachtete Raventós *(419)* einen Abfall der Herzfrequenz von 130-170/min auf 120-140/min. In früheren eigenen Untersuchungen *(148, 151)* sowie in der jetzt vorgelegten Studie zeigte sich am isolierten Katzenherz ein konzentrationsabhängig *zunehmender negativ-chronotroper Halothaneffekt.*

Narkotische Konzentrationsbereiche von 1 bzw. 2 MAC bewirken bereits eine Reduktion der spontanen Kontraktionsfrequenz um 10,9 bzw. 33,1% des Kontrollwertes. Diese Ergebnisse bestätigen frühere Befunde von Flacke und Alper *(166)*. Diese Autoren beobachteten am Herz-Lungen-Präparat des Hundes, auch nach Reserpin-Vorbehandlung, eine Herzfrequenzabnahme. Morrow et al. *(359)* berichteten über gleiche Befunde am kardial-denervierten Hund. Eine durch Halothan induzierte Herzfrequenzabnahme wurde auch am spinal vagotomierten Hund *(285)* sowie am spontan schlagenden, perfundierten Frosch- oder Katzenherz *(286, 415)* beobachtet. Ein direkt negativ-chronotroper Halothaneffekt auf das sino-atriale Pacemakergewebe wurde von Rein et al. *(425)* bestätigt: die Vorbehandlung mit Reserpin oder Guanethidin führte beim Hund zu einer Verstärkung der negativ-chronotropen Effekte. Hauswirth und Schaer *(224)* untersuchten den Halothaneinfluß auf das Membranpotential des isolierten, sino-atrialen Gewebes des Kaninchenherzens. Halothan verminderte hier sowohl die Geschwindigkeit der diastolischen Depolarisation als auch das maximale diastolische Potential.

Die jetzt vorgelegten eigenen Untersuchungen (Tabellen 46-48) zeigen, daß der negativ-chronotrope Halothaneffekt in niedrigen und mittleren Konzentrationsbereichen geringer ausgeprägt ist als der negativ-inotrope (Abb. 140). Dieser Befund stimmt mit Beobachtungen von Asher und Frederickson *(11)* überein. In diesen Untersuchungen bewirkten Halothan-Überdosierungen einen totalen Kontraktionskraftverlust, während die elektrische Aktivität stets erhalten blieb.

Wie Porsius *(397)* zeigen konnte, verlängert Halothan die Dauer des Aktionspotentials und verzögert die Repolarisation am isolierten Meerschweinchen-Papillarmuskel. Andererseits ist das Aktionspotential des Meerschweinchen-Vorhofs verschmälert und die Plateauphase verkürzt. Am spontan schlagenden, isolierten Meerschweinchen-Vorhof war die Aufnahme von extracellulärem ^{45}Ca vermindert. Bei unverändertem Gesamtcalcium des Vorhofgewebes ist auch die austauschbare Calciumfraktion durch Halothan nicht verändert. Dagegen ist in Anwesenheit von Halothan sowohl die ^{45}Ca-Aufnahme in isolierte Zellmembranen als auch die Bindungskapazität für Calcium erhöht. Wenngleich Porsius keinen direkten Zusammenhang zwischen elektrophysiologischen Phänomenen und der *verminderten Kontraktionskraft* sah, könnten diese Befunde doch auf halothanbedingte Veränderungen der Membraneigenschaften hindeuten. Der Autor kommt zu dem Schluß, daß Halothan den *Calcium-Stoffwechsel der Herzmuskelzellen* beeinflußt, wobei der negativ-inotrope Effekt nicht so sehr durch eine Hemmung der ATP-Synthese als vielmehr durch die verminderte Verfügbarkeit zur Kontraktion benötigten Calciums bedingt sei.

In den eigenen Untersuchungen läßt sich aus den Konzentrations-Wirkungs-Kurven für Halothan in Abhängigkeit von einer kumulativ erhöhten Narcoticumkonzentration ein zunehmend stärkerer *direkt negativ-inotroper Effekt* ablesen: insbesondere im mittleren Teil der Konzentrations-Wirkungs-Kurven fällt das dP/dt_{max} stärker als die Kontraktionsfrequenz ab. Stong et al. *(513)* untersuchten den Halothaneinfluß auf myokardiale Zellkulturen. Auf Grund der

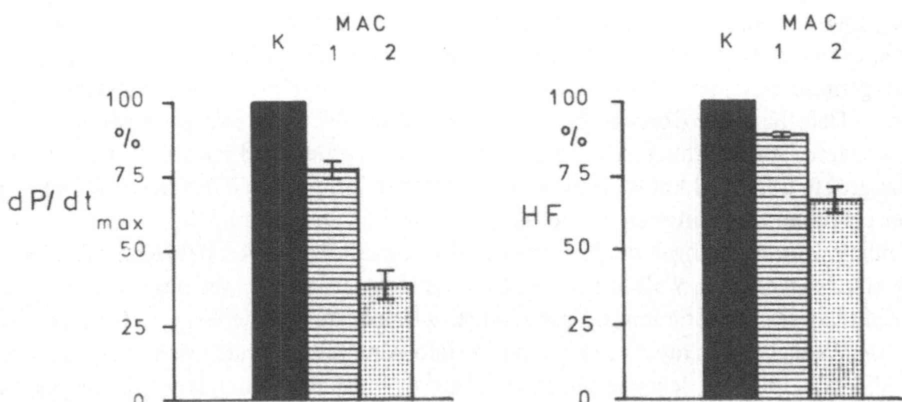

Abb. 140. Inotrope und chronotrope Wirkstärke narkotischer Halothankonzentrationen von 1 bzw. 2 MAC ($\bar{x} \pm s_{\bar{x}}$; n = 5). Prozentuale Abnahme des linksventriculären dP/dt$_{max}$ als Ausdruck einer Änderung der Kontraktionskraft (linke Ordinate) bzw. der spontanen Kontraktionsfrequenz HF (rechte Ordinate) gegenüber dem Kontrollwert (K) vor Narkoticaapplikation

Dosis-Wirkungs-Kurven fand sich zwischen 1 und 5 Vol% ein konzentrationsabhängig zunehmender myokarddepressiver Effekt. An isolierten Herzmuskelstreifen (trabeculae carneae) der Ratte *(190, 191)*, am Katzenpapillarmuskel *(519, 520)* sowie an der Langendorff-Präparation *(11)* konnte eine halothanbedingte Myokarddepression nachgewiesen werden. Burn et al. *(68)* untersuchten die Beeinflussung des inotropen Status am Herz-Lungen-Präparat und fanden die gleichen Effekte.

Diese experimentellen Untersuchungen zeigen, daß die unter einer Halothannarkose zu beobachtende Abnahme des Aortendruckes nicht nur Ausdruck eines erniedrigten peripheren Gesamtgefäßwiderstandes infolge selektiver sympathischer Ganglienblockade *(254, 419)*, sondern Folge der direkt negativ-inotropen Halothaneigeneffekte ist. Darüber hinaus postulierten Burn et al. *(68)*, daß Halothan auch einen zentralnervös-dämpfenden Effekt besitzt, der die klinisch zu beobachtende Hypotension mitbedingt. Duke et al. *(118)* fanden eine durch Halothan hochgradig eingeschränkte Baroreceptorenfunktion. Hiermit wurden frühere Ergebnisse von Bristow et al. *(56)*, Eger et al. *(131)* sowie von Whayne et al. *(556)* bestätigt. Übereinstimmend wird sowohl tierexperimentell als auch auf Grund klinischer Untersuchungen ein *halothanbedingter Abfall des Herzzeitvolumens* beschrieben. Auch in eigenen Untersuchungen zeigte sich mit zunehmender Erhöhung der Narkoticakonzentration eine starke Abnahme des Herzindex. Merin et al. *(340)* fanden am „chronisch-instrumentierten" Hund unter dem Einfluß von 1,74 Vol% Halothan eine Abnahme des Herzzeitvolumens von 2,72 auf 1,73 l/min und einen dP/dt$_{max}$-Abfall auf 39,1% des Ausgangswertes. Am Schwein fanden Merin et al. *(341)* eine Verminderung des Herzzeitvolumens von 2,11 auf 1,43 l/min und eine Abnahme des dP/dt$_{max}$ von 1.788 auf 452 Torr/s. Auch Tarnow et al. *(524)* beobachteten nach einer 45-minütigen Applikation von 0,5 bzw. 1,0 MAC Halothan jeweils die gleichen, statistisch gesicherten Änderungen dieser beiden Meßgrößen. Merin et al. *(340, 341)* sowie Tarnow et al. *(524)* fanden darüber hinaus eine Abnahme der Coronardurchblutung. Diese Befunde stehen im Gegensatz zu früheren Ergebnissen von Dudziak *(116)*, der am Langendorff-Herz der Ratte einen coronardilatatorischen Halothaneffekt nachwies, der konzentrationsabhängig zunahm. Diese Unterschiede dürften im unterschiedlichen methodischen Vorgehen begründet sein. Die *coronare Hämodynamik* unter Chloralose-Urethan, Pentobarbital,

Halothan, Chloroform und Äther wurde von Eberlein *(124)* in einer vergleichenden tierexperimentellen Studie untersucht. Hierbei war die coronare Durchblutung in der Halothannarkose am geringsten, in der Äthernarkose weitaus am größten, nämlich nahezu viermal so groß wie unter Halothan. Der Coronarwiderstand verhielt sich hierbei weitgehend gegensätzlich zur coronaren Durchblutung, d.h. der geringste Coronarwiderstand fand sich in der Äthernarkose, der größte unter Chloralose-Urethan bzw. unter Halothan. Auch des Herzzeitvolumen war unter Halothan am geringsten und unter Äther mit Abstand am größten.

Frühere Untersuchungen des Halothan-Einflusses auf die myokardiale Kontraktilität (mit Hilfe eines sogenannten Walton-Brodie Strain Gauge Arch) zeigten die negativ-inotropen Eigeneffekte dieses Narkoticums auf das normale wie auch auf das denervierte Hundeherz auf *(359)*. Bezüglich des myokarddepressiven Halothaneffektes fanden sich zwischen den Kontrollherzen und den denervierten Herzen (die als Folge der Denervierung keine gespeicherten myokardialen Katecholamine besitzen) keine quantitativen Unterschiede. Diese Beobachtung mag eine gewisse klinische Bedeutung besitzen, nämlich für Patienten, die unter Dauertherapie mit Rauwolfia-Alkaloiden oder Guanethidin stehen — Substanzen, die die myokardialen Katecholaminspeicher entleeren.

An isolierten Herzmuskelpräparationen wurden durch Halothan bedingte Änderungen der Kontraktilität auch in Analogie zum Drei-Komponenten-Muskelmodell von Hill *(232)* quantifiziert — einer Methode, die die basale Kontraktilität sowohl des Skelett-, als auch des Herzmuskels mit Hilfe von Kraft-Geschwindigkeits-Beziehungen erfassen läßt *(1, 491, 492)*.

Goldberg und Ullrick *(190, 191)* untersuchten die Halothaneffekte an isometrisch kontrahierenden, isolierten Trabekeln des Rattenherzens. Dem Perfusionsmedium zugesetzte Halothankonzentrationen von 0,1, 0,4, 1,65 und 2,35 Vol% verminderten die maximale Spannung und die maximale Verkürzungsgeschwindigkeit bis zu 53 bzw. 57%. Diese Arbeitsgruppe analysierte die Halothaneffekte während der isometrischen Kontraktion mit Hilfe verschiedener Techniken *(192, 193)*: sowohl die kalkulierte maximale Verkürzungsgeschwindigkeit bei der Last „Null" (V_{max}) als auch die kalkulierte maximale Kontraktion bei der Geschwindigkeit „Null" (P_O) wurden durch Halothan in dosisabhängiger Weise reduziert, so daß die Kraft-Geschwindigkeits-Kurven nach links und nach abwärts verschoben wurden.

In den Untersuchungen von Sugai et al. *(520)* am isolierten Katzen-Papillarmuskel zeigte sich ebenfalls eine halothanbedingte Verschiebung der Kraft-Geschwindigkeits-Kurven mit entsprechender Verringerung der maximalen Verkürzungsgeschwindigkeit und der maximalen Kraftentwicklung. Kraft und Arbeit in der isotonischen Kontraktionsphase erfuhren ebenfalls eine dosisabhängige Depression. Dagegen wurde die dynamische Steifheit, d.h. die Dehnbarkeit der serienelastischen Elemente des Myokards durch Halothan nicht beeinflußt. Änderungen der V_{max} entsprachen qualitativen Änderungen der kraftgenerierenden Prozesse in den contractilen Elementen *(396)*.

In eigenen Untersuchungen nahmen die maximalen Verkürzungsgeschwindigkeiten der contractilen Elemente unter dem Einfluß von 2 MAC Halothan stark ab: so reduzierte sich die maximal meßbare Verkürzungsgeschwindigkeit (V_{CEmax}) auf 37,3 und die V_{max} auf 53,4% des Kontrollwertes (vergl. Abb. 95). Diese Ergebnisse werden qualitativ und quantitativ durch andere Autoren bestätigt. So fanden Merin et al. *(341)* am Schwein unter 0,46 bzw. 1,04 Vol% Halothan einen Abfall der V_{max} um 30% bzw. 47% und der V_{CEmax} um 34% bzw. 53%. Ähnliche, durch Halothan induzierte Änderungen beobachtete Goldberg *(189)* bereits 1965 am intakten Hundeherzen.

Bei einem konzentrationsabhängigen Abfall des Herzzeitvolumens und gleichzeitigem Anstieg des rechtsatrialen Füllungsdruckes kommt es zu einem Abflachen und zu einer Rechtsverschiebung der Ventrikelfunktionskurven unter Halothan (vergl. Abb. 97). Diese Befunde bestätigen frühere Untersuchungen von Alper und Flacke *(2)* bzw. Flacke und Alper *(166)*. Auch diese Autoren fanden am Herz-Lungen-Präparat des Hundes die gleichen Veränderungen, interpretierten ihre Ergebnisse aber dahingehend, daß das Herz unter dem Einfluß von Halothan sein Auswurfvolumen auf Kosten ansteigender Füllungsdrucke erhöhen kann. Übertragen auf den intakten Kreislauf folgern die Autoren daraus, daß der durch Halothan induzierte *Abfall des arteriellen Druckes* günstig sei, da er das Herz in die Lage versetzt, ein adäquates Minutenvolumen zu erzielen. Demzufolge würde sich die Applikation von Vasopressoren verbieten, da dadurch zwar der arterielle Druck angehoben, der totalperiphere Gefäßwiderstand jedoch erheblich ansteigen und die Gewebsperfusion verschlechtern würde.

Die eigenen Untersuchungen lassen erkennen, daß die Erhöhung der Herzauswurfleistung unter *Inanspruchnahme des Frank-Starling-Mechanismus* zumindest unter dem Einfluß von 2 MAC höchstgradig eingeschränkt ist. Diese Beobachtungen wurden auch durch andere Arbeitsgruppen gemacht *(140, 470, 471, 512)*. Severinghaus und Cullen *(469)* beschrieben auch am Menschen eine starke Verlagerung des Ventrikelfunktionskurven-Verlaufes unter dem Einfluß von Halothan.

In gleicher Weise sind auch die Veränderungen des myokardialen Competence-Index zu deuten (vergl. Abb. 96): parallel zu einer Erhöhung des Reservoirblutspiegels um insgesamt 10 cm und einer daraus resultierenden Zunahme des hydrostatischen Druckgefälles vor dem rechten Herz steigt der rechtsatriale Füllungsdruck in der Kontrollgruppe nur um durchschnittlich 1,37 cm H_2O an, unter 1 bzw. 2 MAC Halothan dagegen um 3,85 bzw. um 7,91 cm H_2O. Die *myokardiale Adaptationsbreite an definierte Nachlaständerungen* ist unter Halothan konzentrationsabhängig eingeschränkt. Während das Kontrollherz seine Kontraktionskraft bei einer Erhöhung des aortalen Windkesseldruckes von 50 auf 150 Torr stark erhöhen kann, ist der jeweilige Kontraktionskraft-Zugewinn unter 1 MAC Halothan bereits beträchtlich verringert. Unter 2 MAC Halothan kann der linke Ventrikel seine Kontraktionskraft mit Hilfe einer Afterloaderhöhung nicht mehr steigern. Über ähnliche Befunde berichteten bereits Etsten und Shimosato *(140)*.

Ist offenbar die *druck- und volumenadaptive Anpassungsbreite des Herzens* zur Kompensation einer durch Halothan herabgesetzten Kontraktilität unter dem Einfluß von 1 bzw. 2 MAC ganz *erheblich eingeschränkt,* so lassen sich die myokarddepressiven Narkoticaeffekte jedoch *pharmakologisch beeinflussen.* So untersuchten Goldberg et al. *(188)* am thorakotomierten Hund die Effekte einer *Digitalisierung* auf die durch Halothan induzierte Myokarddepression. Eine Digoxin-Verbehandlung beeinflußte die negativ-inotropen Effekte von 1 und 2 Vol% Halothan signifikant. Shimosato und Etsten *(470)* fanden ähnliche Ergebnisse am nicht prämedizierten Hund. Strophanthin brachte die Depression links- und rechtsventriculärer Funktionskurven durch Halothan wieder auf den Kontrollverlauf, der Abfall des Herzzeitvolumens und der Anstieg des gesamtperipheren Gefäßwiderstandes wurden reversiert.

Auch in den eigenen Untersuchungen ließ sich eine durch Halothan bedingte, 50%-ige Herabsetzung der Kontraktionskraft mit *Digoxin* positiv beeinflussen, doch kehrte das dP/dt_{max} innerhalb einer Stunde nicht zur Norm zurück. Parallel zur digoxinbedingten Kontraktionskraftzunahme erhöhten sich Herzzeitvolumen und linksventriculär-systolischer Spitzendruck, während LVEDP und RAP absanken. Demgegenüber fanden Döring et al. *(108, 109)* am Herz-Lungen-Präparat des Meerschweinchens konträre Ergebnisse: die gemessenen hämodynamischen Parameter wurden durch Strophanthin-Gabe nicht beeinflußt. Diese Unterschiede zu den eigenen Ergebnissen dürften in erster Linie dadurch bedingt sein, daß diese Autoren mit nahezu toxischen Narkoticakonzentrationen arbeiteten.

Price *(410)* wies nach, daß *Calcium*zugabe zum externen Badmedium die depressorischen Effekte von 0,5% Halothan auf die Kontraktilität des isolierten Katzenpapillarmuskels antagonisierte. Die Auftragungen nach Lineweaver-Burk wurden von dem Autor so interpretiert, daß die Depression der myokardialen Kontraktilität durch klinisch sinnvolle Halothankonzentrationen nicht metabolischen Ursprungs sei, sondern daß Halothan die *Verfügbarkeit des* Ca^{++} *für die contractilen Proteine* beeinträchtigte oder die Reaktion zwischen Ca^{++} und diesen Proteinen verhinderte. Auch Dennlinger et al. *(97)* konnten in einer klinischen Studie nachweisen, daß Calciuminfusionen bei jedem arteriellen pCO_2 die durch Halothan gesenkte Kontraktionskraft positiv beeinflußten. Die Autoren kamen zu dem Schluß, daß die Myokardkraft durch Gabe von Calcium erhöht werde, und zwar in erster Linie durch eine verbesserte Bereitstellung des intracellulären Calciumions für die Interaktion mit dem Actomyosin.
Die halothaninduzierte Kontraktilitätsminderung läßt sich auch durch *Katecholamine* beeinflussen. Wird die Kontraktionskraft durch Halothan um 50% reduziert, so erhöht sich der Inotropie-Parameter dP/dt_{max} 5 Minuten nach Adrenalín-Gabe ($5{,}5 \cdot 10^{-8}$ mol/l) auf maximal $72{,}9 \pm 16{,}2\%$ des Kontrollwertes vor Halothanapplikation (Abb. 141).

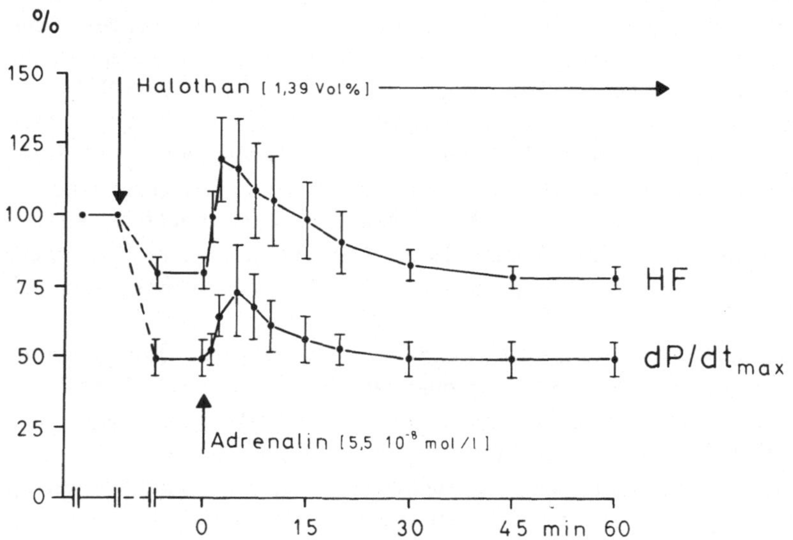

Abb. 141. Einfluß von Adrenalin ($5{,}5 \cdot 10^{-8}$ mol/l) auf die durch eine definierte Halothankonzentration (1,39 Vol% = inotrope ED_{50}) herabgesetzte spontane Kontraktionsfrequenz sowie auf die Kontraktionskraft, gemessen am Inotropie-Parameter dP/dt_{max} ($n = 5$; $\bar{x} \pm s_x$).
Abszisse: Zeit in min nach Adrenalingabe; Ordinate: prozentuale Änderungen von spontaner Kontraktionsfrequenz HF bzw. des Inotropie-Parameters dP/dt_{max}

Adrenalin besitzt am isolierten Herz aber gleichzeitig einen stark *positiv-chronotropen Effekt.* Vermindert sich die spontane Kontraktionsfrequenz unter Halothan von 164 auf 130/min, so steigt sie 2 $^{1}/_{2}$ min nach Adrenalin-Gabe auf maximal 195/min an und fällt nur langsam wieder ab. Parallel zur Herzfrequenzzunahme steigt das Herzzeitvolumen nur geringfügig an, das Schlagvolumen vermindert sich dementsprechend kontinuierlich. Auf Grund dieses ausgeprägt positiv-chronotropen Adrenalineffektes sind weitere Erhöhungen der Adrenalinkonzentration nicht empfehlenswert. Zudem muß vor der Applikation von Katecholaminen in einer Halothannarkose gewarnt werden, da dieses Narkoticum das *Myokard für Katecholamine sensibilisiert* und somit schwerwiegende *Herzrhythmusstörungen* ausgelöst werden können *(192, 223, 255, 364, 426)*.

Schlußfolgerungen

Die in der Halothannarkose zu beobachtende Abnahme des Aortendruckes ist nicht nur durch eine periphere Gefäßwiderstandserniedrigung infolge selektiver sympathischer Ganglienblokkade bedingt, sondern in erster Linie Folge des direkten negativ-inotropen Eigeneffektes dieses Anaestheticums. Darüber hinaus wird auch die Funktion der Baroreceptoren eingeschränkt. Neben dieser Beeinträchtigung der Myokardmechanik besitzt Halothan auch eine ausgeprägte negativ-chronotrope Eigenwirkung.
Die druck-, volumen- und frequenzadaptive Anpassungsbreite des Herzens zur Kompensation der durch Halothan herabgesetzten Kontraktilität ist in Konzentrationsbereichen zwischen 1 und 2 MAC erheblich eingeschränkt. Doch läßt sich die narkoticainduzierte Myokarddepression pharmakologisch durch Glykoside, Calcium oder Adrenalin positiv beeinflussen. Als praktisch-klinische Konsequenz läßt sich hieraus die Indikation zur prophylaktischen und therapeutischen Digitalisierung ableiten!

7.4.2.3 Methoxyfluran. In den eigenen Untersuchungen am Herz-Lungen-Präparat der Katze zeigt Methoxyfluran einen *konzentrationsabhängig zunehmenden negativ-chronotropen Effekt* (vergl. Abb. 102b), der bereits im Konzentrationsbereich zwischen 1 und 2 MAC deutlich wird. Demgegenüber konnten Redondo et al. *(420)* am isolierten, spontan schlagenden Meerschweinchen-Vorhof keine Änderungen der Herzfrequenz feststellen. Inwieweit hier neben dem unterschiedlichen methodischen Vorgehen auch Speciesunterschiede hineinspielen, muß offenbleiben. Beim Hund fanden Dobkin und Fedoruk *(101)* sowie Brassard et al. *(42)* eine mit der Konzentrationserhöhung einhergehende Kontraktionsfrequenzabnahme. Gleiche Beobachtungen machten auch Shimosato et al. *(472)* am Hundeherz: in einer Chloralose- bzw. Chloralose-Urethan-Basisnarkose nahm die spontane Kontraktionsfrequenz bei einer durchschnittlichen Methoxyflurankonzentration von 17 mg/100 ml um 18,5 ± 1,7% hochsignifikant ab.
Auf das Aktionspotential spontan aktiver Fasern des Kaninchen-Sinusknotens hat Methoxyfluran eine sehr interessante, biphasische Wirkung: initial kommt es zu einem positiv-chronotropen Effekt mit einer durchschnittlichen Frequenzzunahme um 10%. Diese Beschleunigung war bedingt durch eine leichte Abnahme des maximalen diastolischen Potentials und konnte durch Propranolol nicht verhindert werden *(429)*. Dieser initialen Acceleration folgte ein negativ-chronotroper Effekt mit einem weiteren Verlust des maximalen diastolischen Potentials und einem deutlichen Anstieg des Schwellenpotentials. Auch der Overshoot war verringert. Unter Konzentrationen von 1% Methoxyfluran, oft sogar auch unter 0,5%, kam es zu einem vollständigen Verlust der elektrischen Aktivität. Im Gegensatz zum Halothan wurde das Membranpotential spontan aktiver Purkinjefasern vom Hund nicht verlangsamt, sondern in Konzentrationen von 0,5 und 1% merklich beschleunigt, bedingt durch eine stark beschleunigte Depolarisation in der Phase 4. Auch bei den elektrisch gereizten Präparaten fanden sich zwischen Halothan und Methoxyfluran Unterschiede. Hier führte Methoxyfluran zu einer beschleunigten Depolarisation. Auch war die Repolarisation in der Phase 2 verkürzt. Nach Erlöschen der Spontanaktivität konnten die Fasern nicht mehr elektrisch gereizt werden.

Der auffallendste Unterschied zwischen Halothan und Methoxyfluran war an den Purkinjefasern festzustellen. Während Halothan in Konzentrationen von 1 und 2% keinen oder nur einen geringen Effekt auf die diastolische Depolarisation hatte, wurde diese durch Methoxyfluran selbst in Konzentrationsbereichen von 0,5% stark beschleunigt. Dieser Effekt wurde durch Adrenalin noch verstärkt. In dieser Hinsicht ähnelt Methoxyfluran dem Cyclopropan *(96)*. Interessanterweise haben Cyclopropan, Halothan und Methoxyfluran auf die Form des Aktionspotentials nahezu den gleichen Einfluß, nämlich eine Beschleunigung der Phase 2 und eine Verlangsamung der Phase 3 *(127)*.

Diese, am isolierten Sinusknotengewebe gefundenen Veränderungen durch Methoxyfluran könnten teilweise die am Ganztier beobachteten Dominanzverluste der Sinusknotenaktivität unter Methoxyfluran erklären *(429)*.

An Hand der Konzentrations-Wirkungs-Beziehungen läßt sich ein *dosisabhängig zunehmender negativ-inotroper Effekt* des Methoxyflurans erkennen, der bereits im narkotischen Bereich zwischen 1 und 2 MAC deutlich wird (Tabellen 49-51) und der den negativ-chronotropen Effekt übertrifft (Abb. 142). Durch Methoxyfluran bedingte Kontraktionskraftminderungen [Übersicht siehe bei Van Poznak *(541a)*] konnten bereits früher am Hundeherzen mit Hilfe der Walton-Brodie-Strain-Gauge-Arch-Methode objektiviert werden *(16, 42)*. Diese Kontraktionskraftabnahme war stets zur Dosis korreliert. Auch Shimosato et al. *(472)* fanden am Hundeherz unter dem Einfluß von 17 mg Methoxyfluran/100 ml eine Reduktion des maximalen dP/dt um 51,1 ± 4,3% bei einer gleichzeitigen Abnahme des mittleren Aortendruckes um 34,7 ± 4%.

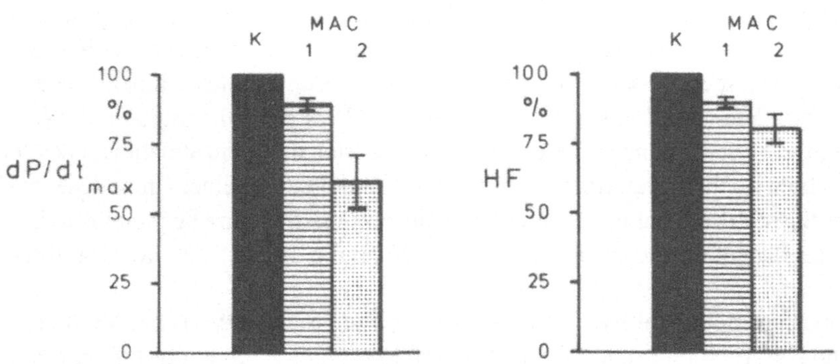

Abb. 142. Inotrope und chronotrope Wirkstärke narkotischer Methoxyflurankonzentrationen von 1 bzw. 2 MAC ($\bar{x} \pm s_{\bar{x}}$; n = 5). Prozentuale Abnahme des linksventriculären dP/dt$_{max}$ als Ausdruck einer Änderung der Kontraktionskraft (linke Ordinate) bzw. der spontanen Kontraktionsfrequenz HF (rechte Ordinate) gegenüber dem Kontrollwert vor Narkoticaapplikation

Untersuchungen an isolierten Herzpräparationen stützen diese Befunde: so fanden Redondo et al. *(420)* eine konzentrationsabhängige Verminderung der Kontraktionsamplitude des isolierten Meerschweinchen-Vorhofs sowie eine Reduktion der Spannungsentwicklung am isolierten Katzen-Papillarmuskel. Gegenüber einer Ausgangsreizfrequenz von 30 Schlägen/min konnte diese verminderte Spannungsentwicklung jedoch durch Änderung der Stimulationsfrequenz auf 60 bzw. 120 Impulse/min um durchschnittlich 5 bzw. 16,8% verbessert werden. Konzentrationsabhängige Verminderungen von Kontraktionskraft und Verkürzungsgeschwin-

digkeit während der isometrischen Kontraktion konnten auch am isolierten Herz mit Hilfe der Kraft-Geschwindigkeits-Beziehungen aufgezeigt werden *(59, 474, 521)*.
Diese Befunde werden durch die eigenen Untersuchungen bestätigt. Für den Konzentrationsbereich von 2 MAC findet sich eine Herabsetzung der maximal meßbaren Verkürzungsgeschwindigkeit der contractilen Elemente um 51% und auch für die auf die Last Null extrapolierte V_{max} ergibt sich ein Abfall um 25% (vergl. Abb. 105). Hiernach ist die *kontraktilitätssenkende Wirkung* des Methoxyflurans zwar geringer als die des Halothans, andererseits aber stärker als bei Diäthyläther oder Enfluran. Auch nach Untersuchungen am isolierten Papillarmuskel des Katzenherzens *(59)* ist die negativ-inotrope Wirkstärke des Methoxyflurans zwischen Diäthyläther und Halothan einzuordnen.

Verbesserungen der kardialen Pumpfunktion des durch Narkoticaeinfluß beeinträchtigten Herzens mit Hilfe des *Frank-Starling-Mechanismus* sind unter Methoxyfluran nur für den Konzentrationsbereich von 1 MAC nachweisbar, wie die Ventrikelfunktionskurven zeigen (vergl. Abb. 107). Für den Konzentrationsbereich von 2 MAC wird selbst bei beträchtlichem Anstieg des rechtsatrialen Füllungsdruckes keine nennenswerte Verbesserung der Herzauswurfleistung erzielt. Auffallend ist auch eine erhebliche Beeinträchtigung des myokardialen Competence-Index (vergl. Abb. 106): so nimmt der rechtsatriale Füllungsdruck unter 1 bzw. 2 MAC Methoxyfluran stark zu.
Auf Grund der starken Abnahme des Competence-Index muß man annehmen, daß insbesondere im Konzentrationsbereich von 2 MAC der Anstieg des rechtsatrialen Füllungsdruckes Ausdruck der narkoticainduzierten, globalen Herzinsuffizienz ist und daß sich hieraus das starke Abflachen der Ventrikelfunktionskurven erklärt. Darüber hinaus ist bei dem beschriebenen methodischen Vorgehen am Herz-Lungen-Präparat in diesem Zusammenhang auch folgendes zu beachten: der durch Methoxyfluran bei einem reagiblen Gefäßsystem zu erwartende Abfall des systemarteriellen Blutdrucks wird beim HLP durch das Starling-Ventil kontrolliert, womit eine unveränderte *Aortenimpedanz* gewährleistet wird. Gerade aber *Erhöhungen der Nachlast* sind nach den Untersuchungen von Etsten und Shimosato *(140)* mit einem zunehmenden negativ-inotropen Effekt verbunden. Diese Autoren beobachteten nämlich in Abhängigkeit von Nachlasterhöhungen methoxyfluranbedingte Verminderungen der Schlagarbeit des rechten wie auch des linken Ventrikels bei jedem gegebenen enddiastolischen Ventrikeldruck. Im Gegensatz zu Halothan beruht die „spezifische" Wirkung des Methoxyflurans darauf, daß eine Afterload-Erhöhung die Ventrikelfunktionskurven noch weiter verschlechtert. Auch in den eigenen Untersuchungen ist die myokardiale *Adaptationsbreite an isolierte Nachlaständerungen* unter Methoxyfluran bereits für den Konzentrationsbereich von 1 MAC erheblich eingeschränkt (vergl. Abb. 109). Bei einer Verdoppelung der Konzentration bleibt ein dP/dt_{max}-Zugewinn in Abhängigkeit von einer kontrollierten Afterloaderhöhung vollständig aus. Hiermit werden frühere Befunde von Etsten und Shimosato *(140)* gestützt: diese Autoren fanden bei einer Anhebung des durch Methoxyfluran gesenkten mittleren Aortendrukkes in den Kontrollbereich an Hand der Kraft-Geschwindigkeits-Kurven eine Verstärkung des negativ-inotropen Effektes. Diese Befunde können unter Umständen auch klinische Bedeutung erlangen, denn die Therapie des durch Methoxyfluran gesenkten Blutdruckes mit Vasopressoren könnte eine akute myokardiale Dekompensation auslösen!
Andererseits errechnet sich für das druck- und volumenentlastete Herz ein *relativ hoher Kardiotherapeutischer Index,* da eine 25%-ige Abnahme der myokardialen Kontraktionskraft erst durch Methoxyflurankonzentrationen von 1,74 MAC erreicht wird.
Der Einfluß des Methoxyflurans auf die *Coronardurchblutung* des Hundes ähnelt den Wirkungen von Halothan *(455)*. So stieg der Quotient „linkscoronarer Blutfluß/Herzzeitvolumen"

bei einem narkoticainduzierten Abfall des Herzzeitvolumens unter Cyclopropan und Äther
an, fiel aber unter Halothan und Methoxyfluran ab. Der Quotient „linkscoronarer Blutfluß/
mittlerer Aortendruck" stieg bei einem Blutdruckabfall in der Cyclopropan- oder Ätheranaesthesie kontinuierlich an, blieb aber unter Methoxyfluran und Halothan konstant. Die coronare arteriovenöse Sauerstoffdifferenz stieg unter Halothan an und fiel unter Äther ab.
Saito et al. *(455)* schlossen aus ihren Befunden, daß die „protektiven Mechanismen" zur Aufrechterhaltung der zirkulatorischen Homöostase unter Halothan und Methoxyfluran beeinträchtigt sind und somit die direkten kreislaufdepressiven Effekte auf das zirkulatorische System nicht abfangen können. Nach den Untersuchungen von Bagwell und Woods *(16)* nimmt
das Herzzeitvolumen des Hundes unter steigenden Methoxyflurankonzentrationen parallel
zum mittleren Aortendruck, aber deutlich stärker als die Kontraktionskraft ab. Beim Menschen beobachteten Moffatt und Sessler *(350)* einen durch Methoxyfluran bedingten Abfall
des Herzindex und des Schlagvolumens. Gleiche Beobachtungen machten bereits 1962 Walker
et al. *(549)*. Wyant et al. *(572, 573)* untersuchten Methoxyfluran an nicht prämedizierten,
herzkreislaufgesunden Probanden: während die Pulsfrequenz sich praktisch nicht veränderte,
kam es unter Spontanatmung zu einem starken Abfall des mittleren systemarteriellen Blutdruckes von 92 auf 72 mmHg und während kontrollierter Beatmung zu einem weiteren Abfall auf 65 mmHg. Das Herzzeitvolumen änderte sich unter Spontanatmung kaum, fiel aber
unter kontrollierter Beatmung von 6 auf 4,5 l/min ab. Die pulmonale Hämodynamik änderte
sich dagegen unter Methoxyfluran nicht.
In den eigenen Untersuchungen nahm unter dem Einfluß von 1 bzw. 2 MAC Methoxyfluran
der Herzindex von 30,3 ml/min · kg KG auf 22,3 bzw. 14 ml/min · kg KG ab. Der Schlagvolumenindex fiel zwar auch von 0,19 ml/kg KG auf 0,14 bzw. 0,09 ml/kg KG ab, doch ließen
sich diese Unterschiede statistisch nicht sichern. *Steigerungen der Herzauswurfleistung* lassen
sich im niedrigen Konzentrationsbereich (1 MAC) sowohl durch eine Erhöhung der *venösen
Zuflußrate* als auch durch eine Steigerung der *Kontraktionsfrequenz* erzielen. Unter Methoxyflurankonzentrationen von 2 MAC wirkt sich eine Steigerung der Reizfrequenz sowohl auf
die Kontraktionskraft als auch auf das Auswurfvolumen positiv aus (vergl. Abb. 108, 110,
111).

Schlußfolgerungen

Die durch Methoxyfluran ausgelöste Myokarddepression übertrifft — unter Berücksichtigung
äquinarkotischer Konzentrationen — jene unter Diäthyläther oder Enfluran, ist jedoch geringer als unter Halothan.
Für das nicht druck- oder volumenbelastete Herz errechnet sich ein relativ hoher Kardiotherapeutischer Index: eine 25%-ige Abnahme der myokardialen Kontraktionskraft wird erst durch
Methoxyflurankonzentrationen von 1,74 MAC erzielt. Dagegen kann der Frank-Starling-Mechanismus unter höheren Methoxyflurankonzentrationen nicht zur Verbesserung der Kontraktionskraft genutzt werden. Desgleichen ist die myokardiale Adaptationsbreite an definierte
Nachlasterhöhungen stark eingeschränkt. Einzig eine Steigerung der Kontraktionsfrequenz
(Schrittmacherstimulation) vermag die Kontraktionsdynamik entscheidend zu verbessern.

7.4.2.4 Enfluran. Am isolierten Herz nimmt der *negativ-chronotrope Effekt* des Enflurans
bis zum Konzentrationsbereich von mehr als 2 MAC linear konzentrationsabhängig zu (Tabellen 52-54). Bei gleichen Enflurankonzentrationen ist der negativ-chronotrope Effekt stärker
als der *negativ-inotrope Effekt* (Abb. 143). Dieses Wirkprofil unterscheidet Enfluran grund-

sätzlich von den anderen untersuchten Inhalations- und Injektionsanästhetica, deren negativ-inotrope Potenz jeweils stärker als ihre negativ-chronotrope ist.

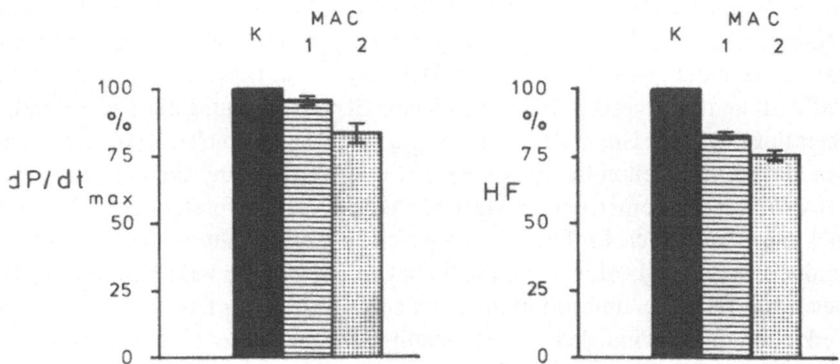

Abb. 143. Inotrope und chronotrope Wirkstärke narkotischer Enflurankonzentrationen von 1 bzw. 2 MAC ($\bar{x} \pm s_{\bar{x}}$; n = 5). Prozentuale Abnahme des linksventriculären dP/dt_{max} als Ausdruck einer Änderung der Kontraktionskraft (linke Ordinate) bzw. der spontanen Kontraktionsfrequenz HF (rechte Ordinate) gegenüber dem Kontrollwert (K) vor Narkoticaapplikation

Die Mitteilungen über den Enfluraneinfluß auf das *Herzfrequenzverhalten des Ganztieres* sind uneinheitlich. Während Beer und Beer *(27)* im Anschluß an eine Basisnarkose beim Hund eine konzentrationsabhängige, geringe Abnahme der Herzfrequenz beobachteten, stieg sie beim „chronisch-instrumentierten", wachen und nur prämedizierten Hund leicht an *(393, 394)*. Am Rhesusaffen fanden Ritzman et al. *(435)* bei gleichem methodischen Vorgehen dagegen einen dosisabhängigen Abfall der spontanen Kontraktionsfrequenz. Beim Hund wie auch beim Primaten wurde stets ein Abfall des arteriellen systolischen und in geringerem Umfang auch des diastolischen Druckes gefunden *(26, 27, 393, 394, 435, 524)*.
Die Mehrzahl der Autoren interpretierte diese hämodynamischen Veränderungen in erster Linie im Sinne einer kardiodepressiven Eigenwirkung des Enflurans, die von Fischer *(152, 155, 156, 158)* in Untersuchungen am isolierten Herz bestätigt wurde. Unterschiedliche Befunde wurden jedoch bezüglich des Enfluraneinflusses auf den arteriellen Gesamtgefäßwiderstand mitgeteilt: so fanden Beer et al. *(26)*, Beer und Beer *(27)*, Tarnow et al. *(524)* sowie Ritzman et al. *(435)* einen Abfall, während Peter et al. *(393, 394)* einen Abfall erst oberhalb von 3 Vol% beobachten konnten. Der coronare Gefäßwiderstand nahm unter Enfluran signifikant ab, während er unter Halothan nahezu unverändert blieb *(524)*. Die Coronardurchblutung reduzierte sich für beide Inhalationsanaesthetica etwa in gleichem Ausmaß, wobei die myokardiale Sauerstoffversorgung trotz der erheblichen Kreislaufdepression nicht gefährdet war.
Der Einfluß von Enfluran auf die *Kontraktionskraft* des intakten linken Ventrikels wurde durch Shimosato et al. *(475, 476)* am Hund untersucht. Eine Enflurankonzentration von 18 mg/100 ml führte zu einer Abnahme der maximalen Kraft bei relativ unveränderter maximaler Geschwindigkeit der contractilen Elemente. Die Abnahme der maximalen linksventriculären Druckanstiegsgeschwindigkeit und des isovolämischen Spitzendruckes waren hierbei ein Hinweis auf eine Verminderung der Intensität des „active state". Die resultierende Linksverschiebung der Kraft-Geschwindigkeits-Kurven und die Verminderung der Druckanstiegsge-

schwindigkeit sowie des Spitzendruckes sind ein Hinweis auf eine durch Enfluran induzierte *Abnahme des inotropen Status.* Am Katzen-Papillarmuskel des rechten Ventrikels zeigte sich für Enfluran eine wesentlich geringere Beeinträchtigung der myokardialen Kontraktilität als für Methoxyfluran oder Halothan. Um die myokardiale Kontraktionskraft um 50% zu reduzieren, wurden 1 mg Enfluran/100 ml bzw. 4 mg Methoxyfluran oder 3 mg Halothan/100 ml benötigt. Bei einer 50%-igen Abnahme der V_{max} betrug die Enflurankonzentration 333% jener von Halothan bzw. 118% der von Methoxyfluran. Diese Untersuchungen zeigen, daß auch Enfluran den contractilen Status durch eine Beeinträchtigung der Kraft-Verkürzungskapazität beeinflußt, wie aus einem Abfall der V_{max} und der maximalen Kraft des isotonisch schlagenden Muskels abzuleiten ist. In gleicher Art und Weise ist die Abnahme der maximalen Kraftentwicklung des isometrisch schlagenden Muskels zu interpretieren. In den eigenen Untersuchungen ist jedoch Enfluran im Vergleich zu Methoxyfluran und Halothan geringer myokarddepressiv (vergl. Abb. 115). Zu ähnlichen Ergebnissen kam Kemmotsu *(273)* beim Vergleich von Halothan und Enfluran: unter äquinarkotischer Dosierung wurde die maximale Verkürzungsgeschwindigkeit der contractilen Elemente durch beide Inhalationsanaesthetica um 40% gesenkt, die maximale Spannungs-Anstiegsgeschwindigkeit wurde jedoch unter Halothan um 63%, unter Enfluran nur um 50% gesenkt.
Siepmann et al. *(481)* verglichen die kardiodepressive Wirkung von Enfluran und Halothan auf der Basis absoluter Konzentrationen am Katzen-Papillarmuskel. Enfluran mußte etwa doppelt so hoch wie Halothan dosiert werden, um die gleiche Reduktion der gemessenen Kontraktilitätsparameter auszulösen. Würde man die Ergebnisse dieser Autoren unter Zugrundelegung der MAC-Relation umrechnen, so würde sich für Enfluran dennoch eine geringere negative Inotropie-Beeinflussung errechnen lassen. Zu den gleichen Ergebnissen kommen die Autoren, wenn sie die Narkoticakonzentrationen (mg %) auf Partialvolumina umrechnen und durch die dazugehörigen MAC-Werte dividieren. So erhalten sie für Halothan einen Quotienten von 1,1 und für Enfluran von 1,4-1,6. Eine gleichstarke Kontraktilitätsminderung ließe sich demnach durch 1,1 MAC Halothan bzw. 1,4-1,6 MAC Enfluran erzielen. Somit wären die kardiodepressiven Eigenschaften von Enfluran um 30-50% geringer als jene von Halothan. Eine ähnliche myokarddepressive Relation läßt sich auch aus den Daten Kemmotsus *(273)* für diese beiden Inhalationsnarkotica errechnen. Zu teilweise differierenden Ergebnissen kommen dagegen Brown und Crout *(59)* in ihren Untersuchungen am isolierten Papillarmuskel des rechten Katzenventrikels: unter äquinarkotischen Konzentrationen von 1 MAC nimmt in ihren Experimenten die myokarddepressive Wirkstärke von Diäthyläther über Cyclopropan, Methoxyfluran und Halothan bis zu Enfluran zu. Die Unterschiede zu den eigenen Ergebnissen und zu den Befunden von Kemmotsu *(273)*, Shimosato et al. *(475, 476)* und Siepmann et al. *(481)* können nur durch das unterschiedliche methodische Vorgehen erklärt werden. Insbesondere sind Befunde am isolierten Papillarmuskel schwer übertragbar, da niedrige Badtemperatur, niedrige Spontan- oder Reizfrequenz, niedriges pH der Nährlösung und fehlende dynamische Druck- und Volumenbelastung den Vergleich mit anderen Methoden erschweren. Dennoch steht außer Frage, daß Enfluran einen direkt negativ-inotropen Eigeneffekt besitzt. So wurden auch in den eigenen Untersuchungen mit Hilfe der Kraft-Geschwindigkeits-Beziehungen die am isolierten Papillarmuskel gewonnenen Ergebnisse im wesentlichen bestätigt: unter dem Einfluß von 2 MAC Enfluran reduziert sich die V_{CEmax} um 31% und die V_{max} um 17% (vergl. Abb. 115). Diese kontraktilitätssenkende Eigenwirkung des Enflurans entspricht größenordnungsmäßig jener des Diäthyläthers, ist aber deutlich geringer als jene von Methoxyfluran oder Halothan.

Der *Kardiotherapeutische Index* errechnet sich mit 2,37 und zeigt dementsprechend für Enfluran die günstigste kardiotherapeutische Breite der hier untersuchten Inhalationsanaesthetica auf. In diesem Zusammenhang ist auch die *rasche An- und Abflutrate* des Enflurans als weiterer Vorteil zu werten, da sich Überdosierungen infolge der *guten Steuerbarkeit* des Enflurans rascher korrigieren lassen.

Die Tiefe einer Inhalationsnarkose ist proportional zum Partialdruck des Inhalationsanästheticums im Gehirn. Nun hängt die Geschwindigkeit einer Narkoseeinleitung von zahlreichen physiologischen Größenordnungen, wie alveolärer Ventilation, Herzzeitvolumen, Blutversorgung aller Organe sowie Gewebevolumen, aber auch von der Löslichkeit des Anaestheticums im Blut oder im Gewebe ab. Torri et al. *(526, 527)* untersuchten die Aufnahme und Ausscheidung von Enfluran unter konstanten inspiratorischen und alveolären Narkoticakonzentrationen an Patienten während einer Allgemeinanaesthesie unter den Bedingungen der kontrollierten Ventilation. Enfluran wird innerhalb der ersten Minuten deutlich schneller als Halothan in das Blut aufgenommen. Bei einer inspiratorischen Enflurankonzentration von 0,5 Vol% hat sich das Konzentrationsgleichgewicht im Blut und in der Inspirationsluft nach 5 min bereits zu 50,4% und nach 15 min zu 61% eingestellt. Trotz ähnlicher Blut-Gas-Verteilungskoeffizienten für Enfluran und Halothan zeigte die kompartimentelle Analyse der Aufnahme- und Eliminationskurven für Enfluran und Halothan große Unterschiede bezüglich der Gleichgewichtseinstellung im langsamsten Kompartiment. Die Ursache hierfür dürfte in der geringeren Fettlöslichkeit des Enflurans zu suchen sein. Für alle 3 Kompartimente wurden für das Enfluran höhere k-Werte als für Halothan gefunden. Höhere k-Werte entsprechen einem geringeren Gewebe-Blut-Verteilungskoeffizienten und somit einer geringeren Löslichkeit des Anästheticums in den Geweben. Somit wird die Einstellung des Diffusionsgleichgewichtes im Organismus beschleunigt. Hieraus erklärt sich die vergleichsweise gute Steuerbarkeit des Enflurans.

Das Kreislaufverhalten unter Narkoticaeinfluß wird jedoch nicht nur durch die direkten Myokardeffekte bestimmt, sondern ist auch von der unterschiedlichen Beeinflussung medullärer Zentren, der Baroreceptoren-Reflexaktivität und der Wirkung auf die adrenergen β-Receptoren abhängig. So wird neben den *direkt-kardiotoxischen Eigenwirkungen des Enflurans* und seinen peripheren Gefäßeffekten die Hämodynamik im intakten Organismus noch durch eine *Beeinflussung zentralnervöser oder humoraler Kompensationsmechanismen* bestimmt.

Millar et al. *(344)* untersuchten an der spinalen Katze, inwieweit die durch Enfluran bedingte Hypotension durch eine Hemmung des zentralen Sympathicus hervorgerufen wird: mit Beginn des Blutdruckabfalls nach Applikation von 5 Vol% Enfluran kam es zu einem initialen Anstieg, danach zu einem Abfall der präganglionären Entladung. Nach einem kritischen Abfall des Druckes auf 33 mmHg stieg die Impulsentladung stark an, ohne daß der Druck sich merklich erhöhte.

Gleiche Veränderungen wurden von den Autoren auch für Halothan, Methoxyfluran und einige Barbiturate mitgeteilt, während sich unter Äther eine signifikant erhöhte präganglionäre sympathische Aktivität nachweisen ließ.

Die Arbeitsgruppe um Arndt zeigte, daß die aortalen Baroreceptoren der Katze durch Enfluran und Halothan sensibilisiert werden. Die *Bedeutung der Baroreceptoren* des Carotis- und Aortenbogengebietes besteht darin, das einmal eingestellte arterielle Blutdruckniveau gegen akute Änderungen zu schützen. Mit fallendem Blutdruckniveau vermindert sich die Aktivität der Baroreceptoren und somit wird die efferente Sympathicusaktivität der medullären Kreislaufzentren stimuliert. Der Effekt verschiedener Anaesthetica auf die Aktivität der Baroreceptoren des Aortenbogens decerebrierter Katzen ließ sich an Hand der Analyse sogenannter Receptor-Kennlinien – die aus der mittleren Entladungsrate einzelner Baroreceptoren und dem mittleren Aortendruck konstruiert werden — erfassen. Enfluran und Halothan verschieben diese Kennlinien gegen höhere Aktivitäten, d.h. die Baroreceptoren werden durch Halothan und Enfluran sensibilisiert, wobei die verstärkten afferenten Impulse einen um 15-20 mmHg höheren Blutdruck signalisieren *(6, 211)*. Mit der Erhöhung der Narkoticakonzentrationen erfahren die Baroreceptoren-Kennlinien eine Linksverschiebung.

Da in den Untersuchungen von Arndt für Enfluran und Halothan jeweils unter absolut gleichen Konzentrationen gearbeitet wurde, die äquinarkotische Konzentration von Enfluran bei der Katze jedoch um 46,3% über jener von Halothan liegt, läßt sich für Enfluran eine etwas stärkere Erniedrigung der Baroreceptoren-Erregungsschwelle errechnen.

Auf Grund der Untersuchungen von Skovsted und Price *(486)* beeinflußt Enfluran vorwiegend die *Pressoreceptoren des medullären Vasomotorenzentrums.* Wie Millar et al. *(344)* so fanden auch Skovsted und Price *(486)* eine mit dem Blutdruckabfall einhergehende Abnahme der sympathischen Aktivität in der Enflurananästhesie. Unter zusätzlicher Baroreceptorenstimulation kam es auch bei weiterer Abnahme der sympathischen Aktivität zu einer zunehmenden Blutdruckverminderung. Dies ist ein Hinweis dafür, daß die periphervasculäre Beantwortung der sympathischen Aktivität unter Enfluran, wie beispielsweise auch unter Methoxyfluran, erhalten bleibt. Im Gegensatz dazu wird diese Antwort des arteriellen Druckes auf eine Reflexverminderung der präganglionären sympathischen Aktivität unter Halothan aufgehoben.

Oyama et al. *(380)* untersuchten die Nebennierenrinden-Funktion unter dem Einfluß von Enfluran bei 15 Patienten. Enfluran allein führte während 30 min zu einer leichten Abnahme des Plasma-Kortisol-Spiegels: der Hydrokortisolgehalt verminderte sich um 1,8 μg/100 ml. Eine durch chirurgische Stimuli ausgelöste adrenocorticale Stimulation wird durch Enfluran jedoch nicht geblockt. Somit ist der Einfluß von Enfluran auf die Nebennierenrinden-Funktion eher mit der Methoxyfluran- als mit der Halothanwirkung zu vergleichen *(378-380)*.

Göthert *(186)* hat bei der Katze eine Verminderung der Katecholamin-Spontanfreisetzung aus dem Nebennierenmark unter dem Einfluß von Enfluran gemessen. Diese Abnahme der Katecholaminsekretion beruhte nicht nur auf einer zentralnervösen Hemmung des sympathoadrenalen Systems, sondern war auch auf eine direkte Wirkung des Narkoticums auf die chromaffinen Zellen zurückzuführen: Enfluran hemmt den sekretionssteigernden Effekt von Acetylcholin, das bei elektrischer Reizung des Nervus splanchnicus aus dessen Endigungen freigesetzt wird. Unter äquieffektiven Konzentrationen beeinflußt Halothan die durch Stimulation des Splanchnicusnerven bedingte Herabsetzung der Katecholamin-Sekretion stärker als Enfluran.

Am Meerschweinchen-Vorhof wird die Noradrenalin-Aufnahme in die sympathischen Nervenendigungen durch Enfluran nicht gehemmt *(58, 60)*. Damit wird der wichtigste Inaktivierungsmechanismus für Noradrenalin durch Enfluran nicht beeinträchtigt.

Neben den direkten Narkoticaeffekten auf den Herzmuskel kommt also insbesondere der *Hemmung des sympathoadrenalen Systems* eine Bedeutung bei der Entstehung der durch Enfluran induzierten Kreislaufdepression zu.

Inwieweit beeinflussen nun myokarddepressive Enflurankonzentrationen den *Stoffwechsel der energiereichen Phosphate* bzw. die myokardiale Energiebereitstellung? Prinzipiell läßt sich eine muskuläre Herzinsuffizienz an Hand der myokardialen Gewebsmuster der energiereichen Phosphate in zwei grundsätzlich verschiedene Insuffizienztypen differenzieren *(109, 167)*, da die mechanische Aktivität contractiler Gewebe mit dem Stoffwechsel der energiereichen Phosphate eng verknüpft ist:

1. Herzinsuffizienz infolge eines Mangels an energiereichen Phosphaten.
2. Herzinsuffizienz infolge ungenügender Utilisation von energiereichem Phosphat.

In den eigenen Untersuchungen führt Enfluran zu einer mäßigen Verminderung des Herzzeitvolumens. Bei gleichbleibendem mittleren diastolischen Aortendruck vermindert sich somit auch die coronare Perfusion. Hier könnte nun ein vermindertes O_2-Angebot an den Herzmuskel zu einem Abfall der energiereichen Phosphate führen. Läßt man jedoch die contractile ED_{25} von Enfluran — d.h. eine Konzentration, die das maximale linksventriculäre dP/dt_{max} um 25% reduziert — 90 Minuten lang auf den Herzmuskel wirken, so ändert sich der Adeninnukleotid- wie auch der Kreatingehalt des linken Ventrikels nicht (vergl. Tabelle 17). Das Verhältnis der Phosphokreatin- bzw. der freien Kreatinfraktion zueinander bzw. zum Gesamtkreatingehalt ist ein Maß für die Energiebereitstellung des Herzmuskels *(109, 167, 243, 246, 339, 506)* und insbesondere ein empfindlicher Index für Veränderungen als Folge einer gestörten myokardialen Sauerstoffversorgung. Hierbei sind allerdings Verschiebungen in der Kreatinfraktion stärker als der ATP/ADP-Quotient vom myokardialen Energiebedarf beeinflußt *(506)*. Auch an Hand dieser Quotienten läßt sich unter dem Einfluß von Enfluran keine Beeinträchtigung der myokardialen O_2-Versorgung oder der Energiebereitstellung erkennen.

Es muß daher davon ausgegangen werden, daß — wie beispielsweise auch bei Halothan oder Barbituraten *(109)* — auch *Enfluran die Umwandlung der bereitgestellten Energie in mechanische Aktivität beeinträchtigt*. Somit liegt auch der enfluraninduzierten Myokardinsuffizienz eine *Utilisationshemmung* der energiereichen Phosphate zugrunde.

Die für den Menschen beschriebenen hämodynamischen Veränderungen unter Enfluran verstärken sich beim geriatrischen Patienten *(213, 214)*. Im Vergleich zu einer Untersuchungsreihe am jungen, gesunden Patienten fanden die Autoren beim geriatrischen Krankengut eine bedeutend ausgeprägtere Kreislaufdepression als beim jungen Patienten, obgleich die inspiratorischen Narkoticakonzentrationen deutlich geringer waren. Im Vergleich zur Halothan- oder Neuroleptanästhesie kam es beim Enfluran zum größten Abfall des Herzzeitvolumens. Der arterielle Blutdruck fiel allerdings infolge einer gleichzeitig auftretenden Erhöhung des totalen peripheren Gefäßwiderstandes geringer ab als unter Halothan oder der Neuroleptanalgesie.

Karliczek et al. *(265)* untersuchten den Einfluß von Enfluran beim myokardial vorgeschädigten Patienten mit erworbenen Herzfehlern vom klinischen Schweregrad III. Nach Thoraxöffnung in einer „steady state"-Neuroleptanalgesie blieb die Herzfrequenz während einer 10-minütigen Enfluraninhalation von 1,5 Vol% nahezu stabil. Die übrigen gemessenen Kreislaufparameter fielen jedoch kontinuierlich ab, so insbesondere das dP/dt_{max} um 32%. Bei der Interpretation dieses Inotropie-Parameters ist jedoch zu berücksichtigen, daß gleichzeitig der arterielle Druck systolisch um 29% und diastolisch um 16% abgesunken war. Bei einer Konstanz des Afterload wäre nach den eigenen Untersuchungen eine um etwa 180 Torr/s geringere Reduktion des dP/dt_{max} zu erwarten. Denn gerade unter Enfluran führen *Nachlasterhöhungen* zu einer auch in höheren Konzentrationsbereichen noch deutlichen Zunahme der Kontraktionskraft (vergl. Abb. 119). Hierin ähnelt Enfluran dem Diäthyläther, während die myokardiale Adaptationsbreite an eine unterschiedliche Nachlast für Halothan und Methoxyfluran bereits im Konzentrationsbereich von 1 MAC stark eingeschränkt und für 2 MAC praktisch aufgehoben ist. Die gleichen Unterschiede zwischen den Anaesthetica finden sich auch bei einer *akuten Volumenbelastung* des in seiner Kontraktionskraft herabgesetzten Herzens: unter Halothan und Methoxyfluran kann das Herzzeitvolumen in Abhängigkeit von einer akuten Steigerung der venösen Zuflußrate nicht adäquat erhöht werden, während unter 2 MAC Enfluran oder Diäthyläther das Herzzeitvolumen deutlich zunimmt (vergl. Abb. 118). In ähnlicher Weise sind auch die Ventrikelfunktionskurven zu deuten, deren Verlauf unter 2 MAC Enfluran etwa jenem unter 1 MAC Halothan oder 1 MAC Methoxyfluran entspricht (vergl. Abb. 117).

Iwatsuki et al. *(248)* konnten darüber hinaus aufzeigen, daß unter einer enfluranbedingten Abnahme der myokardialen Kontraktilität das Herz seine Kontraktionsdynamik bei einer *Erhöhung der Reizfrequenz* verbessern kann. So nahmen die Kontraktionsamplitude und die maximale Spannungsentwicklung linear mit der Verringerung der Reizabstände zu. Befunde von Grossmann und Furchgott *(202)* sowie von Nayler *(366)* geben Hinweise, daß die durch Reizfrequenzerhöhung bedingten Anstiege der isometrischen Kontraktionskraft mit der Ca^{++}-Aufnahme des Herzmuskels zusammenhängen. So könnte die dem Myokardeffekt durch Enfluran entgegenwirkende Erhöhung der Reizfrequenz Folge einer Beschleunigung des Ca-Transportmechanismus sein. Dem widersprechen dagegen in gewisser Weise die eigenen Untersuchungen, da gerade unter Enfluran der Effekt einer Frequenzstimulierung auf Kontraktionskraft und Auswurfvolumen vergleichsweise nicht so stark ausgeprägt ist. Der entscheidende Einfluß auf die Kontraktionskraft wird durch die linksventriculäre Druckbelastung, also durch eine Afterload-Zunahme bewirkt.

Schlußfolgerungen

Bei gleichen Enflurankonzentrationen übertrifft der negativ-chronotrope Effekt die negativ-inotrope Eigenwirkung dieses Inhalationsnarkoticums. Dieses am isolierten Herz aufgedeckte Wirkspektrum unterscheidet Enfluran grundsätzlich von anderen bekannten Inhalations- oder Injektionsnarkotica, bei denen die negativ-inotrope Wirkung jeweils stärker als die negativ-chronotrope ist.
Nicht zuletzt an Hand des Kardiotherapeutischen Index von 2,37 zeigt sich für Enfluran eine geringe — größenordnungsmäßig jener des Diäthyläthers vergleichbare — kontraktilitätssenkende Eigenwirkung, die deutlich geringer als jene von Methoxyfluran oder Halothan ist. Zahlreiche Untersuchungen geben Hinweise darauf, daß dieser durch Enfluran ausgelösten Kreislaufdepression nicht so sehr die myokardiale Eigenwirkung, sondern ursächlich vorwiegend eine Hemmung des sympathoadrenalen Systems zu Grunde liegt. Hierbei ist die myokardiale O_2-Versorgung bzw. Energiebereitstellung unter dem Einfluß von Enfluran nicht gefährdet.
Die kardiale Anpassung der Kontraktionsdynamik an hämodynamische Belastungen bleibt bei akuten Druck- oder Volumenzunahmen erhalten. Steigerungen der Kontraktionsfrequenz führen dagegen zu keiner entscheidenden Verbesserung der Herzfunktion.

7.5 Vergleich der direkten Myokardeffekte der intravenösen Anaesthetica unter Berücksichtigung äquinarkotischer Konzentrationen

Bei den drei untersuchten intravenösen Anaesthetica Etomidate, Ketamin und Hexobarbital handelt es sich um chemisch nicht verwandte Substanzen (Abb. 144).
Die Konzentrations-Wirkungs-Kurven zur Ermittlung des Einflusses dieser Anaesthetica auf die myokardiale Inotropie zeigen *für alle drei Substanzen eine konzentrationsabhängig zunehmende Wirkung auf das Herz* (Abb. 145). Im Gegensatz zu den kardiostimulierenden Effekten am intakten Organismus trifft dies auch für Ketamin zu. Interessant ist nun zunächst das *Ausmaß der Kontraktionskraftsenkung durch äquinarkotische Konzentrationen* (s. Kap. 4.8). Die *minimal-narkotische Konzentration* (ED_N) von Hexobarbital ($3{,}95 \cdot 10^{-4}$ mol/l) bewirkt eine Abnahme des Inotropie-Parameters dP/dt_{max} um 34,1%. Die Ketamin-ED_N ($3{,}12 \cdot 10^{-4}$ mol/l) reduziert die Kontraktionskraft um 28,6%, die minimal-narkotische Etomidatekonzentration ($0{,}26 \cdot 10^{-4}$ mol/l) besitzt dagegen noch keinen meßbaren negativ-inotropen Effekt. Eine Verdoppelung der jeweiligen ED_N reduziert die Kontraktionskraft unter Hexobarbital und Keta-

Etomidate

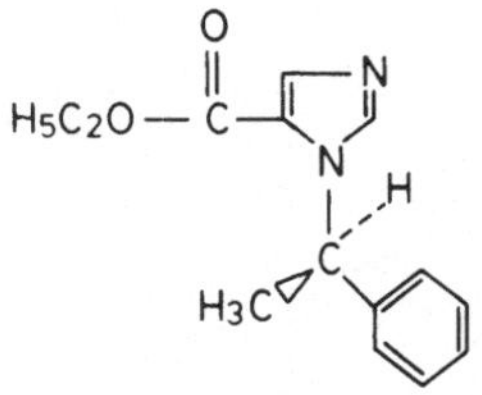

Ketanest

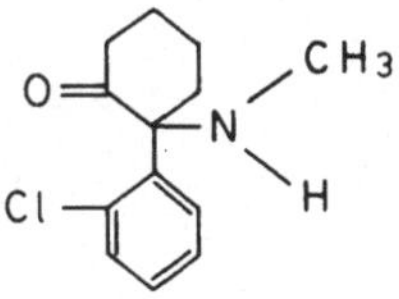

Hexobarbital

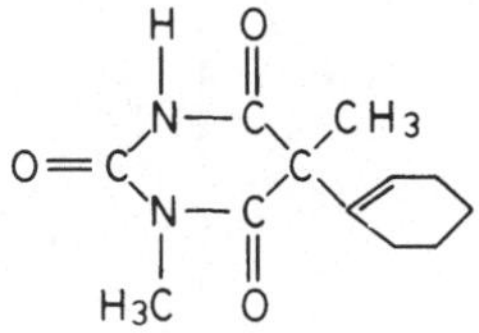

Abb. 144. Strukturformeln der untersuchten intravenösen Anaesthetica Etomidate, Ketamin und Hexobarbital

min bereits um mehr als 50%, während die Kontraktionskrafteinbuße durch Etomidate nur 5,8% beträgt. Der Abstand zwischen der ED_N und der definiert-kontraktilitätssenkenden ED_{25} stellt ein gutes Maß für die myokarddepressive Potenz der minimal-narkotischen Konzentration des jeweiligen Anaestheticums dar. Dieser *Kardiotherapeutische Index* (vergl. Tabelle 15) läßt für Etomidate eine gegenüber Hexobarbital 7-fach und gegenüber Ketamin 5-fach größere therapeutische Breite erkennen.

Dieser Index basiert auf der Kontraktilitätsbestimmung mit Hilfe des Inotropie-Parameters dP/dt_{max}, der die Einflußnahme des Frank-Starling-Mechanismus auf Änderungen des contractilen Status nur semiquantitativ widerspiegelt. Dagegen gestattet die Kontraktilitätsbestimmung mit Hilfe der *Kraft-Geschwindigkeits-Beziehungen* eine quantitative Erfassung der direkt negativ-inotropen Narkoticaeigeneffekte (Abb. 146). Der inotropen ED_{50} von Hexobarbital äquinarkotische Konzentrationen besitzen eine *unterschiedlich starke Kardioaktivität*: so reduziert sich die maximal meßbare Verkürzungsgeschwindigkeit der contractilen Elemente, V_{CEmax}, unter Etomidate um 32,7%, unter Hexobarbital um 65,8% und unter Ketamin um 55,9%. Gleichsinnig nimmt die V_{max} um 33,3%, 55,2% bzw. 39,1% ab. Hexobarbital und Ketamin reduzieren die V_{CEmax} — wie im übrigen auch die 4 untersuchten Inhalationsanaesthetica — prozentual stärker als die V_{max}. Unter Etomidate beträgt — wie in der Kontrollgruppe — die Relation $V_{max} : V_{CEmax}$ 1,4 : 1. Unter Hexobarbital (1,8 : 1) wie auch unter Ketamin (1,9 : 1) nimmt dieser Quotient zu.

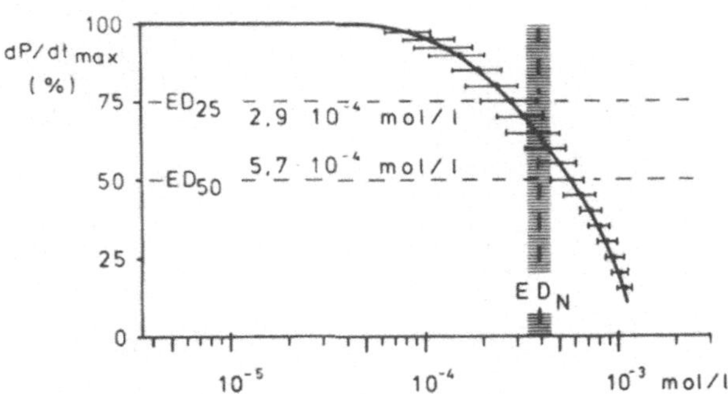

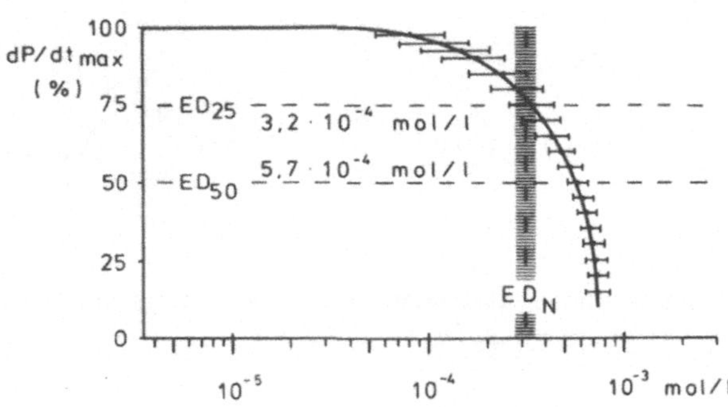

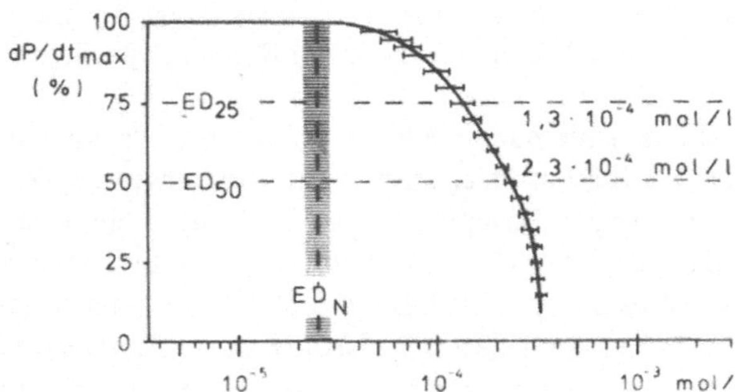

Abb. 145. Konzentrations-Wirkungs-Beziehungen zur Ermittlung des Einflusses verschiedener intravenöser Narkotica auf die Kontraktionskraft.
Prozentuale Änderungen des Inotropie-Parameters dP/dt_{max} (Ordinate) in Abhängigkeit von einer kumulativ erhöhten Anaestheticakonzentration (Abszisse). Kennzeichnung des minimal-narkotischen Konzentrationsbereichs (ED_N) durch vertikale Unterteilungen. Narkoticakonzentrationen, die das maximale linksventriculäre dP/dt um 25% (inotrope ED_{25}) bzw. 50% (inotrope ED_{50}) reduzieren, sind durch die horizontalen Strichelungen markiert ($\bar{x} \pm s_{\bar{x}}$; n = 5)

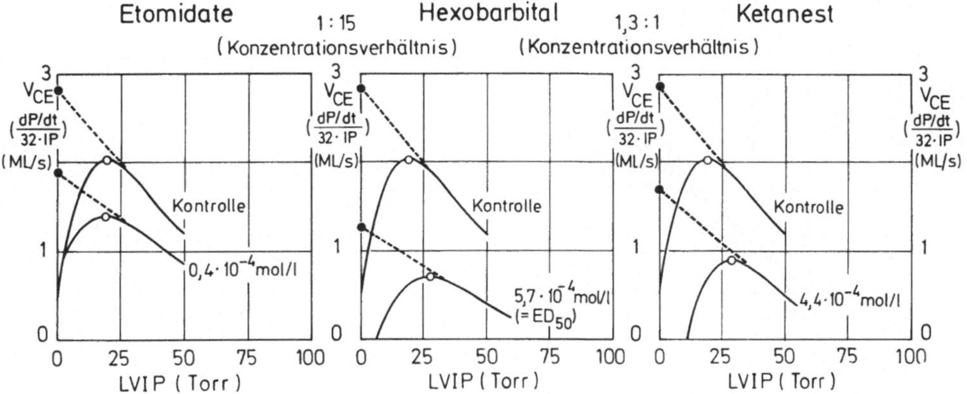

Abb. 146. Kraft-Geschwindigkeits-Diagramme zur quantitativen Erfassung des myokardialen Kontraktions-
status unter dem Einfluß der intravenösen Narkotica in einem der contractilen ED_{50} von Hexobarbital äquinarkotischen Konzentrationsbereich (Etomidate: $0,4 \cdot 10^{-4}$ mol/l; Hexobarbital: $5,7 \cdot 10^{-4}$ mol/l; Ketamin:
$4,4 \cdot 10^{-4}$ mol/l).
Korrelation der aus dem Quotienten (dP/dt)/(32 · IP) bestimmten Verkürzungsgeschwindigkeit der contractilen Elemente V_{CE} (Ordinate) und dem instantanen linksventriculären Druck LVIP (Abszisse). Die maximal meßbare Verkürzungsgeschwindigkeit der contractilen Elemente, V_{CEmax} (○), entspricht dem Gipfelpunkt der Kraft-Geschwindigkeits-Kurven. Die theoretisch maximal mögliche, lastfreie Verkürzungsgeschwindigkeit der contractilen Elemente, V_{max} (●), wurde graphisch durch Rückextrapolation des linear
abfallenden Kurvensegmentes der Kraft-Geschwindigkeits-Kurven auf die Ordinate (Drucklast Null) ermittelt.
Bei den dargestellten Regressionskurven handelt es sich um 5-gliedrige Polynome (n = 7)

Unter Hexobarbital und Ketamin beginnen die Kraft-Geschwindigkeits-Kurven infolge einer
Zunahme der enddiastolischen Volumina erst auf einem höheren Druckniveau (Frank-Starling-
Mechanismus). Geringe Anstiege des instantanen linksventriculären Druckes erbringen nur geringe V_{CE}-Inkremente.
Der *Einfluß der Anaesthetica auf die gesamtkardiale Leistungsbreite* läßt sich mit dem *Competence-Index* beschreiben (Abb. 147). In der Kontrollgruppe besteht zwischen der durch Anheben des Reservoirblutspiegels ausgelösten Steigerung der venösen Zuflußrate und dem Competence-Index M.C.I. (ΔH − ΔRAP) eine hochsignifikante, streng lineare Korrelation. Negativ-
inotrope Interventionen bewirken eine mit dem Grad der Insuffizienz einhergehende Verminderung des Steigungswinkels der Regressionsgeraden.
Niedrige Etomidatekonzentrationen schränken den myokardialen Suffizienzgrad nicht ein, da
der rechtsatriale Füllungsdruck bei einer Anhebung des Reservoirblutspiegels lediglich von 1,4
auf 1,9 cm H_2O ansteigt. Äquianaesthetische Hexobarbital- bzw. Ketaminkonzentrationen erhöhen dagegen den RAP auf 4,4 bzw. 4,2 cm H_2O.
An Hand der *Ventrikelfunktionskurven* läßt sich erkennen, inwieweit das durch äquinarkotische Narkoticakonzentrationen geschädigte Herz seine Kontraktionskraft und Förderleistung
unter Inanspruchnahme des *Frank-Starling-Mechanismus* steigern kann (Abb. 148). Wird der
rechtsatriale Füllungsdruck durch schrittweise Erhöhung der venösen Zuflußrate bis an die
Grenze der *rechtsatrialen Aufnahmekapazität* gesteigert, so kann das Kontrollherz sein Auswurfvolumen auf maximal 32,5 ml/min · kg KG erhöhen, der rechtsatriale Füllungsdruck
steigt auf 11 cm H_2O an. Niedrige Anästheticakonzentrationen bewirken bereits eine geringe
Verschiebung der Ventrikelfunktionskurven gegen niedrigere Volumina: die maximale Förder-

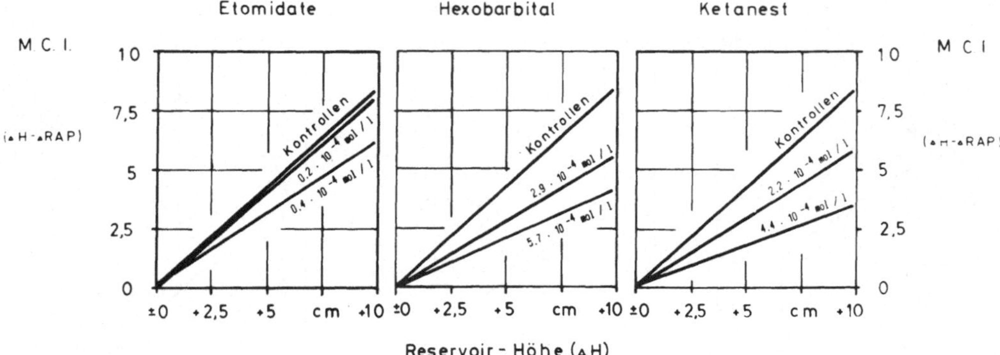

Abb. 147. Ermittlung des durch definierte, äquinarkotische Konzentrationen der intravenösen Narkotica
beeinträchtigten myokardialen Suffizienzgrades mit Hilfe des Competence-Index.
Abhängigkeit des M.C.I. (ΔH $-$ ΔRAP) (Ordinate) von Änderungen einer schrittweise gesteigerten Reservoirblutspiegelhöhe (ΔH) (Abszisse). (Bei den dargestellten Kurven handelt es sich um lineare Regressionsgeraden.)

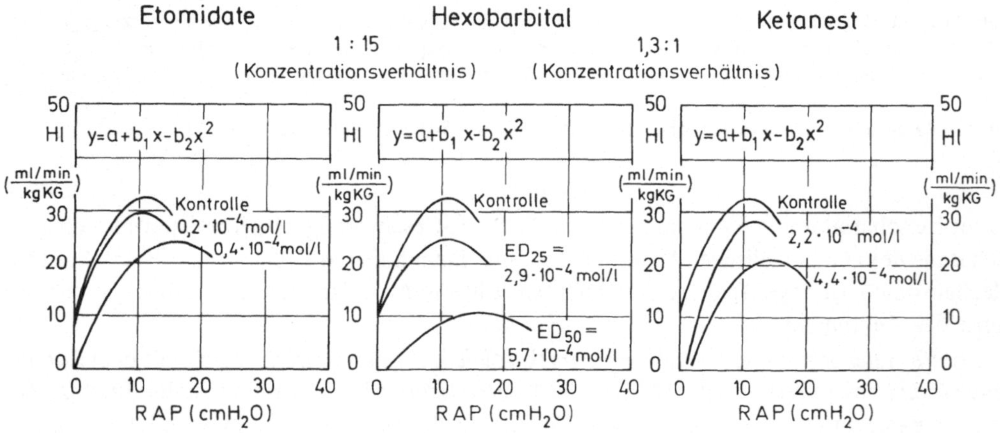

Abb. 148. Ventrikelfunktionskurven zur qualitativen und quantitativen Erfassung der gesamtkardialen
Pumpfunktion unter dem Einfluß definierter, äquinarkotischer Konzentrationen der intravenösen Anaesthetica.
Korrelation zwischen Herzindex HI (Ordinate) und dem infolge kontinuierlich zunehmender Volumenbelastung des Herzens ansteigenden, mittleren rechtsatrialen Füllungsdruck RAP (Abszisse). (Bei den Regressionskurven handelt es sich um 2-gliedrige Polynome (n = 7)

rate beträgt für Etomidate 29 ml/min · kg KG, für Hexobarbital 25 und für Ketamin 28,3
ml/min · kg KG. Höhere Narkoticakonzentrationen bewirken eine deutliche Rechtsverschiebung und Abflachung des Kurvenverlaufs. Die maximalen, gegenüber den Kontrollen deutlich
reduzierten Herzminutenvolumina werden — als Ausdruck der Inanspruchnahme des Frank-
Starling-Mechanismus — bei höheren Füllungsdrucken erzielt. So beträgt der maximal mögliche Herzindex unter Etomidate 24,2 ml/min · kg KG (bei einem RAP von 16,7 cm H_2O), unter Hexobarbital 10,3 ml/min · kg KG (RAP 16,5 cm) und unter Ketamin 21 ml/min · kg KG
(bei einem RAP von 14,9 cm H_2O).

Eine *zuflußabhängige Vorhofdrucksteigerung* von 0 auf 5 cm H_2O führt in der Kontrollgruppe zu einer Erhöhung des Herzindex von 0 auf 26 ml/min · kg KG. Im niedrigen narkotischen Konzentrationsbereich nimmt der Herzindex unter Etomidate von 0 auf 24 ml/min · kg KG zu, unter Hexobarbital von 0 auf 20,3 und unter Ketamin von 0 auf 17,7 ml/min · kg KG. Berechnet man für diesen, zwischen rechtsatrialen Füllungsdrucken von 0 auf 5 cm H_2O nahezu linear ansteigenden Anfangsteil der Ventrikelfunktionskurven die Volumenzunahme pro 1 cm H_2O Druckerhöhung, so beträgt die *Volumenförderrate* in der Kontrollgruppe 5,3 (ml/min · kg KG)/cm H_2O, unter Etomidate 4,8, unter Hexobarbital 4,1 und unter Ketamin 3,5 (ml/min · kg KG)/cm H_2O.

Unter höheren Etomidate- und Ketaminkonzentrationen kann das Herz trotz deutlicher Kontraktilitätseinbuße sein Herzzeitvolumen durch entsprechende *Zunahme des Füllungsdruckes* beträchtlich steigern. Dagegen kann das durch hohe Hexobarbitalkonzentrationen beeinträchtigte Herz den Frank-Starling-Mechanismus offenbar nicht zu einer Leistungsverbesserung nutzen: trotz Erhöhung des Füllungsdruckes um mehr als 20 cm H_2O steigt der Herzindex nur auf maximal 10,3 ml/min · kg KG an. In der durch Etomidate und Ketamin induzierten Myokardinsuffizienz kann das Herzzeitvolumen durch rechtsatriale Druckerhöhung auf 16,7 bzw. 14,9 cm H_2O dagegen noch auf 24,2 bzw. 21 ml/min · kg KG zunehmen. Ein rechtsatrialer Druckanstieg von 0 auf 5 cm H_2O erhöht hier das Herzzeitvolumen unter Etomidate von 0 auf 13 ml/min · kg KG, unter Ketamin von 0 auf 9,7 ml/min · kg KG, unter Hexobarbital dagegen lediglich von 0 auf 4,3 ml/min · kg KG.

Die Tabellen 19 und 20 fassen die wesentlichen narkoticainduzierten Änderungen verschiedener Inotropie-Parameter sowie der spontanen Kontraktionsfrequenz zusammen.

Der *Einfluß der intravenösen Anaesthetica auf die Spontanfrequenz* läßt für alle 3 Substanzen einen mit steigenden Narkoticakonzentrationen zunehmenden negativ-chronotropen Effekt erkennen (Abb. 149). Der durch die jeweilige ED_N bewirkte Abfall der spontanen Kontraktionsfrequenz beträgt unter Hexobarbital 6,5%, unter Ketamin 13,5% und unter Etomidate 2,5%. Bei einer Verdoppelung der ED_N bewirkt Hexobarbital eine 21%-ige, Ketamin eine 29,5%-ige und Etomidate lediglich eine 4%-ige Abnahme der Herzfrequenz.

Tabelle 19. Einfluß niedriger Konzentrationen der intravenösen Anaesthetica Hexobarbital (2,9 · 10^{-4} mol/l), Ketamin (2,2 · 10^{-4} mol/l) und Etomidate (0,2 · 10^{-4} mol/l) auf Meßgrößen der Chronotropie und Inotropie.
Charakterisierung der Narkoticawirkungen:

+++	stark positiver Effekt
++	positiver Effekt
+	schwach positiver Effekt
±	fehlender Effekt
−	schwach negativer Effekt
−−	negativer Effekt
−−−	stark negativer Effekt

	Chronotropie	dP/dt_{max}	Kraft-Geschw.-Beziehungen	Kardiotherapeut. Index	Competance Index	Ventrikel-Funktionskurven
Hexobarbital	−	−−	−−	−−	−−	−
Ketamin	−−	−−	−−	−	−−	−
Etomidate	±	±	−	+++	±	±

Tabelle 20. Einfluß höherer Konzentrationen der intravenösen Anaesthetica Hexobarbital $(5,7 \cdot 10^{-4}$ mol/l), Ketamin $(4,4 \cdot 10^{-4}$ mol/l) und Etomidate $(0,4 \cdot 10^{-4}$ mol/l) auf Meßgrößen der Chronotropie und Inotropie.
(Bedeutung der Symbole wie in Tabelle 19)

	Chronotropie	dP/dt_{max}	Kraft-Geschw.-Beziehungen	Competence Index	Ventrikel-Funktionskurven
Hexobarbital	– –	– – –	– – –	– –	– – –
Ketamin	– – –	– – –	– – –	– – –	– –
Etomidate	–	–	–	–	– –

Im Vergleich zur negativ-inotropen Wirkstärke (inotrope ED_{25} bzw. ED_{50}) treten prozentual gleichstarke Herzfrequenzabnahmen (chronotrope ED_{25} bzw. ED_{50}) erst bei sehr viel höheren Narkoticakonzentrationen auf. Bei gegebenen Narkoticakonzentrationen ist der negativ-chronotrope Narkoticumeffekt am isolierten Herz nicht mit dem negativ-inotropen identisch!
In der anästhesiologischen Praxis wird nun aber als Routineverfahren — neben der regelmäßigen Messung des arteriellen Blutdruckes — das Herzkreislaufverhalten vornehmlich auf Grund von Pulsfrequenzänderungen beurteilt, so z.B. bei der *Kreislaufüberwachung* von Säuglingen und Neugeborenen. Nicht zuletzt orientiert sich gerade in diesen Altersgruppen die Narkosesteuerung am Pulsfrequenzverhalten.
Die Untersuchungen am isolierten Herz zeigen nun aber, daß aus Änderungen der Herzfrequenz nicht auf Änderungen der Kontraktionskraft geschlossen werden kann! Narkoticakonzentrationen, die die spontane Herzfrequenz jeweils um 25% senken (chronotrope ED_{25}), verursachen eine wesentlich stärkere Beeinträchtigung der Kontraktionskraft (Abb. 150). So wird der Inotropie-Parameter dP/dt_{max} durch die chronotrope ED_{25} von Hexobarbital auf 38% des Kontrollwertes reduziert. Die entsprechenden Werte für Ketamin und Etomidate betragen 42,4 bzw. 46,7% des Ausgangswertes vor Narkoticaapplikation. Die chronotrope ED_{50} von Hexobarbital vermindert die Kontraktionskraft um 88,5%, die von Ketamin um 75,9% und jene von Etomidate um 75,3% (Abb. 151).
Die *Bewertung der Gesamtpumpfunktion* des in seiner Kontraktilität beeinträchtigten Herzens muß neben absoluten *Änderungen des inotropen Status* auch die *Grundformen der Kontraktionsanpassung* berücksichtigen. Das klassische Beispiel für die Kontraktionsanpassung ist der *Frank-Starling-Mechanismus*, dessen Grundlage in der Vordehnungsabhängigkeit der Faserverkürzung besteht.
Somit wird das Herz in die Lage versetzt, eine zunehmende Füllung mit steigenden Auswurfvolumina zu beantworten. Die *Anpassungsdynamik des Herzens an wechselnde Belastungen* wurde schon durch Frank *(172)* und durch Starling aufgezeigt *(389, 390, 509)*. Bei einem Anstieg des venösen Zuflusses erhöhte sich das ventriculäre Auswurfvolumen auf Grund einer diastolischen Füllungsvermehrung. So führt eine *Volumenbelastung des Herzens* innerhalb weiter Bereiche zu einer Erhöhung der enddiastolischen Füllung und damit zu einem Anstieg des Herzzeitvolumens.
Derartige hämodynamische Belastungen lassen sich jedoch nur unter kontrollierbaren Bedingungen, wie am isolierten Herz, durchführen. Beim Herz-Lungen-Präparat bewirkt eine *Preloadsteigerung*, ausgelöst durch Anheben des Reservoirblutspiegels um etwa 10 cm, eine lineare Auswurferhöhung von 18,5 auf 29,5 ml/min · kg KG (Abb. 152). Niedrige Narkoticakonzen-

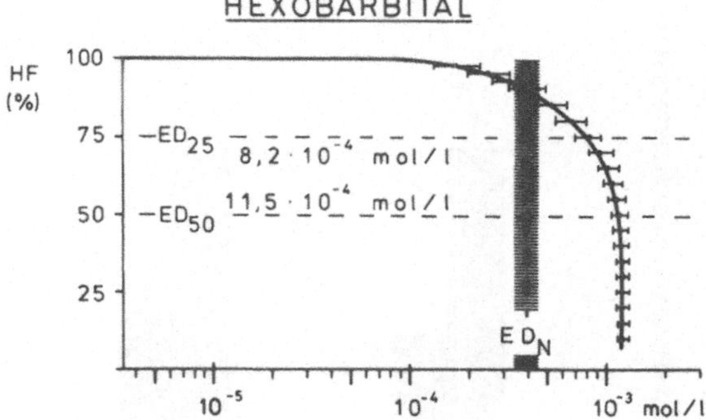

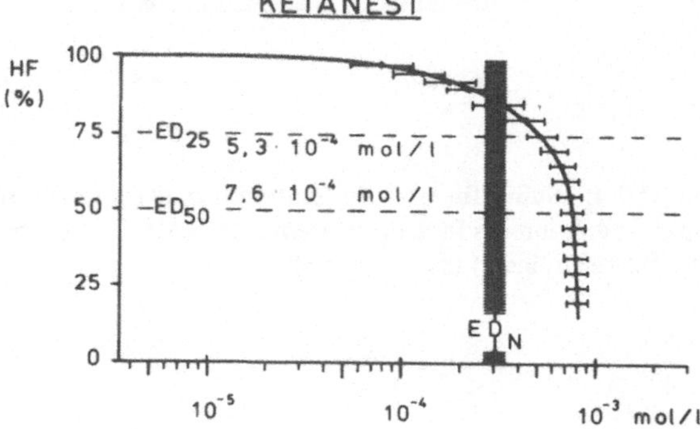

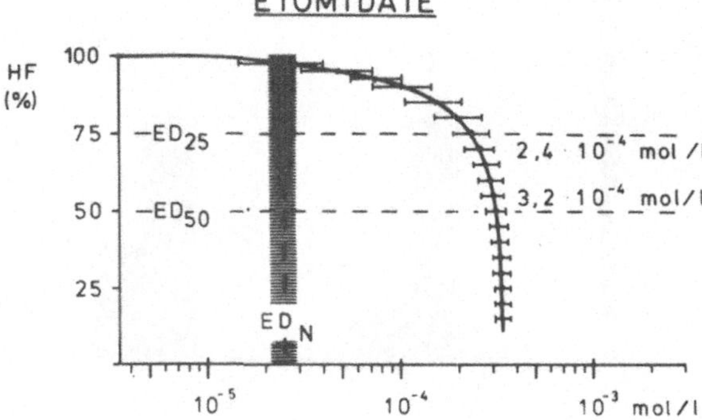

Abb. 149. Konzentrations-Wirkungs-Beziehungen zur Ermittlung des Einflusses der intravenösen Narkotica auf die Chronotropie.
Prozentuale Änderungen der spontanen Kontraktionsfrequenz HF (Ordinate) in Abhängigkeit von kumulativ erhöhten Narkoticakonzentrationen (Abszisse).
Kennzeichnung der jeweils minimal-narkotischen Konzentration ED_N durch vertikale Unterteilungen.
Charakterisierung der 25- bzw. 50%-frequenzsenkenden Narkoticakonzentrationen (chronotrope ED_{25} bzw. ED_{50}) durch die horizontalen Unterteilungen ($\bar{x} \pm s_{\bar{x}}$; n = 5)

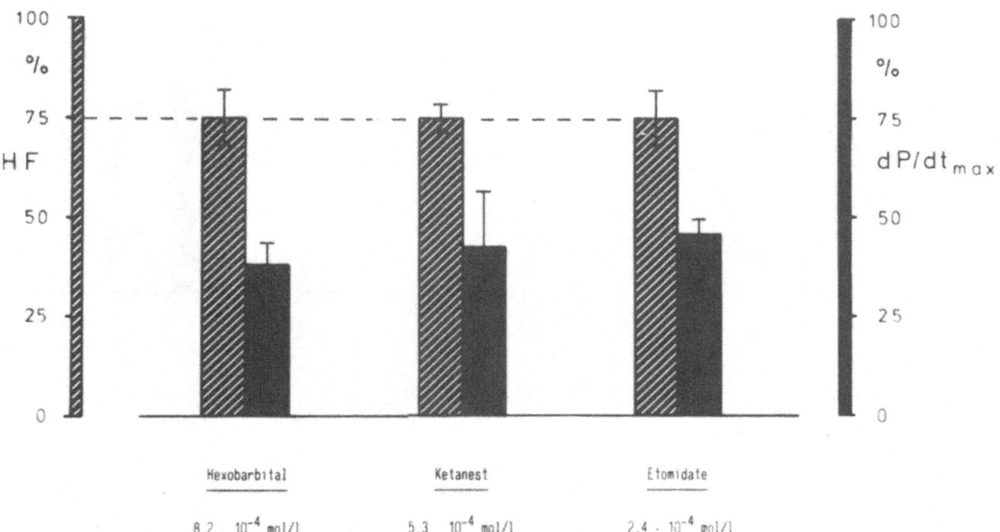

Abb. 150. Einfluß definierter Konzentrationen der intravenösen Anaesthetica auf Chronotropie und Inotropie. Reduktion des Inotropie-Parameters dP/dt_{max} (rechte Ordinate) durch die jeweilige chronotrope ED_{25} (linke Ordinate) ($\bar{x} \pm s_{\bar{x}}$; n = 5)

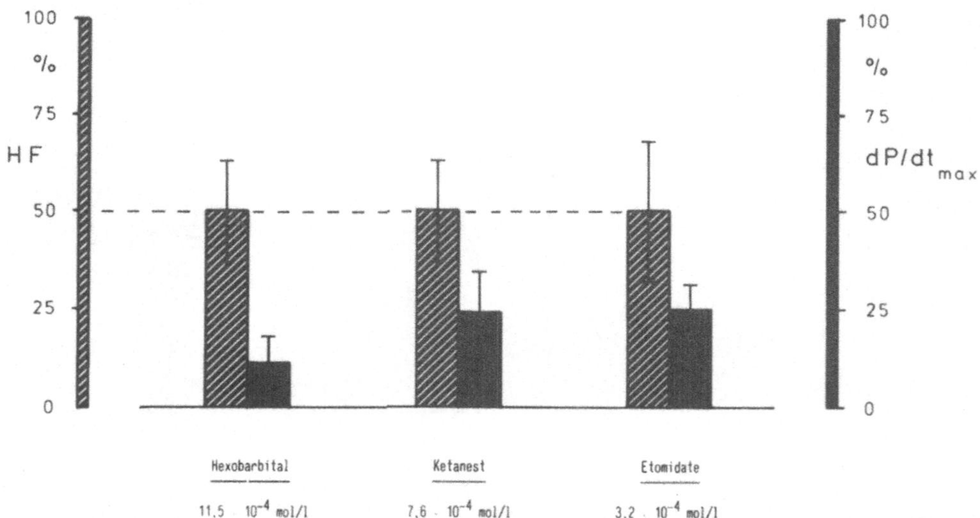

Abb. 151. Einfluß definierter Konzentrationen der intravenösen Narkotica auf Chronotropie und Inotropie. Abnahme des Inotropie-Parameters dP/dt_{max} (rechte Ordinate) bei der jeweiligen chronotropen ED_{50} (linke Ordinate) ($\bar{x} \pm s_{\bar{x}}$; n = 5)

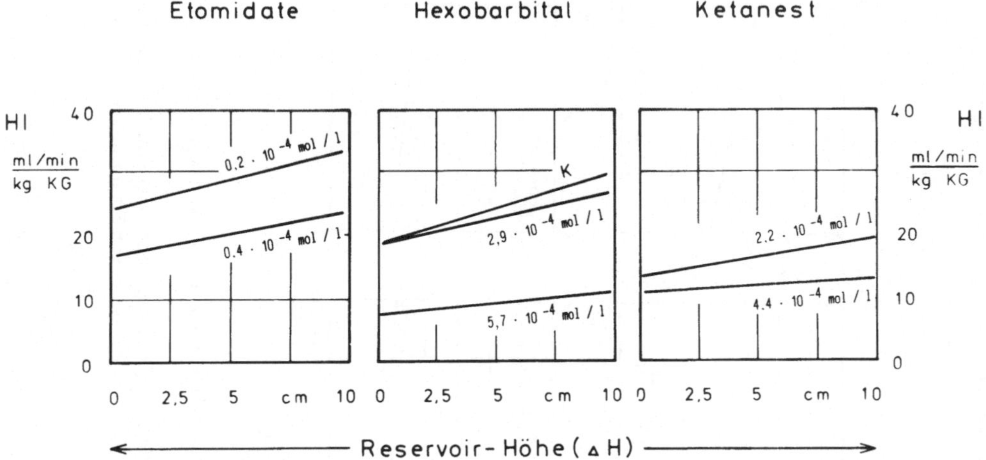

Abb. 152. Kontrollierte Volumenbelastung des Herzens in einer Kontrollgruppe bzw. unter dem Einfluß definierter, äquinarkotischer Konzentrationen von Etomidate, Hexobarbital und Ketamin. Korrelation zwischen Herzindex HI (Ordinate) und schrittweiser Zunahme des rechtsatrialen Zuflußvolumens infolge definierter Erhöhung des Reservoirblutspiegels (ΔH) um insgesamt 10 cm (Abszisse). (Bei den dargestellten Kurven handelt es sich um lineare Regressionsgeraden.)

trationen beeinflussen diese *volumenadaptive Kontraktionskraftsteigerung* nicht. Bei höheren Anaestheticakonzentrationen läßt sich das Herzzeitvolumen in der Etomidate-Gruppe immerhin noch von 16,5 auf 23,5 ml/min · kg KG erhöhen. Unter Hexobarbital und Ketamin beträgt der Zuwachs des Herzzeitvolumens dagegen nur noch 3,5 bzw. 2,2 ml/min · kg KG. Berücksichtigt man die infolge verschieden starker negativ-inotroper Eigenwirkung der Anaesthetica unterschiedlichen Ausgangswerte vor Änderung der Reservoirblutspiegelhöhe, so entspricht die *preloadabhängige Steigerungsrate des Herzzeitvolumens* unter Etomidate, Hexobarbital und Ketamin einer maximalen Zunahme um 42, 46 bzw. 20%. In Abhängigkeit von einer Steigerung der venösen Zuflußrate läßt sich die Kontraktionskraft des barbituratgeschädigten Herzens überhaupt nicht, unter Ketamin nur im niedrigen Konzentrationsbereich steigern.

Der *Einfluß von Afterloadänderungen* auf die Größe von dP/dt$_{max}$ ist seit langem bekannt *(304, 443, 493)*.

Am Herz-Lungen-Präparat lassen sich *kontrollierte Änderungen der Nachlast über gezielte Änderungen des aortalen Windkesseldruckes* erzielen. Zwischen aortalem Windkesseldruck und mittlerem diastolischen Aortendruck besteht eine strenglineare, positive Korrelation (r = 0,902; F = 273; p < 0,01) (vergl. auch Abb. 27, 28). Eine schrittweise Erhöhung des Windkesseldruckes von 50 auf insgesamt 150 Torr führt in der Kontrollgruppe zu einem dP/dt$_{max}$-Zugewinn um 1.560 Torr/s. Eine Nachlasterhöhung um 10 Torr erbringt also eine dP/dt$_{max}$-Zunahme um 156 Torr/s. Interessanterweise konnten Morgenstern et al. *(357)* in Ganztierexperimenten am Hund quantitativ die gleiche dP/dt$_{max}$-Zuwachsrate (160 Torr/s) durch eine Erhöhung des diastolischen Aortendruckes um 10 Torr feststellen.

Im Gegensatz zu Etomidate (Abb. 153) resultieren unter Hexobarbital und Ketamin bereits deutlich geringere Kontraktionskraftzugewinne: das maximale linksventriculäre dP/dt kann nur noch um 1.200 bzw. 470 Torr/s gesteigert werden. Bei einer Verdoppelung der Narkoticakonzentrationen werden die Unterschiede zwischen Etomidate und den anderen beiden Anaesthetica noch deutlicher: während der *druckadaptative Anpassungsmechanismus* unter Eto-

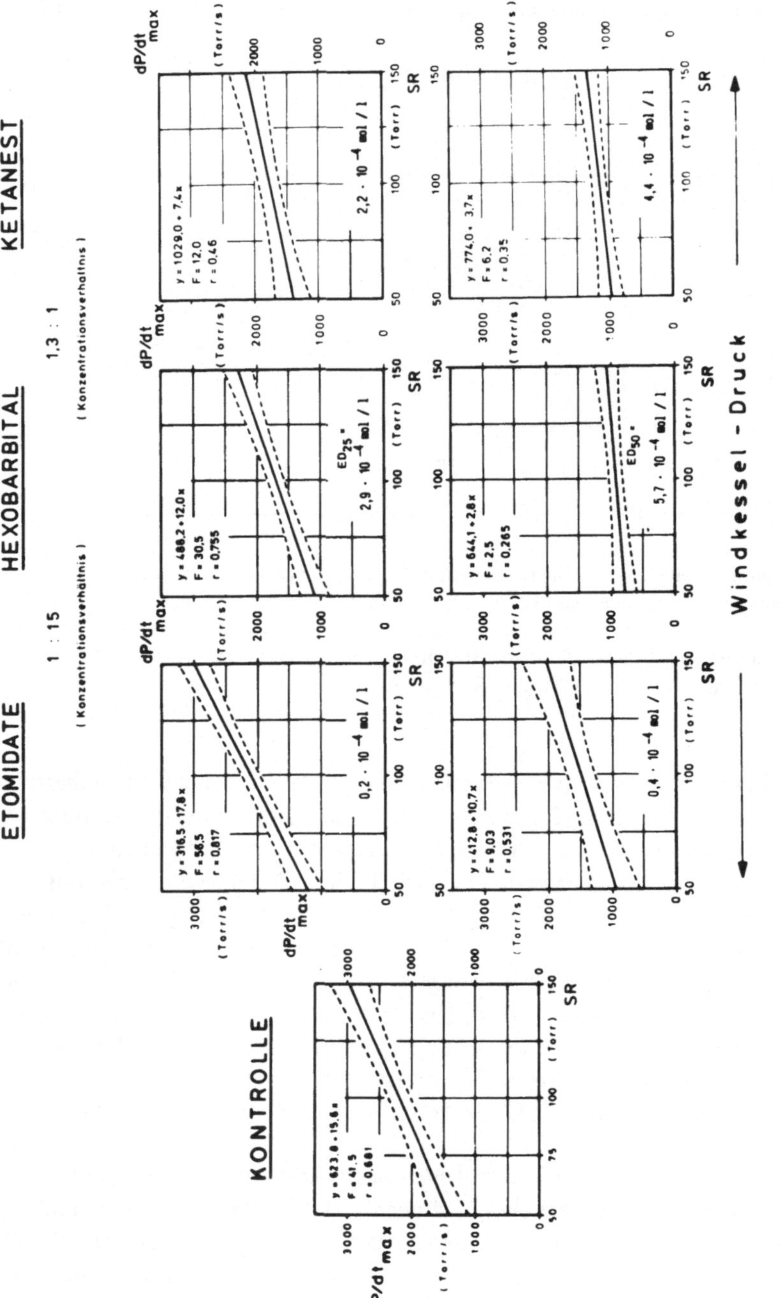

Abb. 153. Kontrollierte Druckbelastung des linken Ventrikels unter dem Einfluß definierter, äquinarkotischer Konzentrationen von Etomidate, Hexobarbital (inotrope ED_{25} bzw. ED_{50}) und Ketamin. Korrelation zwischen Kontraktionskraft, gemessen am Inotropie-Parameter dP/dt_{max} (Ordinate), und einer schrittweisen Erhöhung des linksventriculären Afterloads infolge kontrollierter Steigerung des aortalen Windkesseldruckes von 50 auf insgesamt 150 Torr (Abszisse)

midate voll erhalten bleibt (dP/dt_{max}-Zunahme um 1.070 Torr/s = + 113%), steigt die linksventriculäre Druckanstiegsgeschwindigkeit unter Hexobarbital nur noch um 280 Torr/s (+ 36%) und unter Ketamin um 370 Torr/s (+ 39%).

Ketamin führt am intakten Organismus über die Stimulation extrakardialer Regulationsmechanismen zu einer Pulsfrequenzbeschleunigung und zu einem Blutdruckanstieg. In einem umso interessanteren Licht erscheinen die jetzt vorgelegten Daten der linksventriculären Druckbelastung unter definierten Ketaminkonzentrationen. Im niedrigen Konzentrationsbereich ($2,2 \cdot 10^{-4}$ mol/l) versagt ausgerechnet der kardiale Adaptationsmechanismus an eine Afterloaderhöhung. Während eine Nachlaststeigerung um 100 Torr in der Kontrollgruppe einen dP/dt_{max}-

Zugewinn um 111% erbringt, erhöht sich die Kontraktionskraft unter niedrigen Ketaminkonzentrationen nur noch um 53%.

Anders verhält es sich dagegen bei der *Frequenzstimulation* (Abb. 154). Hier bewirken niedrige Ketaminkonzentrationen den vergleichsweise stärksten Anstieg der *Kontraktionskraft!* In Abhängigkeit von einer Reizfrequenzsteigerung um 75 Schläge/min erhöht sich das linksventriculäre dP/dt_{max} um 629 Torr/s. In der Kontrollgruppe beträgt die maximal mögliche Steigerung nur 125 Torr/s, unter niedrigen Hexobarbitalkonzentrationen 360 Torr/s. Unter einer durch Etomidate induzierten Herzmuskelschädigung kann dagegen die Kontraktionskraft im niedrigen Konzentrationsbereich überhaupt nicht und im höheren auch nur um 13,2% gesteigert werden. Für die beiden Hexobarbitalkonzentrationen beträgt der Zuwachs gegenüber dem Kontrollwert 26 bzw. 44%.

Higgins et al. *(231)* beobachteten am Hund lediglich eine geringe Kontraktionskraftsteigerung in Abhängigkeit von einer Erhöhung der Kontraktionsfrequenz. In einer Pentobarbitalnarkose wie auch nach einer durch Propanolol bedingten Myokarddepression am wachen Hund war der dP/dt_{max}-Zugewinn signifikant größer als in der Kontrollgruppe. Diese Befunde unterstreichen die eigenen Ergebnisse für Hexobarbital und Ketamin.

Auffallend ist jedoch, daß sich die Kontraktionskraft des etomidategeschädigten Herzens durch eine Frequenzstimulation entscheidend verbessern kann. Da es sich hier um eine Substanz mit einer gänzlich anderen und für Anaesthetica ungewöhnlichen Strukturformel handelt, muß in erster Linie an einen anderen molekularen Wirkmechanismus gedacht werden. Auf Grund der Kontraktilitätsbestimmungen konnte nachgewiesen werden, daß Etomidate in Konzentrationen, die der Hexobarbital-ED$_{25}$ bzw. -ED$_{50}$ äquianaesthetisch sind, zu keiner wesentlichen Herabsetzung der Myokardfunktion führte (vergl. Tabellen 19 und 20).

Im Gegensatz zu den Effekten einer kardialen Volumen- oder Druckbelastung kann das maximale linksventriculäre dP/dt in der Ketamingruppe durch eine Frequenzstimulation erhöht werden. Diesem Befund kommt insoweit Bedeutung zu, als Ketamin am intakten Organismus eine Herzfrequenzsteigerung auslöst (vergl. Kap. 3.1.2 bzw. 7.4.1.2). Auf Grund der vorgeleg-

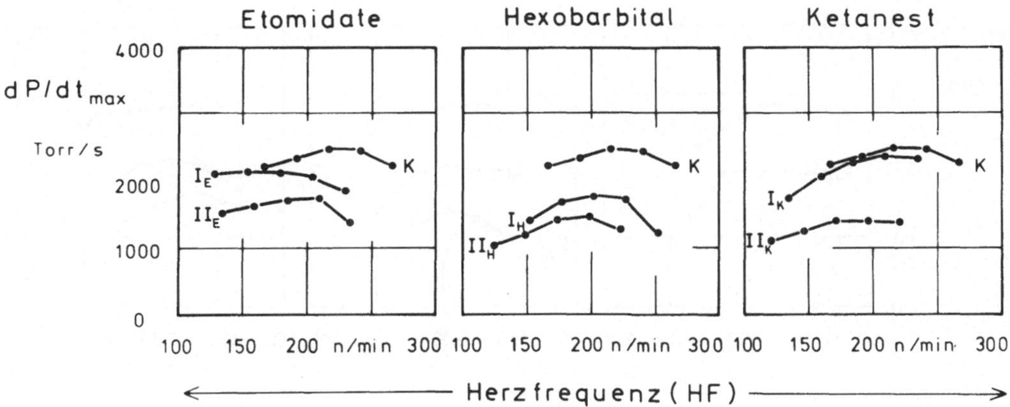

Abb. 154. Kontrollierte Frequenzstimulation in einer Kontrollgruppe (K) bzw. unter dem Einfluß definierter, äquinarkotischer Konzentrationen der intravenösen Anaesthetica Etomidate ($I_E = 0,2 \cdot 10^{-4}$ mol/l; $II_E = 0,4 \cdot 10^{-4}$ mol/l), Hexobarbital ($I_H = 2,9 \cdot 10^{-4}$ mol/l = inotrope ED$_{25}$; $II_H = 5,7 \cdot 10^{-4}$ mol/l = inotrope ED$_{50}$) sowie Ketamin ($I_K = 2,2 \cdot 10^{-4}$ mol/l; $II_K = 4,4 \cdot 10^{-4}$ mol/l).
Abhängigkeit des Kontraktilitäts-Parameters dP/dt_{max} (Ordinate) von einer schrittweisen Erhöhung der Reizfrequenz um insgesamt 100 Impulse/min (Abszisse)

ten eigenen Ergebnisse muß angenommen werden, daß der ausgeprägt negativ-inotrope Ketamineffekt am intakten Organismus weitgehend durch eine Frequenzinotropie überspielt wird. Hierbei ist zu berücksichtigen, daß der infolge Frequenzerhöhung gesteigerten Dynamik des linken Ventrikels unter Ketamin zwei kontraktilitätssteigernde Mechanismen zugrunde liegen, nämlich die Frequenzsteigerung per se (Treppenphänomen oder Bowditch-Effekt) sowie eine β-adrenerge Stimulation des Myokards.

Bei gleichen Herzfrequenz-Steigerungsraten durch reine *Vorhofstimulation* oder durch *Sympathomimetica* ist die aus der alleinigen Frequenzerhöhung resultierende Inotropiezunahme stets geringer. Zur Erklärung der hyperdynamen Funktionslage des Herzens in der Ketaminanästhesie bieten sich 3 ineinandergreifende oder sich addierende Mechanismen an:

1. reine Frequenzinotropie,
2. indirekt-sympathomimetische bzw. cocainartige Effekte,
3. die schon initial durch Ketamin herabgesetzte Inotropie, unter der sich auch bei anderen pharmakologisch induzierten Formen der Myokardinsuffizienz die Kontraktionskraft in Abhängigkeit von einer Herzfrequenzsteigerung jeweils stärker als bei einer alleinigen Vorhofstimulation des nicht geschädigten Herzens erhöht *(231, 543)*.

In der Kontrollgruppe ließ sich die Kontraktionskraft durch eine *kontrollierte Reizfrequenzsteigerung* um maximal 12,6% erhöhen, das *Herzzeitvolumen* blieb jedoch weitgehend konstant (Abb. 155). Das *Schlagvolumen* nahm also parallel zur Frequenzerhöhung ab. Allein in der Ketamin-Gruppe ließ sich in beiden Konzentrationsbereichen der Herzindex um maximal 4,4 bzw. 2,7 ml/min · kg KG erhöhen, das Schlagvolumen blieb bei Frequenzsteigerungen um 50/min konstant. Eine ähnliche Abhängigkeit zwischen Herzfrequenzsteigerung und Herzindex zeigt sich für höhere Hexobarbitalkonzentrationen ($5,7 \cdot 10^{-4}$ mol/l): hier nahm der Herzindex um 5 ml/min · kg KG (+ 57,4%) zu. Bei einer Frequenzsteigerung um 75 Schläge/min erhöhte sich sogar das Schlagvolumen leicht von 0,043 auf 0,05 ml/kg KG.

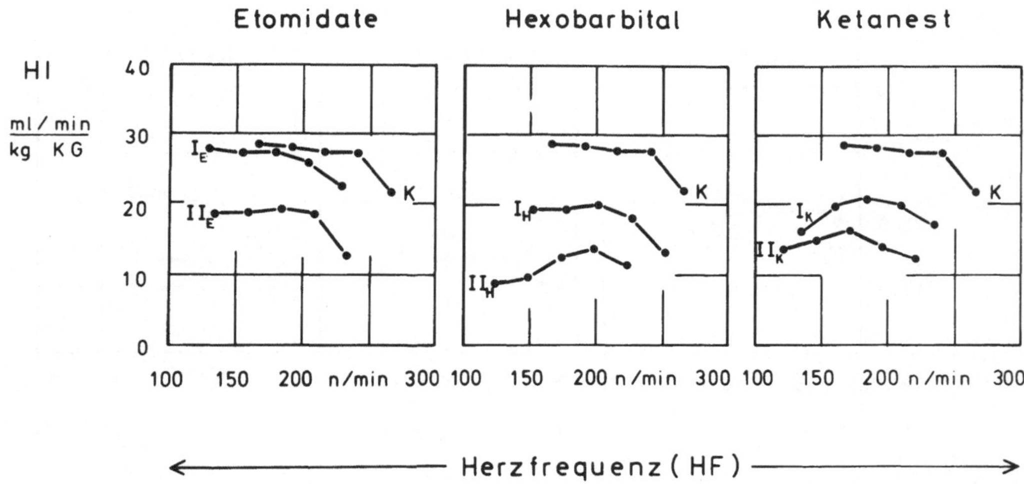

Abb. 155. Kontrollierte Frequenzstimulation in einer Kontrollgruppe (K) bzw. unter dem Einfluß definierter, äquinarkotischer Konzentrationen der intravenösen Anaesthetica Etomidate ($I_E = 0,2 \cdot 10^{-4}$ mol/l; $II_E = 0,4 \cdot 10^{-4}$ mol/l), Hexobarbital ($I_H = 2,9 \cdot 10^{-4}$ mol/l = inotrope ED_{25}; $II_H = 5,7 \cdot 10^{-4}$ mol/l = inotrope ED_{50}) sowie Ketamin ($I_K = 2,2 \cdot 10^{-4}$ mol/l; $II_K = 4,4 \cdot 10^{-4}$ mol/l). Abhängigkeit des Herzindex HI (Ordinate) von einer schrittweisen Erhöhung der Reizfrequenz um insgesamt 100 Impulse/min (Abszisse)

Tabelle 21. Einfluß niedriger Konzentrationen der intravenösen Anaesthetica Hexobarbital ($2,9 \cdot 10^{-4}$ mol/l = inotrope ED_{25}), Ketamin ($2,2 \cdot 10^{-4}$ mol/l) und Etomidate ($0,2 \cdot 10^{-4}$ mol/l) auf die myokardiale Anpassungsbreite an akute hämodynamische Belastungen.

Charakterisierung der kardialen Anpassungsbreite:

+++   starke Zunahme von dP/dt_{max} bzw. HZV

++   Zunahme von dP/dt_{max} bzw. HZV

+   geringe Zunahme von dP/dt_{max} bzw. HZV

±   keine Zunahme von dP/dt_{max} bzw. HZV

−   geringe Abnahme von dP/dt_{max} bzw. HZV

	Druckbelastung (dP/dt_{max})	Volumenbelastung (dP/dt_{max})	Frequenzbelastung (dP/dt_{max})	Volumenbelastung (HZV)	Frequenzbelastung (HZV)
Hexobarbital	+++	−	+++	++	±
Ketamin	++	++	+++	++	+++
Etomidate	+++	+++	−	+++	−

Tabelle 22. Einfluß höherer Konzentrationen der intravenösen Anaesthetica Hexobarbital ($5,7 \cdot 10^{-4}$ mol/l = inotrope ED_{50}), Ketamin ($4,4 \cdot 10^{-4}$ mol/l) und Etomidate ($0,4 \cdot 10^{-4}$ mol/l) auf die myokardiale Adaptationsfähigkeit an akute hämodynamische Belastungen.

(Bedeutung der Symbole wie in Tabelle 21)

	Druckbelastung (dP/dt_{max})	Volumenbelastung (dP/dt_{max})	Frequenzbelastung (dP/dt_{max})	Volumenbelastung (HZV)	Frequenzbelastung (HZV)
Hexobarbital	±	−	++	+	++
Ketamin	+	−	++	±	++
Etomidate	+++	++	−	++	±

Der *Vergleich der direkten Myokardeffekte der untersuchten intravenösen Anaesthetica* läßt
auf Grund der Kontraktilitätsbestimmungen in äquianaesthetischen Konzentrationsbereichen
(äquinarkotisch der Hexobarbital-ED_{25} bzw. -ED_{50}) die folgende *myokarddepressive Reihe*
von geringer zu starker negativ-inotroper Kardioaktivität aufstellen:

Etomidate $<$ Ketamin $<$ Hexobarbital

Die Relation läßt sich auch durch den *Kardiotherapeutischen Index* bestätigen, der sich für
Etomidate mit 5,0, für Ketamin mit 1,0 und für Hexobarbital mit 0,7 errechnet: die minimal-
narkotische Hexobarbitalkonzentration reduziert dabei das maximale linksventriculäre dP/dt
bereits um 34%, während die Ketamin-ED_N eine Abnahme der Kontraktionskraft um 25% bewirkt. Bei Etomidate wird eine gleichstarke Reduktion der Herzkraft erst durch die 5-fache
ED_N bewirkt.
Bezüglich der Fähigkeit des Herzmuskels, sich dynamisch an akute Belastungen anzupassen,
werden für die einzelnen Anaesthetica erhebliche Unterschiede deutlich (Tabellen 21 und 22).
Hexobarbital führt in höheren Konzentrationsbereichen zu einer starken Beeinträchtigung der
kardialen Adaptationsbreite an kontrollierte Volumen- oder Druckbelastungen. Andererseits
bewirken Kontraktionsfrequenzsteigerungen eine deutliche Zunahme von Kontraktionskraft
und Auswurfleistung.
Unter hohen Ketaminkonzentrationen bleibt eine volumenadaptive Kontraktionskraft- und
Herzzeitvolumenzunahme aus. Auch Nachlaststeigerungen führen zu keiner entscheidenden
dP/dt_{max}-Erhöhung. Lediglich durch eine Kontraktionsfrequenzsteigerung läßt sich die durch
Ketamin beeinträchtigte Kontraktionsdynamik entscheidend verbessern.
Etomidate zeigt im Gegensatz zu Hexobarbital und Ketamin keine Beeinträchtigung der volu-
men- oder druckadaptiven Kompensationsbreite, wobei berücksichtigt werden muß, daß die
absolute Kontraktilitätseinbuße unter Etomidate relativ gering ist. Steigerungen der Kontraktionsfrequenz dagegen vermögen die Herzfunktion nicht entscheidend zu verbessern.

7.6 Vergleich der direkten Myokardeffekte der Inhalationsnarkotica unter Berücksichtigung äquianaesthetischer Konzentrationen

Im Gegensatz zu den untersuchten intravenösen Anaesthetica zeigen die Inhalationsnarkotica
eine relativ große *strukturelle Ähnlichkeit.* Dies gilt insbesondere für Diäthyläther, Methoxyfluran und Enfluran (Abb. 156).
Interessant ist deshalb, daß gerade bei den chemisch am stärksten strukturverwandten Anaesthetica Methoxyfluran und Enfluran so *starke Unterschiede bezüglich der Beeinflussung
der myokardialen Chronotropie und Inotropie* zu verzeichnen sind.
Bezüglich des *Anaestheticaeinflusses auf die Chronotropie* lassen die Konzentrations-Wirkungs-
Beziehungen deutliche Unterschiede erkennen (Abb. 157). Zwar besitzen alle 4 untersuchten
Substanzen eine qualitativ gleichartige Wirkung, nämlich einen mit zunehmenden Anaestheticakonzentrationen größeren negativ-chronotropen Effekt. Dieser beginnt bei Halothan, Enfluran und Methoxyfluran bereits innerhalb narkotischer Konzentrationsbereiche, während
die spontane Kontraktionsfrequenz unter Einfluß von Diäthyläther erst oberhalb des 2 MAC-
Konzentrationsbereiches abfällt. So reduziert sich narkoticainduziert die Spontanfrequenz
unter 1 bzw. 2 MAC Diäthyläther auf 99 bzw. 96,6%, unter Methoxyfluran auf 89,7 bzw.
80,2%, unter Halothan auf 88,9 bzw. 67% und durch Enfluran auf 82,8 bzw. 75,4% des Kon-

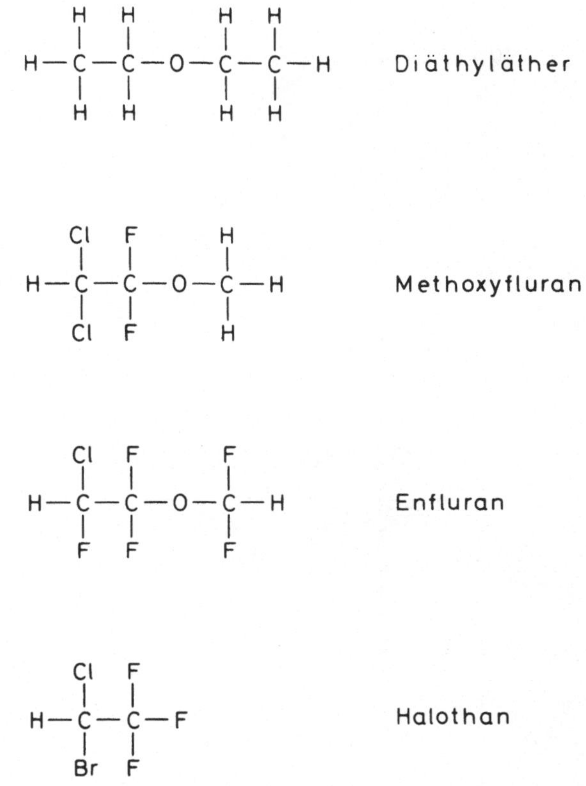

Diäthyläther

Methoxyfluran

Enfluran

Halothan

Abb. 156. Strukturformeln der untersuchten Inhalationsnarkotica

trollwertes vor Narkoticaapplikation. Unter äquinarkotischen Dosierungen besitzt also Enfluran den stärksten negativ-chronotropen Effekt.

Die Konzentrations-Wirkungs-Beziehungen zur Ermittlung der *Beeinflussung der Kontraktionskraft* zeigen trotz des ebenfalls qualitativ gleichartigen Verhaltens, nämlich eines konzentrationsabhängig zunehmenden negativ-inotropen Effektes, erhebliche quantitative Unterschiede (Abb. 158). Narkoticainduziert reduziert sich die Kontraktionskraft im Konzentrationsbereich von 1 MAC unter Diäthyläther auf 94,8%, unter Enfluran auf 95,6%, unter Methoxyfluran auf 89,4% und unter Halothan am stärksten, nämlich auf 77,2% des Kontrollwertes vor Anaestheticaapplikation. Bei einer Verdoppelung der Narkoticadosen (2 MAC) nimmt die maximale linksventriculäre Druckanstiegsgeschwindigkeit durch Äther um 19,6%, durch Enfluran um 16,5%, durch Methoxyfluran um 38,7 und wiederum am stärksten durch Halothan um 61,5% ab.

Die *myokarddepressive Potenz* narkotischer Anaestheticakonzentrationen kann durch den Abstand zwischen der 1 MAC-Konzentration und jener Narkoticumkonzentration, die die Kontraktionskraft um 25% senkt, charakterisiert werden. Diese Relation zwischen der ED_{25} und dem 1 MAC-Wert liegt dem *Kardiotherapeutischen Index* zugrunde (vergl. Tabelle 16). Bezüglich der kardioaktiven Eigenschaften ist die *therapeutische Breite* von Enfluran und Diäthyläther mehr als doppelt so hoch wie jene für Halothan.

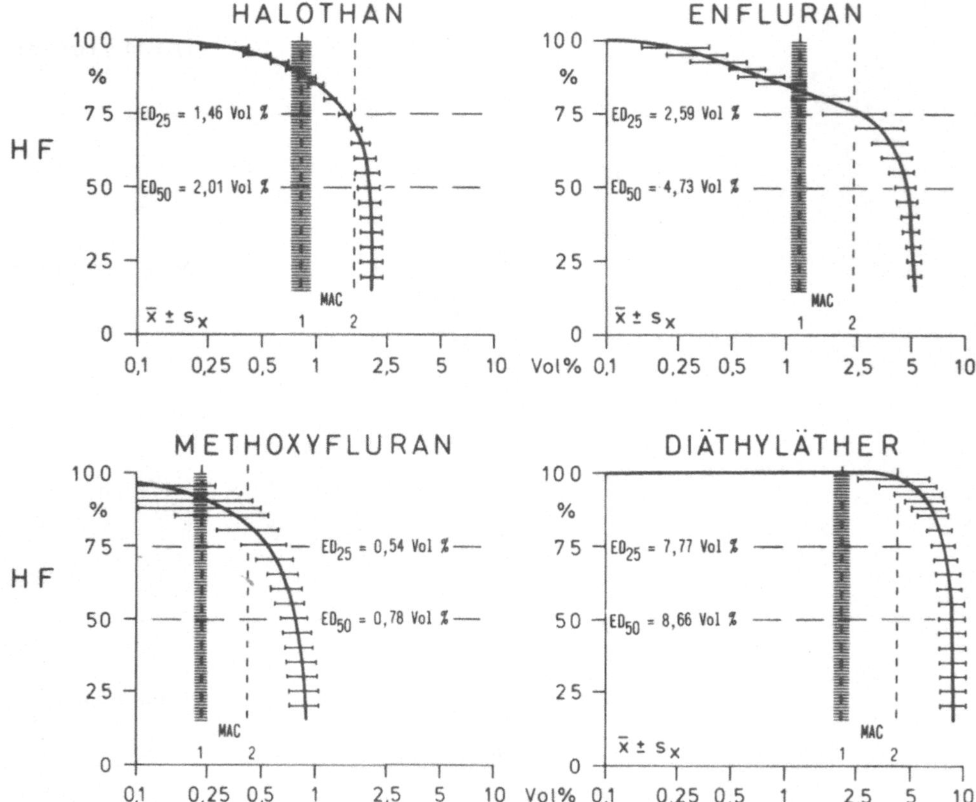

Abb. 157. Konzentrations-Wirkungs-Beziehungen zur Ermittlung des Einflusses verschiedener Inhalationsnarkotica auf die Chronotropie.
Prozentuale Änderungen der spontanen Kontraktionsfrequenz HF (Ordinate) in Abhängigkeit von kumulativ erhöhten Narkoticakonzentrationen (Abszisse).
Kennzeichnung der narkotischen Konzentrationsbereiche von 1 bzw. 2 MAC durch die vertikalen Unterteilungen.
Charakterisierung der 25- bzw. 50%-frequenzsenkenden Narkoticakonzentrationen (chronotrope ED_{25} bzw. ED_{50}) durch die horizontalen Unterteilungen (n = 5; $\bar{x} \pm s_x$)

Da Kontraktionskraftmessungen an Hand des Inotropie-Parameters dP/dt_{max} den Einfluß des Frank-Starling-Mechanismus nur teilweise berücksichtigen, lassen sich die kardiotoxischen Narkoticawirkungen mit Hilfe der Kraft-Geschwindigkeits-Beziehungen genauer quantifizieren, da dieses Verfahren eine Differenzierung zwischen Kontraktionskraft- und Kontraktilitätsänderungen zuläßt (vergl. Kap. 6.1.1 bzw. 7.2).
Interessanterweise spiegelt die Bestimmung der *Verkürzungsgeschwindigkeiten der contractilen Elemente* (Abb. 159) dieselben Relationen wider, wie sie sich auf Grund des Kardiotherapeutischen Index ergeben. Nicht zuletzt hieraus resultiert die Rechtfertigung der Anwendung des Kardiotherapeutischen Index zur vergleichenden Einstufung der Kardioaktivität von Anaesthetica.
Unter dem Narkoticaeinfluß von jeweils 2 MAC reduziert sich die fiktive, lastfreie V_{max} durch Enfluran und Diäthyläther um 16,7 bzw. 13,6%, durch Methoxyfluran um 25%, dagegen

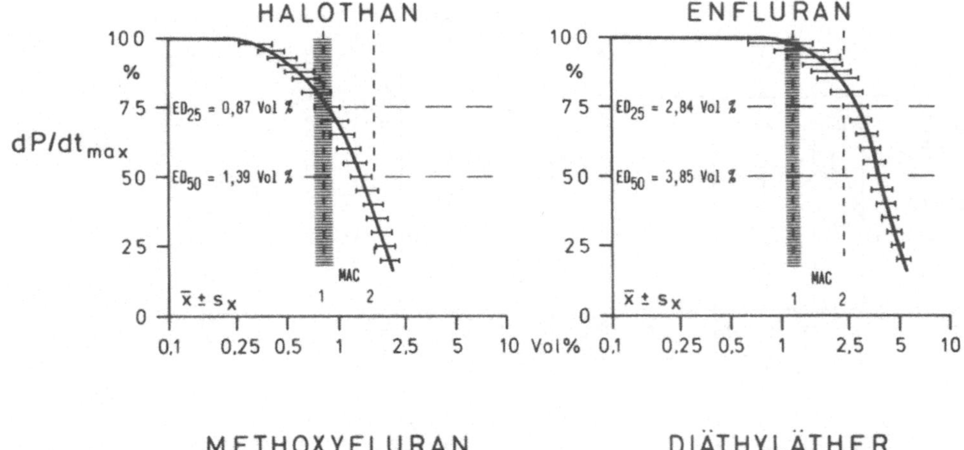

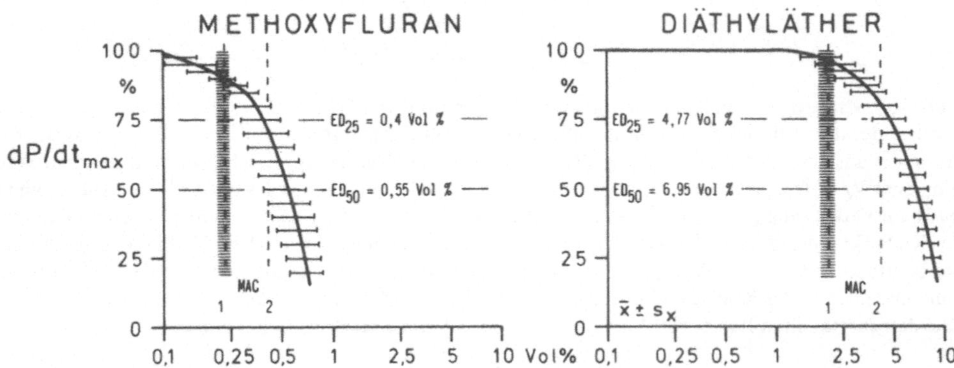

Abb. 158. Konzentrations-Wirkungs-Kurven zur Ermittlung des Einflusses verschiedener Inhalationsnarkotica auf die Kontraktionskraft.
Prozentuale Änderungen des Inotropie-Parameters dP/dt_{max} (Ordinate) in Abhängigkeit von kumulativ erhöhten Narkoticakonzentrationen (Abszisse).
Kennzeichnung der narkotischen Konzentrationsbereiche von 1 bzw. 2 MAC durch die vertikalen Unterteilungen. Narkoticakonzentrationen, die das maximale linksventriculäre dP/dt um 25% (inotrope ED_{25}) bzw. 50% (inotrope ED_{50}) reduzieren, sind durch die horizontalen Strichelungen markiert ($\bar{x} \pm s_x$; n = 5)

nimmt sie unter Halothan um 63,6% ab! Ähnlich vermindert sich auch die maximal meßbare Verkürzungsgeschwindigkeit der contractilen Elemente: bei einem Kontrollwert von 1,95 ML/s reduziert sich die V_{CEmax} unter Enfluran- bzw. Diäthyläthereinfluß auf 1,38 bzw. 1,16 ML/s und unter Methoxyfluran auf 0,86 ML/s. Der Abfall unter Halothan ist mit 0,75 ML/s wiederum weitaus am stärksten.

Bei den Inhalationsanaesthetica wird generell die V_{CEmax} prozentual stärker als die V_{max} vermindert. So beträgt die Relation $V_{max} : V_{CEmax}$ in der Kontrollgruppe 1,35 : 1 und unter Anaestheticaeinfluß bei Methoxyfluran 2,3 : 1, bei Äther 1,97 : 1, bei Halothan 1,8 : 1 und bei Enfluran 1,59 : 1.

Die mit Hilfe des myokardialen *Competence-Index* bestimmbare *gesamtkardiale Leistungsbreite* (Abb. 160) wird durch die Inhalationsanaesthetica auch unterschiedlich stark beeinträchtigt. Läßt sich gegenüber den Kontrollen für den Konzentrationsbereich von 1 MAC für Enfluran kein unterschiedliches Verhalten aufweisen, so ist der Leistungsabfall unter Methoxyfluran vergleichsweise am deutlichsten: in Abhängigkeit von einer schrittweisen Erhöhung

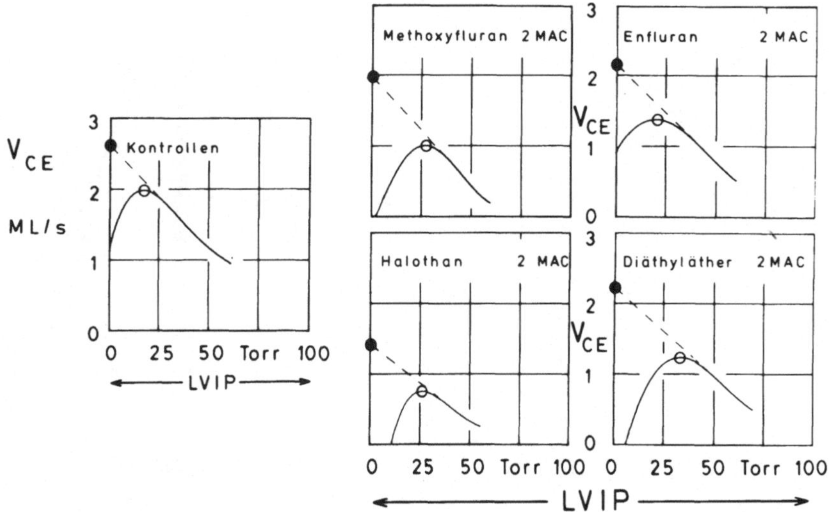

Abb. 159. Kraft-Geschwindigkeits-Diagramme zur quantitativen Erfassung des myokardialen Kontraktions-status unter dem Einfluß der Inhalationsanaesthetica im Konzentrationsbereich von jeweils 2 MAC. Korrelation der aus dem Quotienten $(dP/dt)/(32 \cdot IP)$ bestimmten Verkürzungsgeschwindigkeit der contractilen Elemente V_{CE} (Ordinate) und dem instantanen linksventriculären Druck LVIP (Abszisse). Die maximal meßbare Verkürzungsgeschwindigkeit der contractilen Elemente, V_{CEmax} ($\circ$), entspricht dem Gipfelpunkt der Kraft-Geschwindigkeits-Kurven. Die theoretisch maximal mögliche, lastfreie Verkürzungsgeschwindigkeit der contractilen Elemente, V_{max} ($\bullet$), wurde graphisch durch Rückextrapolation des linear abfallenden Kurvensegmentes der Kraft-Geschwindigkeits-Kurven auf die Ordinate (Drucklast „Null") ermittelt. (Bei den dargestellten Regressionskurven handelt es sich um 5-gliedrige Polynome (n = 7)

des Reservoirblutspiegels um insgesamt 10 cm nimmt der rechtsatriale Füllungsdruck gegenüber einem Kontrollwert von +1,3 cm H_2O unter Enfluran um 0,8 cm H_2O, unter Diäthyläther um 3,7 cm H_2O, unter Halothan um 3,8 cm H_2O und unter Methoxyfluran um 4,65 cm H_2O zu.

Im Konzentrationsbereich von 2 MAC liegen die entsprechenden rechtsatrialen Füllungsdruck-zunahmen für Enfluran bei 5,3 cm H_2O, für Diäthyläther bei 6,6 cm H_2O, für Halothan bei 7,9 cm H_2O und für Methoxyfluran bei 8,1 cm H_2O. Demzufolge wird die gesamtkardiale Leistungsbreite durch Halothan und Methoxyfluran stärker als durch Enfluran oder Diäthyläther eingeschränkt.

Eine ähnliche Deutung der kardialen Leistungsbreite lassen auch die *Ventrikelfunktionskurven* zu (Abb. 161). Gegenüber einem Kontrollwert von 34 ml/min $\cdot$ kg KG vermindert sich die maximale Volumenauswurfleistung im Konzentrationsbereich von jeweils 1 MAC unter Diäthyläther auf 30 ml/min $\cdot$ kg KG, unter Enfluran auf 25, unter Halothan auf 22,5 und unter Methoxyfluran auf 22 ml/min $\cdot$ kg KG. Diese maximale Volumenförderleistung wird in der Kontrollgruppe durch einen zuflußbedingt angestiegenen rechtsatrialen Füllungsdruck von 11 cm H_2O ermöglicht. Im 1 MAC-Konzentrationsbereich liegt der RAP bei allen Inhalationsan-aesthetica zwischen 12,5 und 13 cm H_2O. Unter dem Einfluß dieser geringen Anaestheticakonzentrationen nimmt das Herzzeitvolumen bei allen Inhalationsnarkotica ab, ohne daß der Füllungsdruck deutlich ansteigt, d.h. die durch Narkoticaeinfluß bedingte Abnahme des Minutenvolumens wird nicht über den *Frank-Starling-Mechanismus* kompensiert.

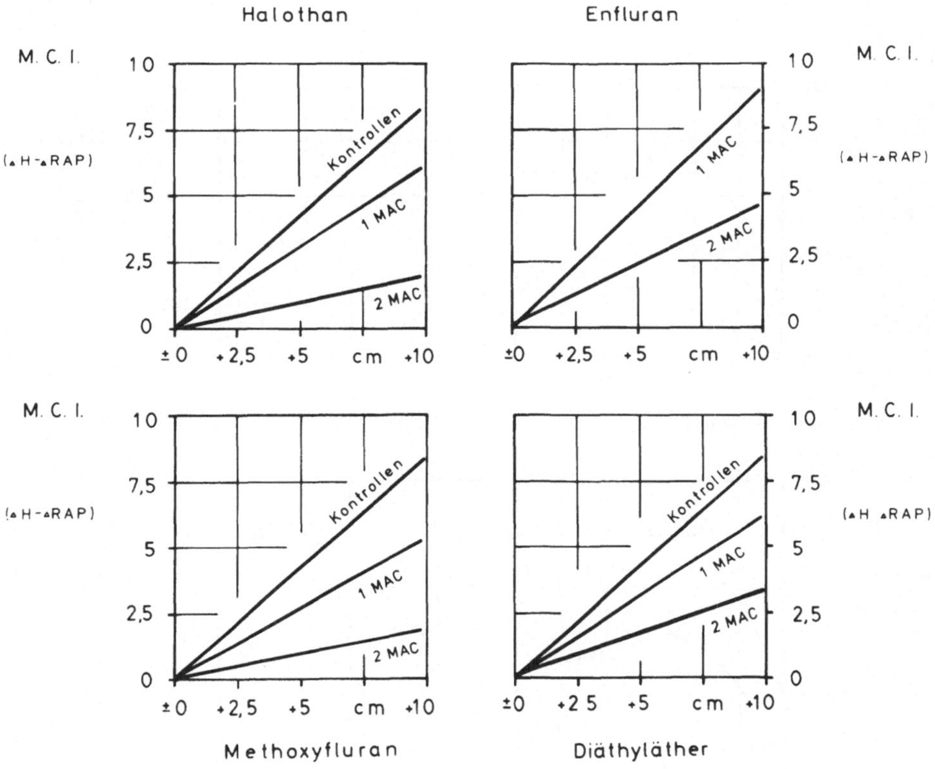

Abb. 160. Ermittlung des durch Inhalationsnarkotica beeinträchtigten myokardialen Suffizienzgrades mit Hilfe des Competence-Index M.C.I. für die Konzentrationsbereiche von jeweils 1 bzw. 2 MAC. Abhängigkeit des M.C.I. (ΔH − ΔRAP) (Ordinate) von Änderungen einer schrittweise gesteigerten Reservoirblutspiegelhöhe (ΔH) (Abszisse). (Regressionsgeraden.)

Bei einer Verdoppelung der Anaestheticakonzentrationen auf 2 MAC reduziert sich die maximale Auswurfleistung unter Diäthyläther auf 21,5 ml/min · kg KG, unter Enfluran auf 20, unter Halothan auf 16 und unter Methoxyfluran auf 8 ml/min · kg KG. Diese Herzzeitvolumina werden unter Diäthyläther bei rechtsatrialen Füllungsdrucken von 13,5 cm H_2O und unter Enfluran bei einem RAP von 18 cm H_2O erzielt, unter Methoxyfluran und Halothan steigt dagegen der Füllungsdruck auf ca. 30 cm H_2O an. Selbst unter maximaler Inanspruchnahme des Frank-Starling-Mechanismus läßt sich also das Minutenvolumen unter dem Einfluß von 2 MAC Methoxyfluran oder Halothan nicht deutlich steigern.

Eine Zunahme des Füllungsdruckes von 0 auf 5 cm H_2O erhöht den Herzindex in der Kontrollgruppe von 0 auf 27,5 ml/min · kg KG. Unter dem Einfluß von 1 MAC beträgt die HZV-Zunahme unter Äther 17,5 ml/min · kg KG, unter Enfluran 17, unter Halothan 15,5 und unter Methoxyfluran 12 ml/min · kg KG. Im 2 MAC-Konzentrationsbereich werden die Unterschiede noch deutlicher: so wird das HZV unter Diäthyläther und Enfluran bei einer Füllungsdruckerhöhung von 0 auf 5 cm H_2O von 0 auf 12 ml/min · kg KG gesteigert, während die Zunahme unter Halothan bzw. Methoxyfluran lediglich noch 5 bzw. 2 ml/min · kg KG beträgt. Besonders in höheren Konzentrationsbereichen wird somit die für das durch Halothan und

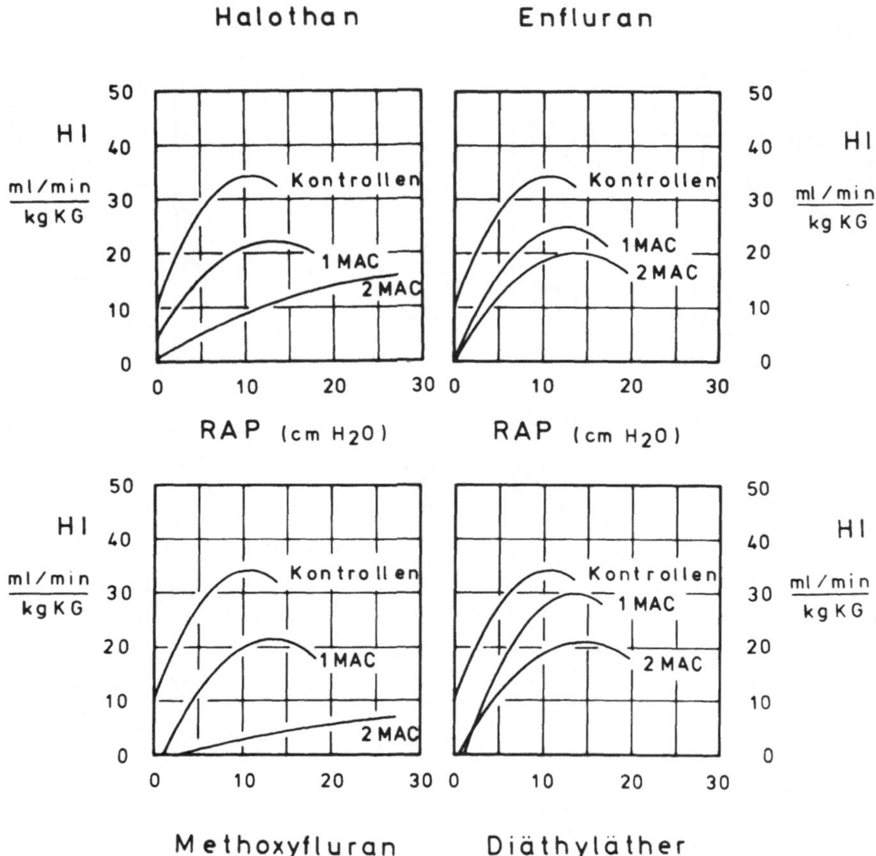

Abb. 161. Ventrikelfunktionskurven zur qualitativen und quantitativen Erfassung der kardialen Pumpfunktion unter dem Einfluß verschiedener Konzentrationen der Inhalationsanästhetica.
Korrelation zwischen Herzindex HI (Ordinate) und dem durch eine kontinuierlich zunehmende Volumenbelastung des Herzens ansteigenden mittleren rechtsatrialen Füllungsdruck RAP (Abszisse).
(Bei den Regressionskurven handelt es sich um 2-gliedrige Polynome (n = 7))

Methoxyfluran in seiner Funktion beeinträchtigte Herz typische Rechtsverlagerung und Abflachung des Kurvenverlaufs deutlich.
Aus den Konzentrations-Wirkungs-Beziehungen zur Ermittlung der chronotropen und inotropen Beeinflußbarkeit der Myokardfunktion durch Inhalationsnarkotica ist zu ersehen, daß gleiche Konzentrationen die spontane Kontraktionsfrequenz bzw. die Kontraktionskraft unterschiedlich stark beeinträchtigen. Konzentrationen der einzelnen Narkotica, die die spontane Kontraktionsfrequenz jeweils um 25% senken, reduzieren die Kontraktionskraft bei Äther, Methoxyfluran und Halothan deutlich stärker als die Kontraktionsfrequenz (Abb. 162). Allein das Enfluran macht hier eine Ausnahme: 2,59 Vol% Ethrane bewirken eine Abnahme der Herzfrequenz um 25% (chronotrope ED_{25}), dagegen nahm die Kontraktionskraft, gemessen am Inotropie-Parameter dP/dt_{max}, nur um 19,8% ab.
Anaestheticakonzentrationen, die die spontane Kontraktionsfrequenz um 50% vermindern, reduzieren die Kontraktionskraft jeweils ausgeprägter (Abb. 163). Dies gilt in jedem Fall auch für Enfluran, wenngleich – verglichen mit Diäthyläther, Methoxyfluran oder Halothan – die

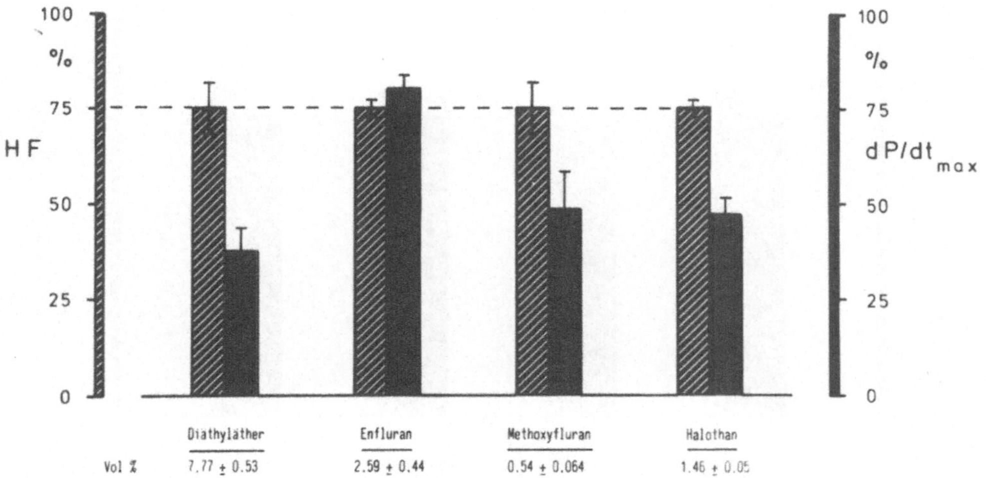

Abb. 162. Einfluß definierter Anaestheticakonzentrationen auf Chronotropie und Inotropie. Reduktion des Inotropie-Parameters dP/dt_{max} (rechte Ordinate) durch die jeweilige chronotrope ED_{25} (linke Ordinate) der Inhalationsnarkotica (n = 5; $\bar{x} \pm s_{\bar{x}}$)

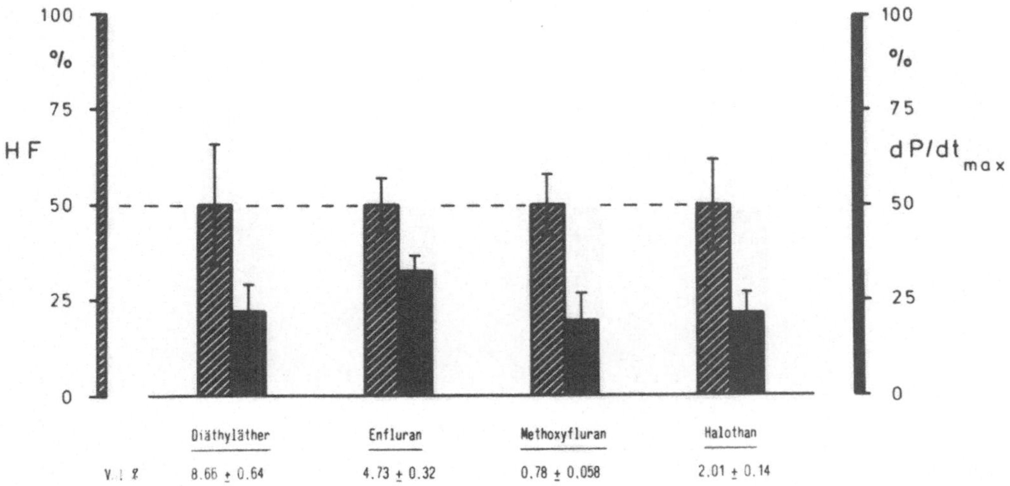

Abb. 163. Einfluß definierter Narkoticakonzentrationen auf Chronotropie und Inotropie. Abnahme des Inotropie-Parameters dP/dt_{max} (rechte Ordinate) bei der jeweiligen chronotropen ED_{50} (linke Ordinate) der Inhalationsnarkotica

Kontraktionskraft nur wenig stärker als die Kontraktionsfrequenz abnimmt. Diese *quantitativ unterschiedlich starken negativ-chronotropen und negativ-inotropen Narkoticaeigeneffekte* lassen sich auch bei Anaestheticakonzentrationen erkennen, die die Kontraktionskraft um 25% bzw. um 50% vermindern (Abb. 164, 165). Hierbei ist auffallend, daß sich die Kontraktionsfrequenz unter Diäthyläther — trotz deutlicher Abnahme der Kontraktionskraft — kaum erniedrigt.

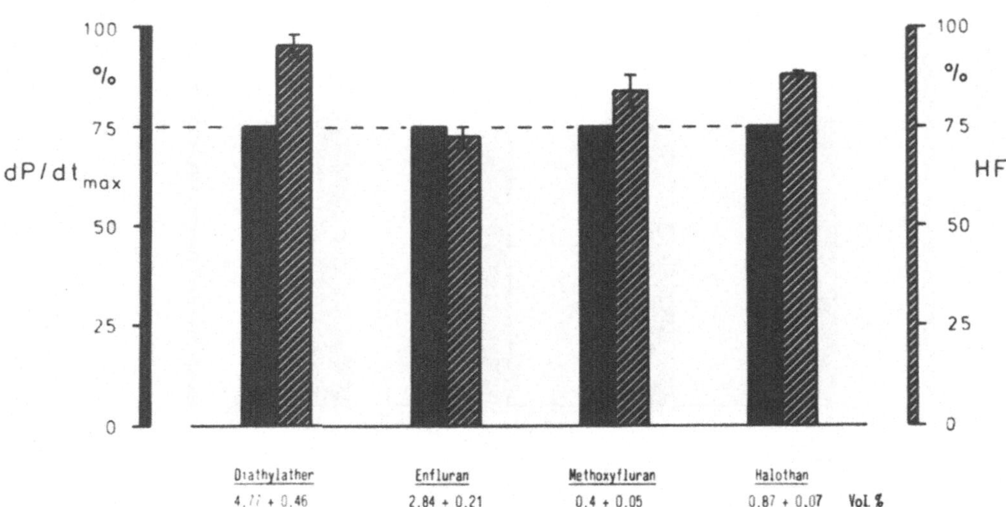

Abb. 164. Einfluß definierter Narkoticakonzentrationen auf Inotropie und Chronotropie. Abnahme der spontanen Kontraktionsfrequenz HF (rechte Ordinate) bei der jeweiligen inotropen ED_{25} (linke Ordinate) der Inhalationsnarkotica ($\bar{x} \pm s_{\bar{x}}$; n = 5)

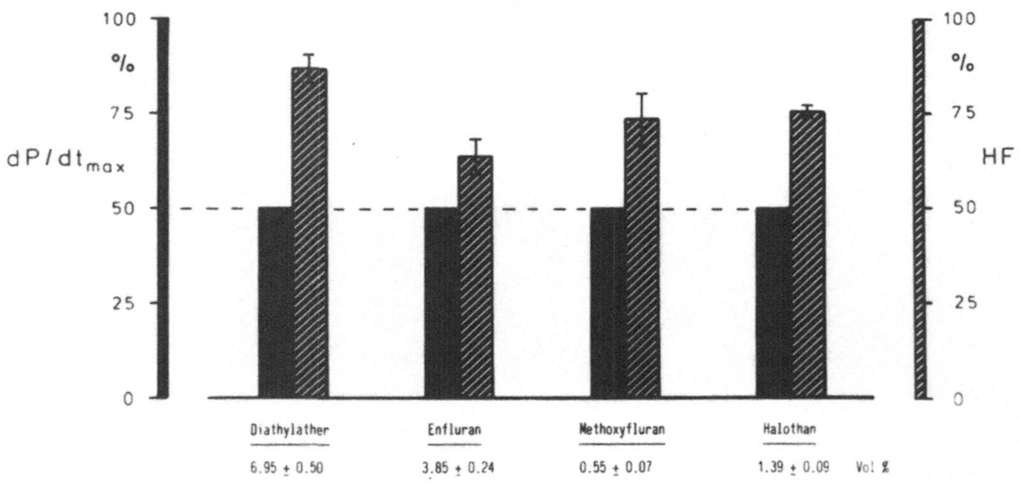

Abb. 165. Einfluß definierter Konzentrationen der Inhalationsnarkotica auf Inotropie und Chronotropie. Abnahme der spontanen Kontraktionsfrequenz HF (rechte Ordinate) bei der jeweiligen inotropen ED_{50} (linke Ordinate) ($\bar{x} \pm s_{\bar{x}}$; n = 5)

Eine Übersicht der Chronotropie- und Inotropiebeeinflussung durch die vier Inhalationsanaesthetica in den Konzentrationsbereichen von 1 bzw. 2 MAC geben die Tabellen 23 und 24. Den stärksten negativ-chronotropen Einfluß besitzt Enfluran, in höheren Konzentrationsbereichen auch Halothan.

Der stärkste kontraktionskraftsenkende Effekt ist unter Methoxyfluran und Halothan zu beobachten. Der für diese beiden Substanzen errechnete Kardiotherapeutische Index ist auch deutlich geringer als für Diäthyläther oder Halothan.

Tabelle 23. Einfluß niedriger Konzentrationen der Inhalationsanaesthetica (1 MAC) auf Meßgrößen der Chronotropie und Inotropie.
(Bedeutung der Symbole wie in Tabelle 19)

	Chronotropie	dP/dt_{max}	Kraft-Geschw.-Beziehungen	Kardiotherapeut. Index	Competence Index	Ventrikel-Funktionskurven
Diäthyläther	±	±	−	++	−−	−
Enfluran	−−	±	−	++	±	±
Methoxyfluran	−	−	−−	+	−−	−−
Halothan	−	−−	−−	−−	−−	−−

Tabelle 24. Einfluß höherer Konzentrationen der Inhalationsanaesthetica (2 MAC) auf Meßgrößen der Chronotropie und Inotropie.
(Bedeutung der Symbole wie in Tabelle 19)

	Chronotropie	dP/dt_{max}	Kraft-Geschw.-Beziehungen	Competence Index	Ventrikel-Funktionskurven
Diäthyläther	±	−−	−	−−−	−−
Enfluran	−−−	−−	−	−−	−−
Methoxyfluran	−−	−−−	−−	−−−	−−−
Halothan	−−−	−−−	−−−	−−−	−−−

Die *Bewertung der Narkoticaeinflüsse auf die Gesamtpumpfunktion* hat neben *narkoticainduzierten Änderungen der Inotropie* auch die *Einflüsse auf die Grundformen der Kontraktionsanpassung* zu berücksichtigen. Der wesentlichste intrakardiale Mechanismus zur Steigerung der
Kontraktionskraft besteht in einer Vermehrung der diastolischen Ventrikelfüllung. Dieser sogenannte *Frank-Starling-Mechanismus* besitzt auch für das in seiner Leistungsbreite durch Anaesthetica eingeschränkte Herz eine erhebliche Bedeutung. Auf der anderen Seite kann eine
durch *akute Volumenbelastung* ausgelöste Füllungszunahme das Herz in der Narkose auch in
eine noch größere Insuffizienz „treiben".

Eine *Preloadsteigerung*, wie sie sich am Herz-Lungen-Präparat durch Anheben des Reservoir-
blutspiegels um insgesamt 10 cm auslösen läßt, führt in der Kontrollgruppe zu einer *Herzzeit-
volumensteigerung* von 18,5 auf 29,5 ml/min · kg KG, d.h. der Herzindex erhöht sich um 11
ml/min · kg KG (Abb. 166). Unter dem Einfluß äquinarkotischer Konzentrationen der Inhalationsnarkotica (1 MAC) beträgt die entsprechende Zunahme des Herzindex für Äther 7,6
ml/min · kg KG, für Enfluran 8,9, für Methoxyfluran 7,7 und für Halothan 7,8 ml/min · kg KG.

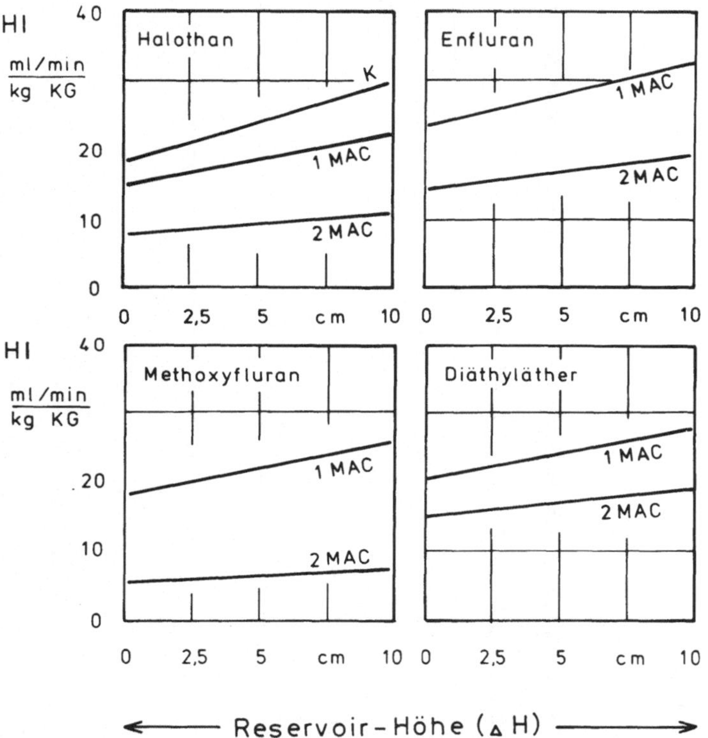

Abb. 166. Kontrollierte Volumenbelastung des Herzens in der Kontrollgruppe (K) bzw. unter dem Einfluß
von 1 bzw. 2 MAC Halothan, Enfluran, Methoxyfluran und Diäthyläther.
Korrelation zwischen schrittweiser Zunahme des rechtsatrialen Zuflußvolumens infolge definierter Erhöhung des Reservoirblutspiegels (∆H) um insgesamt 10 cm (Abszisse) und dem Herzindex HI (Ordinate).
(Regressionsgeraden.)

Hieraus könnte der Schluß gezogen werden, daß sich für die einzelnen Substanzen keine entscheidenden Unterschiede finden. Prozentual gesehen, ist jedoch der HZV-Anstieg unter Halo-

than mit 53,8% deutlicher höher als unter Äther mit 37,6%. Auch im Konzentrationsbereich von 2 MAC ist die preloadabhängige, prozentuale Zunahme des Minutenvolumens unter Halothan am stärksten: die nur geringe Zunahme des Herzindex um 3,3 ml/min · kg KG entspricht einem Zuwachs um 42,9%, dagegen steigt das Auswurfvolumen unter Äther, Enfluran bzw. Methoxyfluran lediglich um 27,5%, 36,6% bzw. 38,9% an. Offenbar kann gerade das durch Narkoticaeinfluß in seiner Kontraktionskraft stark beeinträchtigte Herz seine Volumenleistung über erhöhte Füllungsvolumina besonders gut steigern. Somit käme der Nutzung des Frank-Starling-Mechanismus in der Inhalationsanaesthesie besondere Bedeutung zu!

Die andere, wesentliche Determinante der Kontraktionskraft, nämlich das linksventriculäre *Afterload,* hat am isolierten Herz sowohl unter Kontrollbedingungen (Tabelle 25) wie auch bei der narkoticainduzierten Myokardinsuffizienz einen entscheidenden und starken Einfluß auf die Kontraktionskraft. Am Herz-Lungen-Präparat bewirken schrittweise Windkesseldruckerhöhungen von 50 auf insgesamt 150 Torr *kontrollierte Nachlaststeigerungen,* die in der Kontrollgruppe wie auch unter dem Einfluß minimal-anaesthetischer Konzentrationen der Inhalationsnarkotica eine Zunahme der Kontraktionskraft um etwa 90% auslösen (Abb. 167).

Tabelle 25. Myokardiale Adaptationsfähigkeit der Kontrollherzen an akute hämodynamische Belastungen. (Bedeutung der Symbole wie in Tabelle 21)

	Druckbelastung (dP/dt_{max})	Volumenbelastung (dP/dt_{max})	Frequenzbelastung (dP/dt_{max})	Volumenbelastung (HZV)	Frequenzbelastung (HZV)
Kontrollen	+++	++	+	+++	−

Unter dem Einfluß höherer Anaestheticakonzentrationen (2 MAC) kann die Kontraktionskraft in Abhängigkeit von einer Afterloadzunahme jedoch nur unter Enfluran und Diäthyläther verbessert werden (Abb. 168): das dP/dt_{max} nimmt um 79,7 bzw. 71,1% zu. Unter Halothan und Methoxyfluran dagegen versagt dieser druckadaptive Mechanismus.

Im Gegensatz zur Druck- oder Volumenbelastung vermag eine *Erhöhung der Kontraktionsfrequenz* in der Kontrollgruppe weder die Kontraktionskraft noch das Herzauswurfvolumen entscheidend zu verbessern (Tabelle 15). Äquianaesthetische Konzentrationen der Inhalationsnarkotica (1 MAC) bewirken nur geringe Zunahmen des Herzindex um bis zu 10%.

Bei einer Verdoppelung der Anaestheticakonzentration liegt dagegen der HZV-Zuwachs mit maximal 12% für Enfluran, 24,7% für Halothan und 34,8% für Methoxyfluran in interessanten Größenordnungen (Abb. 169). Allein beim Äther bewirkt eine Frequenzsteigerung keine Herzindex-Zunahme!

Unter dem Einfluß der vier Inhalationsnarkotica nimmt dagegen die Kontraktionskraft in Abhängigkeit von einer Erhöhung der Reizfrequenz zu (Abb. 170): so ist der dP/dt_{max}-Anstieg für den 1 MAC-Konzentrationsbereich gerade beim Äther mit maximal 19% am ausgeprägtesten und unter Enfluran mit 8% am geringsten. Unter Methoxyfluran bzw. Halothan nimmt die Kontraktionskraft um 17,2 bzw. 14,4% zu. Unter dem Einfluß von 2 MAC ist der frequenzinotrope Einfluß unter Diäthyläther (+16,9%) bzw. Enfluran (+25,4%) am geringsten. Unter Halothan (+ 33,2%), noch mehr aber unter Methoxyfluran (+ 44,4%), kann dagegen das Herz seine Kontraktionskraft ganz entscheidend steigern.

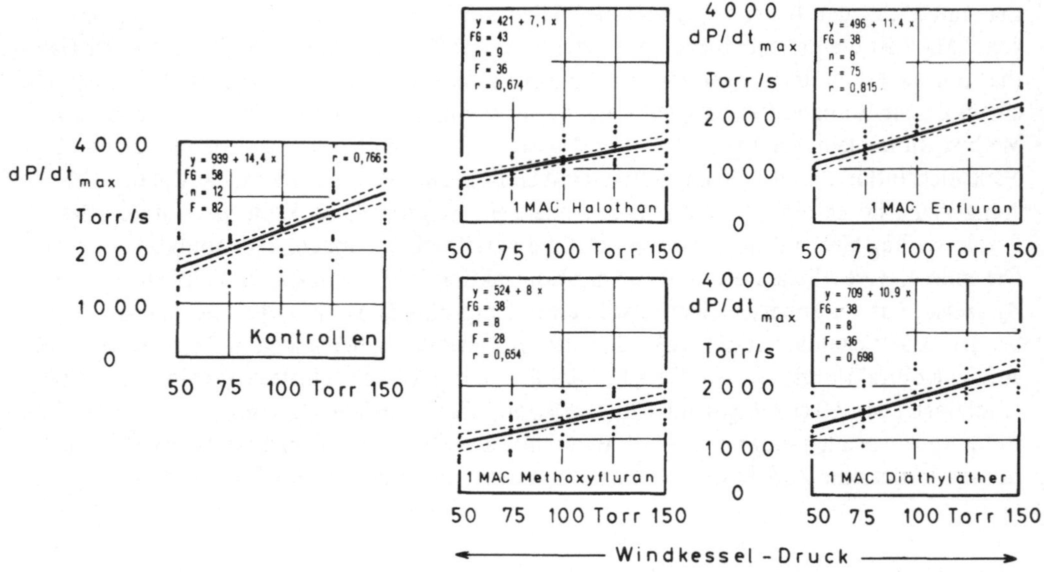

Abb. 167. Kontrollierte Druckbelastung des linken Ventrikel unter dem Einfluß definiert-narkotischer Konzentrationen (1 MAC) von Halothan, Enfluran, Methoxyfluran bzw. Diäthyläther.
Korrelation zwischen Kontraktionskraft, gemessen am Inotropie-Parameter dP/dt_{max} (Ordinate), und einer schrittweisen Erhöhung des linksventriculären Afterloads infolge kontrollierter Steigerung des aortalen Windkesseldrucks von 50 auf insgesamt 150 Torr (Abszisse).
(Dargestellt sind die Regressionsgeraden mit dem 95%-Vertrauensbereich.)

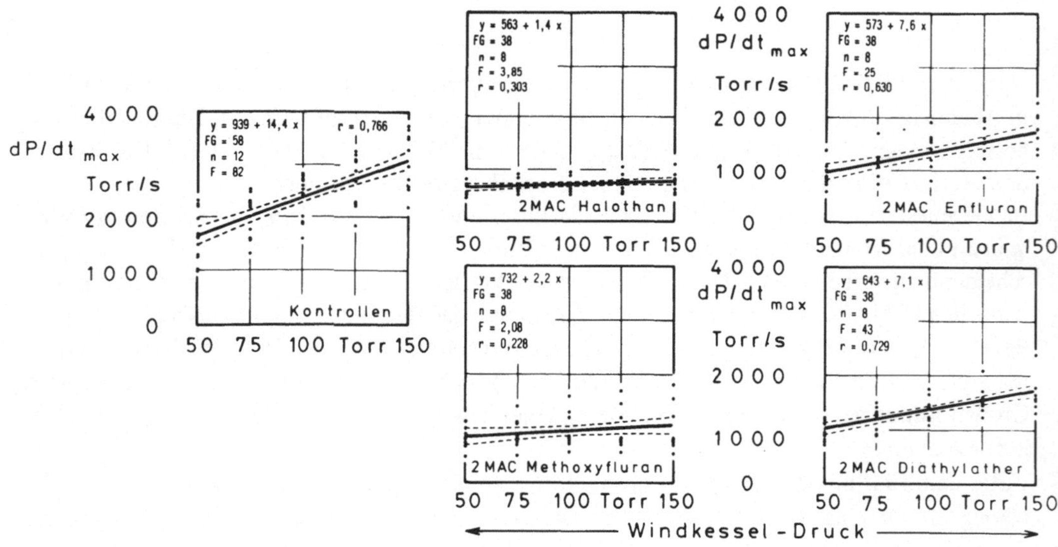

Abb. 168. Kontrollierte Druckbelastung des linken Ventrikels unter dem Einfluß definiert-narkotischer Konzentrationen (2 MAC) von Halothan, Enfluran, Methoxyfluran bzw. Diäthyläther.
Korrelation zwischen Kontraktionskraft, gemessen am Inotropie-Parameter dP/dt_{max} (Ordinate), und einer schrittweisen Erhöhung des linksventriculären Afterloads infolge kontrollierter Steigerung des aortalen Windkesseldrucks von 50 auf insgesamt 150 Torr (Abszisse).
(Dargestellt sind die Regressionsgeraden mit dem 95%-Vertrauensbereich.)

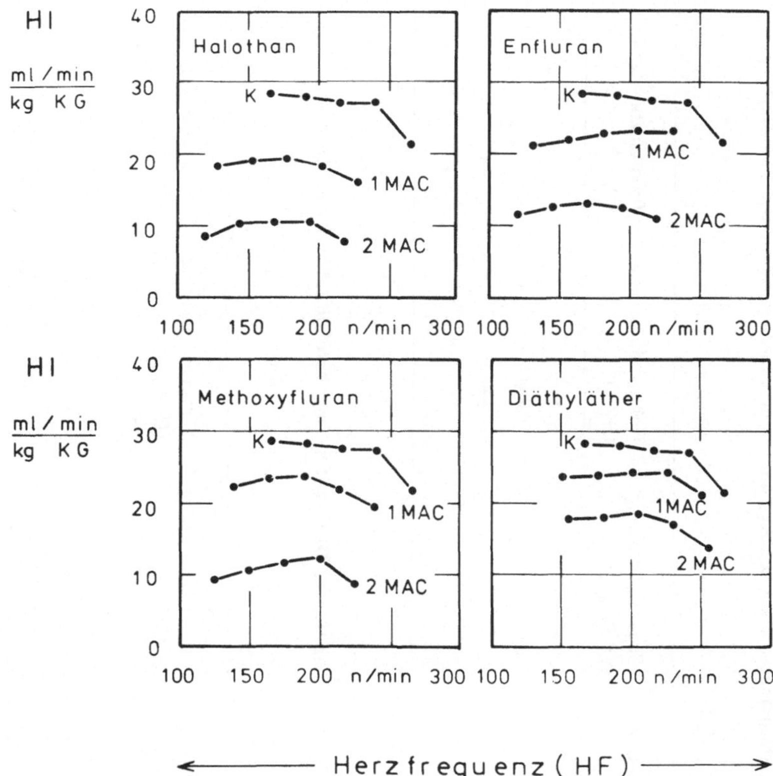

Abb. 169. Kontrollierte Frequenzbelastung des Herzens in einer Kontrollgruppe (K) bzw. unter dem Einfluß äquianaesthetischer Konzentrationen (1 bzw. 2 MAC) von Halothan, Enfluran, Methoxyfluran und Diäthyläther. Abhängigkeit des Herzzeitvolumens (HI) (Ordinate) von einer schrittweisen Steigerung der Reizfrequenz um insgesamt 100 Impulse/min (Abszisse)

Auf Grund der *Kontraktilitätsbestimmungen* läßt sich für die vier untersuchten Inhalationsanästhetica folgende *myokarddepressive Wirkung* von gering bis zu stark negativ-inotrop aufstellen:

Enfluran = Diäthyläther $<$ Methoxyfluran $<$ Halothan.

Diese *„aufsteigende Reihe"* findet ihren Niederschlag auch im *Kardiotherapeutischen Index,* der sich für Enfluran mit 2,37, für Diäthyläther mit 2,27, für Methoxyfluran mit 1,74 und für Halothan mit 1,06 errechnet (vergl. Tabelle 16). Durch 1 MAC Halothan wird also die Kontraktionskraft bereits um 25% gesenkt, während ein gleich starker myokarddepressiver Effekt erst durch zweifach höhere Enfluran- bzw. Diäthylätherkonzentrationen erzielt wird.
Die Fähigkeit des durch definierte, äquianaesthetische Narkoticakonzentrationen beeinträchtigten Herzmuskels, sich *dynamisch an akute hämodynamische Belastungen anzupassen,* zeigt für die einzelnen Anaesthetica erhebliche *qualitative und quantitative Unterschiede.*
Die durch Äther bzw. Enfluran bedingte Herabsetzung der Myokardfunktion läßt sich am ehesten durch Nachlasterhöhungen, aber auch durch Preloadsteigerungen positiv beeinflussen.
Unter Methoxyfluran bewirken Vor- und Nachlast-, wie auch Frequenzsteigerungen sowohl

Tabelle 26. Einfluß niedriger Konzentrationen der Inhalationsanaesthetica (1 MAC) auf die myokardiale Adaptationsfähigkeit an akute hämodynamische Belastungen.
(Bedeutung der Symbole wie in Tabelle 21)

	Druckbelastung (dP/dt_{max})	Volumenbelastung (dP/dt_{max})	Frequenzbelastung (dP/dt_{max})	Volumenbelastung (HZV)	Frequenzbelastung (HZV)
Diäthyläther	+++	++	+	++	±
Enfluran	+++	++	−	+++	+
Methoxyfluran	++	++	+	++	++
Halothan	++	−	−	++	+

Tabelle 27. Einfluß höherer Konzentrationen der Inhalationsanaesthetica (2 MAC) auf die myokardiale Adaptationsfähigkeit an akute hämodynamische Belastungen.
(Bedeutung der Symbole wie in Tabelle 21)

	Druckbelastung (dP/dt_{max})	Volumenbelastung (dP/dt_{max})	Frequenzbelastung (dP/dt_{max})	Volumenbelastung (HZV)	Frequenzbelastung (HZV)
Diäthyläther	++	+	+	±	±
Enfluran	++	−	+	++	+
Methoxyfluran	−	+	++	±	++
Halothan	−	−	+	±	++

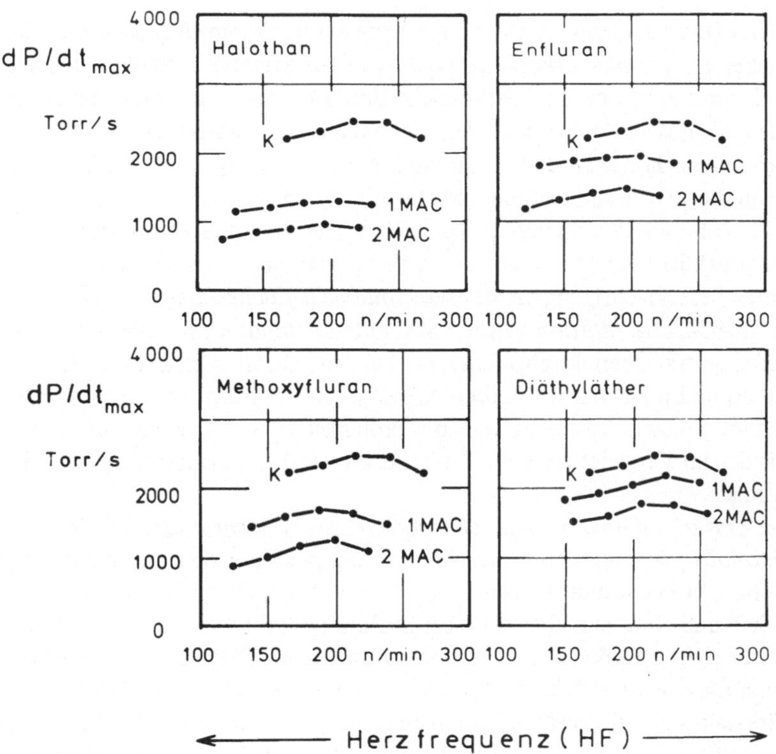

Abb. 170. Kontrollierte Frequenzbelastung des Herzens in einer Kontrollgruppe (K) bzw. unter dem Einfluß äquianaesthetischer Konzentrationen (1 bzw. 2 MAC) von Halothan, Enfluran, Methoxyfluran und Diäthyläther. Abhängigkeit des Kontraktilitäts-Parameters dP/dt_{max} (Ordinate) von einer schrittweisen Erhöhung der Reizfrequenz um insgesamt 100 Impulse/min (Abszisse)

eine Erhöhung der Kontraktionskraft wie auch des Herzzeitvolumens. Dagegen läßt sich die Kontraktionskraft unter dem Einfluß von Halothan lediglich durch Afterloadänderungen beeinflussen. Das Auswurfvolumen kann aber durch Preloaderhöhungen und in gewissem Umfang auch durch Steigerungen der Herzfrequenz erhöht werden (Tabelle 26). Im höheren Konzentrationsbereich (Tabelle 27) wird die Kontraktionskraft unter Diäthyläther bzw. Enfluran am besten durch eine Erhöhung des aortalen Auswurfwiderstandes, unter Methoxyfluran durch eine Erhöhung der Kontraktionsfrequenz und unter Halothan praktisch gar nicht gesteigert. Das Herzminutenvolumen kann unter Enfluran durch eine Zunahme des venösen Angebotes und unter Methoxyfluran bzw. Halothan durch eine Steigerung der Kontraktionsfrequenz verbessert werden.

7.7 Synoptische Betrachtung der Kardioaktivität der untersuchten intravenösen bzw. Inhalationsanaesthetica

Die Schwierigkeiten eines quantitativen Vergleichs direkter Myokardeffekte verschiedener Anaesthetica unter Berücksichtigung des äquinarkotischen Dosisäquivalents wurden bereits diskutiert (vergl. Kap. 6.5 bzw. 7.1.2).

In der vorliegenden Untersuchung wurde die für die *intravenösen Anästhetica* am Ganztier entwickelte *„minimal-narkotische Dosis"* auf das gesamte Blutvolumen der Katze umgerechnet und somit eine „minimal-narkotische Blutkonzentration", die sogenannte ED_N, kalkuliert. Die narkotische Potenz der für die intravenösen Anaesthetica ermittelten ED_N liegt vergleichsweise etwas höher als die der für die *Inhalationsanästhetica* bestimmten *MAC-Konzentration*. Denn die ED_N entspricht dem Mittelwert der individuellen narkotischen Dosen (vergl. Kap. 5.7), während der sogenannte MAC-Wert jene Anaestheticumkonzentration repräsentiert, bei der (nur) 50% der Individuen einen definierten Schmerzreiz tolerieren *(128-130)*.

Unter Berücksichtigung dieser *etwas unterschiedlichen anästhetischen Potenz der ED_N bzw. der MAC-Konzentration* wurden die akuten *hämodynamischen Belastungen* unter Anaestheticakonzentrationen durchgeführt, die bei den Inhalationsnarkotica der inotropen ED_{25} von Halothan und bei den intravenösen Anaesthetica der inotropen ED_{25} von Hexobarbital äquianaesthetisch sind. Da die ED_{25} von Hexobarbital 73% der Hexobarbital-ED_N beträgt, wird somit der im Vergleich zum MAC-Wert etwas stärker anästhetischen Potenz der ED_N Rechnung getragen.

Der *Einfluß minimal-narkotischer Anästheticakonzentrationen (1 MAC bzw. 1 ED_N) auf die Chronotropie* zeigt, daß Diäthyläther und Etomidate die spontane Kontraktionsfrequenz praktisch nicht beeinflussen (Abb. 171). Eine Verdoppelung der Konzentrationen bewirkt bei Halothan und Ketamin, aber auch bei Enfluran, Methoxyfluran und Hexobarbital einen vergleichsweise starken direkt negativ-chronotropen Effekt. Diese narkotischen Konzentrationen bewirken auch eine *unterschiedlich starke Herabsetzung der Kontraktionskraft* (Abb. 172). Die stärksten Kontraktionskrafteinbußen finden sich unter Halothan, Hexobarbital und Ketamin. Durch Etomidate wird das *maximale linksventriculäre dP/dt* am geringsten reduziert. Enfluran und Diäthyläther bewirken erst im 2 MAC-Konzentrationsbereich einen Kontraktionskraftabfall um 15-20%. Diese Befunde werden durch die Kontraktilitätsbestimmung mit Hilfe der *Kraft-Geschwindigkeits-Beziehungen* bestätigt (Abb. 173). Gegenüber einem Kontrollwert von 2,72 ML/s wird die V_{max} durch höhere Konzentrationen von Diäthyläther (2,28 ML/s), Enfluran (2,2 ML/s), Methoxyfluran (1,98 ML/s) und Etomidate (1,86 ML/s) am geringsten, unter Hexobarbital (1,25 ML/s) und Halothan (0,96 ML/s) am stärksten reduziert. Lediglich beim Methoxyfluran ergeben sich im Vergleich zur Kontraktionskraftmessung mit Hilfe des Inotropie-Parameters dP/dt_{max} Unterschiede: die maximale Verkürzungsgeschwindigkeit der contractilen Elemente (V_{max}) reduziert sich lediglich um 25%, der Inotropie-Parameter dagegen um 39%. Beim Methoxyfluran wird der direkte negativ-inotrope Effekt offenbar durch eine starke Beeinträchtigung der intrakardialen Regelmechanismen verstärkt.

Auf Grund der V_{CEmax}-Abnahme (Kontrollwert 1,99 ML/s) ergibt sich *folgende myokarddepressive Sequenz:*

Enfluran (1,38 ML/s) = Etomidate (1,36 ML/s) < Diäthyläther (1,16 ML/s) < Ketamin (0,89 ML/s) = Methoxyfluran (0,86 ML/s) < Hexobarbital (0,69 ML/s) < Halothan (0,53 ML/s).

Unterschiede in der gesamtkardialen Leistungsminderung durch Anaesthetica finden sich auch an Hand der *Ventrikelfunktionskurven,* deren Kurvengipfel die Relation zwischen maximal erreichbarem Herzauswurfvolumen und dazugehörigem Füllungsdruck angeben.

Im niedrigen Konzentrationsbereich wird bei nahezu identischen Füllungsdrucken das Herzzeitvolumen unter Diäthyläther, Etomidate und Ketamin am geringsten, unter Methoxyfluran und Halothan am stärksten gesenkt (Abb. 174). Im höheren Konzentrationsbereich ist die

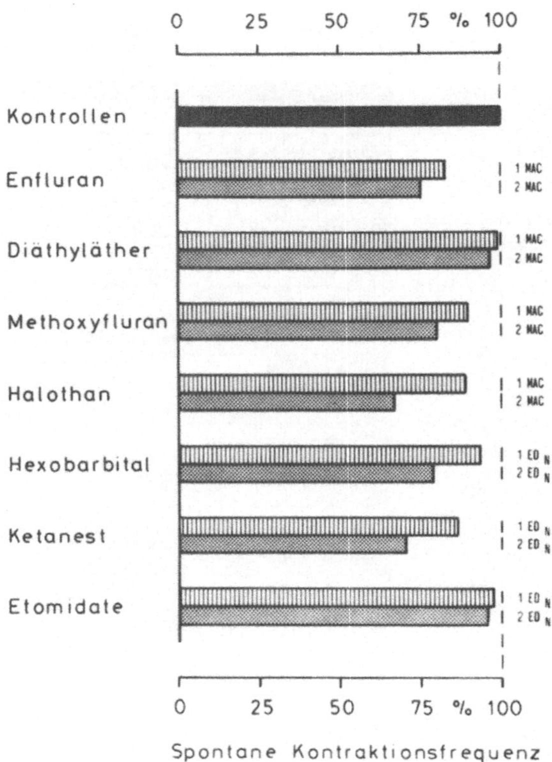

Abb. 171. Negativ-chronotrope Wirkstärke äquianaesthetischer Narkoticakonzentrationen verschiedener Inhalations- und intravenöser Narkotica. Prozentualer Abfall der spontanen Kontraktionsfrequenz unter dem Einfluß der jeweils minimal-narkotischen Konzentration (1 MAC bzw. 1 ED_N) sowie nach Verdppelung dieser minimal-narkotischen Konzentration (2 MAC bzw. 2 ED_N).
Abszisse: spontane Kontraktionsfrequenz in % des Kontrollwertes vor Narkoticaapplikation.
Ordinate: Narkotica und Dosierungen

Volumen/Druckrelation wiederum unter Enfluran, Äther, Ketamin und Etomidate am geringsten (Abb. 175). Unter dem Einfluß von Methoxyfluran, Halothan und Hexobarbital dagegen werden selbst bei erheblichen Füllungsdruckzunahmen nur geringe Herzminutenvolumina gefördert, d.h. unter dem Einfluß höherer Konzentrationen dieser 3 Anaesthetica läßt sich die kardiale Pumpfunktion über eine Zunahme des Füllungsdruckes nicht entscheidend verbessern. Das *Ausmaß der Chronotropie- und Inotropiebeeinflussung* durch die verschiedenen Anaesthetica ist für den Bereich niedriger und höherer Narkoticakonzentrationen in den Tabellen 28 und 29 dargestellt.
Bei schon unterschiedlich starker, anaestheticabedingter Beeinträchtigung von Kontraktionskraft und Kontraktilität sind auch *Unterschiede bei der kardialen Adaptationsfähigkeit an akute hämodynamische Belastungen* zu erwarten. Es soll daher gegenübergestellt werden, welche hämodynamischen Belastungssituationen zu einem nennenswerten Kontraktionskraftanstieg (dP/dt_{max}-Zunahme um 250 Torr/s bzw. um 20%) führen. In der Kontrollgruppe bewirkt eine Erhöhung des aortalen Windkesseldruckes um 16,5 Torr eine dP/dt_{max}-Zunahme um 250 Torr/s (Abb. 176). Unter dem Einfluß niedriger Narkoticakonzentrationen wird für eine

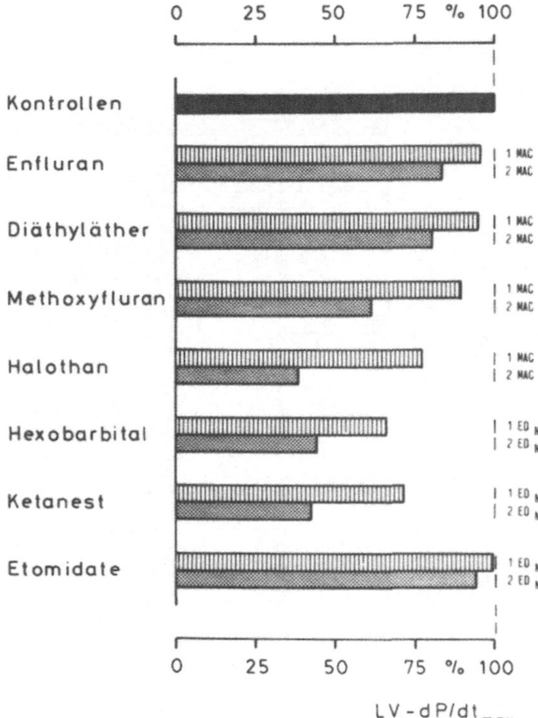

Abb. 172. Negativ-inotrope Wirkstärke äquianaesthetischer Narkoticakonzentrationen verschiedener Inhalations- und intravenöser Narkotica. Prozentuale Änderung des Inotropie-Parameters dP/dt_{max} unter dem Einfluß der jeweils minimal-narkotischen Konzentration (1 MAC bzw. 1 ED_N) bzw. nach einer Verdoppelung der minimal-narkotischen Konzentrationen (2 MAC bzw. 2 ED_N).
Abszisse: prozentuale Änderung der maximalen linksventriculären Druckanstiegsgeschwindigkeit (LV-dP/dt_{max}) gegenüber dem Kontrollwert (= 100%) vor Narkoticaapplikation.
Ordinate: Narkotica und Dosierungen

gleichstarke Kontraktionskraftzunahme (dP/dt_{max}-Zuwachs um 250 Torr/s) eine Windkesseldrucksteigerung zwischen 13,9 Torr (Etomidate) und 35,2 Torr (Halothan) notwendig.
Unter dem Einfluß höherer Konzentrationen von Methoxyfluran und Halothan kann das Herz sich nicht an eine *akute Druckbelastung* adaptieren: eine schrittweise Erhöhung des aortalen Windkesseldruckes um insgesamt 100 Torr führt hier nicht mehr zu einer dP/dt_{max}-Erhöhung um 250 Torr/s. Dieser Kontraktionskraftzugewinn wird unter Hexobarbital bzw. Ketamin auch erst bei einer Windkesseldruckerhöhung um 89 bzw. 68% erzielt. Hierbei sind natürlich die gerade unter dem Einfluß von Methoxyfluran, Halothan, Hexobarbital und Ketamin stark erniedrigten dP/dt_{max}-Werte zu berücksichtigen. Aber auch eine 20%-ige Kontraktionskraftzunahme, die in der Kontrollgruppe durch eine Windkesseldruckerhöhung um 34 Torr erzielt wird (Abb. 177), gelingt unter höheren Konzentrationen von Methoxyfluran (+ 87 Torr), Hexobarbital (+ 66 Torr), Ketamin (+ 62 Torr) und Halothan (+ 50 Torr) erst bei erheblichen Windkesseldrucksteigerungen.
Die Fähigkeit des Herzens, seine Kontraktionskraft unter *Inanspruchnahme des Frank-Starling-Mechanismus* zu steigern, läßt sich am Herz-Lungen-Präparat mit Hilfe einer Volumenbe-

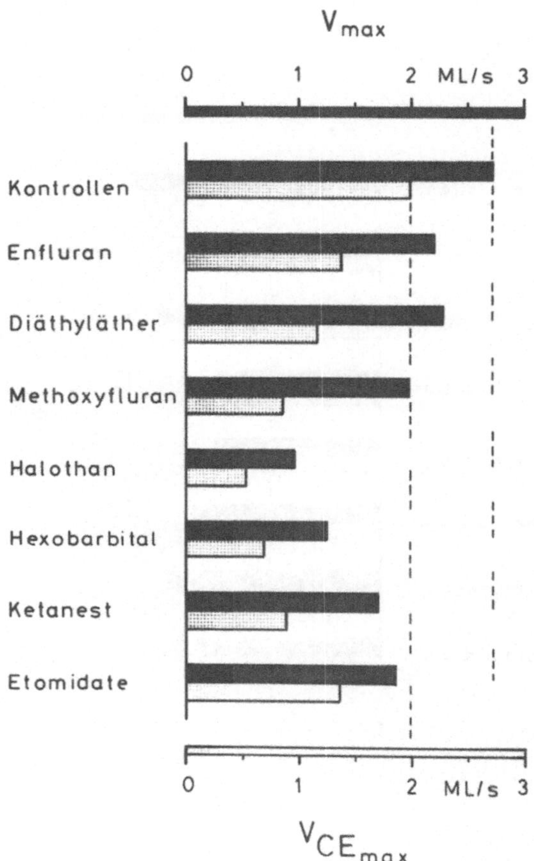

Abb. 173. Herabsetzung der myokardialen Kontraktilität durch verschiedene Inhalationsnarkotica (im Konzentrationsbereich von jeweils 2 MAC) bzw. durch äquianaesthetische (der inotropen ED_{50} von Hexobarbital entsprechende) Konzentrationen der intravenösen Narkotica. Vergleich der narkoticainduzierten Veränderungen der mit Hilfe der Kraft-Geschwindigkeits-Beziehungen ermittelten Verkürzungsgeschwindigkeiten der contractilen Elemente, V_{CEmax} bzw. V_{max}.
Abszisse: Verkürzungsgeschwindigkeit der contractilen Elemente, V_{CE}, in Muskellängen/s (ML/s); Ordinate: Narkotica.
Die aus den Kraft-Geschwindigkeits-Kurven ermittelte, maximal meßbare Verkürzungsgeschwindigkeit V_{CEmax} ist in der jeweils unteren horizontalen Säule dargestellt (▦). In der jeweils oberen Säule sind die Veränderungen der für die hypothetische Drucklast Null extrapolierten, maximal möglichen Verkürzungsgeschwindigkeiten der contractilen Elemente V_{max} aufgetragen (▬). Die auf die obere Abszisse verlängerte, gestrichelte Säule gibt den Kontrollbereich für die V_{max}, die auf die untere Abszisse jenen für die V_{CEmax} wieder

lastung überprüfen. In der Kontrollgruppe bewirkt eine Reservoirblutspiegel-Anhebung um 5 cm eine durch *Zuflußvolumenerhöhung* bedingte dP/dt_{max}-Zunahme um 250 Torr/s (Abb. 178). Selbst im niedrigen Konzentrationsbereich ist eine derartige Kontraktionskrafterhöhung (dP/dt_{max}-Zuwachs um 250 Torr/s) unter Halothan und Hexobarbital auch bei einer weiteren Reservoirblutspiegelerhöhung um insgesamt 12,5 cm nicht möglich. Im höheren Konzentrationsbereich läßt sich eine dP/dt_{max}-Zunahme um 250 Torr/s lediglich unter Diäthyläther (Re-

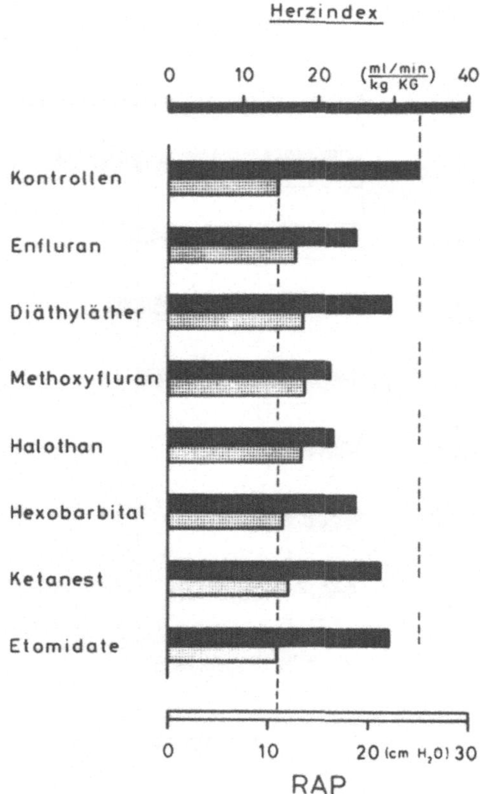

Abb. 174. Ventrikelfunktionskurven: Einfluß verschiedener Inhalations- und intravenöser Narkotica auf die den Verlauf der Ventrikelfunktionskurven bestimmenden Variablen Herzindex und rechtsatrialer Füllungsdruck. Die auf die obere Abszisse verlängerte, senkrechte gestrichelte Linie gibt das in der Kontrollgruppe maximal mögliche Herzzeitvolumen an (■), die auf die untere Abszisse verlängerte, gestrichelte Senkrechte den zu diesem Zeitpunkt vorliegenden rechtsatrialen Füllungsdruck RAP (▦). Obere Abszisse: Herzindex in ml/min · kg KG. Untere Abszisse: rechtsatrialer Füllungsdruck RAP. Ordinate: Anaesthetica im jeweils niedrigen äquinarkotischen Konzentrationsbereich (vergl. Abb. 173)

servoirblutspiegel + 12 cm) und Etomidate (+ 9,5 cm) erzielen. Für alle anderen Anaesthetica erhöht sich das linksventriculäre dP/dt_{max} in Abhängigkeit von einer Reservoirblutspiegel-Anhebung um insgesamt 12,5 cm um weniger als 250 Torr/s.

Im Vergleich zur Nachlasterhöhung läßt sich die Kontraktionskraft in Abhängigkeit von *Preloadsteigerungen* auch prozentual weniger gut erhöhen. Eine 20%-ige Zunahme der Kontraktionskraft wird in der Kontrollgruppe durch eine Anhebung des Reservoirblutspiegels um 8,6 cm bewirkt (Abb. 179).

Ein prozentual gleichstarker Kontraktionskraftzugewinn kann unter dem Einfluß niedriger Konzentrationen von Enfluran (Reservoirblutspiegel + 11 cm), Diäthyläther (+ 11 cm), Methoxyfluran (+ 9 cm) und Etomidate (+ 10,5 cm) erreicht werden. Im höheren Konzentrationsbereich dagegen läßt sich durch die Anhebung des Reservoirblutspiegels und die damit ausgelöste Preloadzunahme ein 20%-iger Kontraktionskraftzugewinn lediglich unter Methoxyfluran (Blutspiegelhöhe + 10,2 cm) und Etomidate (Blutspiegelhöhe + 10,8 cm) erzielen. Die Reservoiran-

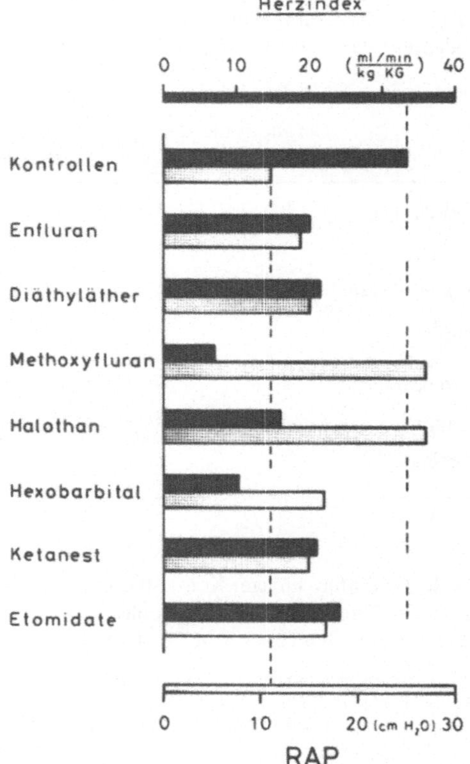

Abb. 175. Ventrikelfunktionskurven: Einfluß verschiedener Inhalations- und intravenöser Narkotica auf
die den Verlauf der Ventrikelfunktionskurven bestimmenden Variablen Herzindex und rechtsatrialer Füllungsdruck.
Die auf die obere Abszisse verlängerte, senkrechte gestrichelte Linie gibt das in der Kontrollgruppe maximal mögliche Herzzeitvolumen an (▉), die auf die untere Abszisse verlängerte, gestrichelte Senkrechte den
zu diesem Zeitpunkt vorliegenden rechtsatrialen Füllungsdruck RAP (▨).
Obere Abszisse: Herzindex in ml/min · kg KG. Untere Abszisse: rechtsatrialer Füllungsdruck RAP. Ordinate: Anaesthetica im jeweils höheren, äquianaesthetischen Konzentrationsbereich (vergl. Abb. 174)

hebung um insgesamt 12,5 cm führt im höheren Konzentrationsbereich weder unter Enfluran,
Diäthyläther oder Halothan noch bei Hexobarbital oder Ketamin zu einer Kontraktionskraftzunahme um 20%.
In der Kontrollgruppe führen *Reizfrequenzerhöhungen* um 49 Impulse/min wiederum zu einem dP/dt_{max}-*Zugewinn* um 250 Torr/s. Um den gleichen Effekt zu erzielen, muß die Reizfrequenz unter niedrigen Ketaminkonzentrationen um 21 Impulse, unter Hexobarbital um 23,
unter Methoxyfluran um 53 und unter Diäthyläther um 56 Impulse/min gesteigert werden
(Abb. 180). Unter dem Einfluß hoher Enfluran-, Halothan- und Etomidatekonzentrationen
reicht dagegen eine Frequenzerhöhung um insgesamt 100 Schläge/min nicht aus, um das maximale linksventriculäre dP/dt um diese 250 Torr/s zu erhöhen. Für das durch Etomidate geschädigte Herz ist ein Kontraktionskraftzugewinn durch Reizfrequenzerhöhung überhaupt
nicht möglich!

Tabelle 28. Einfluß niedriger Konzentrationen der Inhalations- und intravenösen Anaesthetica auf Meßgrößen der Chronotropie und Inotropie.
(Bedeutung der Symbole wie in Tabelle 19)

	Chronotropie	dP/dt_{max}	Kraft-Geschw.-Beziehungen	Kardiotherapeut. Index	Competence Index	Ventrikel-Funktionskurven
Diäthyläther	±	±	−	++	−−	−
Enfluran	−−	±	−	++	±	±
Methoxyfluran	−	−	−−	+	−−	−−
Halothan	−	−−	−−	−−	−−	−−
Hexobarbital	−	−−	−−	−−	−−	−
Ketamin	−−	−−	−−	−	−−	−
Etomidate	±	±	−	+++	±	±

Tabelle 29. Einfluß höherer Konzentrationen der Inhalations- und intravenösen Anaesthetica auf Meßgrößen der Chronotropie und Inotropie.
(Bedeutung der Symbole wie in Tabelle 19)

	Chronotropie	dP/dt_{max}	Kraft-Geschw.-Beziehungen	Competence Index	Ventrikel-Funktionskurven
Diäthyläther	±	−−	−	−−−	−−
Enfluran	−−−	−−	−	−−	−−
Methoxyfluran	−−	−−−	−−	−−−	−−−
Halothan	−−−	−−−	−−−	−−−	−−−
Hexobarbital	−−	−−−	−−−	−−	−−−
Ketamin	−−−	−−−	−−−	−−−	−−
Etomidate	−	−	−	−	−−

Interessant ist darüber hinaus, daß die frequenzbedingte Kontraktionskraftsteigerung bei den Inhalationsanaesthetica im höheren Konzentrationsbereich durch geringere Frequenzanstiege als unter niedrigen Konzentrationen erzielt werden kann, bei den intravenösen Anaesthetica Hexobarbital und Ketamin liegen die Verhältnisse dagegen umgekehrt (Abb. 180).
Selbst unter Berücksichtigung der unterschiedlich starken anaestheticainduzierten Myokarddepression ist − mit Ausnahme von Hexobarbital und Ketamin − der *frequenzinotrope Effekt* unter dem Einfluß aller anderen Anästhetica sehr schwach. Auch in der Kontrollgruppe kann die Kontraktionskraft durch eine schrittweise Erhöhung der Kontraktionsfrequenz um insgesamt 100 Impulse/min nicht um 20% gesteigert werden (Abb. 181). Eine 20%-ige Zunahme der Kontraktionskraft in Abhängigkeit von einer Reizfrequenzerhöhung wird nur bei niedrigen Konzentrationen von Hexobarbital (+ 25 Impulse/min) oder Ketamin (+ 31 Impulse/min) be-

Tabelle 30. Einfluß niedriger Konzentrationen der Inhalations- bzw. der intravenösen Anaesthetica auf die myokardiale Adaptationsfähigkeit an akute hämodynamische Belastungen.
(Bedeutung der Symbole wie in Tabelle 21)

	Druckbelastung (dP/dt_{max})	Volumenbelastung (dP/dt_{max})	Frequenzbelastung (dP/dt_{max})	Volumenbelastung (HZV)	Frequenzbelastung (HZV)
Diäthyläther	+++	++	+	++	±
Enfluran	+++	++	−	+++	+
Methoxyfluran	++	++	+	++	++
Halothan	++	−	−	++	+
Hexobarbital	+++	−	+++	++	±
Ketamin	++	++	+++	++	+++
Etomidate	+++	+++	−	+++	−

Tabelle 31. Einfluß höherer Konzentrationen der Inhalations- bzw. der intravenösen Anaesthetica auf die myokardiale Adaptationsfähigkeit an akute hämodynamische Belastungen.
(Bedeutung der Symbole wie in Tabelle 21)

	Druckbelastung (dP/dt_{max})	Volumenbelastung (dP/dt_{max})	Frequenzbelastung (dP/dt_{max})	Volumenbelastung (HZV)	Frequenzbelastung (HZV)
Diäthyläther	++	+	+	±	±
Enfluran	++	−	+	++	+
Methoxyfluran	−	+	++	±	++
Halothan	−	−	+	±	++
Hexobarbital	±	−	++	+	++
Ketamin	+	−	++	±	++
Etomidate	+++	++	−	++	±

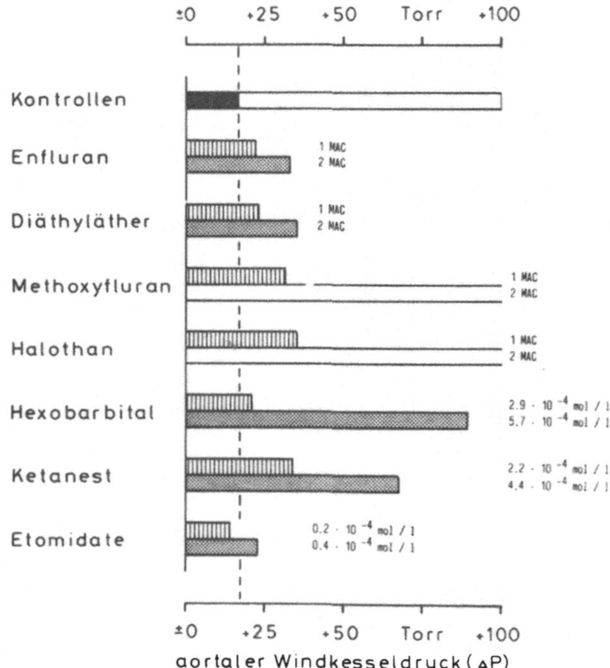

Abb. 176. Linksventriculäre Druckbelastung unter dem Einfluß äquianaesthetischer Konzentrationen der Inhalationsnarkotica (1 MAC und 2 MAC) bzw. äquianaesthetischer (der inotropen ED_{25} bzw. ED_{50} von Hexobarbital entsprechenden) Konzentrationen der intravenösen Narkotica. Ausmaß der Erhöhung des aortalen Windkesseldruckes, die zu einer dP/dt_{max}-Zunahme um 250 Torr/s führt.
Abszisse: Änderung des aortalen Windkesseldruckes (ΔP) in Torr. Ordinate: Anästhetica und Konzentrationen.
Die nach rechts offenen, weißen Säulen bedeuten, daß sich das dP/dt_{max} trotz einer Erhöhung des aortalen Windkesseldruckes um maximal 100 Torr nicht um 250 Torr/s steigern ließ.
Die gestrichelte Verbindung der Abszissen kennzeichnet die aortale Windkesseldruck-Zunahme, die in der Kontrollgruppe erforderlich ist, um das maximale linksventriculäre dP/dt um 250 Torr/s zu erhöhen

obachtet. Im höheren Konzentrationsbereich kann die Kontraktionskraft um 20% zunehmen, wenn die Reizfrequenz unter Hexobarbital bzw. Ketamin um 29 bzw. 35 Impulse/min, unter Methoxyfluran und Halothan bzw. Enfluran um 32, 45 bzw. 56 Impulse/min ansteigt. Wie in der Kontrollgruppe läßt sich auch unter Äther und Etomidate eine frequenzbedingte Zunahme der Kontraktionskraft um 20% nicht erzielen.
Die Tabellen 30 und 31 zeigen den Einfluß niedriger bzw. höherer Konzentrationen der Anaesthetica auf die myokardiale Adaptationsfähigkeit an akute Druck-, Volumen- oder Frequenzbelastungen.

7.8 Bedeutung der Ergebnisse für die Klinik

Die vorliegende, tierexperimentelle Studie diente der Quantifizierung der direkten Myokardeffekte verschiedener intravenöser bzw. Inhalationsanaesthetica. Untersuchungen des Narkoticaeinflusses auf das isolierte Herz können fraglos nur einen *Teilaspekt des pharmakologischen*

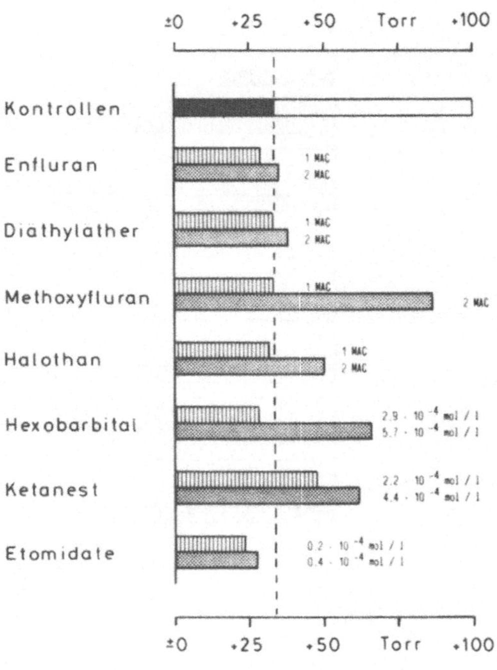

Abb. 177. Linksventriculäre Druckbelastung in einer Kontrollgruppe sowie unter dem Einfluß äquianästhetischer Konzentrationen der Inhalationsnarkotica (1 und 2 MAC) bzw. äquinarkotischer (der inotropen ED_{25} und ED_{50} von Hexobarbital entsprechenden) Konzentrationen der intravenösen Narkotica. Ausmaß der Druckzunahme im aortalen Windkessel, die das maximale linksventriculäre dP/dt um 20% steigert. Abszisse: Zunahme des aortalen Windkesseldruckes (ΔP) in Torr. Ordinate: Anästhetica und Konzentrationen.
Die gestrichelte Verbindung zwischen beiden Abszissen markiert die Windkesseldruck-Zunahme, die das dP/dt_{max} in der Kontrollgruppe um 20% des Ausgangswertes erhöht (vergl. Abb. 176)

Wirkspektrums erhellen. Doch kommt der Objektivierung und Quantifizierung direkter Narkoticaeffekte auf den Herzmuskel insofern Bedeutung zu, als die *Nebenwirkungen der Anaesthetica auf Herz und Kreislauf das Risiko einer Anästhesie ganz entscheidend prägen.* Bei dem diskutierten methodischen Vorgehen lassen sich am Herz-Lungen-Präparat die auf den Herzmuskel selbst einwirkenden Anaesthetica-Eigeneffekte von jenen, die Herzkreislauffunktion auf zentralnervösem oder humoralem Wege zusätzlich beeinflussenden Narkoticawirkungen trennen. Bei *präexistenter Beeinträchtigung der kardiozirkulatorischen Gegenregulationsmechanismen* können die direkten, kardiotoxischen Eigeneffekte der Anaesthetica dominieren. Dieser Aspekt ist insbesondere bei jenen Patienten zu berücksichtigen, bei denen im Rahmen einer *medizinischen Vorbereitungs-, Begleit- oder Dauertherapie* eine *pharmakologische Blockade adrenerger oder cholinerger Receptoren* bewußt angestrebt wird. Diesen Patienten fehlt gegebenenfalls die Möglichkeit der *intrakardialen oder extrakardialen Kompensation narkoticainduzierter, negativ-inotroper Effekte.*
Natürlich sind, nicht zuletzt auf Grund von *Speciesunterschieden,* die besprochenen Befunde der vorliegenden Studie nur mit Vorbehalt auf das menschliche Myokard übertragbar. Umfang-

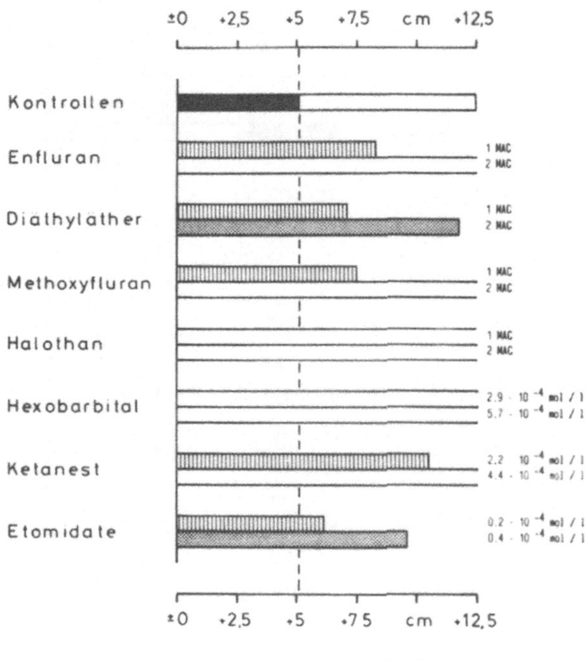

Abb. 178. Volumenbelastung des Herzens in einer Kontrollgruppe bzw. unter dem Einfluß verschiedener Konzentrationen der Inhalationsnarkotica bzw. der intravenösen Anaesthetica. Ausmaß der erforderlichen Anhebung des Reservoirblutspiegels, das zu einer dP/dt_{max}-Zunahme um 250 Torr/s führt. Abszisse: Zunahme der Reservoir-Blutspiegelhöhe (ΔH) in cm. Ordinate: Narkotica und Konzentrationen. Die gestrichelte Verbindung zwischen den beiden Abszissen kennzeichnet das Ausmaß der in der Kontrollgruppe erforderlichen Reservoir-Blutspiegel-Erhöhung. Die nicht ausgefüllten, rechts offenen Säulen bedeuten, daß sich das linksventriculäre dP/dt_{max} trotz einer Reservoir-Blutspiegel-Erhöhung um insgesamt 12,5 cm nicht um 250 Torr/s steigern ließ

reiche, apparativ-technisch aufwendige und deshalb letztlich nicht risikofreie Herzkreislaufuntersuchungen sind aus methodischen, ethischen, nicht zuletzt auch aus forensischen Gründen am Menschen nur ausnahmsweise durchführbar. Meßtechnisch anspruchsvolle Untersuchungen der Herzkreislaufbeeinflussung durch Anaesthetica am *Ganztier* – also am intakten Organismus – geben fraglos sehr interessante und wichtige Aufschlüsse über die anästheticabedingte Gesamtstörung der Herzkreislauffunktion unter Einschluß seiner komplexen autoregulativen und reflektorischen Kompensationsbreite, spiegeln jedoch nicht die direkten Myokardeffekte der Anaesthetica wider. Letztere Untersuchungen sind tierexperimentell nur am *isolierten Herz* möglich.

Bezüglich der Anwendung und Indikation differenzierter Anaesthesieverfahren bei Patienten mit präexistenten Störungen der Herzkreislauffunktion lassen sich aus der vorangegangenen Diskussion der in der vorliegenden Arbeit erhobenen Befunde verschiedene Schlußfolgerungen für die klinische Anaesthesie ableiten:

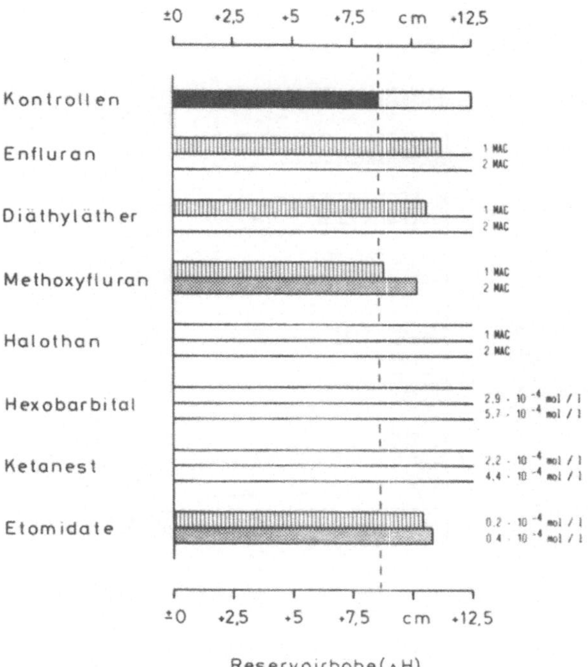

Abb. 179. Volumenbelastung des Herzens in einer Kontrollgruppe bzw. unter dem Einfluß äquianaesthetischer Konzentrationen der Narkotica. Ausmaß der Anhebung des Reservoirblutspiegels, die erforderlich ist, um das maximale linksventriculäre dP/dt um 20% zu erhöhen.

Abszisse: Reservoirblutspiegel-Änderung (ΔH) in cm.

Ordinate: Narkotica und Narkoticakonzentrationen.

Die gestrichelte Verbindung der beiden Abszissen kennzeichnet die in der Kontrollgruppe erforderliche Anhebung des Reservoirblutspiegels. Die nicht ausgefüllten, nach rechts offenen Säulen bedeuten, daß sich das linksventriculäre dP/dt$_{max}$ trotz einer Reservoirblutspiegel-Erhöhung um insgesamt 12,5 cm nicht um 20% steigern ließ

7.8.1 Anaesthesie bei vorbestehender Herzinsuffizienz bzw. bei eingeschränkter kardialer Leistungsreserve

Das gesunde Herz im intakten Organismus kann die hämodynamische Belastung und die narkoticainduzierte Myokarddepression ohne Beeinträchtigung der Herzkreislauffunktion tolerieren. Bei *vorbestehender Herzinsuffizienz* dagegen können Anaesthetica mit ausgeprägt negativ-inotroper Wirkung ein Herzversagen provozieren. Hierbei müssen *zwei Aspekte des Anaestheticaeinflusses* auf die Kontraktionsdynamik berücksichtigt werden:

1. die negativ-inotrope Eigenwirkung der einzelnen Substanzen
2. die myokardiale Anpassungsbreite des durch Anaesthetica in seiner Funktion beeinträchtigten Herzmuskels an verschiedene hämodynamische Belastungen wie akute Druck-, Volumen- oder Frequenzänderungen.

Hier nun zeigen die vorgelegten Befunde für die einzelnen Anaesthetica erhebliche Unterschiede! Die *Beurteilung der Myokardfunktion* an Hand verschiedener *Inotropie-Parameter* zeigt, daß die Kontraktionsdynamik des Herzens bereits durch niedrige Konzentrationen von Halothan, Methoxyfluran, Hexobarbital und Ketamin deutlich beeinträchtigt wird. Bei Vorliegen einer

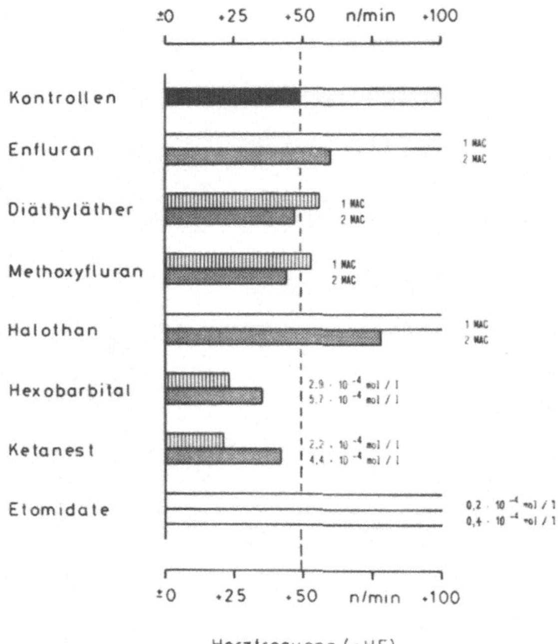

Abb. 180. Frequenzbelastung des Herzens in einer Kontrollgruppe bzw. unter dem Einfluß äquianaesthetischer Konzentrationen der Inhalationsnarkotica bzw. der intravenösen Anaesthetica. Ausmaß der Reizfrequenz-Erhöhung, das zu einer dP/dt_{max}-Zunahme um 250 Torr/s führt.
Abszisse: durch Reizimpuls-Erhöhung bedingte Zunahme der Kontraktionsfrequenz (ΔHF) in Impulsen/min.
Ordinate: Narkotica und Narkoticakonzentrationen.
Die beide Abszissen verbindende, gestrichelte Linie kennzeichnet die in der Kontrollgruppe für eine dP/dt_{max}-Zunahme um 250 Torr/s erforderliche Steigerung der Kontraktionsfrequenz. Die nicht ausgefüllten und nach rechts offenen Säulen zeigen an, daß sich das linksventriculäre dP/dt_{max} trotz einer Kontraktionsfrequenz-Zunahme um 100/min nicht um 250 Torr/s steigern ließ

präexistenten Myokardinsuffizienz ist hier mit einer weiteren Abnahme der Herzleistung zu rechnen. Diäthyläther, Enfluran und Etomidate führen in niedrigen Konzentrationsbereichen zu einer nur geringen, bei höheren Dosierungen zu einer mäßigen Myokarddepression (vergl. Tabellen 28 und 29). Für letztere Substanzen zeigt auch der höhere *Kardiotherapeutische Index* eine größere Sicherheitsbreite bei der Dosierung an.

Für das durch Anaestheticaeinfluß in seiner Funktion beeinträchtigte Herz ist die *Adaptationsbreite an unterschiedliche hämodynamische Situationen* wie akute Druck-, Volumen- oder Frequenzänderungen entscheidend (Tabellen 32 und 33). Insbesondere unter dem Einfluß höherer Anästheticakonzentrationen führt eine akute *Afterloadzunahme* nur noch unter Etomidate, Diäthyläther und Enfluran zu einer entscheidenden Kontraktionskraftsteigerung. Unter dem Einfluß von Halothan und Methoxyfluran versagt dieser druckadaptive Anpassungsmechanismus. *Akute Volumenbelastungen* des Herzens werden unter höheren Konzentrationen von Ketamin, Hexobarbital und Enfluran nicht toleriert. Auch unter dem Einfluß von Diäthyläther und Methoxyfluran bewirkt eine Preloadzunahme nur einen relativ geringen dP/dt_{max}-Zuwachs. Allein unter Etomidate kann die Kontraktionskraft auf diesem Wege deutlich gesteigert werden.

Tabelle 32. Akute Druck-, Volumen- und Frequenzbelastbarkeit des isolierten Herzens unter dem Einfluß niedriger Anaestheticakonzentrationen. Charakterisierung der kardialen Anpassungsbreite durch folgende Symbole:

+++	starker Kontraktionskraft- bzw. HZV-Zugewinn
++	Kontraktionskraft- bzw. HZV-Zugewinn
+	geringer Kontraktionskraft- bzw. HZV-Zugewinn
±	fehlender Kontraktionskraft- bzw. HZV-Zugewinn
−	geringe Kontraktionskraft- bzw. HZV-Abnahme

	Diäthyläther	Enfluran	Methoxyfluran	Halothan	Hexobarbital	Ketamin	Etomidate
Druckbelastung (dP/dt_{max})	+++	+++	++	++	+++	++	+++
Volumenbelastung (dP/dt_{max})	++	++	++	−	−	++	+++
Frequenzbelastung (dP/dt_{max})	+	−	+	−	+++	+++	−
Volumenbelastung (HZV)	++	+++	++	++	++	++	+++
Frequenzbelastung (HZV)	±	+	++	+	±	+++	−

Tabelle 33. Akute Druck-, Volumen- und Frequenzbelastbarkeit des isolierten Herzens unter dem Einfluß höherer Anaestheticakonzentrationen.
(Bedeutung der Symbole wie in Tabelle 32)

	Diäthyläther	Enfluran	Methoxyfluran	Halothan	Hexobarbital	Ketamin	Etomidate
Druckbelastung (dP/dt_{max})	++	++	−	−	±	+	+++
Volumenbelastung (dP/dt_{max})	+	−	+	−	−	−	++
Frequenzbelastung (dP/dt_{max})	+	+	++	+	++	++	−
Volumenbelastung (HZV)	±	++	±	±	+	±	++
Frequenzbelastung (HZV)	±	+	++	++	++	++	±

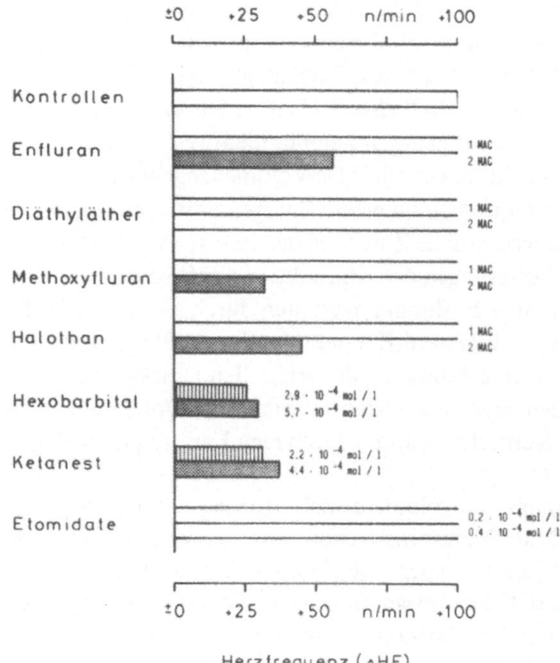

Abb. 181. Frequenzbelastung des Herzens in einer Kontrollgruppe bzw. unter dem Einfluß äquianaesthetischer Konzentrationen der verschiedenen Narkotica (vergl. Abb. 173). Ausmaß der für eine dP/dt_{max}-Zunahme um 20% des Ausgangswertes erforderlichen Herzfrequenz-Erhöhung.
Abszisse: Erhöhung der Kontraktionsfrequenz (ΔHF) in Impulsen/min. Ordinate: Narkotica und Narkoticakonzentrationen.
Die nicht ausgefüllten, nach rechts offenen Säulen zeigen an, daß sich das linksventriculäre dP/dt_{max} trotz einer Kontraktionsfrequenz-Steigerung um 100 Impulse/min nicht um 20% des Ausgangswertes erhöhen ließ (vergl. Abb. 180)

Steigerungen der Kontraktionsfrequenz führen unter höheren Methoxyfluran-, Hexobarbital- und Ketaminkonzentrationen zu einer deutlichen, unter Diäthyläther, Enfluran oder Halothan nur zu einer mäßigen dP/dt_{max}-Zunahme. Für Etomidate läßt sich dagegen ein frequenzinotroper Mechanismus nicht nachweisen, auch wird das Herzzeitvolumen nicht erhöht. Unter dem Einfluß höherer Konzentrationen von Methoxyfluran, Halothan, Hexobarbital und Ketamin führen dagegen Frequenzsteigerungen zu einer deutlichen, unter Enfluran zu einer geringen Erhöhung der *Herzauswurfleistung*.
Das Minutenvolumen des durch höhere Etomidate- oder Enflurankonzentrationen geschädigten Herzens läßt sich auch durch eine Erhöhung der venösen Zuflußrate steigern. Derartige Preloadanstiege beeinflussen dagegen das Auswurfvolumen unter dem Einfluß von Diäthyläther, Methoxyfluran, Halothan oder Ketamin nicht (vergl. Tabelle 33).
Auf Grund dieses differenten Anaestheticaeinflusses auf die kardiale Adaptationsbreite an unterschiedliche hämodynamische Belastungen können *für die klinische Anaesthesie folgende Rückschlüsse* gezogen werden:
Kontraktionskraftverbesserungen unter niedrigen Äther-, Enfluran-, Methoxyfluran-, Ketamin- oder Etomidatekonzentrationen sollten am ehesten über eine systemarterielle Drucksteigerung

oder über eine Volumenzunahme erzielt werden können (vergl. Tabelle 30). Unter Halothan läßt sich die Kontraktionskraft praktisch nur über eine systemarterielle Widerstandserhöhung verbessern, unter Hexobarbital gleichermaßen durch eine Widerstandszunahme oder — wie bei Ketamin — durch eine Schlagfrequenzerhöhung.

Das *Herzzeitvolumen* kann in niedrigen Konzentrationsbereichen unter dem Einfluß aller Narkotica durch ein erhöhtes Volumenangebot deutlich gesteigert werden.

Kontraktionsfrequenzerhöhungen erbringen dagegen lediglich für Methoxyfluran oder Ketamin eine wesentliche Zunahme der Herzauswurfleistung.

Verbesserungen der Kontraktionskraft bei hoher Narkoticadosierung gelingen unter Diäthyläther und Enfluran am ehesten durch eine arterielle Druckerhöhung, unter Methoxyfluran, Hexobarbital und Ketamin durch eine Steigerung der Kontraktionsfrequenz, unter Etomidate durch eine Erhöhung des arteriellen Druckes oder durch ein erhöhtes Volumenangebot. Bei hohen Halothankonzentrationen sind Druck- oder Volumenzunahmen unwirksam. Hier kann die Kontraktionskraft durch eine Herzfrequenzerhöhung geringgradig zunehmen (vergl. Tabelle 31).

Herzminutenvolumenzunahmen sind unter dem Einfluß von Enfluran und Etomidate über ein erhöhtes Volumenangebot, unter dem Einfluß von Methoxyfluran, Halothan, Hexobarbital und Ketamin über eine Herzfrequenzsteigerung möglich. Unter hohen Ätherkonzentrationen läßt sich das Auswurfvolumen weder über ein erhöhtes Volumenangebot noch durch eine Steigerung der Kontraktionsfrequenz verbessern.

Eine *eingeschränkte Coronarreserve* bei Coronarsklerose beeinträchtigt die autoregulative Anpassungsbreite des Coronarflusses an einen erhöhten Energiebedarf, d.h. die Coronardurchblutung folgt überwiegend einer linearen Druck-Durchflußbeziehung: die Höhe des mittleren diastolischen Coronarperfusionsdruckes determiniert die Durchblutung. Demzufolge sind bei stark eingeschränkter Coronarreserve sowohl Anaesthetica, die den mittleren diastolischen Aortendruck senken (Halothan, Methoxyfluran, Enfluran) als auch solche, die zu Tachykardie und Blutdruckanstieg führen (Ketamin, Äther), kontraindiziert.

Blutdrucksteigerung und Tachykardie steigern den *myokardialen Sauerstoffbedarf.* Zwar würde ein Anstieg des mittleren diastolischen Aortendruckes theoretisch die Coronardurchblutung verbessern, indessen nimmt sie durch einen gleichzeitigen Anstieg des systolischen Ventrikeldruckes und somit der myokardialen Wandspannung ab. Gleichzeitige Frequenzanstiege beeinträchtigen darüber hinaus die subendokardiale Durchblutung mit den Folgen einer Innenschicht-Ischämie *(280, 369).* Andererseits können Anaesthetica mit ausgeprägt negativ-inotroper Eigenwirkung die coronare Durchblutung und somit das Sauerstoffangebot an den Herzmuskel erheblich beeinträchtigen.

Eberlein *(124),* Sonntag *(504),* Kettler *(274)* sowie Patschke *(386)* konnten aufzeigen, daß zahlreiche Anaesthetica wie Äther, Barbiturate und Dehydrobenzperidol den myokardialen Sauerstoffverbrauch steigern. Ein erniedrigter O_2-Verbrauch des linken Ventrikels wurde in der Halothan-, Methoxyfluran- und Piritramidnarkose beobachtet. Für Etomidate fanden sich keine diesbezüglichen Abweichungen von der Norm.

In den eigenen Untersuchungen traten die stärksten myokarddepressiven Effekte mit entsprechender Abnahme des mittleren diastolischen Aortendruckes und somit des coronaren Perfusionsdruckes bereits unter niedrigen Konzentrationen von Halothan, Hexobarbital, Ketamin und Methoxyfluran auf. Die am intakten Organismus beobachtete Zunahme des myokardialen O_2-Verbrauchs unter Barbiturat- und Ketamineinfluß ist somit auf extrakardiale Effekte dieser Substanzen zurückzuführen.

Für die Anaesthesie bei Patienten mit eingeschränkter Coronarreserve sind Anaesthetica zu fordern, die die Herzfrequenz, den Blutdruck, die Inotropie und den myokardialen Sauerstoffverbrauch nicht beeinflussen. Dies kann nur durch die differenzierte Anwendung verschiedener Anaesthetica im Rahmen der Kombinationsnarkose erreicht werden, wobei auch der Einfluß der Anaesthetica auf die nerval- bzw. humoral-autoregulative Kompensationsfähigkeit des Organismus berücksichtigt werden muß.

Als Einleitungsanaestheticum bietet sich Etomidate an. Zur Fortführung und Unterhaltung der Anaesthesie dürfte sich — neben Opiaten, z.B. Piritramid — auch das Enfluran in niedrigen Konzentrationen eignen.

7.8.2 Anaesthesie bei Störungen der Kreislauffunktion bzw. -regulation

7.8.2.1 Anaesthesie bei Hypertonie. Das Kreislaufverhalten hypertensiver Patienten während der Narkose kann durch *kritische Blutdruckschwankungen* geprägt sein. Hypo- und Hypertensionen im Zusammenhang mit der Einleitungsphase bzw. der Intubation können sich beim Hochdruckkranken besonders ungünstig auswirken. Kritische Blutdruckanstiege, wie z.B. unter Ketamin oder Äther sowie generell in einer zu flachen Narkose, beinhalten die Gefahr einer weiteren Steigerung des schon erhöhten myokardialen O_2-Bedarfs oder des Auftretens cerebraler Komplikationen. Aus diesen Gründen *sollte die präoperativ begonnene Therapie des Hochdrucks nicht unterbrochen werden!* Nicht die Hypertonie an sich stellt ein erhöhtes Operationsrisiko dar, sondern die in der Anästhesie auftretenden *vasculären Komplikationen (28)*. Prys-Roberts et al. *(412, 413)* untersuchten das Herzkreislaufverhalten hypertensiver Patienten während der Narkoseeinleitung sowie in Abhängigkeit von der endotrachealen Intubation. Diese Autoren wiesen insbesondere auf die *Bedeutung der medikamentösen Vorbehandlung des Hypertonus* hin, da das anaesthesiebedingte Komplikationsrisiko bei nicht behandeltem Hypertonus bzw. nach Absetzen einer begonnenen antihypertensiven Therapie um ein Vielfaches höher war. Auf negativ-inotrope Einflüsse reagieren Hypertoniker offenbar empfindlicher als normotensive Patienten. Als Folge einer akuten anaestheticainduzierten Myokarddepression wird die Durchblutung des Myokards reduziert, da der coronare Perfusionsdruck abfällt und der Coronarwiderstand infolge Zunahme des enddiastolischen Ventrikeldruckes zunimmt *(53, 308, 309)*. Auf Grund der eigenen Befunde sind daher Barbiturate, Halothan und Methoxyfluran wegen ihrer starken negativ-inotropen Eigenwirkung als Monoanaestheticum beim Hypertoniker nicht geeignet. Ketamin und Äther verbieten sich auf Grund ihrer blutdrucksteigernden Wirkung. In Übereinstimmung mit Patschke *(386)* sollte einer modifizierten Neuroleptanalgesie, gegebenenfalls nach Etomidate-Fentanyl-Einleitung, der Vorzug gegeben werden. Als Modifikation würde sich auch eine Etomidate-NLA-Enfluran-Anästhesie empfehlen.

7.8.2.2 Anaesthesie im Schock. Der Übergang des Schocksyndroms in ein irreversibles Stadium dürfte weitgehend auf eine durch unzureichende *myokardiale Sauerstoffversorgung* bedingte Herzinsuffizienz zurückzuführen sein. Zwar wird vor der Narkoseeinleitung eine Kreislaufstabilisierung angestrebt, doch setzt die dringliche Operationsindikation einer entsprechenden *Vorbereitung des Patienten* enge zeitliche Grenzen. Häufig kann die Anästhesie gar nicht aufgeschoben werden. Die Arbeitsgruppe um Brückner konnte an einem experimentellen Schockmodell nachweisen, daß Propanidid, Thiopental, Methohexital, Ketamin und Althesin für die Einleitung einer Narkose im Schocksyndrom nicht geeignet sind *(62, 386)*. Patschke empfiehlt für die Narkose im Schockzustand die Etomidate-Opiat-Anaesthesie. Auch auf Grund der eigenen Untersuchungen scheint das Etomidate zur Narkoseeinleitung

geeignet. Inwieweit das Piritramid *(386)* gegenüber dem Enfluran Vorteile bietet, kann nicht
entschieden werden. Beide Substanzen sollten vorsichtig dosiert werden, da sie zu einer Abnahme des peripheren Gesamtwiderstandes führen und nur unter gleichzeitiger Volumenauf-
füllung gegeben werden sollten.

7.8.3 Anaesthesie bei Patienten mit medikamentöser Vorbehandlung

7.8.3.1 β-Sympatholytica. Der wesentliche Anpassungsmechanismus des akut-insuffizienten
Herzens besteht — neben der Inanspruchnahme des Frank-Starling-Mechanismus — in einer
Vermehrung seiner *sympathischen Aktivität.* Unter einer *β-sympatholytischen Dauertherapie*
bleibt dieser Anpassungsmechanismus unter Umständen unwirksam, so daß auch das narkoti-
cageschädigte Herz akute hämodynamische Belastungen nicht mehr adäquat kompensieren
kann. Je ausgeprägter die kardiotoxische Eigenwirkung der Anaesthetica (Hexobarbital, Ketamin, Halothan, Methoxyfluran) und je stärker die *unspezifischen, kardiodepressiven und mem-
branstabilisierenden Wirkungen der sogenannten β-Blocker* sind, desto eher ist ein Herzversagen zu erwarten.
Andererseits muß prinzipiell davon ausgegangen werden, daß die *Indikation zur präoperativen
β-Sympathicolyse auch für das Herz in der Narkose fortbesteht.* Denn die Mehrzahl kardialer
Störungen — nicht zuletzt auch das Auftreten von Dysrhythmien in der Narkose — sind durch
einen *überhöhten adrenergen Antrieb* bedingt oder werden durch ihn unterhalten. Unter den
zahlreichen in Frage kommenden Ursachen seien die folgenden angeführt:
operative Stimuli, Schmerzreaktionen in einer zu flachen Narkose, Katecholaminausschüttung
bei latenter respiratorischer oder metabolischer Acidose oder Hypoxie *(153).* Bei Vorliegen
einer Coronarsklerose könnte ein intraoperativ erhöhter adrenerger Antrieb die geringe Coronarreserve des Patienten überfordern. So veröffentlichten Miller et al. *(345)* eine prospektive
Studie über die *Problematik des β-Blocker-Entzuges*: 50% derjenigen Patienten, bei denen Propranolol abgesetzt wurde, entwickelten innerhalb von 2 Wochen schwere coronarbedingte Zwi-
schenfälle einschließlich ventriculärer Tachykardie, drohendem oder sogar tödlichem Myokardinfarkt. Diese Komplikationen ereigneten sich gerade bei denjenigen Patienten, die zuvor durch
eine β-sympatholytische Therapie am deutlichsten gebessert wurden. In Übereinstimmung mit
Jorfeldt et al. *(258)* sowie Kaplan und Dunbar *(263)* sind wir der Meinung, daß die *präoperativ gestellte Indikation zur β-Sympathicolyse auf den intra- und postoperativen Verlauf ausge-
dehnt* werden muß! Neben der therapeutischen oder prophylaktischen Digitalisierung empfiehlt
sich *im Einzelfall die präoperative Reduktion der β-Blocker-Dosierung,* um additive myokarddepressive Effekte von Anaesthetica und β-Sympatholytica zu vermeiden.

7.8.3.2 Antihypertensiva. Die Mehrzahl der gravierenden vasculären Komplikationen im prä-,
intra- und postoperativen Verlauf treten beim nicht behandelten Hochdruckkranken auf *(238,
263, 377, 412, 414).*
Bezüglich der antihypertensiven Therapie gelten die gleichen Richtlinien wie bei der β-Sympathicolyse. Aus diesem Grund sollte ein ausgeprägter Hypertonus *bereits präoperativ* thera-
piert werden. Darüber hinaus läßt sich aus dem einleitend Besprochenen die klinische Konsequenz ableiten, eine einmal eingeleitete blutdrucksenkende Therapie präoperativ zu belassen,
wobei jedoch *im Einzelfall eine antihypertensive Dosisreduktion* erwogen werden sollte!
Es versteht sich von selbst, daß die Indikation zur Therapie eines Hypertonus auch in der postoperativen Phase fortbesteht.

8 Zusammenfassung

Die vorliegenden Untersuchungen sollen einen Beitrag zur Aufklärung der Herzwirksamkeit
der Anaesthetica darstellen. Zu diesem Zweck wurden die direkten Myokardeffekte der intravenösen Narkosemittel Hexobarbital, Ketamin und Etomidate, sowie der Inhalationsnarkotica
Diäthyläther, Halothan, Methoxyfluran und Enfluran am isolierten Herz (Herz-Lungen-Präparat der Katze) quantifiziert.
Desweiteren wurde untersucht, inwieweit sich das durch definierte Anaestheticakonzentrationen in seiner Kontraktionskraft beeinträchtigte Herz an akute hämodynamische Belastungen
adaptieren kann.
Der erste Teil der Arbeit befaßt sich mit den physiologischen Grundlagen der myokardialen
Kontraktionsdynamik, unter besonderer Berücksichtigung meßmethodischer Möglichkeiten
zur Erfassung der basalen myokardialen Inotropie, d.h. einer Kontraktionsbewertung unter
Vernachlässigung extrakardialer Kompensationsmechanismen.
1. Die zahlreichen „Kontraktilitätsindices" zur Bewertung der Kontraktionskraft bieten gegenüber der alleinigen Anwendung des Inotropieparameters dP/dt_{max} keine Vorteile! Mit Hilfe
des Competence-Index und der Ventrikelfunktionskurven lassen sich dagegen Änderungen der
Kontraktionsdynamik qualitativ und quantitativ eingrenzen.
Die Analyse der Kraft-Geschwindigkeits-Kurven zeigt, daß jene, die Kontraktionskraftmessung beeinflussenden Variablen Preload, Afterload und Kontraktionsfrequenz innerhalb weiter Grenzen den inotropen Status, also die basale myokardiale Kontraktilität, des Kontrollherzens nicht verändern. Positiv-inotrope oder negativ-inotrope pharmakologische Interventionen führen dagegen zu gleichgerichteten Änderungen der maximalen Verkürzungsgeschwindigkeiten der contractilen Elemente und zeigen somit Änderungen des inotropen Status zuver-
lässig an.
2. Die Untersuchungen der hämodynamischen Belastbarkeit des isolierten Herzens zeigen,
daß — bei gegebener Inotropie — Steigerungen der linksventriculären Nachlast (Afterload)
eine starke Zunahme der Kontraktionskraft bewirken. Das gleiche gilt für eine akute Vorlast-
zunahme (Preload). Für jeden gegebenen Funktionsgrad des Ventrikels sind kardiale Pumpfunktion und Kontraktionskraft eine Funktion des enddiastolischen Volumens bzw. der enddiastolischen Faserspannung. Isolierte Frequenzsteigerungen bewirken dagegen in der Kontrollgruppe keine Kontraktionskraftverbesserung und erhöhen das Herzzeitvolumen nicht.
3. Der Stoffwechselstatus des isolierten Herzens zeigt an Hand des linksventriculären Adenin-
nukleotidgehaltes und der Kreatinfraktionen innerhalb der ersten 4 Std nach Herstellung der
Herz-Lungen-Präparate keine Abweichungen gegenüber der Norm. Auch hat die aus methodischen Gründen erforderliche isovolämische Hämodilution (Dextran 40) keinen negativen Einfluß auf das Kontraktionsverhalten des isolierten Herzens. Die druck-, volumen- und frequenzadaptive myokardiale Anpassungsbreite ist nicht eingeschränkt. Die mit Hilfe der Kraft-Geschwindigkeits-Beziehungen gemessene Inotropieverbesserung läßt darauf schließen, daß die
isovolämische Hämodilution zu einer Verminderung der Proteinbindungskapazität mit relati-
vem Überwiegen des ionisierten, nicht gebundenen Pharmakonanteils führt. Diesem Befund
kommt große klinische Bedeutung zu: Während einer aus operativem Anlaß durchgeführten

isovolämischen Hämodilution kommen neben Narkotica auch andere, stark eiweißgebundene Pharmaka zur Anwendung, deren Wirksamkeit sich — bei gleicher Gesamtdosis — erhöhen würde und u.U. zu unerwünschten Nebenwirkungen führen könnte.

4. Der Vergleich der Herzwirksamkeit verschiedener Anaesthetica erscheint nur auf äquinarkotischer Basis sinnvoll. Für die Inhalationsnarkotica kann die endexspiratorisch gemessene „minimale alveoläre Konzentration" (sog. MAC-Wert) als verläßlicher und derzeit bester Referenzwert gelten. Für die Injektionsnarkotica ist das Problem der äquinarkotischen Dosierung bislang nicht befriedigend gelöst, da die als Bolus intravenös injizierten Substanzen zu keiner steady state — Blutkonzentration führen.

In der vorliegenden Untersuchung wurden daher zunächst für die intravenösen Narkotica Hexobarbital, Ketamin und Etomidate die jeweilige mittlere minimal-narkotische Dosis am Ganztier (Katze) ermittelt. Da sich am Herz-Lungen-Präparat die in das Blutreservoir applizierte jeweilige minimal-narkotische Dosis vorwiegend im zirkulierenden Blutvolumen verteilt, wurde aus der applizierten Dosis und dem Blutvolumen eine hypothetische, minimal-narkotische Blutkonzentration (ED_N) kalkuliert. Somit wurde eine Möglichkeit geschaffen, die intravenösen Narkotica untereinander bzw. mit den Inhalationsnarkotica auf der Basis äquianaesthetischer Konzentrationen zu vergleichen.

5. An Hand kumulativer Konzentrations-Wirkungs-Kurven konnte nachgewiesen werden, daß — mit Ausnahme des Diäthyläthers — alle untersuchten Anaesthetica bereits innerhalb narkotischer Konzentrationsbereiche einen direkt negativ-chronotropen Effekt besitzen. Die Kontraktionskraft wird durch alle untersuchten Substanzen konzentrationsabhängig reduziert.

Auch Ketamin, eine Substanz, die am intakten Organismus kardiozirkulatorisch-stimulierende Effekte besitzt, wirkt also direkt negativ-inotrop und negativ-chronotrop!

Hiermit konnte nachgewiesen werden, daß die Herzwirksamkeit von Ketamin am intakten Organismus weitgehend durch gegenregulatorische, extrakardiale Mechanismen bestimmt wird.

Die quantitative Analyse des contractilen Status mit Hilfe der Kraft-Geschwindigkeits-Beziehungen zeigt, daß Halothan, Hexobarbital und Ketamin — also die klinisch gebräuchlichsten Narkotica — die stärksten negativ-inotropen Eigenwirkungen besitzen. Gegenüber einem Kontrollwert von 2,72 ML/s wird die maximal mögliche Verkürzungsgeschwindigkeit der contractilen Elemente (V_{max}) durch höhere Konzentrationen von Diäthyläther (2,28 ML/s), Enfluran (2,2 ML/s), Methoxyfluran (1,98 ML/s) und Etomidate (1,86 ML/s) am geringsten, unter Ketamin (1,7 ML/s), Hexobarbital (1,25 ML/s) und Halothan (0,96 ML/s) am stärksten reduziert.

6. Die Bewertung des Narkoticumeinflusses auf die Gesamtpumpfunktion des Herzens hat neben der narkoticainduzierten Änderung der Inotropie auch die Einflüsse auf die Grundformen der Kontraktionsanpassung zu berücksichtigen. Es wurde daher untersucht, inwieweit sich das durch definierte Narkoticakonzentrationen in seiner Kontraktionskraft beeinträchtigte Herz an akute hämodynamische Belastungen anpassen kann, bzw. mit Hilfe welcher Mechanismen das narkoticainduzierte insuffiziente Herz seine Kontraktionsdynamik verbessern kann.

In höheren Anaestheticakonzentrationsbereichen läßt sich die Kontraktionskraft in Abhängigkeit von einer akuten Nachlasterhöhung lediglich unter Diäthyläther, Enfluran und Etomidate nennenswert verbessern. Eine akute Vorlastzunahme erbringt — ausgenommen unter Etomidate — keinen entscheidenden Kontraktionskraftzuwachs.

Das Herzzeitvolumen erhöht sich unter Etomidate und Enfluran deutlich. Erhöhungen der Kontraktionsfrequenz verbessern die Funktion des durch Ketamin, Hexobarbital, Methoxyfluran, in geringerem Umfang auch des durch Diäthyläther, Enfluran und Halothan beeinträchtigten Herzens.

7. Bezogen auf die Herzwirksamkeit der untersuchten Anaesthetica interessiert insbesondere
deren therapeutische Breite. Hier wurde mit dem „Kardiotherapeutischen Index" eine neue
Meßzahl eingeführt. Dieser Index berechnet sich jeweils aus der am isolierten Herz bestimmten ED_{25} (Narkoticakonzentrationen, die die Kontraktionskraft um 25% reduzieren) und der
am Ganztier ermittelten minimal-narkotischen Konzentration (ED_N bzw. MAC-Wert). Dieser
Kardiotherapeutische Index gibt an, bei welchem Vielfachen der minimal-narkotischen Konzentration die Kontraktionskraft um 25% reduziert wird.
Für die untersuchten Narkotica ergibt sich folgende zunehmende kardiodepressive Wirkstärke:

Etomidate (5,0) $<$ Enfluran (2,37) $=$ Diäthyläther (2,27) $<$ Methoxyfluran (1,74) $<$
Halothan (1,06) $=$ Ketamin (1,0) $<$ Hexobarbital (0,7).

8. Der letzte Komplex galt der klinischen Bedeutung der vorgelegten Befunde.
Die Beurteilung der Myokardfunktion an Hand verschiedener Inotropieparameter hatte gezeigt, daß die Kontraktionsdynamik des Herzens bereits durch niedrige Konzentrationen von
Halothan, Methoxyfluran, Hexobarbital und Ketamin deutlich beeinträchtigt wird. Auf Grund
dieses differenten Anaestheticaeinflusses auf die Herzfunktion sowie auf die kardiale Adaptationsbreite an unterschiedliche hämodynamische Belastungen können vor dem Hintergrund
der eigenen Untersuchungen folgende Rückschlüsse für die klinische Anaesthesie gezogen werden:
Unter dem Einfluß höherer Narkoticakonzentrationen läßt sich die Kontraktionskraft unter
Diäthyläther- oder Enfluraneinfluß am ehesten durch eine arterielle Druckerhöhung, unter
Methoxyfluran, Hexobarbital und Ketamin durch eine Steigerung der Kontraktionsfrequenz
und unter Etomidate durch eine Erhöhung des arteriellen Druckes oder über eine Zunahme
des rechtsatrialen Volumenangebotes verbessern. Bei Halothan sind Druck- oder Volumener-
höhungen unwirksam. Auch kann eine Steigerung der Kontraktionsfrequenz hier nur eine un-
beträchtliche Zunahme der Kontraktionskraft bewirken. Hier dürften sich am ehesten pharmakologische Verbesserungen der Herzfunktion durch positiv-inotrop wirksame Substanzen an-
bieten.
Bei präexistenter Beeinträchtigung der kardiozirkulatorischen Gegenregulationsmechanismen
können die direkten kardiotoxischen Eigeneffekte der Anaesthetica dominieren. Patienten,
bei denen im Rahmen einer internistischen Therapie eine pharmakologische Blockade andre-
nerger oder cholinerger Receptoren bewußt angestrebt wurde, kann u.U. die intra- oder extrakardiale Kompensationsmöglichkeit narkoticainduzierter, negativ-inotroper Effekte fehlen.

9 Summary

The foregoing experiments are presented with the object of clarifying the action of anesthetic drugs on myocardial function. Thus, direct cardiac effects of seven anesthetics were assessed in isolated hearts (heart-lung preparation). The drugs under investigation were the intravenous anesthetics hexobarbital, ketamine, and etomidate, and the volatile anesthetics diethyl ether, halothane, methoxyflurane, and enflurane. Moreover, myocardial adaptability to altered hemodynamic loads was studied under defined concentrations of each anesthetic.

In a first series of experiments the physiologic basis of myocardial contractile dynamics was studied in this isolated heart preparation. Special attention was focused on methodological problems concerning the assessment of cardiac function and of basal myocardial inotropic state, e.g., determining cardiac function without simultaneous influence of extracardiac compensatory mechanisms.

1. The numerous indices defining myocardial contractility offer no advantage as compared to the assessment of inotropic state by means of maximum left ventricular dP/dt! On the other hand, analyzing cardiac pumping capacity by means of the myocardial competence index or by ventricular function curves permits a qualitative as well as a quantitative measure of contractile force.

The most reliable method available at present seems to be the quantification of myocardial contractile state by means of the force-velocity relations. V_{max} and V_{CEmax} are not markedly changed by preload, afterload, or varying heart rates, whereas pharmacological alterations such as inotropic interventions result in a corresponding change of maximum velocity of contractile element shortening.

2. In controls, the assessment of myocardial adaptability to altered hemodynamic loads shows that enhancement of afterload as well as of preload effects a pronounced increase in contractile force. Isolated augmentation of frequency of contraction, however, improves neither contractile force nor cardiac output.

3. In controls, the adenine nucleotide content of this isolated heart preparation does not change within the first 4 h following experimental preparation, indicating a normal metabolic support of heart muscle during the experimental period. Isovolumic hemodilution (low-molecular-weight dextrane), as well, does not impair contractile state. Myocardial adaptability to various hemodynamic loads is not restricted. As determined by means of force-velocity curves, isovolumic hemodilution induced a slight increase of myocardial contractility caused by a reduction of protein-binding capacity. Thus, hemodilution leads to a relative increase of the ionized, unbound fraction of injected drugs. This finding can be of great significance in clinical medicine: in case of isovolumic hemodilution, the pharmacologic effectivity of highly protein-bound drugs is intensified and thus may result in undesirable side effects.

4. The comparison of the cardioactivity of several anesthetics is only useful if these drugs are given in equinarcotic concentrations. With volatile anesthetics, minimum alveolar concentration (MAC) is a reliable reference. With intravenous anesthetics this problem has not yet been solved, as these drugs given by bolus injection do not lead to a steady state blood concentration.

Therefore, in the above experiments, at first minimum narcotic dosage of hexobarbital, etomidate, and ketamine was determined in intact animal (cat). With respect to the above dosage and the blood volume of the intact cat, a hypothetic minimum anesthetic blood concentration (ED_N) can be calculated. Thus, in heart-lung preparation (with a circulating blood volume of 250 ml) the cardioactivity of intravenous anesthetics could be assessed following equinarcotic concentrations or a multiple of these ED_N concentrations.

5. As could be shown by means of concentration-response curves, all anesthetics under investigation (with the exception of diethyl ether) possess an immediate negative chronotropic effect even within the anesthetic concentration range. Contractile force is reduced in a dose-dependent fashion by all intravenous and volatile anesthetics. This also applies to ketamine, a drug provoking cardio-hemodynamic stimulating effects in intact organism. In isolated heart, ketamine induces a pronounced negative inotropic and negative chronotropic action! This proves that increases of blood pressure and heart rate in intact organism are partly caused by extracardial reflex mechanisms.

6. The analysis of contractile state by means of force-velocity relations reveals that the very pronounced negative inotropic action occurs with halothane, hexobarbital, and ketamine — the most frequently used drugs in clinical anesthesia!

7. In addition to alterations of contractile state as induced by anesthetic concentrations, assessment of drug-induced total cardiac pump capacity and myocardial adaptability should be considered. Thus, experiments were performed to show to what degree the isolated heart is still able to overcome acute hemadynamic loads if its contractile state is gradually impaired by defined concentrations of anesthetics.

Following higher concentrations of diethyl ether, enflurane, or etomidate, contractile state can be markedly improved by an increase of afterload. Only with etomidate can this also be effected by augmenting preload. With all the other drugs under investigation, an increase of preload does not significantly improve contractile state. Cardiac output, however, considerably increases following etomidate and enflurane.

An increase in heart rate improves cardiac function previously impaired by ketamine, hexobarbital, and methoxyflurane, and to a lesser extent also with diethyl ether, enflurane, and halothane.

8. With respect to their cardioactivity, the therapeutic range of anesthetic drugs is of considerable interest. In this regard a new quantitative measure, the "cardiotherapeutic index," was introduced. This index is calculated from the ratio ED_{25}/ED_N with intravenous narcotics and ED_{25}/MAC with volatile anesthetics (ED_{25} being the concentration of anesthetics that reduces left ventricular dP/dt_{max} in the isolated heart by 25%, whereas ED_N and MAC values are determined in intact animals). This cardiotherapeutic index indicates the multiple of minimum narcotic dosage that reduces myocardial contractile force by 25%. According to this index the following cardiodepressive potency of anesthetic drugs could be determined: etomidate (5.0) < enflurane (2.37) = diethyl ether (2.27) < methoxyflurane (1.74) < halothane (1.06) = ketamine (1.0) < hexobarbital (0.7).

9. These experimental data might be of clinical interest: with high concentrations of diethyl ether or enflurane the contractile force of the heart can be improved by elevating diastolic aortic pressure. Following higher concentrations of methoxyflurane, hexobarbital, or halothane this can be assured by increasing heart rate. In case of etomidate, either elevation of arterial pressure or augmentation of cardiac filling pressure will improve cardiac function. With any anesthetic-induced reduction of myocardial contractility, the most pronounced improvement of cardiac function can be expected by intravenous application of positive inotropic drugs.

In case of preexisting impairment of extracardial autoregulation or reflex control, the direct cardiotoxic side effects of anesthetic drugs can prevail. In patients subjected to pharmacologic blockade of adrenergic or cholinergic receptors — as a specific therapeutical context — the described intra- and/or extracardial compensatory reflex mechanisms could be lacking and, thus, anesthetics could provoke acute heart failure.

10 Literatur

1. Abbott, B.C., Mommaerts, W.F.H.M.: A study of inotropic mechanisms in the papillary muscle preparation. J. Gen. Physiol. *42*, 533-551 (1959)
2. Alper, M.H., Flacke, W.: Halothane and cardiac work. Anesthesiology *24*, 121-122 (1963)
3. Andersen, M.N., Mouritzen, C.: Effect of acute respiratory and metabolic acidosis on cardiac output and peripheral resistance. Ann. Surg. *163*, 161-168 (1966)
4. Anrep, G.V.: On the part played by the suprarenals in the normal vascular reactions of the body. J. Physiol., London, *45*, 307-327 (1912)
5. Antoni, H.: Funktion des Herzens. In: R.F. Schmidt, G. Thews (Hrsg.): Physiologie des Menschen. pp. 346-385 Berlin-Heidelberg-New York: Springer 1976
6. Arndt, J.O., Krzossa, M., Müller, A.: Der Einfluß von Ethrane und Halothan auf die Aktivität der Barorezeptoren des Aortenbogens von Katzen. In: P. Lawin, R. Beer (Hrsg.): Ethrane pp. 115-122 Anaesthesiologie und Wiederbelebung, *84*, Berlin-Heidelberg-New York: Springer 1974
7. Arnold, G., Kosche, F., Miesner, E., Neizert, A., Lochner, W.: Importance of the perfusion pressure in the coronary arteries for the contractility and the oxygen consumption of the heart. Pflügers Arch. ges. Physiol. *299*, 339-356 (1968)
8. Arnold, G., Morgenstern, C., Lochner, W., Oswald, S.: The autoregulation of the heart work by the coronary perfusion pressure. Pflügers Arch. ges. Physiol. *321*, 34-55 (1970)
9. Artusio, J.F. Jr., Van Poznak, A.: Clinical evaluation of methoxyflurane in man. Fed. Proc. *19*, 273 (1960)
10. Artusio. J.F. Jr., van Poznak, A., Hunt, R.E., Tiers, F.M., Alexander, M.A.: Clinical evaluation of methoxyflurane in man. Anesthesiology *21*, 512-517 (1960)
11. Asher, M., Frederickson, E.L.: Halothane versus chloroform: The dose response using the isolated rabbit heart. Anesth. Analg. Curr. Res. *41*, 429-434 (1962)
12. Åström, A., Bernhoff, A., Persson, N.-Å.: Effects of propanidid (Epontol®) and methohexital (Brietal®) on the contractile force of the isolated guinea-pig heart. Acta anaesth. Scand. *14*, 45-52 (1970)
13. Åström, A.: Acute effects of some clinically used i.v. solutions on the isolated heart preparation. Opusc. med. (Stockh.) *17*, 146-148 (1972)
14. Averill, D.B., Tarazi, R.C., Ferrario, C.M.: Dependence of aortic blood flow acceleration on ventricular pre-load. Physiologist *16*, 256 (1973)
15. Badeer, H.S.: Contractile tension in the myocardium. Amer. Heart J. *66*, 432-434 (1963)
16. Bagwell, E.E., Woods, E.F.: Cardiovascular effects of methoxyflurane. Anesthesiology *23*, 51-57 (1962)
17. Bamforth, B.J., Siebecker, K.L., Kraemer, R., Orth, O.S.: Effect of epinephrine on the dog heart during methoxyflurane anesthesia. Anesthesiology *22*, 169-173 (1961)
18. Barany, M.: ATPase activity of myosin correlated with speed of muscle shortening. J. Gen. Physiol. *50*, Suppl., 197-218 (1967)
19. Bargy, R., Gautrelet, J.: Nouvelles recherches sur l'action physiologique du chloralose. Compt. rend. Soc. biol. *99*, 700 (1928)
20. Barnes, G.E., Bishop, V.S., Horwitz, L.D., Kaspar, R.L.: The maximum derivation of left ventricular pressure and transverse internal diameter as indices of the inotropic state of the left ventricle in conscious dogs. J. Physiol., London, *235*, 571-590 (1973)
21. Bassenge, E.: Diskussionsbemerkung. In: K. Messmer, H. Schmid-Schönbein (Hrsg.): Intentional Hemodilution. pp. 166-177. Basel-München-Paris-London-New York-Sydney: Karger 1975
22. Bauereisen, E., Reichel, H.: Über die inotrope Wirkung der Herznerven. Klin. Wschr. *24*, 785-789 (1947)
23. Bauereisen, E.: Kontraktilität und Dehnbarkeit des normalen und hypodynamen Herzens. In: E. Wollheim, K.W. Schneider (Hrsg.): Herzinsuffizienz, Hämodynamik und Stoffwechsel. pp. 16-24. Stuttgart: Thieme 1964

24. Bauereisen, E.: Herz. In: W.D. Keidel (Hrsg.): Kurzgefaßtes Lehrbuch der Physiologie, 2. Aufl. pp. 71-99. Stuttgart: Thieme 1970

25. Bauereisen, E.: Kontraktion und Kontraktionsbewertung des Herzens im akuten Tierversuch. Verh. Dtsch. Ges. Kreisl.-forsch. *37*, 18-28 (1971)

26. Beer, D., Beer, R., von Wolff, A., Duffner, H.: Die Einwirkung des neuen Inhalationsnarkotikums Ethrane auf Myokardkontraktilität und Hämodynamik im Vergleich zu Halothane. Anaesthesist *22*, 192-197 (1973)

27. Beer, D., Beer, R.: Die Beeinflussung der Myokardkontraktilität und Hämodynamik durch Ēthrane beim Hund. Anaesthesiologie und Wiederbelebung *84*, 94-101 (1974)

28. Bergmann, H.: Die Auswahl der Anaesthesiemittel und -methoden bei kardiozirkulatorischen Risikofaktoren. Klin. Anästhesiologie und Intensivtherapie *11*, 135-155 (1976)

29. Bernsmeier, A.: Neue Ergebnisse über den Coronarkreislauf des Menschen. Verh. Dtsch. Ges. inn. Med. *69*, 536-554 (1963)

30. Bhatia, B.B., Burn, J.H.: The action of ether on the sympathetic system. J. Physiol., London, *78*, 257-270 (1933)

31. Bidwai, A.V., Stanley, T.H., Graves, C.L., Kawamura, R., Sentker, C.R.: The effects of Ketamine on cardiovascular dynamics during halothane and enflurane anesthesia. Anesth. Analg. Curr. Res. *54*, 588-592 (1975)

32. Blinks, J.R., Koch-Weser, J.: Analysis of the effects of changes in rate and rhythm upon myocardial contractility. J. Pharmacol. exp. Ther. *134*, 373-389 (1961)

33. Blinks, J.R., Koch-Weser, J.: Physical factors in the analysis of actions of drugs on myocardial contractility. Pharmacol. Rev. *15*, 531-599 (1963)

34. Bliss, C.I.: Statistics in Biology, Vol. I pp. 108-112. New York-St. Louis-San Francisco-Toronto-Sydney: McGraw-Hill 1967

35. Boerth, R.C., Covell, J.W., Pool, P.E., Ross, J. Jr.: Increased myocardial oxygen consumption and contractile state associated with increased heart rate in dogs. Circulat. Res. *24*, 725-734 (1969)

36. Böttcher, H.: Tierexperimentelle Untersuchungen zur Verlängerung der Überlebenszeit des Herzens im normothermen ischämischen Herzstillstand. Habilitationsschrift. Christian-Albrechts-Universität Kiel 1976

37. Bohlmann, F.: Das Schlagvolumen des Herzens und seine Beziehung zur Temperatur des Blutes. Arch. Physiol. *120*, 400-404 (1907)

38. Boniface, K.J., Brown, J.M., Kronen, P.S.: The influence of some inhalation anesthetic agents on the contractile force of the heart. J. Pharmacol. exp. Ther. *113*, 64-71 (1955)

39. Botty, C., Brown, B., Stanley, V.F., Stephen, C.R.: Clinical experiences with compound 347, a halogenated anesthetic compound. Anesth. Analg. Curr. Res. *47*, 499-505 (1968)

40. Bovill, J.G., Clarke, R.S.J., Davis, E.A., Dundee, J.W.: Some cardiovascular effects of ketamine in man. Brit. J. Pharmacol. *41*, 411-412 (1971)

41. Bowditch, H.P.: Über die Eigenthümlichkeiten der Reizbarkeit, welche die Muskelfasern des Herzens zeigen. Arbeitsphysiologie *6*, 139-176 (1871)

42. Brassard, R., Johnson, C.A., Buckley, J.J., Matthews, J.H.: Methoxyflurane: Effects upon cardiac contractility, rhythmicity, and blood pressure in dogs. Canad. Anaesth. Soc. J. *10*, 264-275 (1963)

43. Braun, U., Hensel, I., Kettler, D., Lohr, B.: Der Einfluß von Methoxyflurane, Halothane, Dipiritramide, Barbiturat und Ketamine auf den Gesamtsauerstoffverbrauch des Hundes. Anaesthesist *20*, 369-375 (1971)

44. Braunwald, E., Bloodwell, R.D., Goldberg, L.I., Morrow, A.: Studies on digitalis. IV. Observations in man on the effects of digitalis preparations on the contractility of the nonfailing heart and on total vascular resistance. J. Clin. Invest. *40*, 52-59 (1961)

45. Braunwald, E., Ross, J. Jr.: The ventricular end-diastolic pressure. Amer. J. Med. *34*, 147-150 (1963)

46. Braunwald, E., Ross, J. Jr., Sonnenblick, E.H.: Mechanisms of contraction of the normal and failing heart. New Engl. J. Med. *227*, 794-800; 853-863; 910-920; 1012-1022 (1967)

47. Braunwald, E., Sonnenblick, E.H., Ross, J. Jr., Glick, G., Epstein, S.E.: An analysis of the cardiac response to exercise. Circulat. Res. *21*, Suppl. I, 44-58 (1967)

48. Braunwald, E., Ross, J. Jr., Sonnenblick, E.H.: Mechanisms of contraction of the normal and failing heart. Boston: Little & Brown 1968

49. Braunwald, E., Ross, J. Jr., Gault, J.J., Mason, D.T., Mills, C., Gabe, I., Epstein, S.E.: Assessment of cardiac function. Ann. Int. Med. *70*, 369-399 (1969)

50. Braunwald, E.: On the difference between the heart's output and its contractile state. Circulation *43*, 171-174 (1971)

51. Braunwald, E.: Structure and function of the normal myocardium. Brit. Heart J. *33*, Suppl., 3-8 (1971)

52. Braunwald, E.: Regulation of the circulation. New Engl. J. Med. *291*, 1124-1129 (1974)

53. Bretschneider, H.J.: Aktuelle Probleme der Koronardurchblutung und des Myokardstoffwechsels. Regensb. Jb. ärztl. Fortb. *15*, 1-26 (1967)

54. Brewster, W.R. Jr., Bunker, J.P., Beecher, H.K.: Metabolic effects of anesthesia. VI. Mechanism of metabolic acidosis and hyperglycemia during ether anesthesia in the dog. Amer. J. Physiol. *171*, 37-47 (1952)

55. Brewster, W.R. Jr., Isaacs, J.P., Wain-Andersen, T.: Depressent effect of ether on myocardium of dog and its modification by reflex release of epinephrine and nor-epinephrine. Amer. J. Physiol. *175*, 399-414 (1953)

56. Bristow, J.D., Prys-Roberts, C., Fisher, A., Pickering, T.G., Sleight, P.: Effects of anesthesia on baroflex control of heart rate in man. Anesthesiology *31*, 422-428 (1969)

57. Brooks, C.M., Hoffman, B.F., Suckling, E.E., Orias, O.: Excitability of the heart. New York: Grune & Stratton 1955

58. Brown, B.R., Tatum, E.N., Crout, J.R.: The effect of general anesthesia on the uptake and metabolism of 1-H^3-norepinephrine in guinea-pig atria. (Abstract). Fed. Proc. *27*, 468 (1968)

59. Brown, B.R. Jr., Crout, J.R.: A comparative study of the effects of five general anesthetics on myocardial contractility. I. Isometric conditions. Anesthesiology *34*, 236-245 (1971)

60. Brown, B.R., Tatum, E.N., Crout, J.R.: The effect of inhalation anesthetics on the uptake and metabolism of 1-^{3}H-norepinephrine in guinea-pig atria. Anesthesiology *36*, 263-267 (1972)

61. Brown, R.V., Hilton, J.G.: The effectiveness of the baroreceptor reflexes under different anesthetics. J. Pharmacol. exp. Ther. *118*, 198-203 (1956)

62. Brückner, J.B., Patschke, D., Reinecke, A., Tarnow, J.: Untersuchungen zur Wirkung von Ketamin im experimentellen hämorrhagischen Schock. Anaesthesiologie und Wiederbelebung, *69*, 99-119 (1973)

63. Brückner, J.B.: Beeinflussung des Kreislaufs und der myokardialen Sauerstoffversorgung unter Etomidate. Symposium über neue Narkosemittel Etomidate und Enflurane. Düsseldorf, 9. November 1974

64. Brückner, J.B., Gethmann, J.W., Patschke, D., Tarnow, J., Weymar, A.: Untersuchungen zur Wirkung von Etomidate auf den Kreislauf des Menschen. Anaesthesist *23*, 322-330 (1974)

65. Brugmans, J., Jageneau, A., Denef, B.: Cardiovascular effects of etomidate in normal man. Janssen Res. Prod. Inform. Service (N 8124) (1974)

66. Bryce-Smith, R., O'Brien, H.D.: Fluothane: A new non-explosive volatile anesthetic agent. Brit. Med. J. *II*, 969-972 (1956)

67. Buckberg, G., Brazier, J.: Coronary blood flow and cardiac function during hemodilution. Bibl. Haemat. *41*, 173-189 (1975)

68. Burn, J.H., Epstein, H.G., Feigan, G.A., Patow, W.D.M.: Some pharmacological actions of fluothane. Brit. Med. J. *II*, 479-483 (1957)

69. Burton, A.C.: The importance of the shape and size of the heart. Amer. Heart J. *54*, 801-810 (1957)

70. Carlsen, F., Knappeis, G.G., Buchthal, F.: Ultrastructure of resting and contracted striated muscle fiber at different degrees of stretch. J. Biophys. Biochem. Cytol. *11*, 95-117 (1961)

71. Carrier, G.O., Lüllmann, H., Neubauer, L., Peters, T.: The significance of a fast exchanging superficial calcium fraction for the regulation of contractile force in heart muscle. J. Molec. Cell. Cardiol. *6*, 333-347 (1974)

72. Carson, S.A.A., Chorley, G.E., Hamilton, F.N., Lee, D.C., Morris, L.E.: Variation in cardiac output with acid-base changes in the anesthetized dog. J. Appl. Physiol. *20*, 948-953 (1965)

73. Cascorbi, H.F., Blake, D.A., Helrich, M.: Differences in the biotransformation of halothane in man. Anesthesiology *32*, 119-123 (1970)

74. Cattell, McK.: Studies in experimental traumatic shock. VI. The action of ether on the circulation in traumatic shock. Arch. Surg. *6*, 41-84 (1923)

75. Chang, P., Chan, K.E., Ganendran, A.: Cardiovascular effects of 2-(O-chlorophenyl)-2-methylamino-cyclohexanone (CI-581). Brit. J. Anaesth. *41*, 391-395 (1969)

76. Chase, R.E., Holaday, D.A., Fiserova-Bergerova, V., Saidman, L.J., Mack, F.E.: The biotransformation of Ēthrane in man. Anesthesiology *35*, 262-267 (1971)

77. Chen, G., Ensor, C.R., Russel, D., Bohner, B.: The pharmacology of 1-(1-phenylcyclohexyl-)
     piperidine·HCl. J. Pharmacol. exp. Ther. *127*, 241-250 (1959)
78. Chen, G., Glazko, A.J., Kaump, D.H.: CI 581 revised laboratory summary. Parke Davis Res. Div.
     (unveröffentlicht) (1967)
79. Chen, G.: The pharmacology of ketamine. Anaesthesiologie und Wiederbelebung *40*, 1-11 (1969)
80. Chimoskey, J.E., Gams, E., Huntsman, C.: Peak aortic and carotid flow acceleration in anesthetized
     dogs. Ann. Biomed. Eng. *2*, 183-193 (1974)
81. Cline, R.E., Wallace, A.G., Young, W.G. Jr., Sealy, W.C.: Electrophysiologic effects of respiratory
     and metabolic alkalosis on the heart. J. Thorac. Surg. *52*, 769-776 (1966)
82. Conway, C.M., Ellis, D.B.: The haemodynamic effects of short acting barbiturates. Brit. J. Anaesth.
     41, 534-542 (1969)
83. Cooper, T.: Physiologic and pharmacologic effects of cardiac denervation. Fed. Proc. *24*, 1428-1431
     (1965)
84. Corssen, G.: Clinical use of CI-581. 2. European Congress of Anaesthesiology, Kopenhagen 1966
85. Corssen, G., Domino, E.F.: Dissociative anesthesia: Further pharmacological studies and first
     clinical experience with the phencyclidine derivate CI-581. Anesth. Analg. Curr. Res. *45*, 29-40
     (1966)
86. Corssen, G., Miyasaka, M., Domino, E.F.: Dissociative Anaesthesie mit Ketamine (CI-581).
     Anaesthesiologie und Wiederbelebung *40*, 64-69 (1969)
87. Cotton, M.V., Bay, E.: Comparison of the cardiovascular properties of a new non-barbiturate
     intravenous anesthetic agent with those of thiopental. Anesthesiology *17*, 103-111 (1956)
88. Covell, J.W., Ross, J. Jr., Sonnenblick, E.H., Braunwald, E.: Comparison of the force-velocity rela-
     tion and the ventricular function curve as measures of the contractile state of the intact heart.
     Circulat. Res. *19*, 364-372 (1966)
89. Covell, J.W., Ross, J. Jr., Taylor, R., Sonnenblick, E.H., Braunwald, E.: Effects of increasing
     frequency of contraction on force-velocity relation of left ventricle. Cardiovasc. Res. *1*, 2-8 (1967)
90. Covell, J.W., Mahler, F., O'Rourke, R.O., Ross, J. Jr.: Velocity of left ventricular fiber shortening
     during acute loading and altered contractility in the conscious dog. (Abstract). Circulation *48*,
     Suppl. IV, 66 (1973)
91. Crandell, W.B., Papas, S.G., MacDonald, A.: Nephrotoxicity associated with methoxyflurane.
     Anesthesiology *27*, 591-607 (1966)
92. Cullen, D.J., Eger, E.I., II.: Cardiovascular effects of carbon dioxide in man. Anesthesiology *41*,
     345-349 (1974)
93. Daggett, W.M., Nugent, G.C., Carr, P.W., Powers, P.C., Harada, Y.: Influence of vagal stimulation
     on ventricular contractility, O_2 consumption, and coronary flow. Amer. J. Physiol. *212*, 8-18 (1967)
94. Dahlgren, B.-E.: Phonocardiographic studies on the effect of haemaccel and macrodex as restitution
     therapy tested in young blood donors. Opusc. Med. (Stockh.) *16*, 404-406 (1971)
95. Das, S.C.: The influence of sodium evipan on the heart and circulation. Quart. J. Exper. Physiol. *31*,
     103-110 (1942)
96. Davis, L.D., Temte, J.V., Murphy, Q.R.: Epinephrine-cyclopropane effects on purkinje fibers.
     Anesthesiology *30*, 369-377 (1969)
97. Dennlinger, J.K., Kaplan, J.A., Lecky, J.H., Wollman, H.: Cardiovascular responses to calcium
     administered intravenously to man during halothane anesthesia. Anesthesiology *42*, 390-397 (1975)
98. Deutsch, S., Dalen, J.E.: Indication for prophylactic digitalization. Anesthesiology *30*, 648-656
     (1969)
99. Dietze, W., Raschack, M., Peter, K.: Der Wirkungsmechanismus von Ketamin. – Experimentelle Un-
     tersuchungen zum Cocain-Mechanismus. In: P. Lawin, U. Morr-Strathmann (Hrsg.): Kongreßberichte
     „Jahrestagung der Deutschen Gesellschaft für Anaesthesie und Wiederbelebung; Hamburg, 23.-26.
     November 1972. pp. 609-616. Berlin-Heidelberg-New York: Springer 1974
100. Dobkin, A.B., Wyant, G.M.: The physiological effects of intravenous anaesthesia in man. Canad.
     Anaesth. Soc. J. *4*, 295-337 (1957)
101. Dobkin, A.B., Fedoruk, S.: Comparison of the cardiovascular, respiratory and metabolic effects of
     methoxyflurane and halothane in dogs. Anesthesiology *22*, 355-362 (1961)
102. Dobkin, A.B., Heinrich, R.G., Israel, J.S., Levy, A.A., Neville, J.F., Ounkasem, K.: Clinical and
     laboratory evaluation of a new inhalation agent: compound 347 (CHF_2-O-CF_2-CHF Cl). Anesthesi-
     ology *29*, 275-287 (1968)

103. Dobkin, A.B., Nishioka, K., Gengaje, D.B., Kim, D.S., Evers, W., Israel, J.S.: Ēthrane (compound 347) anesthesia: A clinical and laboratory review of 700 cases. Anesth. Analg. Curr. Res. *48*, 477-493 (1969)

104. Doenicke, A., Kugler, J., Lorenz, W., Wagner, E., Lemcke, H., Kalmar, L., Praetorius, B., Schellenberger, A., Schmidinger, S., Spiess, W.: Experimentelle Untersuchungen und klinische Erfahrungen mit dem neuen intravenösen Kurznarkotikum Etomidate. Anaesthesiologie und Wiederbelebung *93*, 149-159 (1975)

105. Doenicke, A., Kugler, J., Penzel, G., Laub, M., Kalmar, L., Killian, I., Bezeeny, H.: Hirnfunktion und Toleranzbreite nach Etomidate, einem neuen barbituratfreien i.v. applizierbaren Hypnotikum. Anaesthesist *22*, 357-366 (1973)

106. Doenicke, A., Gabany, D., Lemce, H., Schürk-Bulich, M.: Kreislaufverhalten und Myokardfunktion nach drei kurzwirkenden i.v. Hypnotika Etomidate, Propanidid, Methohexital. Anaesthesist *23*, 108-115 (1974)

107. Doenicke, A., Kugler, J.: Wirkungen des Ēthrane auf das Zentrale Nervensystem. In: H. Kreuscher (Hrsg.): Ēthrane. Neue Ergebnisse in Forschung und Klinik. pp. 45-55. Stuttgart: Schattauer 1975

108. Döring, H.J., Olbrisch, R.R., Model, A.: Der Einfluß hoher Dosen verschiedener Narkotica auf die Kontraktilität und die energiereichen Phosphate des Herzmuskels. IV. Symposium Anaesthesiologiae Internationale, Varna (Bulgarien), 15.-20. September 1969

109. Döring, H.J.: Mechanismus und Therapie kardiotoxischer Narkotika-Wirkungen. Intensivmed. *10*, 388-402 (1973)

110. Domino, E.F., Chodoff, P., Corssen, G.: Pharmacological effects of CI 581, a new dissociative anesthetic, in man; Clin. Pharmacol. Ther. *6*, 279-291 (1965)

111. Donald, D.E., Milburn, S.E., Shepherd, J.T.: Effect of cardiac denervation on the maximal capacity of exercise in the racing greyhound. J. Appl. Physiol. *19*, 849-852 (1964)

112. Dormandy, J.A., Bullough, J.: Effects of intravenous methohexitone on peripheral blood flow in patients with and without arterial disease. Brit. J. Anaesth. *41*, 657-663 (1969)

113. Dowdy, E.G., Kaya, K.: Studies of the mechanism of cardiovascular response to CI-581. Anesthesiology *29*, 931-943 (1968)

114. Downing, S.E., Sonnenblick, E.H.: Cardiac muscle mechanics and ventricular performance: Force and time parameters. Amer. J. Physiol. *207*, 705-715 (1964)

115. Dreser, H.: Über Herzarbeit und Herzgifte. Arch. exper. Path. Pharmak. *24*, 221-240 (1887)

116. Dudziak, R.: Über die Wirkung von verschiedenen Halothankonzentrationen auf den Coronardurchfluß. Anaesthesist *15*, 155-157 (1966)

117. Dudziak, R.: Über die Wirkung von Halothan, Fentanyl, Dehydrobenzperidol und Propanidid auf den Sauerstoffverbrauch und den Coronardurchfluß des Warmblüterherzens. Forschungsberichte des Landes Nordrhein-Westfalen No. 1866. Köln-Opladen: Westdeutscher Verlag 1967

118. Duke, R.C., Fowness, D., Wade, J.G.: Halothane depresses baroreflex control of heart rate in man. Anesthesiology *46*, 184-187 (1977)

119. Dundee, J.W.: Thiopentone and other thiobarbiturates. Edinburgh: Livingstone 1956

120. Dundee, J.W.: Clinical studies of induction agents. VII.: A comparison of eight intravenous anaesthetics as main agents for a standard operation. Brit. J. Anaesth. *35*, 784-794 (1963)

121. Dundee, J.W.: Comparative analysis of intravenous anesthetics. Anesthesiology *25*, 137-148 (1971)

122. Dundee, J.W., Wyant, G.M.: Intravenous anaesthesia. Edinburgh-London: Churchill Livingstone 1974

123. Eberlein, H.J.: Einfluß verschiedener Anaesthetica auf Coronarwiderstand und Reaktionsweise des Coronarsystems beim Hund. Anaesthesist *13*, 381-384 (1964)

124. Eberlein, H.J.: Koronardurchblutung und Sauerstoffversorgung des Herzens unter verschiedenen CO_2-Spannungen und Anaesthetika. Habilitationsschrift, Universität Köln 1965

125. Eberlein, H.J.: Koronardurchblutung und Sauerstoffversorgung des Herzens unter verschiedenen CO_2-Spannungen und Anästhetika. Arch. Kreisl.-Forsch. *50*, 18-86 (1966)

126. Eckstein, J.W., Hamilton, W.R., Cammond, J.M.: The effect of thiopental on peripheral venous tone. Anesthesiology *22*, 525-528 (1961)

127. Edmands, R.E., Greenspan, K., Fisch, C.: An electrophysiological correlate of oubain inotropy in canine cardiac muscle. Circulat. Res. *21*, 515-524 (1967)

128. Eger, E.I., II., Saidman, L.J., Branstater, B.: Minimum alveolar anesthetic concentration: A standard of anesthetic potency. Anesthesiology *26*, 756-763 (1965)

129. Eger, E.I., II., Branstater, B., Saidman, L.J., Regan, M.J., Severinghaus, J.W., Munson, E.S.: Equipotent alveolar concentrations of methoxyflurane, halothane, diethyl ether, fluroxene, cyclopropane, xenon and nitrous oxide in the dog. Anesthesiology *26*, 771-777 (1965)

130. Eger, E.I., II., Lundgren, C., Miller, S.L., Stevens, W.C.: Anesthetic potencies of sulfur hexafluoride, carbon tetrafluoride, chloroform and ethrane in dogs: Correlation with the hydrate and lipid theories of anesthetic action. Anesthesiology *30*, 129-135 (1969)

131. Eger, E.I., II., Smith, N.T., Stoelting, R.K., Cullen, D.J., Kadis, L.B., Whitcher, C.E.: Cardiovascular effects of halothane in man. Anesthesiology *32*, 396-409 (1971)

132. Eger, E.I., II.: Uptake of inhaled anesthetics: The alveolar to inspired anesthetic difference. In: E.I. Eger, II. (Hrsg.): Anesthetic uptake and action. pp. 77-96. Baltimore: Williams & Wilkins 1974

133. Eger, E.I., II.: MAC. In: E.I. Eger, II. (Hrsg.): Anesthetic uptake and action. pp. 1-25. Baltimore: Williams & Wilkins 1974

134. Egilmez, A., Dobkin, A.B.: Enflurane (Ethrane, compound 347) in man. A clinical evaluation. Anaesthesia *27*, 171-178 (1972)

135. Eichholtz, F., Droh, R., Deibert, K., Müller, C.: Die Wirkung von Blutersatzmitteln, Humanblut und Antikoagulantien auf die Herztätigkeit des Meerschweinchens (Herz-Lungen-Präparat). Anaesthesist *12*, 201-205 (1963)

136. Epstein, S.E., Robinson, B.F., Kahler, R.L., Braunwald, E.: Effects of beta-adrenergic blockade on cardiac response to maximal and submaximal exercise in man. J. Clin. Invest. *44*, 1745-1753 (1965)

137. Escobar, E., Jones, N.L., Rapaport, E., Murray, J.F.: Ventricular performance in acute normovolemic anemia and effects of beta blockade. Amer. J. Physiol. *211*, 877-884 (1966)

138. Etsten, B., Li, T.: Hemodynamic changes during thiopental anesthesia in humans: Cardiac output, stroke volume, total peripheral resistance and intrathoracic blood volume. J. Clin. Invest. *34*, 500-510 (1955)

139. Etsten, B.E., Li, T.H.: Current concepts of myocardial function during anaesthesia. Brit. J. Anaesth. *34*, 884-889 (1962)

140. Etsten, B.E., Shimosato, S.: Myocardial contractility: Performance of the heart during anaesthesia. In: L. Fabian (Hrsg.): Clinical anaesthesia and the circulation. pp. 55-76. Philadelphia: Davis 1964

141. Falsetti, H.L., Mates, R.E., Greene, D.G., Bunnell, I.L.: V_{max} as an index of contractile state in man. Circulation *43*, 467-479 (1971)

142. Fedelešová, M., Ziegelhöffer, A., Horecký, J., Šiška, K.: Metabolic changes in autoperfusing heart-lung preparation. Z. exp. Chir. *6*, 34-42 (1973)

143. Fieldman, E.J., Ridley, R.W., Wood, E.H.: Hemodynamic studies during thiopental sodium and nitrous oxide anesthesia in humans. Anesthesiology *16*, 473-489 (1955)

144. Fischer, K.: Experimentelle Untersuchungen zum Einfluß von Ketamine auf die myokardiale Kontraktilität. III. Europäischer Kongreß für Anaesthesiologie, Prag, 31.8.-4.9.1970

145. Fischer, K., Harpprecht, K., Wendisch, P.: Experimentelle Untersuchungen zur hypothermen Konservierung des schlagenden Herzens. Zbl. Chir. *95*, 517-518 (1970)

146. Fischer, K.: Die Wirkung von Ketamine auf den Herzmuskel. Anästh. Inform. *12*, 187-190 (1971)

147. Fischer, K., Dahm, H.: Experimentelle Untersuchungen zur Wirkung der Neuroleptanalgesie auf die Funktion des Herzmuskels. In: J. Hoder, R. Jedlička, J. Pokorný (Hrsg.): Advances in anaesthesiology and Resuscitation, Vol. I. pp. 12-16. Prag: Avicenum – Czechoslovak. Med. Press 1972

148. Fischer, K.: Experimentelle Untersuchungen über den Einfluß von Dehydrobenzperidol, Fentanyl bzw. Thalamonal auf die myokardiale Kontraktilität. In: W.F. Henschel (Hrsg.): Neuroleptanalgesie. Spezielle Probleme. Einsatz in der nicht-operativen Medizin. pp. 27-34. Stuttgart-New York: Schattauer 1972

149. Fischer, K.: Experimentelle Untersuchungen über den Einfluß von Dehydrobenzperidol, Fentanyl bzw. Thalamonal auf die elektrische Aktivität des Herzens. In: W.F. Henschel (Hrsg.): Neuroleptanalgesie. Spezielle Probleme. Einsatz in der nicht-operativen Medizin. pp. 65-70. Stuttgart-New York: Schattauer 1972

150. Fischer, K.: Die Beeinflussung des myokardialen Kontraktionsstatus durch Ketamine. In: J. Hoder, R. Jedlička, J. Pokorný (Hrsg.): Advances in Anaesthesiology and Resuscitation, Vol I. pp. 562-566. Prag: Avicenum – Czechoslovak. Med. Press 1972

151. Fischer, K.: Vergleichende tierexperimentelle Untersuchungen zum Einfluß verschiedener Narkotika auf das Herz. Anaesthesiologie und Wiederbelebung *69*, 11-21 (1973)

152. Fischer, K.-J.: Wirkung von Enflurane und Halothane auf die Kontraktilität des isolierten schlagenden Katzenherzens. (Herz-Lungen-Präparat). Symposium über neue Narkosemittel Etomidate und Enflurane. Düsseldorf, 9. September 1974

153. Fischer, K.-J.: Die Differentialtherapie tachykarder Rhythmusstörungen in der Narkose. Z. prakt. Anästh. Wiederbeleb. *9*, 411-425 (1974)

154. Fischer, K.-J.: The direct action of enflurane and halothane on the contractile force of isolated beating cat heart. (heart-lung-preparation). IV. European Congress of Anaesthesiology, Madrid, 5.-11. September 1974

155. Fischer, K.-J.: Eine vergleichende Studie zwischen Enflurane und anderen Inhalationsnarkotika. Experimentelle Untersuchungen am Herz-Lungen-Präparat der Katze zur Beeinflussung der direkten narkotikabedingten Myokarddepression. In: E. Rügheimer (Hrsg.): Kongreßberichte „Jahrestagung der Deutschen Gesellschaft für Anästhesie und Wiederbelebung, Erlangen 1974". pp. 1087-1092. Erlangen: Perimed 1975

156. Fischer, K.-J.: Tierexperimentelle Untersuchungen zur Quantifizierung der direkten Myokardeffekte äquinarkotischer Ethrane- und Halothan-Konzentrationen. Anaesthesiologie und Wiederbelebung *99*, 43-57 (1976)

157. Fischer, K.-J.: Einfluß der limitierten isovolämischen Hämodilution (LIHD) auf die Kontraktilität des isolierten Warmblüterherzens. Anaesthesist *25*, 143-149 (1976)

158. Fischer, K.-J.: A comparative study of the inotropic effects of enflurane and halothane in the isolated beating cat heart. VI. World Congress of Anaesthesiology, Mexico City, 24.-30. April 1976

159. Fischer, K.-J., Marquort, H.: Tierexperimentelle Untersuchungen zur Wirkung von Etomidate auf die Kontraktilität des isolierten, intakten Warmblüterherzens. (Herz-Lungen-Präparat der Katze). In: Henschel, W. (Hrsg.): Probleme der intravenösen Anästhesie. pp. 223-231. Erlangen: Perimed 1976

160. Fischer, K.-J., Marquort, H.: Experimental studies on the direct effects of etomidate (R 26 490 sulfate) on myocardial contractility. IV. European Congress of Anaesthesiology, Madrid, 5.-11. September 1974

161. Fischer, K.-J., Marquort, H., Rating, W.: Komplikationsrisiko und Narkoseführung bei Notfällen mit kardialen Risikofaktoren. Zentraleuropäischer Anästhesiekongreß, Bremen, 10.-13. September 1975

162. Fischer, K.-J., Marquort, H.: Tierexperimentelle Untersuchungen zur Wirkung von Etomidate auf die Kontraktilität des isolierten, intakten Warmblüterherzens. (Herz-Lungen-Präparat der Katze). In: W.F. Henschel (Hrsg.): Probleme der intravenösen Anästhesie. pp. 223-231. Erlangen: Perimed 1976

163. Fischer, K.-J., Marquort, H.: Experimental investigations on the direct effects of etomidate on cardiac muscle mechanics. VI. World Congress of Anaesthesiology, Mexico City, 24.-30. April 1976

164. Fischer, K.-J., Marquort, H.: Eine vergleichende Studie der direkten Myokardeffekte von Etomidate, Ketanest und Hexobarbital. Arbeitstagung über intravenöse Anaesthetika (Neuroleptanalgesie und Etomidate). Berlin, 15./16. Mai 1976

165. Fischer, K.-J., Marquort, H.: Beeinflussung der Myokardfunktion durch Dopamin. INA *4*, 24-33 (1977)

166. Flacke, W., Alper, M.H.: Actions of halothane and norepinephrine in the isolated mammalian heart. Anesthesiology *23*, 793-801 (1962)

167. Fleckenstein, A., Döring, H.J., Janke, J., Byon, Y.K.: Basic actions of ions and drugs on myocardial highenergy phosphate metabolism and contractility. In: J. Schmier, O. Eichler (Hrsg.): Handbook of Exper. Pharmacology, Vol. XVI, 13. pp. 345-405. Berlin-Heidelberg-New York: Springer 1975

168. Fletcher, G., Pender, J.W., Wood, E.H.: Hemodynamic effects of ether anesthesia and surgery in 11 cases. Anesth. Analg. Curr. Res. *35*, 18-32 (1956)

169. Flickinger, H., Fraimow, W., Cathcart, R.T., Nealon, T.F.: Effect of thiopental induction on cardiac output in man. Anesth. Analg. Curr. Res. *40*, 693-700 (1961)

170. Folkow, B., Heymans, C., Neil, E.: Integrated aspects of cardiovascular regulation. In: W.F. Hamilton, P. Dow (Hrsg.): Handbook of Physiology. Section 2, Circulation Vol. III. pp. 1787-1823. Washington D.C.: Amer. Physiol. Soc. 1965

171. Fowler, N.O., Holmes, J.C.: Ventricular function in anemia. J. Appl. Physiol. *31*, 260-265 (1971)

172. Frank, O.: Zur Dynamik des Herzmuskels. Z. Biol. *32*, 370-447 (1895)

173. Frommer, P.L., Robinson, B.F., Braunwald, E.: Paired electrical stimulation. A comparison of the effects on performance of the failing and non-failing heart. Amer. J. Cardiol. 738-744 (1966)

174. Fry, D.L., Griggs, D.M. Jr., Greenfield, J.C.: Myocardial mechanics: Tension-velocity-length relationships of heart muscle. Circulat. Res. *14*, 73-85 (1964)

175. Furchgott, R.F., De Gubareff, T.: The high energy phosphate content of cardiac muscle under various experimental conditions which alter contractile strength. J. Pharmacol. exp. Ther. *124*, 203-218 (1958)

176. Gaffney, T.E., Braunwald, E.: Importance of the adrenergic nervous system in the support of circulatory function in patients with congestive heart failure. Amer. J. Med. *34*, 320-324 (1963)

177. Gams, E., Huntsman, L., Chimoskey, J.E.: Left ventricular dynamics of trained dogs anesthetized with methohexital. Anesthesiology *42*, 133-137 (1975)

178. Ganong, W.F.: Lehrbuch der Medizinischen Physiologie. Berlin-Heidelberg-New York: Springer 1974

179. Gault, J.H., Ross, J. Jr., Braunwald, E.: Contractile state of the left ventricle in man: Instantaneous tension-velocity-length relations in patients with and without disease of the left ventricular myocardium. Circulat. Res. *22*, 451-463 (1968)

180. Geppert, E.: Der post-asphyktische Aufbau von Adenin-Nucleotiden im Kaninchenherzen in vivo unter dem Einfluß verschiedener Substrate. Inaugural-Dissertation, Universität Köln 1972

181. Gethmann, J.W., Brückner, J.B., Eberlein, H.J., Patschke, D., Tarnow, J.: Tierexperimentelle Untersuchungen über den Einfluß der Hämodilution auf Hämodynamik, Koronardurchblutung und myokardialen Sauerstoffverbrauch. In: E. Rügheimer (Hrsg.): Kongreßberichte „Jahrestagung der Deutschen Gesellschaft für Anästhesie und Wiederbelebung, Erlangen, 2.-5. Oktober 1974". pp. 993-1001. Erlangen: Perimed 1975

182. Gion, H., Saidman, L.J.: The minimum alveolar concentration of enflurane in man. Anesthesiology *35*, 361-364 (1971)

183. Gleason, W.L., Braunwald, E.: Studies of the first derivate of the ventricular pressure pulse in man. J. Clin. Invest. *41*, 80-91 (1962)

184. Glick, G., Sonnenblick, E.H., Braunwald, E.: Myocardial force-velocity relations studied in intact unanesthetized man. J. Clin. Invest. *44*, 978-988 (1965)

185. Göthert, M.: Die Sekretionsleistung des Nebennierenmarks unter dem Einfluß von Narkotica und Muskelrelaxantien. Anaesthesiologie und Wiederbelebung *70*, 1-89 (1972)

186. Göthert, M.: Pharmakologie des Enflurane (Ēthrane). In: H. Kreuscher (Hrsg.): Ēthrane. Neue Ergebnisse in Forschung und Klinik. pp. 1-20. Stuttgart-New York: Schattauer 1975

187. Goldberg, A.H., Maling, H.M., Gaffney, T.E.: The effect of digoxin pretreatment on heart contractile force during thiopental infusion in dogs. Anesthesiology *22*, 974-976 (1961)

188. Goldberg, A.H., Maling, H.M., Gaffney, T.E.: The value of prophylactic digitalization in halothane anesthesia. Anesthesiology *23*, 207-212 (1962)

189. Goldberg, A.H.: A study on the force velocity relationships of the intact canine heart. Ph. D. Thesis. Georgetown University Graduate School, Washington D.C. 1965

190. Goldberg, A.H., Ullrick, W.C.: Effects of halothane on isometric contractions of isolated heart muscle. Anesthesiology *28*, 838-845 (1967)

191. Goldberg, A.H., Ullrick, W.C.: Effects of halothane on mechanical properties of heart muscle. Anesthesiology *28*, 255 (1967)

192. Goldberg, A.H.: Cardiovascular function and halothane. In: J.F. Artusio, Jr. (Hrsg.): Clinical Anesthesia. N.M. Greene (Hrsg.): Halothane. pp. 23-60. Oxford: Blackwell 1968

193. Goldberg, A.H., Phear, W.P.C.: Alterations in mechanical properties of heart muscle produced by halothane. J. Pharmacol. exp. Ther. *162*, 101-108 (1968)

194. Goldstein, A. Jr., Keats, A.S.: The risk of anesthesia. Anesthesiology *33*, 130-143 (1970)

195. Gooding, J.M., Corssen, G.: Etomidate: An ultrashort-acting nonbarbiturate agent for anesthesia induction. Anesth. Analg. Curr. Res. *55*, 286-289 (1976)

196. Gordon, A.M., Huxley, A.F., Julian, F.G.: Variation in isometric tension with sarcomere length in vertebrate muscle fibers. J. Physiol., London, *184*, 170-192 (1966)

197. Graber, J.D., Conti, C.R., Lappe, D.L., Ross, R.S.: Effect of pacing-induced tachycardia and myocardial ischemia on ventricular pressure velocity relationships in man. Circulation *46*, 74-83 (1972)

198. Graythorne, N.W.B., Darby, T.D.: Cardiovascular effects of nitrous oxide in the dog. Brit. J. Anaesth. *37*, 560-565 (1965)

199. Gregg, D.E.: Coronary circulation in health and disease. Philadelphia: Lea & Febiger 1950

200. Gregory, G.A., Eger, E.I., II., Smith, N.T., Cullen, B.F., Cullen, D.J.: The cardiovascular effects of diethyl ether in man. Anesthesiology *34*, 19-24 (1971)

201. Greisheimer, E.M.: The circulatory effects of anesthetics. In: W.F. Hamilton, P. Dow (Hrsg.): Handbook of Physiology. Section 2: Circulation, Vol. III. pp. 2477-2510. Washington D.C.: Amer. Physiol. Soc. 1965

202. Grossman, A., Furchgott, R.F.: The effects of frequency of stimulation and calcium concentration on Ca^{45} exchange and contractility on the isolated guinea-pig auricle. J. Pharmacol. exp. Ther. *143*, 120-130 (1964)

203. Grossman, W., Brooks, H., Meister, S., Sherman, H., Dexter, L.: New technique for determining instantaneous myocardial force-velocity relations in the intact heart. Circulat. Res. *28*, 290-297 (1971)

204. Gruber, C.M., Baskett, R.F.: II. The points of action of sodium phenobarbital and phenobarbital in lowering the blood pressure. J. Laborat. Clin. Med. *10*, 630-641 (1924)

205. Gruber, C.M., Roberts, S.J.: The effect of sodium phenobarbital and some other barbituric acid derivatives upon the coronary circulation. J. Pharmacol. exp. Ther. *27*, 327-334 (1926)

206. Gruber, C.M.: The effects of anesthetic doses of sodium thiopentobarbital, sodium ethamyl and pentothal sodium upon the respiratory system, the heart and blood pressure in experimental animals. J. Pharmacol. exp. Ther. *60*, 143-173 (1937)

207. Gruhzit, C.C., Farah, A.E.: A comparison of the positive inotropic effects of oubain and epinephrine in heart failure induced in the dog heart-lung preparation by sodium pentobarbital, dinitrophenol, sodium cyanide and sodium azide. J. Pharmacol. exp. Ther. *114*, 334-342 (1955)

208. Guyton, A.C.: Regulation of cardiac output. Anesthesiology *29*, 314-326 (1968)

209. Guyton, A.C.: Cardiac output and regional circulation. In: B.L. Gordon, R.A. Carleton, L.P. Faber (Hrsg.): Clinical Cardiopulmonary Physiology, 3rd Ed. pp. 28-38. New York-London: Grune & Stratton 1969

210. Guyton, A.C.: Textbook of Medical Physiology, 4th Edition. Kapitel 27: Cardiac output, venous return, and their regulation. pp. 311-324. Kapitel 13: The heart as a pump, the cardiac cycle, cardiac contractility, and stroke volume output. pp. 148-161. Philadelphia-London-Toronto: Saunders 1971

211. Hagenau, W., Pietsch, D., Arndt, J.O.: Der Effekt von Halothan und Enflurane sowie von Propanidid und Ketamin auf die Aktivität der Barorezeptoren des Aortenbogens decerebrierter Katzen. Anaesthesist *25*, 331-341 (1976)

212. Hagl, S., Bornikoel, K., Mayr, N., Messmer, K., Sebening, F.: Cardiac performance during limited hemodilution. Bibl. Haemat. *41*, 152-172 (1975)

213. Haldemann, G., Hossli, G., Kym, J., Schaer, H.: Die Wirkung von Ēthrane auf die Hämodynamik beim Menschen. Anaesthesiologie und Wiederbelebung *84*, 217-223 (1974)

214. Haldemann, G., Schmid, E., Frey, P., Hossli, G., Schaer, H.: Wirkung von Ethrane auf die Kreislaufgrößen geriatrischer Patienten. Anaesthesist *24*, 343-346 (1975)

215. Halsey, M.J.: Mechanisms of general anesthesia. In: E.I. Eger, II. (Hrsg.): Anesthetic Uptake and Action. pp. 45-76. Baltimore: William & Wilkins 1974

216. Hamelberg, W., Sprouse, J., Mahaffey, J.E., Richardson, J.A.: Plasma levels of epinephrine and norepinephrine; anesthetic significance. J. Amer. Med. Ass. *172*, 1596-1598 (1960)

217. Hamelberg, W., Sprouse, J.H., Mahaffey, J.E., Richardson, J.A.: Catecholamine levels during light and deep anesthesia. Anesthesiology *21*, 297-302 (1960)

218. Hamilton, W.F.: Role of the Starling concept in regulation of the normal circulation. Physiol. Rev. *35*, 161-168 (1955)

219. Hamacher, J.: Die Steilheit des intracardialen Druckanstiegs in der isometrischen Phase der spontanen Herzaktion als Kriterium einer pharmakologischen Wirkungsanalyse am Warmblüterherzen in situ. Naunyn-Schmiedeberg's Arch. exp. Path. Pharmak. *238*, 73-74 (1960)

220. Hamacher, J.: Messung der Steilheit des isometrischen Druckanstiegs im linken Ventrikel zur Differenzierung nach kardialem und vaskulärem Wirkungsanteil. Naunyn-Schmiedeberg's Arch. exp. Path. Pharmak. *244*, 429-441 (1963)

221. Hanquet, M., Vidouse, J.P.: Ethrane − An advance in anesthesia. Acta anaesth. Belg. *2*, 147-162 (1973)

222. Hanson, J., Huxley, H.E.: Structural basis of contraction in striated muscle. In: Fibrous Proteins and Their Biological Significance: Symposium of the Society of Exper. Biol., No. 99, Leeds, 1954. pp. 228-264. New York: Academic Press 1955

223. Hashimoto, K., Hashimoto, K.: The mechanism of sensitization of the ventricle to epinephrine by halothane. Amer. Heart J. *83*, 652-658 (1972)

224. Hauswirth, O., Schaer, H.: Effects of halothane on the sino-atrial node. J. Pharmacol. exp. Ther. *158*, 36-59 (1967)

225. Hefner, L.L., Sheffield, L.T., Cobbs, G.C., Klip, W.: Relation between mural force and pressure in the left ventricle of the dog. Circulat. Res. *11*, 654-663 (1962)

226. Hempelmann, G., Hempelmann, W., Piepenbrock, S., Oster, W., Karliczek, G.: Die Beeinflussung der Blutgase und Hämodynamik durch Etomidate bei myokardial vorgeschädigten Patienten. Anaesthesist *23*, 423-429 (1974)

227. Hensel, I., Braun, U., Kettler, D., Knoll, D., Martel, J., Paschen, K.: Untersuchungen über Kreislauf- und Stoffwechselveränderungen unter Ketaminnarkose. Anaesthesist *21*, 44-49 (1972)

228. Hensel, I., Braun, U., Kettler, D., Knoll, D., Martel, J., Paschen, K., Bretschneider, H.J.: Tierexperimentelle Untersuchungen zur Frage der Katecholaminaktivität unter Ketamin-Narkose. Anaesthesiologie und Wiederbelebung *69*, 63-76 (1973)

229. Herman, M.V., Gorlin, R.: Implications of left ventricular asynergy. Amer. J. Cardiol. *23*, 538-547 (1969)

230. Herpfer, G.E.: Über die Messung der Kontraktionsfähigkeit des Herzmuskels. Meßmethodische Grundlagen und Problematik. Anaesthesist *19*, 35-41 (1970)

231. Higgins, C.B., Vatner, S.F., Franklin, D., Braunwald, E.: Extent of regulation of the heart's contractile state in the conscious dog by alteration in the frequency of contraction. J. Clin. Invest. *52*, 1187-1194 (1973)

232. Hill, A.V.: The heat of shortening and the dynamic constants of muscle. Proc. Roy. Soc., London, Biol. Sc. *126*, 136-195 (1938)

233. Hill, A.V.; Abrupt transition from rest to activity in muscle. Proc. Roy. Soc., London, Biol. Sc. *136*, 399-420 (1949)

234. Hill, A.V.: Series elastic component of muscle. Proc. Roy. Soc., London, Biol. Sc. *137*, 273-280 (1950)

235. Hill, A.V.: The effect of series compliance on the tension developed in a muscle twitch. Proc. Roy. Soc., London, Biol. Sc. *138*, 325-329 (1951)

236. Hill, A.V.: Mechanics of active muscle. Proc. Roy. Soc., London, Biol. Sc. *141*, 104-117 (1953)

237. Holaday, D.A., Rudofsky, S., Treuhaft, P.S.: Metabolic degradation of methoxyflurane in man. Anesthesiology *33*, 579-593 (1970)

238. Holland, O.B., Kaplan, N.M.: Propranolol in the treatment of hypertension. New Engl. J. Med. *294*, 930-936 (1976)

239. Holt, J.P., Rhode, E.A., Peoples, S.A., Kines, H.: Left ventricular function in mammals of greatly different size. Circulat. Res. *10*, 798-806 (1962)

240. Hugenholtz, P.G., Ellison, R.C., Urschel, C.W., Mirsky, I., Sonnenblick, E.H.: Myocardial force-velocity relationships in clinical heart disease. Circulation *41*, 191-202 (1970)

241. Ilett, K.F., Jarrott, B., O'Donnell, S.R., Wanstall, J.C.: Mechanism of cardiovascular actions of 1-(1-phenylcyclohexyl)piperidine hydrochloride (phencyclidine). Brit. J. Pharmacol. *28*, 73-83 (1966)

242. Immich, H.: Medizinische Statistik. Stuttgart-New York: Schattauer 1974

243. Isselhard, W., Irmscher, K., Thorn, W.: Die Relation von anorganischem Phosphat, Phosphokreatin, freiem und Gesamtkreatin in Warmblüterorganen bei verschiedener Belastung. Pflügers Arch. ges. Physiol. *268*, 415-424 (1959)

244. Isselhard, W., Merguet, H.: Metabolite des Glykolyse-Cyclus und des Adenylsäure-Phosphokreatin-Systems im schlagenden und durchbluteten Warmblüterherzens unter verschiedenen Versuchsbedingungen. Pflügers Arch. ges. Physiol. *276*, 211-235 (1962)

245. Isselhard, W., Merguet, H., Aengenvoort, J.: Vergleich des Herzstoffwechsels bei verschiedenen Methoden des künstlichen Herzstillstandes. Pflügers Arch. ges. Physiol. *286*, 336-371 (1965)

246. Isselhard, W., Mäurer, W., Stremmel, W., Krebs, J., Schmitz, H., Neuhof, H., Esser, A.: Stoffwechsel des Kaninchenherzens in situ während Asphyxie und in der postasphyktischen Erholung. Pflügers Arch. ges. Physiol. *316*, 164-193 (1970)

247. Ivankovic, A.D.: Anesthetic management problems posed by therapeutic advances: II. Digitalis and glucagon. Anesth. Analg. Curr. Res. *51*, 607-616 (1972)

248. Iwatsuki, N., Shimosato, S., Etsten, B.E.: The effect of changes in time interval of stimulation on mechanics of isolated heart muscle and its response to Ēthrane. Anesthesiology *32*, 11-16 (1970)

249. Jacob, R., Gülch, R.: Kritische Bemerkungen zur Aussagekraft der Kontraktilitätsindices. Verh. Dtsch. Ges. Kreisl.forsch. *38*, 241-246 (1972)

250. Jacob, R., Gülch, R., Kissling, G., Raff, U.: Muskelphysiologische Grundlagen für die Beurteilung der Leistungsfähigkeit des Herzens. Z. inn. Med. *28*, 1-11 (1973)

251. Jacob, R., Gülch, R., Holubarsch, C.: Einfluß der Ca-Ionen auf die maximale Verkürzungsgeschwindigkeit (V_{max}) des unbelasteten Katzenpapillarmuskels. Pflügers Arch. ges. Physiol. *339*, R 11 (1973)

252. Jageneau, A., Xhonneux, R., Reneman, R.S.: Cardiovascular effects of the intravenously injected short-acting hypnotics etomidate, methohexital and propanidid in unanesthetized dogs. Janssen Res. Prod. Inform. Serv., Dezember 1973

253. Janssen, P.A.J., Niemegeers, E.J.E., Schelekens, K.H.L., Lenaerts, F.M.: Etomidate, R-(+)-ethyl-1 (a-methyl-benzyl)imidazole-5-carboxylate (R 16659) a potent, short-acting relatively atoxic intravenous hypnotic agent in rats. Drug Res. *21*, 1234-1243 (1971)

254. Johnstone, M.: The human cardiovascular response to "fluothane" anaesthesia. Brit. J. Anaesth. *28*, 392-410 (1956)

255. Johnstone, R.R., Eger, E.I., II., Wilson, C.: A comparative interaction of epinephrine with enflurane, isoflurane, and halothane in man. Anesth. Analg. Curr. Res. *55*, 709-712 (1976)

256. Jones, R.E., Deutsch, S., Turndorf, H.: Effects of atropin on cardiac rhythm in conscious and anesthetized man. Anesthesiology *22*, 67-73 (1961)

257. Jones, R.E., Linde, H.W., Deutsch, S., Dripps, R.D., Price, H.L.: Hemodynamic actions of diethyl ether in normal man. Anesthesiology *23*, 299-305 (1962)

258. Jorfeldt, L., Löfström, B., Möller, J., Rosen, A.: Cardiovascular effects of beta-receptor blocking drugs during halothane anaesthesia in man. Acta anaesth. Scand. *14*, 35-44 (1970)

259. Jose, A.D., Stitt, F.: Effects of hypoxia and metabolic inhibitors on the intrinsic heart rate and myocardial contractility in dogs. Circulat Res. *25*, 53-66 (1969)

260. Juler, G.L., Stemmer, E.A., Conolly, J.E.: Complications of prophylactic digitalization in thoracic surgical patients. J. Thoracic. Surg. *58*, 352-358 (1969)

261. Kammermeier, H., Rudroff, W.: Funktion und Energiestoffwechsel des isolierten Herzens bei Variation von pH, pCO_2 und HCO_3^-. II. Metabolite des myokardialen Energiestoffwechsels. Pflügers Arch. ges. Physiol. *334*, 50-61 (1972)

262. Kane, K.A., Ungar, A.: Situations in which left ventricular dP/dt maximum may not reflect changes in the performance of the heart as a pump. J. Physiol., London, *244*, 89P-90P (1975)

263. Kaplan, J.A., Dunbar, R.W.: Propranolol and surgical anesthesia. Anesth. Analg. Curr. Res. *55*, 1-5 (1976)

264. Kaplan, J.A., Miller, E.D., Bailey, D.R.: A comparative study of enflurane and halothane using systolic time intervals. Anesth. Analg. Curr. Res. *55*, 263-268 (1976)

265. Karliczek, G., Hempelmann, G., Piepenbrock, S., Büter, F.: Die Beeinflussung der Hämodynamik durch Enflurane bei myokardial vorgeschädigten Patienten. Anaesthesist *23*, 457-463 (1974)

266. Katz, A.M.: The descending limb of the Starling curve and the failing heart. Circulation *32*, 871-875 (1965)

267. Katz, A.M.: Contractile proteins of the heart. Physiol. Rev. *50*, 63-158 (1970)

268. Katz, L.N.: Analysis of the several factors regulating the performance of the heart. Physiol. Rev. *35*, 91-106 (1955)

269. Katzung, B., Rosin, H., Scheider, F.: Frequency-force relationships in the rabbit auricle and its modification by some metabolic inhibitors. J. Pharmacol. exp. Ther. *120*, 324-333 (1957)

270. Kavaler, F., Harris, R.S., Lee, R.J., Fischer, V.J.: Frequency-force behaviour of in situ ventricular myocardium in the dog. Circulat. Res. *28*, 533-544 (1971)

271. Kawashima, Y., Yamamoto, Z., Manabe, H.: Safe limits of hemodilution in cardiopulmonary bypass. Surgery *76*, 391-397 (1974)

272. Keller, W., Gülch, R., Jacob, R.: Formanalyse der isometrischen Einzelzuckung des isolierten Katzenpapillarmuskels bei Änderungen von Vordehnung und „Contractilität". Pflügers Arch. ges. Physiol. *319*, R 21 (1970)

273. Kemmotsu, O.: The effect of five inhalation anesthetics on myocardial contractility. I. The effect on normal heart muscle. Jap. J. Anesth. *23*, 402-413 (1974)

274. Kettler, D.: Sauerstoffbedarf und Sauerstoffversorgung des Herzens in Narkose. Anaesthesiologie und Wiederbelebung *67*, 1-53 (1973)

275. Kettler, D., Sonntag, H., Wolfram-Donath, U., Regensburger, D., Hoeft, H.-J., Schenk, H.-D.: Hämodynamik, Myokardfunktion, Koronardurchblutung und Sauerstoffversorgung des Herzens unter Etomidate. Vergleich mit anderen intravenösen Narkotika. In: Henschel, W. (Hrsg.): Probleme der intravenösen Anästhesie. Erlangen: Perimed 1976, pp. 255-262

276. Kettler, D., Sonntag, H., Donath, U., Regensburger, D., Schenk, H.-D.: Hämodynamik, Myokardmechanik und Sauerstoffversorgung des menschlichen Herzens unter Narkoseeinleitung mit Etomidate. Anaesthesist 23, 116-121 (1974)

277. Khaja, F., Sanghvi, V., Mark, A., Parker, J.O.: Effect of volume expansion on the anginal threshold. Circulation 43, 824-835 (1971)

278. Killian, H., Weese, H,: Die Narkose. Stuttgart: Thieme 1954

279. Kilz, U., Schaefer, J., Van Zwieten, P.A.: The contribution of adrenergic mechanisms to frequency potentiation and to paired stimulation in guinea pig isolated atrial tissue. Pflügers Arch. ges. Physiol. 308, 203-213 (1969)

280. Kjekshus, J.K.: Mechanism of flow distribution in normal and ischemic myocardium during increased ventricular preload in the dog. Circulat. Res. 23, 489-499 (1973)

281. Knowlton, F.D., Starling, E.H.: The influence of variations in temperature and blood pressure on the performance of the isolated mammalian heart. J. Physiol., London, 44, 206-219 (1912)

282. Koch-Weser, J., Blinks, J.R.: The influence of the interval between beats on myocardial contractility. Pharmacol. Rev. 15, 601-652 (1963)

283. Köhler, E.: Der Einfluß des enddiastolischen Druckes auf die Verkürzungsgeschwindigkeit der kontraktilen Elemente des Herzmuskels. Verh. Dtsch. Ges. Kreisl.forsch. 39, 144-156 (1973)

284. Köhler, E., Mescher, H.: Ermittlung ventrikulärer Druck-Geschwindigkeits-Kurven unter Berücksichtigung des enddiastolischen Druckes. Pflügers Arch. ges. Physiol. 342, 83-92 (1973)

285. Kohli, J.D., Tuttle, R.R., Dresel, P.E., Innes, I.R.: Influence of anesthetics and of arterial blood pressure on the functional refractory period of atrioventricular conduction. J. Pharmacol. exp. Ther. 153, 505-510 (1966)

286. Krantz, J.C. Jr., Park, C.S., Truitt, E.B. Jr., Ling, A.S.C.: Anesthesia: LVII. A further study of the anesthetic properties of 1,1,1,trifluoro-2,2-bromochlorethane (fluotheme). Anesthesiology 19, 38-44 (1958)

287. Krantz, J.C. Jr.: zitiert bei 103

288. Krantz, J.C. Jr., Carr, C.J., Lu, G., Bell, F.K.: Anesthesia XL: The anesthetic action of trifluoroethyl vinyl ether. J. Pharmacol. exp. Ther. 108, 488-495 (1971)

289. Krayenbühl, H.P.: Die Dynamik und Kontraktilität des linken Ventrikels. Basel-New York: Karger 1969

290. Krayer, O.: Versuche am insuffizienten Herzen. Arch. exper. Path. Pharmak. 162, 1-28 (1931)

291. Kreuscher, H., Grote, J.: Die Wirkung des Phencyclidinderivates Ketamine (CI 581) auf die Durchblutung und Sauerstoffaufnahme des Gehirns beim Hund. Anaesthesist 16, 304-308 (1967)

292. Kreuscher, H., Gauch, H.: Die Wirkung des Phencyclidinderivates Ketamine (CI 581) auf das kardiovaskuläre System des Menschen. Anaesthesist 16, 229-233 (1967)

293. Kreuscher, H., Gauch, H.: Kreislaufanalytische Untersuchungen bei Anwendung von Ketamine am Menschen. Anaesthesiologie und Wiederbelebung 40, 52-57 (1969)

294. Krishna, G., Trueblood, S., Paradise, R.R.: The mechanism of the positive chronotropic action of diethyl ether on rat atria. Anesthesiology 42, 312-318 (1975)

295. Kubota, Y., Schweizer, H.J., Vandam, L.D.: Hemodynamic effects of diethyl ether in man. Anesthesiology 23, 306-314 (1962)

296. Kurz, H.: Eiweißbindung von intravenösen Narkosemitteln. Anaesthesiologie und Wiederbelebung 74, 16-24 (1973)

297. Kuschinsky, G., Lüllmann, H.: Kurzes Lehrbuch der Pharmakologie und Toxikologie, 7. Auflage. Stuttgart: Thieme 1976

298. Langendorff, O.: Untersuchungen am überlebenden Säugetierherzen. Pflügers Arch. ges. Physiol. 61, 291-332 (1895)

299. Langrehr, D., Alai, P., Andjekkovic, P., Kluge, I.: Zur Narkose mit Ketamine (CI 581): Bericht über erste Erfahrungen in 500 Fällen. Anaesthesist 16, 308-318 (1967)

300. Langrehr, D.: Dissoziative Anästhesie durch Ketamine. Akt. Chir. 4, 71-78 (1969)

301. Langrehr, D., Stolp, W.: Der Einfluß von Ketamine auf verschiedene Vitalfunktionen des Menschen. (Experimentelle Untersuchungen und klinische Erfahrungen bei 1300 Fällen). Anaesthesiologie und Wiederbelebung 40, 25-51 (1969)

302. Larsen, R., Sonntag, H., Schenk, H.-D., Wolfram-Donath, U., Regensburger, D.: Der Einfluß der Hämodilutionsperfusion auf den Energieumsatz des menschlichen Herzens. In: E. Rügheimer (Hrsg.): Kongreßberichte „Jahrestagung der Deutschen Gesellschaft für Anästhesie und Wiederbelebung, Erlangen 1974". pp. 989-992. Erlangen: Perimed 1975

303. Lebowitz, M.H., Blitt, C.D., Dillon, J.B.: Clinical investigations of compound 347. Anesth. Analg. Curr. Res. *49*, 1-10 (1970)

304. Levine, H.J., Forwand, S.A., McIntyre, K., Schechter, E.: Effects of afterload on force-velocity-relations and contractile element work in the intact dog heart. Circulat. Res. *18*, 729-744 (1966)

305. Linde, H.W., Quimby, C.W. Jr., Homi, J., Eckenhoff, J.E.: The search for better anesthetic agents: Clinical investigations on Ēthrane. Anesthesiology *32*, 555-559 (1970)

306. Linde, H.W., Oh, S.O., Homi, J., Joshi, S.: Cardiovascular effects of isoflurane and halothane during controlled ventilation in older patients. Anesth. Analg. Curr. Res. *54*, 701-705 (1975)

307. List, W.F., Hiotakis, K., Gravenstein, J.S.: Die Wirkung von Thiopental auf die Myokardfunktion. Anaesthesist *21*, 388-390 (1972)

308. Lochner, W.: Kontraktilität des Myokards im physiologischen Bereich. Verh. Dtsch. Ges. inn. Med. *77*, 20-32 (1971)

309. Lochner, W.: Herz. In: E. Bauereisen (Hrsg.): Physiologie des Kreislaufs, Bd. 1. p. 195. Berlin-Heidelberg-New York: Springer 1971

310. Lüllmann, H., Holland, W.C.: Influence of oubain on an exchangeable calcium fraction, contractile force, and resting tension of guinea-pig atria. J. Pharmacol. exp. Ther. *137*, 186-192 (1962)

311. Lüthy, E.: Druck- und Volumenbelastungen beim menschlichen Herzen. Verh. Dtsch. Ges. inn. Med. *70*, 76-81 (1964)

312. Lundin, G.: Mechanical properties of cardiac muscle. Acta physiol. Scand. *7*, Suppl. 20, 1-86 (1944)

313. Lutz, H., Peter, K., Juhran, W.: Hämodynamische Reaktionen nach Anwendung von Ketamine. Z. prakt. Anästh. Wiederbeleb. *7*, 8-13 (1972)

314. Mac Gregor, D.C., Covell, J.W., Mahler, F., Dilley, R.B., Ross, J. Jr.: Relations between afterload, stroke volume, and descending limb of Starling's law. Amer. J. Physiol. *227*, 884-890 (1974)

315. Mahler, F., Karliner, J., O'Rourke, R.O., Covell, J.W., Ross, J. Jr.: Positive inotropic effect of chronic digoxin administration in the normal conscious dog. (Abstract). Circulation *48*, Suppl. IV, 130 (1973)

316. Mannes, G.A., Doenicke, A.: Protein binding of etomidate. Pers. Mitteilung 1976

317. Marshall, B.E., Cohen, P.J., Klingenmaier, C.H., Neigh, J.L., Pender, J.W.: Some pulmonary and cardiovascular effects of enflurane (Ēthrane) anaesthesia with varying PaCO$_2$ in man. Brit. J. Anaesth. *43*, 996-1002 (1971)

318. Mason, D.T., Braunwald, E.: Studies on digitalis. IX. Effects of oubain on the non-failing human heart. J. Clin. Invest. *42*, 1105-1110 (1963)

319. Mason, D.T., Braunwald, E.: Studies on digitalis. X. Effects of oubain on forearm vascular resistance and venous tone in normal subjects and in patients with heart failure. J. Clin. Invest. *43*, 532-543 (1964)

320. Mason, D.T., Sonnenblick, E.H., Ross, J. Jr., Covell, J.W., Braunwald, E.: Time to peak dp/dt. A useful measurement for evaluating the contractile state of the human heart. Circulation *32*, Suppl. II, 145 (1965)

321. Mason, D.T.: The cardiovascular effects of digitalis in normal man. Clin. Pharmacol. Therap. *7*, 1-16 (1966)

322. Mason, D.T., Sonnenblick, E.H., Covell, J.W., Ross, J. Jr., Braunwald, E.: Assessment of myocardial contractility in man: Relationship between the rate of pressure rise and developed pressure troughout isometric left ventricular contraction. (Abstract). Circulation *36*, Suppl. II, 183-184 (1967)

323. Mason, D.T.: The autonomic nervous system and regulation of cardiovascular performance. Anesthesiology *29*, 670-680 (1968)

324. Mason, D.T.: Usefulness and limitation of the rate of rise of intraventricular pressure (dp/dt) in the evaluation of myocardial contractility in man. Amer. J. Cardiol. *23*, 516-527 (1969)

325. Mason, D.T.: Studies on the relation between the first derivative of the ventricular pressure and developed pressure in the assessment of myocardial contractility in man. Ann. intern. Med. *70*, 384-387 (1969)

326. Mason, D.T., Spann, J.F. Jr., Zelis, R.: Alterations of hemodynamic and myocardial mechanics in patients with congestive heart failure: Pathophysiologic mechanisms and assessment of cardiac function and ventricular contractility. Progr. Cardiovasc. Dis. *12*, 507-557 (1970)

327. Mason, D.T., Spann, J.F., Zelis, R.: Quantification of the contractile state of the intact human heart. Amer. J. Cardiol. *26*, 248-257 (1970)

328. Mason, D.T., Braunwald, E., Covell, J.W., Sonnenblick, E.H., Ross, J.: Assessment of cardiac contractility. The relation between the rate of pressure rise and ventricular pressure during isovolumic systole. Circulation *44*, 47-58 (1971)

329. Mason, D.T., Zelis, R., Amsterdam, E.A.: Bewertung der Kontraktilität des menschlichen Herzens.
      Triangel (de) *9*, 273-281 (1971)
330. Mason, D.T., Zelis, R., Amsterdam, E.A.: Unified concept of the mechanism of action of digitalis:
      Influence of ventricular function and cardiac disease on hemodynamic response to fundamental
      contractile effect. In: B.H. Marks, A.M. Weissler (Hrsg.): Basic and Clinical Pharmacology of Digi-
      talis. pp. 206-229. Springfield: Thomas 1972
331. Maxwell, G.M., Castillo, C.A., White, D.H. Jr., Crumpton, C.W., Rowe, G.G.: Induced tachycardia:
      Its effects upon coronary hemodynamics, myocardial metabolism, and cardiac efficiency of intact
      dog. J. Clin. Invest. *37*, 1413-1418 (1958)
332. Mazze, R.I., Trudell, J.R., Cousins, M.J.: Methoxyflurane metabolism and renal dysfunction: Clini-
      cal correlation in man. Anesthesiology *35*, 247-252 (1971)
333. McCarthy, D.A., Chen, G., Kaump, D.H., Ensor, C.: General anesthetic and other pharmacological
      properties of 2-(O-chlorophenyl)-2-methylamino cyclohexanone HCl (CI-581). J. New Drugs *5*,
      21-33 (1965)
334. McCarthy, D.: Observations on the direct actions of CI-581 on the myocardium as detected in the
      dog heart-lung preparation (HLP). Parke Davis Research Division (unveröffentlicht) (1966)
335. McKendrick, J.G., Coats, J., Newman, D.: The action of anaesthetics. Brit. Med. J. *II*, 957-972
      (1880)
336. McWilliam; zitiert bei 278
337. Meerson, F.Z.: The myocardium in hyperfunction, hypertrophy and heart failure. Amer. Heart Ass.
      Monograph No. 26 (1969)
338. Menno, A.D., Schenk, W.G. Jr.: Dynamics of coronary flow. Surgery *50*, 82-90 (1961)
339. Merguet, H.: Wiederbelebung des Warmblüterherzens nach Ischämie unter Beobachtung von Funk-
      tion und Stoffwechselbefunden. Tierexperimentelle Untersuchungen. Erg. Chir. *55*, 72-122 (1971)
340. Merin, R.G., Kumazawa, T., Luka, N.L.: Myocardial function and metabolism in the conscious dog
      and during halothane anesthesia. Anesthesiology *44*, 402-415 (1976)
341. Merin, R.G., Verdouw, P.D., DeJong, J.W.: Dose-dependent depression of cardiac function and
      metabolism by halothane in swine (sus scrofa). Anesthesiology *46*, 417-423 (1977)
342. Messmer, K., Görnandt, L., Jesch, F., Sinagowitz, E., Sunder-Plassmann, L., Kessler, M.: Oxygen
      transport and tissue oxygenation during hemodilution with dextran. Advances exper. Med. Biol. *37*,
      669-680 (1973)
343. Miletich, D.J., Ivankovic, A.D., Albrecht, R.F., Zahed, B., Ilahi, A.A.: The effect of ketamine in
      catecholamine metabolism in the isolated perfused rat heart. Anesthesiology *39*, 271-277 (1973)
344. Millar, R.A., Warden, J.C., Cooperman, L.H., Price, H.L.: Further studies of sympathetic actions of
      anaesthetics in intact and spinal animals. Brit. J. Anaesth. *42*, 366-378 (1970)
345. Miller, R.R., Olson, H.G., Amsterdam, E.A., Mason, D.T.: Propranolol-withdrawal rebound phenom-
      ena: Exacerbation of coronary events after abrupt cessation of antianginal therapy. New Engl. J.
      Med. *293*, 416-418 (1975)
346. Mirsky, I.: A critical review of cardiac function parameters. (Abstract). Circulation *40*, Suppl. III,
      147 (1969)
347. Mirsky, I., Parmley, W.W.: Force-velocity studies in isolated and intact heart muscle. In: I. Mirsky,
      D.N. Ghista, H. Sandler (Hrsg.): Cardiac Mechanics: Physiological, Clinical and Mathematical Consid-
      erations. pp. 87-112. New York-London-Sydney-Toronto: Wiley 1974
348. Mirsky, I., Pasternac, A., Ellison, C., Hugenholtz, P.G.: Clinical applications of force-velocity para-
      meters and the concept of a "normalized velocity". In: I. Mirsky, D.N. Ghista, H. Sandler: Cardiac
      Mechanics: Physiological, Clinical, and Mathematical Considerations. pp. 293-329. New York-London-
      Sydney-Toronto: Wiley 1974
349. Mitchell, J.H., Wallace, A.G., Skinner, N.S. Jr.: Intrinsic effects of heart rate on left ventricular
      performance. Amer. J. Physiol. *205*, 41-48 (1963)
350. Moffat, E.A., Sessler, A.D.: Deep circulation in anaesthesia. Canad. Anaesth. Soc. J. *11*, 173-181
      (1964)
351. Monheim, L.M.: Circulatory effects of anesthetic agents and pressure amines. J. Oral Surg. *24*,
      295-304 (1966)
352. Monroe, R.G., French, G.N.: Left ventricular pressure-volume relationships and myocardial oxygen
      consumption in the isolated heart. Circulat. Res. *9*, 362-374 (1961)
353. Monroe, R.G.: Myocardial oxygen consumption during ventricular contraction and relaxation.
      Circulat. Res. *14*, 294-300 (1964)

354. Monroe, R.G., Gamble, W.J., LaFarge, C.G., Kumar, A.E., Manasek, F.J.: Left ventricular performance at high end-diastolic pressures in isolated perfused dog hearts. Circulat. Res. 26, 85-90 (1970)

355. Monroe, R.G., Gamble, W.J., LaFarge, C.G., Vatner, S.F.: Homeometric autoregulation. In: The Physiological Basis of Starling's Law of the Heart. pp. 257-271. Amsterdam-London-New York: Ass. Sci. Publ. 1974

356. Montel, H., Starke, K., Görlitz, B.D., Schumann, H.J.: Tierexperimentelle Untersuchungen zur Wirkung des Ketamins auf periphere sympathische Nerven. Anaesthesist 22, 111-116 (1973)

357. Morgenstern, C., Arnold, G., Höljes, U., Lochner, W., Oswald, S.: Die Druckanstiegsgeschwindigkeit im linken Ventrikel als Maß für die Kontraktilität unter verschiedenen hämodynamischen Belastungen. Pflügers Arch. ges. Physiol. 315, 173-186 (1970)

358. Morgenstern, C., Goebel, H., Lochner, W.: Die Beurteilung der Kontraktilität des Herzens. Dtsch. med. Wschr. 97, 1563-1568 (1972)

359. Morrow, D.H., Gaffney, T.E., Holman, J.E.: The chronotropic and inotropic effects of halothane. A comparison of effects in normal and chronically cardiac denervated dogs. Anesthesiology 22, 915-917 (1961)

360. Morrow, D.H., Townley, N.T.: Anesthesia and digitalis toxicity: An experimental study. Anesth. Analg. Curr. Res. 43, 510-519 (1964)

361. Morrow, D.H.: Anesthesia and digitalis toxicity. VI. Effect of barbiturates and halothane on digoxin toxicity. Anesth. Analg. Curr. Res. 49, 305-309 (1970)

362. Morrow, D.H., Haley, J.V., Logic, J.R.: Anesthesia and digitalis. VII. The effect of pentobarbital, halothane, and methoxyflurane on the A-V conduction and inotropic responses to oubain. Anesth. Analg. Curr. Res. 51, 430-438 (1972)

363. Morse, H.T., Linde, H.W., Mishalove, R.D., Price, H.L.: Relation of blood volume and hemodynamic change during halothane anesthesia in man. Anesthesiology 24, 790-795 (1963)

364. Munson, E.S., Tucker, W.K.: Doses of epinephrine causing arrhythmia during enflurane, methoxyflurane and halothane anaesthesia in dogs. Canad. Anaesth. Soc. J. 22, 495-501 (1975)

365. Murray, J.F., Escobar, E., Rapaport, E.: Effects of blood viscosity on hemodynamic responses in acute normovolemic anemia. Amer. J. Physiol. 216, 638-642 (1969)

366. Nayler, W.C.: Calcium exchange in cardiac muscle: A basic mechanism of drug action. Amer. Heart J. 73, 379-394 (1967)

367. Nayler, W.G.: An effect of oubain on the superficially-located stores of calcium in cardiac muscle cells. J. Molec. Cell. Cardiol. 5, 101-110 (1973)

368. Neigh, J.L., Garman, J.K., Harp, J.R.: The electroencephalographic pattern during anesthesia with Ēthrane. Anesthesiology 35, 482-487 (1971)

369. Neill, W.A., Phelps, N.C., Oxendine, J.M., Mahler, D.J., Sim, D.N.: Effect of heart rate on coronary blood flow distribution in dogs. Amer. J. Cardiol. 32, 306-312 (1973)

370. Nejad, N.S., Ogden, E.: Effect of temperature change in heart performance (heart-lung preparation). Proc. Soc. Exp. Biol. (N.Y.) 126, 762-766 (1967)

371. Nejad, N.S., Ogden, E.: Effect of hypoxia on myocardium in heart-lung preparation. Proc. Soc. Exp. Biol. (N.Y.) 126, 767-770 (1967)

372. Nejad, N.S., Ogden, E.: Effect of blood pH and CO_2 tension on performance of the heart-lung preparation. Proc. Soc. Exper. Biol. Med., N.Y. 126, 771-776 (1967)

373. Ngai, S.H.: Halothane. In: M.B. Chenoweth (Hrsg.): Modern Inhalation Anesthetics. pp. 33-76. Hdb. Exp. Pharmacol., Bd. 30. O. Eichler, A. Farah, H. Herken, A.D. Welch (Hrsg.): Berlin-Heidelberg-New York: Springer 1972

374. Noble, M.I.M., Bowen, E., Hefner, L.L.: Force-velocity relationship of cat cardiac muscle, studied by isotonic and quick-release techniques. Circulat. Res. 24, 821-833 (1969)

375. Noble, M.I.M.: Problems concerning the application of concepts of muscle mechanics to the determination of the contractile state of the heart. Circulation 45, 252-255 (1972)

376. North, W.C., Knox, P.R.: Influences of methoxyflurane upon cardiovascular response to epinephrine. Fed. Proc. 20, 312 (1961)

377. Ominsky, A.J., Wollman, H.: Hazards of general anesthesia in the reserpinized patient. Anesthesiology 30, 443-446 (1969)

378. Oyama, T., Shibata, S., Matsumoto, F., Takiguchi, M., Kudo, T.: Effects of halothane anaesthesia and surgery on adrenocortical function in man. Canad. Anaesth. Soc. J. 15, 258-266 (1968)

379. Oyama, T., Shibata, S., Matsumoto, F., Matsuki, A., Kimura, K., Takazawa, T., Kudo, T.: Adreno-cortical function related to methoxyflurane anaesthesia and surgery in man. Canad. Anaesth. Soc. J. *15*, 362-368 (1968)

380. Oyama, T., Matsuki, A., Kudo, M.: Effect of Ēthrane anaesthesia and surgical operation on adreno-cortical function. Canad. Anaesth. Soc. J. *19*, 394-398 (1972)

381. Paradise, R.P., Bibbins, F.: Comparison of the effects of equieffective concentrations of anesthetics on the force of contraction of isolated perfused rat hearts: Correlation with the equieffective anesthetizing partial pressures. Anesthesiology *31*, 349-355 (1969)

382. Parmley, W.W., Spann, J.F., Taylor, R.R., Sonnenblick, E.H., Braunwald, E.: The series elasticity of cardiac muscle in hyperthyroidism, ventricular hypertrophy, and heart failure. Proc. Soc. Exper. Biol. Med., N.Y. *127*, 606-609 (1968)

383. Parmley, W.W., Chuck, L., Yeatman, L.: Comparative evaluation of the specifity and sensitivity of isometric indices of contractility. Amer. J. Physiol. *228*, 506-510 (1975)

384. Paronetto, F., Popper, H.: Lymphocyte stimulation induced by halothane in patients with hepatitis following exposure to halothane. New Engl. J. Med. *283*, 277-280 (1970)

385. Patschke, D., Reinecke, A., Tarnow, J., Eberlein, H.-J., Brückner, J.B.: Tierexperimentelle Untersuchungen über Kreislaufwirkungen von Ketamine und Barbituraten im hämorrhagischen Schock. Anaesthesist *21*, 205-209 (1972)

386. Patschke, D.: Koronardurchblutung und myokardialer Sauerstoffverbrauch während der Narkoseeinleitung. Anaesthesiologie und Wiederbelebung *96*, 1-166 (1976)

387. Patschke, D.: Diskussionsbemerkung. Anaesthesiologie und Wiederbelebung *102*, 38-39 (1977)

388. Patterson, R.E., Kent, B.B., Peirce, E.C., II.: A comparison of empiric contractile indices in intact dog. Cardiologia (Basel) *57*, 277-294 (1972)

389. Patterson, S.W., Starling, E.H.: On the mechanical factors which determine the output of the ventricles. J. Physiol., London, *48*, 357-379 (1914)

390. Patterson, S.W., Piper, H., Starling, E.H.: The regulation of the heart beat. J. Physiol., London, *48*, 465-513 (1914)

391. Pavek, K.: Effects of hemodilution induced by hyperoncotic dextran 40 on cardiac contractility. Acta physiol. Scand. *88*, 571-576 (1973)

392. Peter, K., Klose, R., Lutz, H.: Ketanest zur Narkoseeinleitung beim Schock. Z. prakt. Anästh. Wiederbeleb. *5*, 396-401 (1970)

393. Peter, K., Van Ackern, K., Altstaedt, F., Dietmann, K., Eck, K., Keller, P., Lutz, H.: Kreislaufanalyse von Ethrane-Untersuchungen am wachen Tier. Z. prakt. Anästh. Wiederbeleb. *8*, 277-284 (1973)

394. Peter, K., Dietmann, K., Sponer, G.: Untersuchungen zur Analyse des großen Kreislaufs am Hund unter Ēthrane-Narkose. Anaesthesiologie und Wiederbelebung *84*, 102-114 (1974)

395. Peters, T.: Zur Wirkung der Herzglykoside auf die elektromechanische Kopplung am Herzmuskel. Habilitationsschrift. Christian Albrechts-Universität Kiel 1975

396. Podolsky, R.J.: The mechanism of muscular contraction. Amer. J. Med. *30*, 708-719 (1961)

397. Porsius, A.J.: Over het mechanisme der negatief inotrope werking van enige narcosemiddelen. Academisch Proefschrift. Universität Amsterdam 1973

398. Price, H.L., Conner, E.H., Elder, J.D., Dripps, R.D.: Effect of sodium thiopental on circulatory response to positive pressure inflation of lung. J. Appl. Physiol. *4*, 629-635 (1952)

399. Price, H.L., Helrich, M.: Significance of the competence index in the measurement of myocardial contractility. J. Pharmacol. exp. Ther. *115*, 199-205 (1955)

400. Price, H.L., Helrich, M.: The effect of cyclopropane, diethyl ether, nitrous oxide, thiopental, and hydrogen ion concentration on the myocardial function of the dog heart-lung preparation. J. Pharmacol. exp. Ther. *115*, 206-216 (1955)

401. Price, H.L.: Circulating adrenaline and noradrenaline during diethyl ether anaesthesia in man. Clin. Sc. *16*, 377-387 (1957)

402. Price, H.L., Linde, H.W., Jones, R.E., Black, G.W., Price, M.L.: Sympathoadrenal responses to general anesthesia in man and their relation to hemodynamics. Anesthesiology *20*, 563-575 (1959)

403. Price, H.L.: A dynamic concept of the distribution of thiopental in the human body. Anesthesiology *21*, 40-45 (1960)

404. Price, H.L.: General anesthesia and circulatory homeostasis. Physiol. Rev. *40*, 187-218 (1960)

405. Price, H.L.; Kovnat, P.J., Safer, J.N., Connier, E.H., Price, M.L.: Uptake of thiopental by body tissues and its relation to the duration of narcosis. Clin. Pharmacol. Ther. *1*, 16-22 (1960)

406. Price, H.L.: Circulatory actions of general anaesthetic agents and the homeostatic roles of epinephrine and norepinephrine in man. Clin. Pharmacol. Ther. *2*, 163-176 (1961)
407. Price, H.L.: Circulation during anesthesia and operation. Springfield: Thomas 1967
408. Price, H.L., Skovsted, P., Pauca, A.L., Cooperman, L.H.: Evidence for β-receptor activation produced by halothane in normal man. Anesthesiology *32*, 389-395 (1970)
409. Price, H.L., Dripps, R.D.: Intravenous anesthetics. In: L.S. Goodman, A. Gilman (Hrsg.): The Pharmacological Basis of Therapeutics. IV. ED. pp. 93-97. London-Toronto: Mac Millan 1971
410. Price, H.L.: Calcium reverses myocardial depression caused by halothane. Anesthesiology *41*, 576-579 (1974)
411. Priola, D.V., Fulton, R.L.: Positive and negative inotropic responses of the atria and ventricles to vagosympathetic stimulation in the isovolumic canine heart. Circulat. Res. *25*, 265-275 (1969)
412. Prys-Roberts, C., Meloche, R., Foëx, P.: Studies of anaesthesia in relation to hypertension. I.: Cardiovascular response to treated and untreated patients. Brit. J. Anaesth. *43*, 122-137 (1971)
413. Prys-Roberts, C., Greene, L.T., Meloche, R., Foëx, P.: Studies of anaesthesia in relation to hypertension. II.: Haemodynamic consequences of induction and endotracheal intubation. Brit. J. Anaesth. *43*, 531-547 (1971)
414. Prys-Roberts, C.: Antihypertensive drugs and anaesthesia. Skandinavischer Anaesthesie-Kongreß Oulu (Finnland), 7.-12. Juli 1975
415. Purchase, I.F.H.: The effect of halothane on the isolated cat heart. Brit. J. Anaesth. *38*, 80-91 (1966)
416. Raff, U., Stauber, W., Kissling, G.: Die Aussagekraft verschiedener Kontraktilitätsindizes beim Herzen in situ. Basic Res. Cardiol. *69*, 58-73 (1974)
417. Raff, U., Stauber, W., Kissling, G.: Die Bedeutung des Quotienten $\frac{dP/dt_{max}}{IP}$ für die Beurteilung der Leistungsfähigkeit des Herzens. Z. Kardiol. *63*, 1127-1134 (1974)
418. Rauen, H.M.: Halothane und Leber. Arzneimittel-Forsch., 24. Beiheft (1973)
419. Raventós, J.: The action of "Fluothane" – a new volatile anaesthetic. Brit. J. Pharmacol. *11*, 394-410 (1956)
420. Redondo, J., Novakovic, L., Olivari, F., Penna, M.: The effects of methoxyflurane on myocardial contractility and reactivity. Anesthesiology *34*, 450-457 (1971)
421. Reeves, T.J., Hefner, L.L., Jones, W.B., Coghlan, C., Prieto, G., Carroll, J.: The hemodynamic determinants of the rate of change in pressure in the left ventricle during isometric contraction. Amer. Heart J. *60*, 745-761 (1960)
422. Reeves, T.J., Hefner, L.L.: Isometric contraction and contractility in the intact mammalian ventricle. Amer. Heart J. *64*, 525-538 (1962)
423. Rehder, K., Forbes, J., Alter, H., Hessler, O., Stier, A.: Halothane. Biotransformation in man: A quantitative study. Anesthesiology *28*, 711-715 (1967)
424. Reichel, H.: Muskelphysiologie. Berlin-Heidelberg-New York: Springer 1960
425. Rein, J., Austen, W.G., Morrow, D.H.: Effects of guanethidine and reserpine on the cardiac responses to halothane. Anesthesiology *24*, 672-675 (1963)
426. Reisner, L.S., Lippmann, M.: Ventricular arrhythmias under enflurane anesthesia with epinephrine injection: A comparison with halothane. IV. European Congress of Anaesthesiology, Madrid, 5.-11. September 1974
427. Reneman, R.S., Xhonneux, R., Jagenau, A.H.M., Heykants, J., Laduron, P.: The pharmacology of etomidate, a new, potent, short-acting intravenous hypnotic. Symposium über neue Narkosemittel Etomidate und Enflurane. Düsseldorf, 9. September 1974
428. Replogle, R.: Hemodynamic compensation of acute changes of the hemoglobin concentration. In: K. Messmer, H. Schmid-Schönbein (Hrsg.): Hemodilution. Theoretical Basis and Clinical Applications. pp. 160-173. Basel: Karger 1972
429. Reynolds, A.K., Chiz, J.F., Pasquet, A.F.: Halothane and methoxyflurane – a comparison of their effects on cardiac pacemaker fibers. Anesthesiology *33*, 602-610 (1970)
430. Richardson, J.A., Woods, E.F., Richardson, A.K.: Plasma concentrations of epinephrine and norepinephrine during anesthesia. J. Pharmacol. exp. Ther. *119*, 378-384 (1957)
431. Rietbrock, I.: Der lebergeschädigte Patient als Narkoserisiko. Fortbildungstagung für klinische Anaesthesie, Erlangen, 10.-15. Juli 1972 (zitiert bei 26)
432. Rietbrock, I.: Tierexperimentelle Untersuchungen der Leberfunktion unter Ēthrane und Halothan. Anaesthesiologie und Wiederbelebung *84*, 42-58 (1974)
433. Rietbrock, I.: Biotransformation von Inhalationsanästhetika und ihre Bedeutung für klinische Nebenwirkungen. Anaesthesist *24*, 381-391 (1975)

434. Rifat, K., Gamulin, Z., Gemperle, M.: Etomidate: Effets cardio-vasculaires du novel agent anesthesique intraveineux. Canad. Anaesth. Soc. J. *23*, 492-504 (1976)

435. Ritzman, J.R., Erickson, H.H., Miller, E.D.: Cardiovascular effects of enflurane and halothane on the rhesus monkey. Anesth. Analg. Curr. Res. *55*, 85-90 (1976)

436. Robicsek, F., Tam, W., Daugherty, H.K., Robicsek, L.K.; The stabilized autoperfusing heart-lung preparation as a vehicle for extracorporeal preservation. Transplant. Proc. *1*, 834-839 (1969)

437. Rodriguez, J.A., Chamorro, G.A., Rapaport, E.: Effect of isovolemic anemia on ventricular performance at rest and during exercise. J. Appl. Physiol. *36*, 28-33 (1974)

438. Roelandt, J.R., Meester, G.T., Hugenholtz, P.G.: V_{max} and $dP/dt/kP_{max}$ in patients with coronary artery disease (LAD) during atrial pacing (AP). Circulation *44*, Suppl. II, 96 (1971)

439. Rohde, W.: Über den Einfluß der mechanischen Bedingungen auf die Tätigkeit und den Sauerstoffverbrauch des Warmblüterherzens. Naunyn-Schmiedeberg's Arch. exp. Path. Pharmak. *68*, 401-434 (1912)

440. Roskamm, H., Wink, K., Lesch, A., Skinner, J., Schwendel, V., Lösel, E., Reindell, H.: Die Kontraktilitätsreserve des gesunden linken Ventrikels bei körperlicher Belastung. Z. Kreisl.forsch. *61*, 673-689 (1972)

441. Ross, J. Jr., Braunwald, E.: Studies on Starling's law of heart. IX. Effects of impeding venous return on performance of normal and failing human left ventricle. Circulation *30*, 719-727 (1964)

442. Ross, J. Jr., Linhardt, J.W., Braunwald, E.: Effects of changing heart rate in man by electrical stimulation of the right atrium. Studies at rest, during exercise, and with isoproterenol. Circulation *32*, 549-558 (1965)

443. Ross, J. Jr., Covell, J.W., Sonnenblick, E.H., Braunwald, E.: Contractile state of heart characterized by force-velocity relations in variably afterloaded and isovolumic beats. Circulat. Res. *18*, 149-163 (1966)

444. Ross, J.Jr., Peterson, K.L.: On the assessment of cardiac inotropic state. Circulation *47*, 435-438 (1973)

445. Ross, J. Jr., Covell, J.W., Mahler, F.: Contractile responses of the left ventricle to acute and chronic stress. In: T. van der Werf (Hrsg.): Contractile Behaviour of the Heart. pp. 325-332. Amsterdam: Excerpta Med. 1974

446. Rowell, L.B.: Medicine and Science in sports. Circulation *1*, 15-22 (1969) (zitiert bei 440)

447. Rowlands, D.J., Howitt, G., Logan, W.F.W.E., Clarke, A.D., Jackson, P.W.: Haemodynamic changes during methohexitone anaesthesia in patients with supraventricular arrhythmias. Brit. J. Anaesth. *39*, 554-560 (1967)

448. Rushmer, R.F.: Symposium on regulation of performance of heart; applicability of Starling's law of heart to intact, unanesthetized animals. Physiol. Rev. *35*, 138-142 (1955)

449. Rushmer, R.F., Smith, O., Franklin, D.: Mechanism of cardiac control in exercise. Circulat. Res. *7*, 602-627 (1959)

450. Russell, R.O., Rackley, C.E., Pombo, J., Hunt, D., Potanin, C., Dodge, H.T.: Effects of increasing left ventricular filling pressure in patients with acute myocardial infarction. J. Clin. Invest. *49*, 1539-1550 (1970)

451. Rutishauser, W., Krayenbühl, H.P., Wirz, P., Lüthy, E.: Herz. In: W. Siegenthaler (Hrsg.): Klinische Pathophysiologie. 2. Aufl. pp. 480-543. Stuttgart: Thieme 1973

452. Sachs, L.: Statistische Auswertungsmethoden. 2. Aufl. Berlin-Heidelberg-New York: Springer 1970

453. Sachs, L.: Statistische Methoden. Ein Soforthelfer. 3. Aufl. Berlin-Heidelberg-New York: Springer 1976

454. Saidman, L.J., Eger, E.I., II., Munson, E.S., Babad, A.A., Muallem, M.: Minimum alveolar concentration of methoxyflurane, halothane, ether and cyclopropane in man: Correlation with theories of anesthesia. Anesthesiology *28*, 994-1002 (1967)

455. Saito, T., Wakisaka, K., Yudate, T., Okazaki, K., Hirano, T., Maoka, N.: Coronary and systemic circulation during (inhalation) anesthesia in dogs. Far East J. Anesth. *5*, 105-126 (1966)

456. Samie, A.M., Shata, M.K., Madkour, M.K.: Vergleichende Untersuchungen der Wirkungen von Hexobarbital-Natrium und Thiopental-Natrium auf das isolierte Kaninchenherz. Anaesthesist *15*, 6-10 (1966)

457. Sarnoff, S.J., Berglund, E.: Ventricular function. I. Starling's law of the heart studied by means of simultaneous right and left ventricular function curves in the dog. Circulation *9*, 706-718 (1954)

458. Sarnoff, S.J.: Myocardial contractility as described by ventricular function curves. Physiol. Rev. *35*, 107-122 (1955)

458a. Sarnoff, S.J., Braunwald, E., Welch, G.H., Jr., Case, R.B., Stainsby, W.N., Macruz, R.: Hemodynamic determinants of oxygen consumption of the heart. With special reference to the tension-time index. Amer. J. Physiol *192*, 148-156 (1958)

459. Sarnoff, S.J., Mitchell, J.H., Gilmore, J.P., Remensnyder, J.P.: Homeometric autoregulation in the heart. Circulat. Res. *8*, 1077-1091 (1960)

460. Sarnoff, S.J., Mitchell, J.H.: The control of the function of the heart. In: W.F. Hamilton, P. Dow (Hrsg.): Handbook of Physiology Section 2: Circulation, Vol. I. pp. 489-532. Washington D.C.: Amer. Physiol. Soc. 1962

461. Schaefer, J., Reichel, H., Schwarzkopf, H.J., Rumberger, E., Nordmann, K.J., Sedlmeyer, I., Bleichert, A.: Untersuchungen zur Kraft-Frequenz-Beziehung des menschlichen Herzens. Verh. Dtsch. Ges. Kreisl.-forsch. *37*, 356-359 (1971)

462. Schaefer, J., Van Zwieten, P.A.: I. Quantitative studies on the time course of changes in contractile force provoked by changes in heart rate. II. Influences of noradrenaline and hexobarbital-Na. Arch. Int. Physiol. Biochim. *79*, 727-741 (1971)

463. Schaper, W.K.A., Lewi, P., Jageneau, A.H.M., Greivers, H.: The determinants of the rate of change of the left ventricular pressure (dp/dt). Arch. Kreisl.-Forsch. *46*, 27-41 (1965)

464. Schlag, G.: Technik und Probleme der Anästhesie beim hypovolämisch-traumatischen Schock. Anästh. Prax. *7*, 23-29 (1972)

465. Schlag, G.: Die Bedeutung des Ketamins in der Traumatologie. Anaesthesiologie und Wiederbelebung *69*, 429-436 (1973)

466. Schmidt, H.D.: Die autonome Schrittmacherfrequenz des Hundeherzens. Pflügers Arch. ges. Physiol. *308*, 137-148 (1969)

467. Schmidt, H.D., Hoppe, H., Schneider, W.: Usefulness of some pressure velocity parameters for evaluation of left ventricular contractility. Verh. Dtsch. Ges. Kreisl-forsch. *39*, 151-156 (1973)

468. Schönbeck, M., Krayenbühl, H.P., Wirz, P., Mehmel, H., Rutishauser, W.: Vergleich der Kontraktilität des linken Ventrikels unter Isoproterenolinfusion und elektrischer Vorhofstimulation beim Menschen. Z. Kreisl.forsch. *61*, 433-443 (1972)

469. Severinghaus, J.W., Cullen, S.C.: Depression of myocardium and body oxygen consumption with fluothane. Anesthesiology *19*, 165-177 (1958)

470. Shimosato, S., Etsten, B.: Performance of digitalized heart during halothane anesthesia. Anesthesiology *24*, 41-50 (1963)

471. Shimosato, S., Li, T.H., Etsten, B.: Ventricular function during halothane anesthesia in closed chest dogs. Circulat. Res. *12*, 63-75 (1963)

472. Shimosato, S., Shanks, C., Etsten, B.E.: The effects of methoxyflurane and sympathetic-nerve stimulation on myocardial mechanics. Anesthesiology *29*, 538-549 (1968)

473. Shimosato, S.: Isovolemic intraventricular pressure change: An index of myocardial contractility during anesthesia. Anesthesiology *31*, 327-333 (1969)

474. Shimosato, S., Sugai, N., Etsten, B.E.: The effect of methoxyflurane on the inotropic state of myocardial muscle. Anesthesiology *30*, 506-512 (1969)

475. Shimosato, S., Chen, P.-Y., Gilbert, J.B., Etsten, B.E.: Effect of ethrane on the performance of the left ventricle. Anesthesiology *30*, 351-352 (1969)

476. Shimosato, S., Sugai, N., Iwatsuki, N., Etsten, B.E.: The effect of ethrane on cardiac muscle mechanics. Anesthesiology *30*, 513-518 (1969)

477. Shinozaki, T., Mazuzan, J.E., Abajian, J.: Halothane and the heart. Brit. J. Anaesth. *40*, 79-88 (1968)

478. Siegel, J.H., Sonnenblick, E.H.: Isometric time-tension relationship as an index of myocardial contractility. Circulat. Res. *12*, 597-610 (1963)

479. Siegel, J.H., Sonnenblick, E.H.: Quantification and prediction of myocardial failure. Arch. Surg. *89*, 1026-1036 (1964)

480. Siegel, J.H., Sonnenblick, E.H., Judge, R.D., Wilson, W.S.: The quantification of myocardial contractility in dog and man. Cardiologia (Basel) *45*, 189-221 (1964)

481. Siepmann, H., Lennartz, H., Pütz, E.: Die dosisabhängige Beeinflussung der Kontraktilität des isolierten Papillarmuskels der Katze durch Enflurane und Halothane. Anaesthesiologie und Wiederbelebung *99*, 71-81 (1976)

482. Singbartl, G., Langrehr, D., Neuhaus, R.: Ketamin — eine herz-kreislaufstimulierende Substanz mit direkt cardiodepressiver Eigenwirkung. Z. prakt. Anästh. Wiederbeleb. *10*, 335-344 (1975)

483. Singbartl, G., Langrehr, D., Neuhaus, R.: Kardiodepressive Effekte von Ketamin, Etomidate, Metho-
     hexital und Propanidid. Z. prakt. Anästh. Wiederbeleb. *11*, 397-404 (1976)
484. Skelton, C.L., Sonnenblick, E.H.: The response of the heart to digitalis. In: B.H. Marks, A.M. Weissler
     (Hrsg.): Basic and Clinical Pharmacology of Digitalis. pp. 193-205. Springfield: Thomas 1972
485. Skovsted, P., Price, H.L.: Central sympathic excitation caused by diethyl ether. Anesthesiology *32*,
     202-209 (1970)
486. Skovsted, P., Price, H.L.: The effects of ethrane on arterial pressure, preganglionic sympathetic
     activity and barostatic reflexes. Anesthesiology *36*, 257-262 (1972)
487. Smith, N.T., Smith, P.: Circulatory effects of modern inhalation anesthetic agents. In: M.B. Cheno-
     weth (Hrsg.): Modern Inhalation Anesthetics. pp. 149-241. J. Schmier, O. Eichler (Hrsg.): Handbook
     Exper. Pharmacology, Vol. XXX. Berlin-Heidelberg-New York: Springer 1972
488. Sodipo, J.O., Lee, D.-C., Morris, L.E.: Cardiac output response to altered acid-base status during
     diethyl ether anaesthesia. Canad. Anaesth. Soc. J. *22*, 673-679 (1975)
489. Soga, D., Beer, R.: Myokardkontraktilität und Narkose. Anaesthesist *21*, 165-171 (1972)
490. Soga, D., Beer, R.: Myokardkontraktilität und Hämodynamik im Verlauf einer Methohexital-Nar-
     kose. Anaesthesiologie und Wiederbelebung *57*, 20-30 (1972)
491. Sonnenblick, E.H.: Force-velocity-relations in mammalian heart muscle. Amer. J. Physiol. *202*,
     931-939 (1962)
492. Sonnenblick, E.H.: Implications of muscle mechanics in the heart. Fed. Proc. *21*, 975-990 (1962)
493. Sonnenblick, E.H., Downing, S.E.: Afterload as a primary determinant of ventricular performance.
     Amer. J. Physiol. *204*, 604-610 (1963)
494. Sonnenblick, E.H., Spiro, D., Cottrell, T.S.: Fine structural changes in heart muscle in relation to
     length-tension curve. Proc. Nat. Acad. Sc. *49*, 193-200 (1963)
495. Sonnenblick, E.H.: Series elastic and contractile elements in heart muscle. Amer. J. Physiol. *207*,
     1330-1338 (1964)
496. Sonnenblick, E.H.: Determinants of active state in heart muscle: Force, velocity, instantaneous
     muscle length, time. Fed. Proc. *24*, 1396-1409 (1965)
497. Sonnenblick, E.H., Braunwald, E., Morrow, A.G.: The contractile properties of human heart muscle:
     Studies on myocardial mechanics of surgically excised papillary muscles. J. Clin. Invest, *44*, 966-977
     (1965)
498. Sonnenblick, E.H., William, J.F. Jr., Glick, G., Mason, D.T., Braunwald, E.: Studies on digitalis. XV.
     Effects of cardiac glycosides on myocardial force-velocity relations in the nonfailing human heart.
     Circulation *34*, 532-539 (1966)
499. Sonnenblick, E.H., Morrow, A.G., Williams, F.R. Jr.; Effects of heart rate on the dynamics of force
     development in the intact human ventricle. Circulation *33*, 945-951 (1966)
500. Sonnenblick, E.H., Parmley, W.W., Urschel, C.W.: The contractile state of the heart as expressed by
     force-velocity relations. Amer. J. Cardiol. *23*, 488-503 (1969)
501. Sonnenblick, E.H., Parmley, W.W., Urschel, C.W.: Myocardial physiology. In: B.L. Gordon, R.A.
     Carleton, L.P. Faber (Hrsg.): Clinical Cardiopulmonary Physiology. 3. Edition. pp. 13-27. New York-
     London: Grune & Stratton 1969
502. Sonnenblick, E.H., Parmley, W.W., Urschel, C.W., Brutsaert, D.L.: Ventricular function: Evaluation
     of myocardial contractility in health and disease. Progr. Cardiovasc. Dis. *12*, 449-466 (1970)
503. Sonnenblick, E.H., Gertz, E.W.: Mechanism of heart failure. Verh. Dtsch. Ges. Kreislauf.-forsch. *37*,
     29-42 (1971)
504. Sonntag, H.: Coronardurchblutung und Energieumsatz des menschlichen Herzens unter verschiede-
     nen Anaesthetica. Anaesthesiologie und Wiederbelebung *79*, 1-56 (1973)
505. Sonntag, H., Hellberg, K., Schenk, H.-D., Donath, U., Regensburger, D., Kettler, D., Duchanova, H.,
     Larsen, R.: Effects of thiopental (Trapanal ®) on coronary blood flow and myocardial metabolism
     in man. Acta anaesth. Scand. *19*, 69-78 (1975)
506. Spieckermann, P.G.: Überlebens- und Wiederbelebungszeit des Herzens. Anaesthesiologie und Wieder-
     belebung, Bd. 66. Berlin-Heidelberg-New York: Springer 1973.
507. Spotnitz, H.M., Sonnenblick, E.H., Spiro, D.: Relation of ultrastructure to function in intact heart:
     Sarcomere structure relative to pressure volume curves of intact left ventricles of dog and cat.
     Circulat. Res. *18*, 49-66 (1966)
508. Stanley, V., Hunt, J., Willis, K.W., Stephen, C.R.: Cardiovascular and respiratory function with
     CI-581. Anesth. Analg. Curr. Res. *47*, 760-767 (1968)

509. Starling, E.H.: The lineacre lecture on the law of the heart. (Cambridge, 1915). London: Longmans, Green 1918

510. Starling, E.H.: On the circulatory changes associated with exercise. J. Roy. Army Vet. Corps. *34*, 258-272 (1920)

511. Starling, E.H.: The law of the heart. Lancet *II*, 212-213 (1921)

512. Stirling, G.R., Morris, K.N., Orton, R.H., Boake, W.C., Race, D.R., Kinross, F., Thomson, J.W., Crosby, W.: Halothane and circulatory occlusion: Some experimental and clinical observations. Brit. J. Anaesth. *32*, 262-272 (1960)

513. Stong, L.J., Hartzell, C.R., McCarl, R.L.: Halothane and the beating response and ATP turnover rate of heart cells in tissue culture. Anesthesiology *42*, 123-132 (1975)

514. Straub, H.: Dynamik des Säugetierherzens. I. Dtsch. Arch. klin. Med. *115*, 531-595 (1914)

515. Strauer, B.E.: Kriterien zur Beurteilung der Myokardcontractilität am normalen Herzmuskel. I. Klin. Wschr. *51*, 295-306 (1973)

516. Strauer, B.E.: Kriterien zur Beurteilung der Myokardcontractilität am hypertrophierten und insuffizienten Herzen. II. Klin. Wschr. *51*, 307-321 (1973)

517. Streisand, R.L., Gourin, A., Stuckey, J.H.: Respiratory and metabolic alkalosis and myocardial contractility. J. Thoracic. Surg. *62*, 431-435 (1971)

518. Suckling, C.W.: Some chemical and physical factors in the development of "Fluothane". Brit. J. Anaesth. *29*, 466-472 (1957)

519. Sugai, N., Shimosato, S., Etsten, B.: Effects of halothane on dynamic stiffness of isolated heart muscle. (Abstract). Fed. Proc. *26*, 503 (1967)

520. Sugai, N., Shimosato, S., Etsten, B.E.: Effect of halothane on force-velocity relations and dynamic stiffness of isolated heart muscle. Anesthesiology *29*, 267-274 (1968)

521. Sugai, N., Shimosato, S., Etsten, B.E.: Effect of methoxyflurane upon myocardial mechanics. Anesthesiology *29*, 215 (1968)

522. Takki, S., Nikki, P., Jäättela, A., Tammisto, T.: Ketamine and plasma catecholamines. Brit. J. Anaesth. *44*, 1318-1322 (1972)

523. Tarnow, J., Schmicke, P.: Derzeitige Möglichkeiten der Messung der myokardialen Kontraktilität in der Anästhesiologie u. Intensivpflege. Z. prakt. Anästh. Wiederbeleb. *7*, 322-330 (1972)

524. Tarnow, J., Gethmann, J.W., Hess, W., Patschke, D., Weymar, A., Brückner, J.B.: Der Einfluß von Ethrane auf die Hämodynamik und die Sauerstoffversorgung des Myokards im Vergleich zu Halothan. Anaesthesist *23*, 281-290 (1974)

525. Tomlin, P.J., Duck, F., McNulty, M., Green, C.D.: A comparison of methods of evaluating myocardial contractility. Canad. Anaesth. Soc. J. *22*, 436-448 (1975)

526. Torri, G., Damia, G., Fabian, M.L., Frova, G.: Uptake and elimination of enflurane in man. A comparative study between enflurane and halothane. Brit. J. Anaesth. *44*, 789-793 (1972)

527. Torri, G.: Uptake and elimination of Ethrane at constant inspired and alveolar concentration. Anaesthesiologie und Wiederbelebung *84*, 18-27 (1974)

528. Traber, D.L., Wilson, R.D., Priano, L.L.: Differentiation of the cardiovascular effects of CI 581. Anesth. Analg. Curr. Res. *47*, 769-778 (1968)

529. Traber, D.L., Wilson, R.D.: Involvement of the sympathetic nervous system in the pressor response to Ketamine. Anesth. Analg. Curr. Res. *48*, 248-252 (1969)

530. Traber, D.L., Wilson, R.D., Priano, L.L.: Blockade of the hypertensive response to ketamine. Anesth. Analg. Curr. Res. *49*, 420-426 (1970)

531. Traber, D.L., Wilson, R.D., Priano, L.L.: Ketamine and beta adrenergic blockade. Anesth. Analg. Curr. Res. *49*, 604-613 (1970)

532. Traber, D.L., Wilson, R.D., Priano, L.L.: The effect of alpha-adrenergic blockade on the cardiopulmonary response to ketamine. Anesth. Analg. Curr. Res. *50*, 737-742 (1971)

533. Treese, N., Niemczyk, H., Reuther, P.: Tierexperimentelle Untersuchungen über die myokardiale und zentralnervös ausgelöste Wirkung von Ketamin auf das Herz-Kreislauf-System. Anaesthesist *22*, 117-120 (1973)

534. Ullrich, K.J., Riecker, G., Kramer, K.: Das Druckvolumdiagramm des Warmblüterherzens. Isometrische Gleichgewichtskurven. Pflügers Arch. ges. Physiol. *259*, 481-498 (1954)

535. Van Ackern, K., Deuster, J.E., Mast, G.J.: Akute Minderung der Kontraktilität des Warmblütermyokards durch Ketamine. Z. prakt. Anästh. Wiederbeleb. *7*, 309-322 (1972)

536. Vance, J.P., Brown, D.M., Smith, G.: The effects of hypocapnia on myocardial blood flow and metabolism. Brit. J. Anaesth. *45*, 455-463 (1973)

537. Van Dyke, R.A., Chenoweth, M.B., Van Poznak, A.: The metabolism of volatile anesthetics. I. Biochem. Pharmac. *13*, 1239-1247 (1964)

538. Van Dyke, R.A., Chenoweth, M.B.: Metabolism of volatile anesthetics. Anesthesiology *26*, 348-357 (1965)

539. Van Dyke, R.A., Chenoweth, M.B.: The metabolism of volatile anesthetics. II. In vitro metabolism of methoxyflurane and halothane in rat liver slices and cell fractions. Biochem. Pharmac. *14*, 603-609 (1965)

540. Van Dyke, R.A.: Metabolism of volatile anesthetics. III. Induction of microsomal dechlorinating and ether-clearing enzymes. J. Pharmacol. exp. Ther. *154*, 364-369 (1966)

541. Van Nueten, J.M.: Etomidate, a short-acting non-barbiturate hypnotic. Study on cardiac tissues and on smooth muscle preparations in vitro. Janssen Res. Prod. Inform. Service, Januar 1974

542. Van Poznak, A., Artusio, J.F. Jr.: Series of fluorinated ethers. (Abstract). Fed. Proc. *19*, 273 (1960)

543. Vatner, S.F., Braunwald, E.: Cardiovascular control mechanisms in the conscious state. New Engl. J. Med. *293*, 970-976 (1975)

544. Veragut, U.P., Krayenbühl, H.P.: Estimation and quantification of myocardial contractility in the closed-chest dog. Cardiologia (Basel) *47*, 96-112 (1965)

545. Vercauteren, E.: Influence de la chloralosane, de l'hyperventilation, du carbon dioxide, de l'eserine, du chloroforme, de l'ether, de la novocaine, de la tutocaine, de la morphine, du somnifène, de numal, et de la quinine sur les réflexes vasomoteurs du sinus carotidien. C.R. Soc. Biol. (Paris) *109*, 563-565 (1932)

546. Virtue, R.W., Lund, L.-O., Phelps, M., Vogel, H.K., Beckwitt, H., Heron, M.: Difluoromethyl 1,1,2-trifluoro-2-chlorethyl ether as an anaesthetic agent: Results with dogs and a preliminary note on observations with man. Canad. Anaesth. Soc. J. *13*, 233-241 (1966)

547. Virtue, R.W., Alanis, J.M., Mori, M., Lafargue, R.T., Vogel, J.H.K., Metcalf, D.R.: An anesthetic agent: 2-orthochlorophenyl, 2-methylamino cyclohexanone. (CE-581). Anesthesiology *28*, 823-833 (1967)

548. Von Ludany, G.: Die Wirkung der Chloralose auf das Elektrokardiogramm. Zur Pharmakologie der Chloralose. Arch. exper. Path. Pharmak. *167*, 717-724 (1932)

549. Walker, J.A., Eggers, W.N. Jr., Allen, C.R.: Cardiovascular effects of methoxyflurane anesthesia in man. Anesthesiology *23*, 639-642 (1962)

550. Wallace, A.G., Skinner, N.S., Mitchell, J.H.: Hemodynamic determinants of maximal rate of rise of left ventricular pressure. Amer. J. Physiol. *205*, 30-36 (1963)

551. Weese, H., Scharpff, W.: Evipan, ein neuartiges Einschlafmittel. Dtsch. med. Wschr. *58*, 1205-1207 (1932)

552. Weese, H.: Pharmakologie des intravenösen Kurznarkotikums Evipan-Natrium. Dtsch. med. Wschr. *59*, 47-48 (1933)

553. Weissler, A.M., Gamel, W.G., Grode, H.E., Cohen, S., Schoenfeld, C.D.: The effect of digitalis on ventricular ejection in normal human subjects. Circulation *29*, 721-729 (1964)

554. Westermark, L.: Haemodynamics during halothane anaesthesia in the cat. Acta anaesth. Scand *13*, Suppl. 35 (1969)

555. Weymar, A., Eigenheer, F., Gethmann, J.W., Reinecke, A., Patschke, D., Tarnow, J., Brückner, J.B.: Tierexperimentelle Untersuchungen zur Wirkung von Etomidate (R 26490-Sulfat) auf den Kreislauf und die myokardiale Sauerstoffversorgung. Anaesthesist *23*, 150-157 (1974)

556. Whayne, T.F., Smith, N.T., Eger, E.I., II., Stoelting, R.K., Whitcher, C.E.: The effects of halothane anesthesia on reflex cardiovascular responses to simulated diving and the valsalva maneuver. Anesthesiology *34*, 262-270 (1971)

557. Whitwam, J.B.: The pharmacology of brietal sodium (methohexitone sodium). Anaesthesiologie und Wiederbelebung *57*, 2-19 (1972)

558. Wiggers, C.J.: Some factors controlling the shape of the pressure curve in the right ventricle. Amer. J. Physiol. *33*, 382 (1914)

559. Wiggers, C.J.: Studies on the consecutive phases of the cardiac cycle I and II. Amer. J. Physiol. *56*, 415-439 (1921)

560. Wiggers, C.J.: Circulatory Dynamics. New York: Grune & Stratton 1952

561. Wilcken, D.E., Charlier, A.A., Hoffman, J.I.E., Guz, A.: Effects of alterations in aortic impedance on the performance of the ventricles. Circulat. Res. *14*, 283-293 (1964)

562. Wildenthal, K., Mierzwiak, D.S., Mitchell, J.M.: Effect of sudden changes in aortic pressure on left ventricular dP/dt. Amer. J. Physiol. *216*, 185-190 (1969)

563. Wildevuur, C.R.H., Kuipers, J.R.G., Onodera, I.: Reliable method for preservation and transplantation of donor heart. Transplant. Proc. *3*, 643-646 (1971)

564. Winegard, S.: Functional implications of the resting sarcomere length-tension curve in living heart muscle. In: The Physiological Basis of Starling's Law of the Heart. pp. 43-52. Ciba Foundation Symposium No. 24. Amsterdam-London-New York: Ass. Scientific Publ. 1974

565. Wise, C.C., Robinson, J.S., Heath, M.J., Tomlin, P.J.: Physiological responses to intermittent methohexitone for conservative dentistry. Brit. Med. J. *II*, 540-543 (1969)

566. Wollenberger, A.: On the energy-rich phosphate supply of the failing heart. Amer. J. Physiol. *150*, 733-745 (1947)

567. Wollenberger, A., Ristau, O., Schoffa, G.: Eine einfache Technik der extrem schnellen Abkühlung größerer Gewebsstücke. Pflügers Arch. ges. Physiol. *270*, 399-413 (1969)

568. Wong, D.H.W., Jenkins, L.C.: The cardiovascular effects of ketamine in hypotensive states. Canad. Anaesth. Soc. J. *22*, 339-348 (1975)

569. Woods, L.A., Wyngaarden, J.B., Rennick, B., Seevers, M.H.: Cardiovascular toxicity of thiobarbiturates: Comparison of thiopental and 5-allyl-5-(1-methylbutyl)-2-thiobarbiturate (surital) in dogs. J. Pharmacol. exp. Ther. *95*, 328-335 (1949)

570. Woodsworth, R.S.: Maximum contraction, "staircase" contraction, refractory period and compensatory pause of the heart. Amer. J. Physiol. *8*, 213-249 (1902)

571. Wyant, G.M., Dobkin, A.B., Aasheim, G.M.: Comparison of seven intravenous anaesthetic agents in man. Brit. J. Anaesth. *24*, 195-210 (1957)

572. Wyant, G.M., Chang, C.A., Papicavoli, E.: Methoxyflurane (Penthrane): A laboratory and clinical study. Canad. Anaesth. Soc. J. *8*, 477-487 (1961)

573. Wyant, G.M.: The heart and circulation during methoxyflurane anesthesia. Methoxyflurane: An Evaluation in 1966, Pittsburg, April 1966

574. Xhonneux, R., Reneman, R.S.: The electrophysiological effects of the short-acting hypnotics etomidate, methohexital and propanidid in various cardiac tissues. Janssen Res. Prod. Inform. Service No. 7617, Nov. 1973

575. Zaqqa, Q., Shaikh, H.A.: Vergleichende Untersuchungen über die kardiotoxische Wirkung verschiedener Barbiturate am Herz-Lungen-Präparat des Meerschweinchens. Anaesthesist *15*, 257-261 (1966)

11 Danksagung

Der experimentelle Teil der vorliegenden Arbeit konnte dankenswerterweise am Institut für
Pharmakologie der Universität Kiel durchgeführt werden.
Besonders sei daher Herrn Prof. Dr. Heinz Lüllmann, Herrn Dr. med. habil. Thies Peters, aber
auch den anderen Mitarbeitern dieses Institutes für deren ständige Unterstützung, Hilfsbereit-
schaft und wertvolle Kritik gedankt.

Zu besonderem Dank verpflichtet bin ich Herrn Prof. Dr. Jürgen Wawersik (Abt. Anaesthesiologie der Universitätskliniken Kiel). Seine Anregungen bei der Aufarbeitung und Auswertung der Befunde war von unschätzbarem Wert.
Nicht zuletzt sei den Mitarbeitern seiner Abteilung, allen voran Herrn Dr. Hermann Marquort,
für deren Verständnis gedankt, ohne das diese Arbeit nicht hätte durchgeführt werden können.

Die Untersuchungen wurden teilweise durch die Deutsche Forschungsgemeinschaft (LU 31/17;
Fi 151/2) unterstützt.

Bremen, im März 1979   Dr. med. Dr. habil. K.-J. Fischer

Tabelle 34. Hämodynamische und Kontraktilitätsmeßgrößen in der Kontrollgruppe vor Hexobarbitalapplikation. Verhalten von spontaner Kontraktionsfrequenz (HF), maximaler linksventriculärer Druckanstiegsgeschwindigkeit (dP/dt_{max}), linksventriculärem, systolischem Spitzendruck (LVP) sowie enddiastolischem Druck (LVEDP), rechtsventriculärem, systolischem Spitzendruck (RVP), mittlerem rechtsatrialem Füllungsdruck (RAP), Herzindex (HI), Schlagvolumenindex (SVI) und linksventriculärer Schlagarbeit (LVSW)

					Kontrolle vor Hexobarbital				
Nr.	HF n/min	dP/dt_{max} Torr/s	LVP Torr	LVEDP Torr	RVP Torr	RAP cm H_2O	HI ml/min · kg KG	SVI ml/kg KG	LVSW gm
1	156	1860	110	5	21,5	4,9	26,7	0,158	0,63
2	158	1400	94	6	21	7,5	17,5	0,106	0,32
3	181	2280	105	2	18	1,1	39,6	0,216	0,73
4	151	2160	124	5,5	15,4	5,9	26,8	0,175	0,83
5	152	2400	110	1	23	3,9	32,6	0,201	0,74
6	129	2385	105	3	20	7,3	32	0,250	0,76
7	200	3430	150	9,5	24,5	4,8	29,1	0,139	0,62
$\bar{x}$	161	2274	114	4,6	20,5	5,1	29,2	0,178	0,66
$\pm s_x$	23	621	18	2,9	3,1	2,2	6,8	0,049	0,17

Tabelle 35. Wirkung von Hexobarbital $(2,9 \cdot 10^{-4}$ mol/l) auf die Kardiohämodynamik.
(Bezeichnungen identisch mit Tabelle 34)

Hexobarbital $(2,9 \cdot 10^{-4}$ mol/l)

Nr.	HF n/min	dP/dt_{max} Torr/s	LVP Torr	LVEDP Torr	RVP Torr	RAP cm H_2O	HI ml/min · kg KG	SVI ml/kg KG	LVSW gm
1	148	1650	97	9	22	5,9	21,4	0,127	0,45
2	167	1200	76	5	14	5,5	7,2	0,042	0,09
3	179	2090	100	7,5	16,5	3	32,2	0,180	0,57
4	146	1910	116	7,5	19,4	8	22,3	0,145	0,66
5	143	2060	107	5	18	7	25,9	0,159	0,56
6	127	1700	94	11	16,5	13,2	18	0,136	0,34
7	144	1820	118	5,5	18,3	8,1	20,3	0,141	0,66
$\bar{x}$	151	1776	101	7,2	17,8	7,2	21	0,133	0,48
$\pm s_x$	17	303	15	3,2	2,5	3,2	7,7	0,014	0,21

Tabelle 36. Wirkung von Hexobarbital $(5,7 \cdot 10^{-4}$ mol/l) auf die Kardiohämodynamik.
(Bezeichnungen identisch mit Tabelle 34)

Hexobarbital $(5,7 \cdot 10^{-4}$ mol/l)

Nr.	HF n/min	dP/dt_{max} Torr/s	LVP Torr	LVEDP Torr	RVP Torr	RAP cm H_2O	HI ml/min · kg KG	SVI ml/kg KG	LVSW gm
1	111	820	76	18	16,5	14,5	1,4	0,007	0,02
2	113	1025	74	14,5	17	18,7	6,1	0,05	0,097
3	109	1180	89	10,5	15	12,8	13,1	0,08	0,20
4	124	700	60	15	19,1	18,1	2,6	0,016	0,30
5	136	1730	98	7,5	17	8,9	20	0,122	0,38
6	128	1005	84	12,5	16,6	14,9	11,1	0,086	0,19
7	166	1105	73	20,5	24,5	17,8	0,2	0,001	0,002
$\bar{x}$	127	1081	79	14,5	18	15,1	7,8	0,051	0,17
$\pm s_x$	20	330	12	4,4	3,1	3,5	7,2	0,025	0,14

Tabelle 37. Kardiohämodynamik in der Kontrollgruppe vor Ketaminapplikation.
(Bezeichnungen identisch mit Tabelle 34)

					Kontrolle vor Ketamin				
Nr.	HF n/min	dP/dt_{max} Torr/s	LVP Torr	LVEDP Torr	RVP Torr	RAP cm H_2O	HI ml/min · kg KG	SVI ml/kg KG	LVSW gm
1	177	2400	110	5,5	14,1	1,6	32,2	0,171	0,55
2	139	1710	117	7	25	4,8	35	0,236	0,70
3	176	2030	114	1	20	5,3	33,4	0,177	0,56
4	186	2670	138	5	25	6	29,4	0,152	0,70
5	143	1960	138	1	15,5	3,2	27,4	0,185	0,69
6	148	2140	129	5	21,2	4,6	37	0,218	0,63
7	162	3108	132	1,3	26	6,1	44,8	0,260	1,12
8	150	3505	127	2,5	32	4,4	25	0,162	0,71
9	147	3220	129	1,5	28	3	22	0,140	0,67
10	171	2900	132	2	22,9	4,9	26,8	0,148	0,63
$\bar{x}$	160	2564	127	3,2	23	4,4	31,3	0,185	0,70
$\pm s_x$	16	608	10	2,2	5,5	1,4	6,7	0,040	0,16

Tabelle 38. Wirkung von Ketamin ($2,2 \cdot 10^{-4}$ mol/l) auf die Kardiohämodynamik. (Bezeichnungen identisch mit Tabelle 34)

					Ketamin ($2,2 \cdot 10^{-4}$ mol/l)				
Nr.	HF n/min	dP/dt_{max} Torr/s	LVP Torr	LVEDP Torr	RVP Torr	RAP cm H_2O	HI ml/min · kg KG	SVI ml/kg KG	LVSW gm
1	170	1640	97	7	13	4,8	23,4	0,126	0,36
2	97	1075	102	14	25,2	15,8	12	0,081	0,20
3	141	1760	117	7,5	15	9,8	22	0,121	0,37
4	169	2330	131	9	20,6	8	27,5	0,142	0,62
5	162	1710	136	9	17	6,7	27	0,167	0,63
6	118	2160	125	11	25,2	13	35,6	0,207	0,84
7	152	1755	101	6	13,2	5,5	24,4	0,151	0,45
8	121	2715	118	5,5	20	6	21,8	0,141	0,61
9	129	1995	114	5,5	17	4,2	22,4	0,174	0,82
10	149	1410	90	9,5	12	6	18,6	0,109	0,27
11	143	1580	102	9	20,6	6,9	15,5	0,090	0,25
$\bar{x}$	141	1830	112	8,4	18	8,2	22,7	0,138	0,49
$\pm s_x$	23	452	15	2,6	4,7	3,6	6,3	0,036	0,23

Tabelle 39. Wirkung von Ketamin ($4,4 \cdot 10^{-4}$ mol/l) auf die Kardiohämodynamik. (Bezeichnungen identisch mit Tabelle 34)

Ketamin ($4,4 \cdot 10^{-4}$ mol/l)

Nr.	HF n/min	dP/dt_{max} Torr/s	LVP Torr	LVEDP Torr	RVP Torr	RAP cm H_2O	HI ml/min · kg KG	SVI ml/kg KG	LVSW gm
1	105	1040	114	15	20,2	12	18,6	0,129	0,36
2	120	1210	88	13,5	20	16	5,7	0,033	0,08
3	143	1490	110	12,5	22	14	16,2	0,083	0,33
4	114	560	61	17,5	21,5	17,2	1,3	0,007	0,01
5	147	1375	124	17,5	21	13	16,7	0,102	0,39
6	98	715	98	25	28	16,4	8,8	0,058	0,15
7	97	910	89	17,5	23,8	20	19,8	0,204	0,54
8	103	1260	84	14	20,3	15,5	5	0,029	0,06
9	105	1440	112	9,5	19	5,5	20,9	0,199	0,95
10	125	1510	111	20	20,8	8	14,9	0,063	0,26
$\bar{x}$	118	1151	99	16,2	21,7	13,8	12,8	0,091	0,31
$\pm s_x$	18	334	19	4,3	2,6	4,4	7	0,069	0,28

Tabelle 40. Kardiohämodynamik in der Kontrollgruppe vor Etomidateapplikation.
(Bezeichnungen identisch mit Tabelle 34)

Nr.	HF n/min	dP/dt$_{max}$ Torr/s	LVP Torr	LVEDP Torr	RVP Torr	RAP cm H$_2$O	HI ml/min · kg KG	SVI ml/kg KG	LVSW gm
					Kontrolle vor Etomidate				
1	149	2100	110	4	15	4,9	29,8	0,197	0,8
2	176	2220	112	1	14,6	2,3	31,2	0,174	0,86
3	144	1670	104	5,5	18	8,8	25,9	0,173	0,5
4	154	1900	107	4	17	4	28,5	0,171	0,39
5	173	2800	104	1,2	27	1,8	22,3	0,127	0,5
6	167	2400	113	0,1	16,2	1,7	36	0,217	0,8
7	158	2500	116	1,8	14	2,1	27,5	0,174	0,5
8	168	2440	112	2	18,9	2,4	25	0,130	0,6
$\bar{x}$	161	2253	110	2,4	17,6	3,5	28,3	0,170	0,62
$\pm s_x$	12	360	4	1,9	4,2	2,4	4,2	0,03	0,18

Tabelle 41. Wirkung von Etomidate ($0,2 \cdot 10^{-4}$ mol/l) auf die Kardiohämodynamik. (Bezeichnungen identisch mit Tabelle 34)

Nr.	HF n/min	dP/dt_{max} Torr/s	LVP Torr	LVEDP Torr	RVP Torr	RAP cm H_2O	HI ml/min · kg KG	SVI ml/kg KG	LVSW gm
				Etomidate ($0,2 \cdot 10^{-4}$ mol/l)					
1	144	2205	110	5	16	6,2	28,5	0,197	0,83
2	174	2040	110	5	14,5	4,2	24,1	0,133	0,65
3	130	1520	98	5,5	26	10	21,6	0,145	0,39
4	148	1740	98	5,7	15,8	4,3	24,7	0,153	0,32
5	172	2480	110	5	16,8	5,9	23,2	0,135	0,59
6	165	2300	113	0,2	16,1	1,7	35,6	0,207	0,79
7	152	2495	114	2	15	2,9	27	0,178	0,68
$\overline{x}$	155	2101	107	4,1	17,2	5,0	26,4	0,164	0,61
$\pm s_x$	16	358	7	2,2	4,0	2,7	4,7	0,03	0,19

Tabelle 42. Wirkung von Etomidate ($0,4 \cdot 10^{-4}$ mol/l) auf die Kardiohämodynamik.
(Bezeichnungen identisch mit Tabelle 34)

				Etomidate ($0,4 \cdot 10^{-4}$ mol/l)					
Nr.	HF n/min	dP/dt_{max} Torr/s	LVP Torr	LVEDP Torr	RVP Torr	RAP cm H_2O	HI ml/min · kg KG	SVI ml/kg KG	LVSW gm
1	136	1880	105	2,5	16,8	7,9	24,1	0,157	0,64
2	140	1835	104	2,5	16,9	8,1	21,6	0,155	0,62
3	109	1110	95	9,5	24,5	13	12,7	0,095	0,25
4	143	1410	90	6	15	5,6	19,1	0,118	0,23
5	130	2135	111	5	28	5,4	18,3	0,141	0,53
6	133	2630	125	3,5	24,5	4,8	28,3	0,185	0,79
7	133	2160	114	6	19,5	4	32,1	0,190	0,86
$\bar{x}$	132	1880	110	5	20,7	7	22,3	0,149	0,56
$\pm s_x$	11	504	4	2,5	4,9	3	6,5	0,034	0,24

Tabelle 43. Kardiohämodynamik in der Kontrollgruppe vor Diäthylätherapplikation.
(Bezeichnungen identisch mit Tabelle 34)

Nr.	HF n/min	dP/dt_{max} Torr/s	LVP Torr	LVEDP Torr	RVP Torr	RAP $cm\,H_2O$	HI $ml/min \cdot kg\,KG$	SVI $ml/kg\,KG$	LVSW gm
				Kontrolle vor Diäthyläther					
1	191	2710	125	4,5	20	6,4	31,3	0,148	0,56
2	171	2300	126	5,5	17,5	3,6	33,3	0,187	0,95
3	183	2275	111	0,5	15	0,9	25,2	0,140	0,51
4	160	2110	104	1	22,7	6,1	33,6	0,190	0,52
5	159	1660	115	3,4	14	4,2	27	0,162	0,52
6	135	1790	123	2,5	17	4	30,5	0,201	0,69
7	152	2415	113	2	13	2,1	26,8	0,167	0,67
8	134	2080	120	2,5	17	7	30,9	0,216	0,73
9	132	1995	116	4	20	5,9	23,9	0,171	0,54
$\overline{x}$	157	2148	117	2,9	17,4	4,5	29,1	0,176	0,63
$\pm s_x$	22	321	7	1,6	3,1	2,1	3,5	0,025	0,15

Tabelle 44. Wirkung von 2,1 Vol% Diäthyläther (1 MAC) auf die Kardiohämodynamik.
(Bezeichnungen identisch mit Tabelle 34)

Nr.	HF n/min	dP/dt_{max} Torr/s	LVP Torr	LVEDP Torr	RVP Torr	RAP cm H_2O	HI ml/min · kg KG	SVI ml/kg KG	LVSW gm
				Diäthyläther (2,1 Vol%)					
1	199	2430	119	8,5	20	8,1	27,6	0,139	0,50
2	171	2680	120	9	25	10,8	25,6	0,130	0,47
3	132	2150	115	9	17,5	5,8	31,8	0,187	0,85
4	144	1420	120	9	17,5	8,1	27,9	0,165	0,79
5	191	2060	106	2,5	14	1,7	23,6	0,132	0,46
6	182	1970	105	8	12,5	3	24,6	0,128	0,44
7	149	1495	102	7,7	13	7,5	20,7	0,124	0,35
8	131	1870	113	8	18	8	23,7	0,165	0,51
$\bar{x}$	162	2009	113	7,7	17,2	6,6	25,7	0,146	0,55
$\pm s_x$	27	428	7	2,3	4,1	3	3,4	0,023	0,18

Tabelle 45. Wirkung von 4,2 Vol% Diäthyläther (2 MAC) auf die Kardiohämodynamik.
(Bezeichnungen identisch mit Tabelle 34)

Diäthyläther (4,2 Vol%)

Nr.	HF n/min	dP/dt_{max} Torr/s	LVP Torr	LVEDP Torr	RVP Torr	RAP cm H_2O	HI ml/min · kg KG	SVI ml/kg KG	LVSW gm
1	153	1860	95	11,5	20	12	17,4	0,087	0,25
2	181	1760	113	18,5	14	10	21,5	0,123	0,56
3	158	1670	107	14,5	17,5	11	23,9	0,139	0,60
4	187	1800	100	8,5	14	4	19,6	0,104	0,34
5	175	1660	98	15	17,5	14,8	10	0,052	0,17
6	162	1250	77	11,5	20	13	17,1	0,105	0,21
7	147	1570	110	6	15	5,9	24	0,158	0,49
8	160	2110	105	5	15	6,7	21,6	0,136	0,51
9	114	1190	95	16,5	19	16	19	0,100	0,30
$\bar{x}$	160	1652	100	11,9	16,9	10,4	19,3	0,112	0,39
$\pm s_x$	22	289	11	4,7	2,5	4,1	4,3	0,032	0,17

Tabelle 46. Kardiohämodynamik in der Kontrollgruppe vor Halothanapplikation.
(Bezeichnungen identisch mit Tabelle 34)

					Kontrolle vor Halothan				
Nr.	HF n/min	dP/dt$_{max}$ Torr/s	LVP Torr	LVEDP Torr	RVP Torr	RAP cm H$_2$O	HI ml/min · kg KG	SVI ml/kg KG	LVSW gm
1	183	2210	114	3	16	1,3	31,9	0,170	0,47
2	175	3010	120	2,5	13	1,5	33,8	0,193	0,39
3	164	2190	112	1	16	4,7	27,3	0,160	0,71
4	176	2040	116	1	15	2	33,5	0,185	0,58
5	171	3100	120	1,5	20	3,3	30,7	0,170	0,58
6	167	2405	107	2	16	3,5	30	0,174	0,50
7	170	1995	114	2	32	2,5	28	0,163	0,58
8	157	1395	114	6,5	16	3,1	25,9	0,150	0,52
9	165	1990	89	2,5	21	3	28,1	0,158	0,66
10	143	2260	100	5	13	4,5	25,2	0,173	0,48
11	140	1850	113	5	14	2	29,8	0,210	0,88
12	196	2730	114	6,5	24	6,2	32,4	0,163	0,60
13	176	2120	112	6,5	17	4,2	35	0,191	0,59
14	177	2425	118	2,5	18	6	29,5	0,160	0,44
15	167	2500	110	4,5	27	4,7	32,1	0,177	0,53
16	157	2790	125	1,5	14	2,9	37,1	0,238	1,20
$\bar{x}$	168	2313	112	3,3	18,3	3,5	30,6	0,177	0,61
$\pm s_x$	14	445	8	2	5,4	1,5	3,3	0,022	0,20

Tabelle 47. Wirkung von 0,82 Vol% Halothan (1 MAC) auf die Kardiohämodynamik. (Bezeichnungen identisch mit Tabelle 34)

					Halothan (0,82 Vol%)				
Nr.	HF n/min	dP/dt_{max} Torr/s	LVP Torr	LVEDP Torr	RVP Torr	RAP cm H_2O	HI ml/min · kg KG	SVI ml/kg KG	LVSW gm
1	172	1800	108	5	13	2,3	28,1	0,149	0,40
2	138	2710	118	11	17	5	18,5	0,105	0,16
3	140	1300	112	7,5	16	5,1	22,8	0,134	0,46
4	145	1090	85	5,5	17	7,4	23,1	0,130	0,43
5	138	1005	85	9	11,2	12,8	21,3	0,155	0,50
6	124	1040	69	12,5	12,5	12,5	8,9	0,072	0,14
7	122	1490	110	6,5	12,5	3,9	28,8	0,233	0,96
8	130	1620	110	10	17	12,9	27	0,148	0,45
9	141	1725	106	7	16	11,5	19,7	0,107	0,26
$\bar{x}$	139	1531	100	8,2	14,7	8,2	22	0,137	0,42
$\pm s_x$	15	533	17	2,6	2,3	4,3	6,1	0,045	0,24

Tabelle 48. Wirkung von 1,64 Vol% Halothan (2 MAC) auf die Kardiohämodynamik. (Bezeichnungen identisch mit Tabelle 34)

					Halothan (1,64 Vol%)				
Nr.	HF n/min	dP/dt_{max} Torr/s	LVP Torr	LVEDP Torr	RVP Torr	RAP $cm\ H_2O$	HI $ml/min \cdot kg\ KG$	SVI $ml/kg\ KG$	LVSW gm
1	120	1460	112	10	17,5	12,6	14,7	0,086	0,38
2	133	1400	112	6	12,5	7,6	27	0,149	0,44
3	149	1115	97	15	17	11	14,1	0,094	0,21
4	131	1050	97	11	13	6	19,5	0,116	0,41
5	141	925	95	15	20	14,5	7	0,041	0,14
6	125	700	76	11	12,5	15,9	11,2	0,063	0,18
7	110	735	100	16	15,2	10,9	19,8	0,143	0,68
8	131	715	62	10	12	10,5	2,8	0,014	0,02
9	132	1040	66	12	19	15,8	11,7	0,064	0,09
10	118	995	75	14,5	19	17,8	14,5	0,096	0,16
11	133	1240	102	20	23,5	21,5	7,4	0,038	0,09
12	143	1265	107	15,5	19	19,6	17,1	0,104	0,44
$\bar{x}$	131	1053	92	13	15,9	13,6	13,9	0,084	0,27
$\pm s_x$	11	258	18	3,7	4,9	4,7	6,6	0,042	0,08

Tabelle 49. Kardiohämodynamik in der Kontrollgruppe vor Methoxyfluranapplikation.
(Bezeichnungen identisch mit Tabelle 34)

Nr.	HF n/min	dP/dt$_{max}$ Torr/s	LVP Torr	LVEDP Torr	RVP Torr	RAP cm H$_2$O	HI ml/min · kg KG	SVI ml/kg KG	LVSW gm
				Kontrolle vor Methoxyfluran					
1	151	2310	116	3,5	14	4,5	26,1	0,165	0,68
2	134	1630	112	6,5	11	1	22,6	0,158	0,56
3	166	1760	101	6,5	17,5	5	33,5	0,198	0,65
4	163	2240	109	5	19,8	5,4	34,1	0,207	0,74
5	200	2590	132	5,5	25	2	30,6	0,142	0,56
6	158	2100	114	0,5	22,5	3,5	32,5	0,206	0,73
7	140	2690	119	4,5	35	4,5	30,8	0,188	0,67
8	133	2010	105	4	25	5,5	32,5	0,233	0,74
$\bar{x}$	156	2166	114	4,5	21,2	3,9	30,3	0,190	0,67
$\pm s_x$	22	371	10	1,9	7,4	1,6	4	0,030	0,08

Tabelle 50. Wirkung von 0,23 Vol% Methoxyfluran (1 MAC) auf die Kardiohämodynamik.
(Bezeichnungen identisch mit Tabelle 34)

	Methoxyfluran (0,23 Vol%)								
Nr.	HF n/min	dP/dt_{max} Torr/s	LVP Torr	LVEDP Torr	RVP Torr	RAP cm H_2O	HI ml/min · kg KG	SVI ml/kg KG	LVSW gm
1	145	1840	106	5	13,3	6,6	23,3	0,148	0,67
2	120	1455	100	6	15	9,8	13,9	0,089	0,39
3	133	1130	71	4,5	10,8	6	10,7	0,062	0,15
4	140	1610	95	7,5	13,3	6,8	28,3	0,167	0,55
5	156	1990	104	5,5	17,5	10	20	0,128	0,24
6	136	1580	106	8,5	20	7	29,2	0,185	0,60
7	127	1695	102	7	22,5	9	30,8	0,220	0,68
$\bar{x}$	137	1614	98	6,3	16,1	7,9	22,3	0,140	0,50
$\pm s_x$	12	277	12	1,4	4,3	1,7	7,8	0,060	0,19

Tabelle 51. Wirkung von 0,46 Vol% Methoxyfluran (2 MAC) auf die Kardiohämodynamik.
(Bezeichnungen identisch mit Tabelle 34)

	Methoxyfluran (0,46 Vol%)								
Nr.	HF n/min	dP/dt$_{max}$ Torr/s	LVP Torr	LVEDP Torr	RVP Torr	RAP cm H_2O	HI ml/min · kg KG	SVI ml/kg KG	LVSW gm
1	114	1075	83	10	15,2	7	9,6	0,062	0,22
2	115	1420	99	11,5	9	7,9	8,9	0,062	0,20
3	142	1215	83	15	21,5	16,8	10,5	0,074	0,18
4	147	1490	82	10	15	11,8	13,6	0,083	0,23
5	142	1260	74	11	15,5	14,8	10,9	0,066	0,16
6	166	1840	116	9	16	11,9	19,4	0,107	0,38
7	128	1595	98	7,5	18	10,5	25	0,163	0,48
$\bar{x}$	136	1413	91	10,6	15,7	11,5	14	0,090	0,26
$\pm s_x$	19	258	14	2,4	3,8	3,5	4	0,040	0,12

Tabelle 52. Kardiohämodynamik in der Kontrollgruppe vor Enfluranapplikation.
(Bezeichnungen identisch mit Tabelle 34)

Nr.	HF n/min	dP/dt_{max} Torr/s	LVP Torr	LVEDP Torr	RVP Torr	RAP cm H_2O	HI ml/min · kg KG	SVI ml/kg KG	LVSW gm
				Kontrolle vor Enfluran					
1	174	1580	104	9	18,2	5,1	25,2	0,140	0,45
2	154	2120	118	4,5	29	3	30,9	0,185	0,71
3	188	2880	113	12,5	24	4,2	30,2	0,157	0,48
4	122	2280	121	2,5	17	4	39,7	0,303	0,76
5	185	2085	107	3	18	5,9	28,3	0,150	0,61
6	163	1720	111	4,5	15	3	16,3	0,091	0,40
7	139	2310	120	0,1	12,2	1,9	28,2	0,187	0,92
8	139	2965	117	1,5	15	4,3	28,1	0,175	0,82
$\bar{x}$	158	2243	114	4,7	18,5	3,9	28,4	0,174	0,64
$\pm s_x$	24	491	6	4,1	5,4	1,3	6,5	0,061	0,19

Tabelle 53. Wirkung von 1,2 Vol% Enfluran (1 MAC) auf die Kardiohämodynamik. (Bezeichnungen identisch mit Tabelle 34)

Nr.	HF n/min	dP/dt_{max} Torr/s	LVP Torr	LVEDP Torr	RVP Torr	RAP cm H_2O	HI ml/min · kg KG	SVI ml/kg KG	LVSW gm
				Enfluran (1,2 Vol%)					
1	124	1810	112	5,5	24	3,6	29,4	0,177	0,65
2	142	1960	90	13,5	22,5	8,3	18,3	0,095	0,21
3	88	1805	110	4,5	16	5,3	31,8	0,242	0,56
4	86	1910	121	6	22,5	11	27,9	0,236	0,59
5	168	2005	102	4	17,9	7	27	0,143	0,61
6	155	1895	98	4	17,8	6	25,8	0,140	0,52
7	121	2100	114	2,5	11,1	2,4	26,1	0,174	0,82
$\bar{x}$	126	1926	107	5,7	17,2	6,2	26,6	0,172	0,57
$\pm s_x$	31	106	11	3,6	6,2	2,9	4,2	0,053	0,18

Tabelle 54. Wirkung von 2,4 Vol% Enfluran (2 MAC) auf die Kardiohämodynamik.
(Bezeichnungen identisch mit Tabelle 34)

				Enfluran (2,4 Vol%)					
Nr.	HF n/min	dP/dt_{max} Torr/s	LVP Torr	LVEDP Torr	RVP Torr	RAP cm H_2O	HI ml/min · kg KG	SVI ml/kg KG	LVSW gm
1	126	1220	90	15,5	23,2	10,5	13,8	0,071	0,20
2	142	2130	122	4,5	33,5	4,7	30,4	0,181	0,74
3	110	885	58	12,5	15	9,2	5,4	0,029	0,04
4	74	1310	102	9,5	18	16,8	16,6	0,127	0,27
5	163	1860	97	6,5	17,5	8	21,3	0,113	0,41
6	135	1695	91	7,5	18,2	10,8	17,5	0,093	0,31
7	108	1460	105	10	14,5	7,2	8,9	0,050	0,22
8	133	1490	106	11,5	16	9	10,5	0,063	0,27
9	108	2170	114	10,5	20,2	13,1	15,8	0,105	0,24
$\bar{x}$	122	1580	98	9,8	19,6	9,9	15,6	0,092	0,30
$\pm s_x$	26	426	18	3,3	5,9	3,5	7,4	0,046	0,19

13 Sachverzeichnis

Anaesthesiologie und Intensivmedizin – Anaesthesiology and Intensive Care Medicine

Herausgeber: H. Bergmann (Schriftleiter), J. B. Brückner, R. Frey, W. F. Henschel, M. Gemperle,
O. Mayrhofer, K. Peter

Eine Auswahl lieferbarer Bände:

19 Örtliche Betäubung: Plexus brachialis. Von Sir Robert R. Macintosh und W. W. Mushin. VIII, 32 Seiten. DM 20,-. 1967

20 Anaesthesie in der Gefäß- und Herzchirurgie. Herausgegeben von O. H. Just und M. Zindler. XII, 209 Seiten. DM 64,-. 1967

21 Die Hirndurchblutung unter Neuroleptanaesthesie. Von H. Kreuscher. VIII, 85 Seiten. DM 33,-. 1967

22 Ateminsuffizienz. Von H. L'Allemand. VIII, 90 Seiten. DM 36,-. 1968

23 Die Geschichte der chirurgischen Anaesthesie. Von Thomas E. Keys. XVIII, 230 Seiten. DM 78,-. 1968

24 Ventilation und Atemtechnik bei Säuglingen und Kleinkindern unter Narkosebedingungen. Von J. Wawersik. X, 151 Seiten. DM 52,-. 1967

25 Morphinartige Analgetika und ihre Antagonisten. Von Francis F. Foldes, Mark Swerdlow und Ephraim S. Siker. XXIII, 364 Seiten. DM 110,-. 1968

26 Örtliche Betäubung: Kopf und Hals. Von Sir Robert R. Macintosh und M. Ostlere. VIII, 124 Seiten. DM 67,-. 1968

27 Langzeitbeatmung. Herausgegeben von Ch. Lehmann. XIV, 91 Seiten. DM 39,-. 1968

28 Die Wiederbelebung der Atmung. Von H. Nolte. XII, 89 Seiten. DM 14,-. 1968

29 Kontrolle der Ventilation in der Neugeborenen- und Säuglingsanaesthesie. Von U. Henneberg. VIII, 73 Seiten. DM 34,-. 1968

30 Hypoxie. Herausgegeben von R. Frey, M. Halmágyi, Karl Lang und G. Thews. X, 176 Seiten. DM 69,-. 1969

32 Örtliche Betäubung: Abdominal-Chirurgie. Von Sir Robert R. Macintosh und R. Bryce-Smith. XI, 73 Seiten. DM 62,-. 1968

33 Planung, Organisation und Einrichtung von Intensivbehandlungseinheiten am Krankenhaus. Herausgegeben von H. W. Opderbecke. X, 230 Seiten. DM 49,-. 1969

35 Die Störungen des Säure-Basen-Haushaltes. Herausgegeben von V. Feurstein. X, 149 Seiten. DM 56,-. 1969

36 Anaesthesie und Nierenfunktion. Herausgegeben von V. Feurstein. X, 142 Seiten. DM 53,-. 1969

37 Anaesthesie und Kohlenhydratstoffwechsel. Herausgegeben von V. Feurstein. VIII, 83 Seiten. DM 36,-. 1969

38 Respiratorbeatmung und Oberflächenspannung in der Lunge. Von H. Benzer. IX, 51 Seiten. DM 24,-. 1969

39 Die nasotracheale Intubation. Von M. Körner. XI, 94 Seiten. DM 43,-. 1969

41 Über das Verhalten von Ventilation, Gasaustausch und Kreislauf bei Patienten mit normalem und gestörtem Gasaustausch unter künstlicher Totraumvergrößerung. Von O. Giebel. VII, 74 Seiten. DM 26,-. 1969

43 Die Klinik des Wundstarrkrampfes im Lichte neuzeitlicher Behandlungsmethoden. Von K. Eyrich. VIII, 95 Seiten. DM 30,-. 1969

45 Vergiftungen. Erkennung, Verhütung und Behandlung. Herausgegeben von R. Frey, M. Halmágyi, K. Lang und P. Oettel. XX, 173 Seiten. DM 30,-. 1970

46 Veränderungen des Wasser- und Elektrolythaushaltes durch Osmotherapeutika. Von M. Halmágyi. XII, 77 Seiten. DM 30,-. 1970

48 Intensivtherapie bei Kreislaufversagen. Herausgegeben von S. Effert und K. Wiemers. IX, 108 Seiten. DM 43,-. 1970

50 Intensivtherapie beim septischen Schock. Herausgegeben von F. W. Ahnefeld und M. Halmágyi. IX, 103 Seiten. DM 44,-. 1970

51 Prämedikationseffekte auf Bronchialwiderstand und Atmung. Von L. Stöcker. VII, 46 Seiten. DM 26,-. 1971

52 Die Bedeutung der adrenergen Blockade für den haemorrhagischen Schock. Von G. Zierott. VIII, 115 Seiten. DM 62,-. 1971

53 Nomogramme zum Säure-Basen-Status des Blutes und zum Atemgastransport. Herausgegeben von G. Thews, XI, 134 Seiten. DM 48,-. 1971

56 Anaesthesie bei Eingriffen an endokrinen Organen und bei Herzrhythmusstörungen. Herausgegeben von K. Hutschenreuter und M. Zindler. XII, 223 Seiten. DM 47,-. 1972

58 Stoffwechsel. Pathophysiologische Grundlagen der Intensivtherapie. Herausgegeben von K. Lang, R. Frey und M. Halmágyi. X, 142 Seiten. DM 59,-. 1972

59 Anaesthesia Equipment. By P. Schreiber. XII, 219 pages. DM 59,-. 1972

60 Homoiostase. Wiederherstellung und Aufrechterhaltung. Herausgegeben von F. W. Ahnefeld und M. Halmágyi. XI, 192 Seiten. DM 83,-. 1972

61 Essays on Future Trends in Anaesthesia. By A. Boba. X, 93 pages. DM 36,-. 1972

62 Respiratorischer Flüssigkeits- und Wärmeverlust des Säuglings und Kleinkindes bei künstlicher Beatmung. Von W. Dick. VIII, 69 Seiten. DM 40,-. 1972

64 Sauerstoffüberdruckbehandlung. Probleme und Anwendung. Herausgegeben von I. Podlesch. IX, 97 Seiten. DM 47,-. 1972

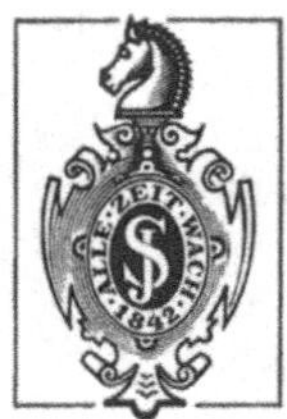

Preisänderungen vorbehalten

Springer-Verlag Berlin Heidelberg New York